CBT・国試・卒試・プライマリケア対応/コアカリ準拠

メディカル インデックス

第3版

金井 信行
新小山市民病院/病理診断科

TECOM

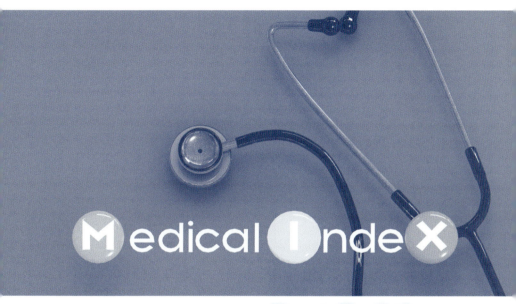

Medical IndeX

3rd Edition

テコム

＊正誤情報，発行後の法令改正，最新統計，診療ガイドライン関連の情報につきましては，弊社ウェブサイト（http://www.tecomgroup.jp/books/）にてお知らせいたします。

＊本書の内容の一部あるいは全部を，無断で（複写機などいかなる方法によっても）複写・複製・転載すると，著作権および出版権侵害となることがありますので，ご注意ください。

第 3 版まえがき

　学習指導要領に従っていた高校までの教育とは異なり，大学では，憲法第 23 条の「学問の自由」により，多数の教員が偏向的な内容（これらも学問の進歩には必要である）も含め自由に講義する。学生にはそれらを自分の能力で取捨選択することが求められ，大学に入学したということは，その能力のある者であるという前提がある。そのため，多くの医学生が本来医師としての人間形成のために使うべき多くの時間を割いて，医学の勉強のみに膨大な時間を注がねばならなくなっている。

　「医学専門課程で学ぶ知識のすべてがこの一冊に！」のもと，グローバルスタンダードな医学知識で，共用試験 CBT：Computer-Based Testing や医師国家試験に出題された内容を中心とし，単独執筆でこそできる多科の垣根をこえた病態生理に重点を置き，体系的で，重複なく，最小限の時間で，効率よく，医学が学べる本として『メディカルインデックス』を世に出した。丸暗記の断片的な知識と異なり，病態生理に基づく体系的な知識は，「考える医学」のもとになる。

　しかし，CBT 問題は公表されておらず，その再現も諸般の事情により困難となっている。第三者の評価を受けることのない問題で医学生を評価するとの疑問は残る。そこで注目したのは看護師国家試験問題であり，そこでは医師国家試験よりは医学知識そのものは基本的な知識が出題されているものの，「患者に寄り添う」という方針が明確であり，そこで出題された問題が，その後医師国家試験に出題されることも多くなってきている。第 3 版では第 2 版までの CBT 問題の『*』記号を看護師国家試験問題に出題された内容とし掲載することとした。実際に調べてみると，看護師国家試験の約 80～90％ の内容が近年の医師国家試験の範囲に含まれることがわかる。これにより，患者中心の医療をするための知識が身に付けられるものと信じている。

　この本が，医学生のみならず看護学生を含むコメディカルの学生，さらには現役の医療従事者に有益となり，それにより我が国の医療の質の向上に資すればこの上ない喜びである。

　また旧版を読んでいただいた皆さんの助言，特に「何が分からないか」を教えてくれた学生には大変感謝している。

新小山市民病院 病理診断科 金井信行

本書の読み方

①各項目の数字は医師国家試験（厚生労働省のホームページに問題と正答が掲載されている）の問題番号を示す（より深い問題解説にはテコム出版事業部の解説書『国試112』等を推奨する）。例えば第109回A問題30番は09A30とした。5年間に出題された内容とし，項目により少ないところでは第100回にまでさかのぼって掲載した。

②『*』は看護師国家試験で出題された内容を示す。看護師国家試験問題（本書のページ順とし，ページと正解の記載を予定しているので，本書の理解，知識の確認に役立つ）や看護師国家試験独自の領域（看護史，看護師関連の法律，制度など）については，テコム出版事業部のホームページ（http://www.tecomgroup.jp/books/）に掲載予定であり，有効に活用してもらいたい。

③重要な語句を青色文字（表題の疾患名とともに，索引に掲載し，説明しており，医学用語辞典としても使用可能）とした。

④多くのことを説明できる要点を青色線，本来記憶すべきでなく，論理的に導きだすべき知識を灰色線で下線した。『なぜそうなるのか』という『考える力』を養ってもらいたい。

⑤本書は掲載の重複を最小限としているので，☞で示した関連事項は必ずチェックしてもらいたい。医師国家試験，看護師国家試験問題も，元の項目のみでなく☞で示したページも含めて調べる必要がある。

⑥英略語については索引とともに，巻末の附録1　略語一覧で確認すること。

初版まえがき

　医学部では教養教育・総合教育の後，臨床実習に入る前の2〜3年間程度の期間で大部分の医学知識を学ぶため，多くの専門医による講義・多数の分厚い本による膨大な知識に曝露されることになる。

　医学知識はすべて重要である。その知識を知らなかったばかりに，患者の予後が変わってしまうような知識は特に重要である。しかし，そのような知識がどれか判断するのは困難である。

　近年，共用試験CBT〈CBT〉や医師国家試験〈国試〉の問題は，すべての医師が知らなければならない，専門分野に偏らない幅広い知識が出題され，かつてのような専門医のみが知らなければならない知識を問う問題は減っている。

　しかし，これでも膨大な量の参考書・問題集を使わなければ習得できない。どの本のどこに載っていたかを思い出すのも大変である。医学知識は各分野で重複する内容も多い。執筆者による見解の相違も少なくないし，常に新しい論文により内容が変遷する。これらが医学を学び始めた者が混乱する大きな原因となっている。

　そこで，基礎医学を含め，専門課程で学ぶ必要のある知識のすべての領域を一冊で網羅する本を，分担執筆ではなく，1人で執筆することにした。

　著者は地域中核病院での全科ローテート研修，へき地診療所での地域医療に従事した後，病理医となり，病理学のみならず，CBT，国試対策，良き総合医の養成といった医学生の教育に携わってきたが，当然ながらすべての領域について専門家であるわけはない。また簡潔な表現にするため，やや正確さを犠牲にしている部分も少なからずある。その点については謙虚に読者のご批判も受けるつもりである。

　しかし，内容の重複，差異は最小限となり（したがって読者は知識の検索にあたっては，必ず関連事項も読んでもらいたい。また用語について解説しているわけではないので，他書，医学用語辞典やインターネット等で調べる必要がある），全体の見解も統一することができたと信じている。

　この本を読むことで，常に全体を俯瞰しながら，「現在学んでいる知識がどの位置にあるか」「何が原則で何が例外か」「同じような病変が他の臓器ではどのように理解されているか」を，病態生理を考えながら，短時間で，論理的に，効率よく学べ，反復することで，定着しやすい知識を得ることができると考えている。

　広い視野からみることは，総合医としての能力を持つために重要で，鑑別診断を考えるときに力を発揮できる。もちろん，これだけで十分ではない。この本を土台に多く成書，論文などを読み，教官や先輩医師の方々の話を聞いてほしい。基礎ができていれば，いろいろな考え方も批判的に受けいれることで，考え方の幅がひろがる。なお，その際に，本書全ページの下欄に設けた書き込みのためのスペースも活用してもらいたい。

　内容は医学教育モデル・コア・カリキュラムに即して，国試で第100回以降の6年間に

出題された知識（国家試験の回数下1桁と番号を記入），CBTで出題されそうな内容（CBTでは一部の問題のみ公開されており，そこから必要と考えられる知識を推測し『*』をつけた．より重要なものは個数を増やした）を中心に構成したが，この本は単なる試験突破のためだけの本ではない．

著者は医学書として，世界で最も頻繁に改訂され，よく売れている Current Medical Diagnosis & Treatment〈CMDT〉, Current Diagnosis & Treatment, Pediatrics〈CDTP〉, The Merk Manual, Harrison's Manual of Internal Medicine の最新版のすべてに眼を通すようにしており，医学生，研修医にも勧めている．これらには救急，産婦人科，精神科，マイナー科目の知識もかなり入っている．臨床科目の試験問題の内容はこれらの本で，さらに公衆衛生領域は『国民衛生の動向』，基礎医学は First Aid for the USMLE STEP 1, Rypins' Basic Science Review などを使い検証した．

せっかく国家試験のために学んだ知識も，合格すればすぐに忘れてしまうのはもったいないことである．この本はすでに医師となった先生方の卒後教育としても威力をもたらすと考える．

医学生，医師だけではなく，看護師など他の医療従事者や，さらに非医療従事者でも，特定の疾患の情報が入手しやすい現在，本書は医学全体を見渡すことのできる羅針盤となるであろう．

自治医科大学 医学部 医学教育センター／病理学講座

金井 信行

注意事項

1）用語は主に医師国家試験出題基準に準じた．
2）μ（マイクロ）は mc，l（リットル）は L とした．
3）コアカリに準じた記述としたが，CBT で出題される可能性の高い内容および国試で出題された内容，日常診療で有用と考えられる知識を優先して記載した．身体診察や検査は，臓器別の項に収め，感染症は微生物に統合するなど改編した．

目　次

第1部　基本事項

第1章　医の原則
1. 医の倫理と生命倫理..................3
   (1) 医学・医療の歴史..............3
   (2) 医の倫理と生命倫理..........3
2. 患者の自己決定権とインフォームド・コンセント..................4

第2章　医療における安全性確保
1. 安全性の確保..................6
   (1) 医療事故の予防策..............6
   (2) 医療事故が起こった後の対策..........7
   (3) 基本的予防策（ダブルチェック，薬品名称の改善，フェイルセーフ，フールプルーフの考え方など）..........7
   (4) 病理解剖，司法解剖，行政解剖の役割と相違点..........7
2. 医療従事者の健康と安全..................8

第3章　コミュニケーションとチーム医療
1. 医学生の態度..................9
2. 患者に分かりやすい言葉での対話..........9
3. チーム医療..................9

第2部　医学・医療と社会

第1章　社会・環境と健康
1. 健康，障害と疾病の概念..................13
2. 社会構造（家族，コミュニティ，地域社会，国際化）と健康・疾病との関係..........13
3. 環境と健康・疾病..................13
4. 生態系の変化が健康と生活に与える影響（有害物質，環境発癌物質，内分泌攪乱化学物質）..................16

第2章　地域医療
1. 地域医療の体制と医療計画..................17
2. へき地および離島における地域医療の現状..................17
3. 医師の偏在..................18
4. 地域保健..................18
5. 母子保健..................18
6. 学校保健..................19
7. プライマリケア..................20
8. 国際保健..................20

第3章　疫学と予防医学
1. 人口静態統計と人口動態統計..................21
2. 疾病の定義，分類と国際疾病分類..........22
3. 疾病・有病・障害統計，年齢調整率と標準化死亡比..................23
4. 疫学の概念と疫学の諸指標..................24
5. 予防医学（一，二，三次予防）..........25

第4章　生活習慣と疾病
1. 健康増進..................26
2. 生活習慣と肥満・脂質異常症・動脈硬化の関係..................26
3. 生活習慣と高血圧の関係..................28
4. 喫煙と疾病の関係と禁煙指導..................28

第5章　保健，医療，福祉と介護の制度
1. 日本における社会保障制度..................29
2. 医療保険と公費医療..................29
3. 高齢者福祉と高齢者医療および介護保険..................30
4. 産業保健..................32
5. 医療の質の評価..................33
6. 国民医療費..................34

第6章　医師と法律
1. 医師法..................35
2. 医療法..................36
3. 憲法..................36
4. 民法..................36
5. 刑法..................37
6. その他の医事関連法規..................38

第7章　臨床研究と医療
1 副作用報告と有害事象報告..................39
2 臨床研究，臨床試験と治験..................39

第3部　医学一般

第1章　個体の構成と機能
1 細胞の基本構造と機能..........................43
　(1) 細胞の構造と機能..........................43
　　1) 組織細胞の観察法........................43
　　2) 細胞の全体像..............................43
　　3) 核とリボソームの構造..................43
　　4) 小胞体，ゴルジ体，リソソームなどの細胞内膜系の構造と機能......43
　　5) ミトコンドリアの構造と機能......44
　　6) 細胞骨格の種類とその構造..........45
　　7) 原核生物と真核生物の特徴..........45
　(2) 細胞膜..45
　　1) 細胞膜の構造と機能....................45
　　2) 細胞内液・外液のイオン組成，浸透圧と静止（膜）電位..................45
　　3) 膜のイオンチャネル，ポンプ，受容体と酵素の機能......................46
　　4) 細胞膜を介する物質の能動・受動輸送..46
　　5) 細胞接着の仕組み........................47
　　6) 細胞の自由面............................47
　(3) 細胞骨格と細胞運動........................47
　　1) アクチンフィラメント系による細胞運動..47
　　2) 細胞内輸送システム....................47
　　3) 微小管..47
　(4) 細胞の増殖......................................48
　　1) 細胞分裂......................................48
　　2) 細胞周期の各期............................48
　　3) 減数分裂の過程............................48
2 組織・各臓器の構成，機能と位置関係...49
　(1) 組織・各臓器の構造と機能............49
　　1) 上皮組織......................................49
　　2) 支持組織を構成する細胞と細胞間質..50
　　3) 血管とリンパ管の微細構造..........50
　　4) 神経組織の微細構造....................50
　　5) 筋組織について，骨格筋，心筋，平滑筋の構造と機能..................51
　(2) 方向と位置を示す用語....................53
3 個体の調節機構とホメオスターシス......53
　(1) 情報伝達の基本................................53
　　1) 情報伝達の種類と機能................53
　　2) 受容体による情報伝達の機序......53
　　3) 細胞内シグナル伝達過程............54
　　4) 生体内におけるカルシウムイオン〈Ca^{2+}〉の多様な役割..............55
　(2) 神経による情報伝達の基礎..............55
　　1) 活動電位の発生機構と伝導........55
　　2) シナプス（神経・筋接合部を含む）の形態，シナプス伝達の機能（興奮性，抑制性）..............................55
　　3) 神経線維の分類............................56
　　4) 反射（弓）..................................57
　(3) ホメオスターシス〈恒常性〉..........57
　　1) 生体の恒常性維持と適応............57
　　2) 恒常性維持のための調節機構（ネガティブフィードバック調節）....57
　　3) 体温の恒常性維持とその調節機序..57
　　4) 体液 pH の重要性と緩衝系..........57
　　5) 生体機能や体内環境のリズム性変化..57
4 個体の発生..58
　(1) 配偶子の形成から三胚葉への分化..58
　(2) 体節の形成と分化............................59
　(3) 消化・呼吸器系各器官の形成過程..60
　(4) 心血管系の形成過程........................60
　(5) 泌尿生殖器系の形成過程................60
　(6) 胚内体腔の形成過程........................61
　(7) 鰓弓・鰓嚢の分化と頭・頸部と顔面・口腔の形成過程..................61
　(8) 神経管の分化と脳，脊髄，視覚器，平衡聴覚器の形成過程..................63
5 生体物質の代謝......................................63
　(1) 酵素の機能と調節............................63
　(2) 解糖の経路と調節機構....................64
　(3) クエン酸回路....................................65
　(4) 電子伝達系と酸化的リン酸化........65
　(5) 糖新生の経路と調節機構................66
　(6) グリコーゲンの合成と分解の経路..66
　(7) 五炭糖リン酸回路の意義................66
　(8) 脂質の合成と分解............................66
　(9) タンパクの合成と分解....................67
　(10) アミノ酸の異化と尿素合成の経路...67

(11) ヘム・ポルフィリン代謝 68
　　(12) ヌクレオチドの合成・異化・再利用
　　　　経路 69
　　(13) フリーラジカルの発生と作用 69
　　(14) 空腹時（飢餓），食後（過食時）と
　　　　運動時における代謝 69
6　遺伝と遺伝子 70
　　(1) 遺伝子と染色体 70
　　(2) ゲノムと遺伝子 70
　　(3) DNA の合成，複製と修復 70
　　(4) タンパクの合成 71
　　(5) プロモーター，転写因子などによ
　　　　る遺伝子発現の調節 72
　　(6) PCR〈ポリメラーゼ連鎖反応〉 72
　　(7) ゲノム解析に基づく DNA レベル
　　　　の個人差 72
　　(8) 分子生物学的手法 73

第 2 章　個体の反応

1　生体と微生物 74
　　(1) 感染症 74
　　　　1) SIRS〈全身性炎症反応症候群〉
　　　　　 と敗血症 74
　　　　2) 菌交代現象・菌交代症と日和見
　　　　　 感染 74
　　　　3) 新興感染症・再興感染症 75
　　　　4)『感染症の予防及び感染症の患者
　　　　　 に対する医療に関する法律〈感染
　　　　　 症法〉』 75
　　　　5) 主な感染形式 76
　　　　6) ワクチン 77
　　(2) ウイルス性疾患 78
　　　　1) ウイルス学総論 78
　　　　2) ヒトヘルペスウイルス 79
　　　　　① 単純ヘルペスウイルス 1 型お
　　　　　　 よび 2 型感染症 79
　　　　　② 水痘〈水ぼうそう〉・帯状疱疹
　　　　　　79
　　　　　③ EB ウイルス感染症 79
　　　　　④ サイトメガロウイルス感染症
　　　　　　79
　　　　　⑤ 突発性発疹 80
　　　　3) 咽頭結膜熱〈プール熱〉 80
　　　　4) インフルエンザ 80
　　　　5) 麻疹〈はしか〉 81
　　　　6) 風疹〈三日はしか〉 81
　　　　7) 流行性耳下腺炎〈おたふくかぜ〉
　　　　　81
　　　　8) その他のウイルス性疾患 81
　　　　　① ポリオウイルス感染症 81
　　　　　② コクサッキーウイルス感染症.82
　　　　　③ ロタウイルス感染症 82
　　　　　④ ノロウイルス感染症 82
　　　　　⑤ 伝染性紅斑〈リンゴ病〉 82
　　　　　⑥ ラッサ熱 82
　　　　　⑦ デング熱・デング出血熱 82
　　　　9) HIV 感染症 82
　　　10) HTLV-1 感染症 83
　　　11) プリオン感染症 83
　　(3) 細菌性疾患 83
　　　　1) 細菌の構造と分類 83
　　　　2) 細菌学的診断と血清学的診断 84
　　　　3) 細菌の外毒素と内毒素 84
　　　　4) ブドウ球菌感染症 84
　　　　5) レンサ球菌感染症 84
　　　　6) Gram 陽性桿菌（破傷風菌，ガス
　　　　　 壊疽菌，ボツリヌス菌，ジフテリア
　　　　　 菌）感染症 85
　　　　　① 破傷風 85
　　　　　② ガス壊疽 85
　　　　　③ ボツリヌス 85
　　　　　④ ジフテリア 85
　　　　　⑤ リステリア 85
　　　　7) Gram 陰性桿菌感染症 85
　　　　　① 腸チフス 85
　　　　　② 大腸菌感染症 85
　　　　　③ 赤痢 86
　　　　　④ コレラ 86
　　　　　⑤ 百日咳 86
　　　　　⑥ 緑膿菌感染症 86
　　　　8) 嫌気性菌感染症 86
　　　　9) 結核，非結核性抗酸菌感染症 86
　　　10) スピロヘータ感染症 86
　　　　　① 梅毒 86
　　　　　② ライム病 86
　　　　　③ レプトスピラ症 87
　　　11) 放線菌症とノカルジア症 87
　　　12) クラミジア感染症 87
　　　13) リケッチア感染症 87
　　(4) 真菌症 88
　　　　1) カンジダ症 88

2）アルペルギルス症 88
3）クリプトコックス症 88
4）ムコール症 88
5）ニューモシスチス肺炎 88
6）抗真菌薬 89
(5) 寄生虫疾患 89
1）寄生虫疾患総論 89
2）原虫疾患 89
① マラリア 89
② アメーバ症 89
③ トキソプラズマ症 89
④ クリプトスポリジウム症 89
⑤ ジアルジア症〈ランブル鞭毛虫症〉 90
3）吸虫疾患 90
① 肺吸虫症 90
② 肝吸虫症 90
③ 住血吸虫症 90
④ 横川吸虫症 90
4）線虫疾患 90
① アニサキス症 90
② 回虫症 90
③ 蟯虫症 90
④ 糸状虫症 91
⑤ 糞線虫症 91
⑥ 顎口虫症 91
5）条虫疾患 91
① 日本海裂頭条虫 91
② 無鉤条虫，有鉤条虫と囊虫症 ..91
③ エキノコックス症（包虫症）...91
(6) 性感染症 91
(7) 院内感染 92
1）院内感染とその対策 92
2）メチシリン耐性黄色ブドウ球菌 ..92
2 免疫と生体防御 93
(1) 免疫系の一般特性 93
1）生体防御機構における免疫系 ...93
2）免疫反応に関わる組織と細胞 ...93
3）免疫学的自己の確立と破綻 93
4）自然免疫と獲得免疫 94
5）補体 94
(2) 自己と非自己の識別に関与する分子とその役割 94
1）主要組織適合遺伝子複合体クラスⅠとクラスⅡの基本構造と抗原提示経路 94
2）免疫グロブリンとTCRの構造 ..96
3）免疫グロブリンとT細胞抗原レセプター遺伝子の構造と遺伝子再構成 96
4）自己と非自己の識別機構の確立と免疫寛容 96
(3) 免疫反応の調節機構 96
1）抗原レセプターからのシグナルを増強あるいは減弱する調節機構 96
2）サイトカイン 97
3）Th1/Th2細胞それぞれが担当する生体防御反応 97
(4) 疾患と免疫 97
1）微生物に対する免疫応答の特徴 ..97
2）免疫不全症 97
3）免疫寛容の維持機構とその破綻による自己免疫疾患の発症 97
4）アレルギー発症の機序 98
① Ⅰ型アレルギー〈即時型，アナフィラキシー型〉 98
② Ⅱ型アレルギー〈細胞傷害型〉 ..99
③ Ⅲ型アレルギー〈免疫複合体型〉 ..99
④ Ⅳ型アレルギー〈遅延型〉 99
5）がん免疫に関わる細胞性機序 ..99
3 生体と放射線・電磁波・超音波 99
(1) 放射線と放射能の種類，性質と単位 99
(2) 放射線の人体への急性効果と晩発効果 100
(3) 種々の正常組織の放射線感受性 ..100
4 生体と薬物 101
(1) 薬理作用の基本 101
(2) 薬物動態 102
(3) 薬物の評価 104

第3章 病因と病態

1 遺伝子異常と疾患・発生発達異常 105
(1) 胚（生殖）細胞と体細胞，それぞれにおける遺伝子異常が引き起こす疾患 105
(2) メンデルの法則に従う疾患 105
(3) 多因子遺伝 106

（4）染色体異常 106
　　1）Down 症候群 107
　　2）18 トリソミー〈Edwards 症候群〉
　　　 107
　　3）Turner 症候群 107
　　4）Klinefelter 症候群 107
　（5）個体の発達異常における遺伝因子
　　　と環境因子の関係 107
　（6）ミトコンドリア遺伝子の変異によ
　　　る疾患 108
2　細胞傷害・変性と細胞死 108
　（1）細胞傷害・変性と細胞死 108
　（2）壊　死 108
　（3）アポトーシス 109
3　代謝障害 109
　（1）糖質代謝異常 109
　（2）タンパク・アミノ酸代謝異常 109
　（3）脂質代謝異常 110
　（4）無機質代謝異常 110
4　循環障害 111
　（1）虚血，充血とうっ血 111
　（2）血栓症 111
　（3）塞栓症 111
　（4）梗　塞 112
　　1）心筋梗塞 112
　　2）脳梗塞 113
　　3）肺血栓塞栓症 113
　（5）出　血 113
5　炎症と創傷治癒 113
　（1）炎症の定義 113
　（2）炎症の分類と組織形態学的変化 ... 115
　（3）肉芽腫性炎症 115
　（4）創傷治癒 115

第 4 部　人体各器官の正常構造と機能，病態，診断，治療

第 1 章　血液・造血器・リンパ系

1　構造と機能 121
　（1）造血の部位 121
　（2）造血幹細胞から各血球への分化と
　　　成熟 121
　（3）脾臓，胸腺およびリンパ節の構造
　　　と機能 122

　（4）血漿タンパクの種類と機能 122
　（5）赤血球とヘモグロビンの構造と機
　　　能 123
　（6）白血球の種類と機能 123
　（7）血小板の機能と止血や凝固・線溶 . 123
2　症　候 124
　（1）リンパ節腫脹と頸部腫瘤 124
3　疾　患 125
　（1）貧　血 125
　　1）貧血の分類 125
　　2）鉄欠乏性貧血 125
　　3）サラセミア 126
　　4）慢性炎症による二次性貧血 126
　　5）再生不良性貧血 126
　　6）溶血性貧血 127
　　　① 自己免疫性溶血性貧血 127
　　　② 遺伝性球状赤血球症 127
　　　③ 発作性夜間ヘモグロビン尿症 . 127
　　　④ グルコース-6-リン酸脱水素酵
　　　　 素〈G6PD〉欠損症 127
　　　⑤ 鎌状赤血球症 128
　　7）巨赤芽球性貧血 128
　（2）白血病と類縁疾患 128
　　1）急性白血病 128
　　2）慢性リンパ性白血病 129
　　3）慢性骨髄性白血病 129
　　4）成人 T 細胞白血病 130
　　5）骨髄異形成症候群 130
　　6）骨髄増殖性腫瘍 130
　　　① 真性赤血球増加症〈真性多血
　　　　 症〉 130
　　　② 骨髄線維症 131
　　　③ 本態性血小板血症 131
　（3）悪性リンパ腫と骨髄腫 131
　　1）悪性リンパ腫 131
　　2）多発性骨髄腫 132
　　3）（Waldenström）マクログロブリ
　　　 ン血症 132
　（4）出血傾向・紫斑病その他 133
　　1）出血傾向 133
　　2）免疫性血小板減少性紫斑病 133
　　3）血友病と von Willebrand 病 133
　　4）播種性血管内凝固（症候群）... 134
　　5）血栓性微小血管症 134
　（5）脾腫をきたす疾患 134
　（6）血球貪食症候群 134

第2章 神経系

1 構造と機能 135
 (1) 神経系の一般特性 135
  1) 中枢神経系と末梢神経系 135
  2) 脳の血管支配 135
  3) 主な脳内神経伝達物質（アセチルコリン，ドパミン，ノルアドレナリン，グルタミン酸） 136
  4) 髄膜・脳室系の構造と脳脊髄液の産生と循環 136
 (2) 脊髄と脊髄神経 137
  1) 脊髄の構造,機能局在と伝導路 ... 137
  2) 脊髄反射 138
  3) 脊髄神経と神経叢および主な骨格筋支配と皮膚分布 138
 (3) 脳幹と脳神経 140
  1) 脳幹の構造と伝導路 140
  2) 脳神経 141
 (4) 大脳と高次機能 142
  1) 大脳の構造 142
  2) 大脳皮質の機能局在（運動野・感覚野・言語野・連合野） 143
 (5) 運動系 144
  1) 上位運動ニューロン障害と下位運動ニューロン障害 144
  2) 小脳の構造と機能 145
  3) 大脳基底核 145
 (6) 感覚系 145
  1) 表在感覚と深部感覚の受容機序 ... 145
  2) 視覚の伝導路 145
  3) 聴覚・平衡覚の受容のしくみと伝導路 146
 (7) 自律機能と本能行動 146
  1) 自律神経系 146
  2) 視床下部の構造と機能（内分泌および自律機能） 147
  3) ストレス反応と本能・情動行動の発現機序 147

2 身体診察と検査の基本 147
 (1) 脳神経の診察 147
 (2) 深部腱反射と病的反射 148
 (3) 感覚系の診察 149
 (4) 髄膜刺激所見 149
 (5) 神経系の電気生理学的検査（脳波,筋電図，末梢神経伝導速度） 149
 (6) 脳脊髄液検査 149

3 症候 150
 (1) 意識障害・失神 150
 (2) けいれん 151
 (3) 頭痛 151
  1) 片頭痛 152
  2) 緊張型頭痛 152
  3) 群発頭痛 152
 (4) 筋力低下 152
 (5) 運動失調 152
 (6) 振戦と不随意運動 153
 (7) 歩行障害 153
 (8) 失語症と構音障害 154
 (9) 頭蓋内圧亢進と脳ヘルニア 154

4 疾患 155
 (1) 脳・脊髄血管障害 155
  1) 脳血管障害〈脳卒中〉 155
   ① 脳梗塞 155
   ② 脳出血 155
   ③ くも膜下出血 156
   ④ もやもや病 156
  2) 一過性脳虚血発作 156
  3) 脳血管障害の治療とリハビリテーション 157
  4) 脳卒中後遺症 157
 (2) 認知症性疾患と変性疾患 157
  1) 認知症 157
  2) 認知症をきたす主な病態 157
   ① Alzheimer 型認知症 157
   ② 脳血管性認知症 158
   ③ Lewy 小体型認知症 158
   ④ 前頭側頭型認知症 158
   ⑤ 進行性核上性麻痺 158
   ⑥ 正常圧水頭症 158
   ⑦ 神経梅毒 158
  3) 錐体外路系疾患 158
   ① Parkinson 病 158
   ② Parkinson 症候群 159
   ③ Huntington（舞踏）病 159
  4) 運動ニューロン疾患 159
   ① 筋萎縮性側索硬化症 159
   ② Werdnig-Hoffmann 病〈脊髄性筋萎縮症1型〉 159

③　球脊髄性筋萎縮症，Kennedy-Alter-Sung 症候群............ 159
　5）脊髄小脳変性症 160
（3）感染性・炎症性・脱髄性疾患 160
　1）髄膜炎・脳炎 160
　　①　髄膜炎 160
　　②　単純ヘルペス脳炎 161
　　③　亜急性硬化性全脳炎 161
　　④　プリオン病 161
　　⑤　Reye 症候群 161
　　⑥　急性小脳失調症 161
　　⑦　抗 NMDA 受容体関連脳炎 ... 162
　2）多発性硬化症 162
　3）脳膿瘍 162
（4）脳・脊髄腫瘍 162
　1）脳腫瘍 162
　　①　膠　腫 162
　　②　膠芽腫 163
　　③　髄芽腫 163
　　④　髄膜腫 163
　　⑤　神経鞘腫〈Schwann 細胞腫〉
　　　　................................... 163
　　⑥　下垂体腺腫 163
　　⑦　頭蓋咽頭腫 163
　　⑧　松果体腫瘍 163
　　⑨　血管芽腫 163
　　⑩　悪性リンパ腫 163
　　⑪　転移性脳腫瘍 163
　2）脊髄腫瘍 164
（5）頭部外傷 164
　1）頭部外傷の分類 164
　2）急性硬膜外・硬膜下出血 164
　3）慢性硬膜下血腫 165
（6）末梢神経疾患 165
　1）ニューロパチー 165
　2）Guillain-Barré 症候群 165
　3）慢性炎症性脱髄性多発根神経炎
　　... 166
　4）Bell 麻痺 166
　5）Ramsay Hunt 症候群 166
　6）三叉神経痛 166
（7）筋疾患 166
　1）重症筋無力症 166
　2）進行性筋ジストロフィー 167
　3）筋強直性ジストロフィー 167
　4）周期性四肢麻痺 167

（8）発作性疾患 167
　1）大発作 168
　2）欠神発作 168
　3）ミオクロニー発作 168
　4）West 症候群〈点頭てんかん〉... 168
　5）Lennox-Gastaut 症候群 168
　6）Jackson てんかん 168
　7）自律神経発作 168
　8）複雑部分発作 168
　9）熱性けいれん 169
　10）憤怒けいれん〈泣き入りひきつけ〉................................... 169
　11）光刺激てんかん 169
　12）Rolando てんかん〈中心・側頭部に棘波をもつ良性てんかん〉 169
（9）先天性と周産期脳障害 169
　　脳性麻痺 169

第3章　皮　膚　系

1　構造と機能.................................. 170
　（1）皮膚の組織構造 170
　（2）皮膚のメラニン形成の機構 170
　（3）皮膚の免疫防御能 170
　（4）皮脂分泌・発汗 171
2　診断と検査の基本 171
　（1）皮膚検査法 171
　（2）皮膚アレルギー検査法 171
　（3）微生物検査法 171
3　治　療 172
4　症　候 172
　（1）皮　疹 172
5　疾　患 173
　（1）湿疹・皮膚炎群 173
　　1）湿　疹 173
　（2）蕁麻疹，紅斑症，皮膚瘙痒症 ... 173
　　1）蕁麻疹 173
　　2）紅斑症 174
　　3）皮膚瘙痒症 175
　（3）薬疹・薬物障害 175
　（4）水疱症と膿疱症 175
　　1）自己免疫性水疱症 175
　　2）膿疱症 176
　（5）乾癬と角化症 176
　　1）尋常性乾癬 176
　　2）扁平苔癬 176

3）Gibert 薔薇色枇糠疹 176
4）尋常性魚鱗癬 176
5）Darier 病 177
（6）母斑, 腫瘍と色素異常 177
　1）母斑・母斑症 177
　　① 結節性硬化症〈Bourneville-Pringle 病〉 177
　　② von Recklinghausen 病（神経線維腫症Ⅰ型） 177
　　③ Sturge-Weber 症候群 177
　　④ 色素性失調症 177
　2）血管腫 177
　　① 単純性血管腫 177
　　② イチゴ〈苺〉状血管腫 177
　　③ Kasabach-Merritt 症候群 177
　3）白　斑 178
（7）皮膚感染症 178
　1）皮膚細菌感染症 178
　　① 膿痂疹 178
　　② 癤（せつ）と癰（よう） 178
　　③ 丹　毒 178
　　④ 蜂巣炎 178
　　⑤ 壊死性筋膜炎 178
　　⑥ ブドウ球菌性熱傷様皮膚症候群（SSSS） 178
　　⑦ 尋常性痤瘡 178
　　⑧ 抗酸菌による皮膚病変 178
　2）皮膚ウイルス感染症 179
　　① 尋常性疣贅 179
　　② Gianotti 病 179
　　③ 伝染性軟属腫（水いぼ） 179
　3）皮膚真菌症および疥癬 179
　　① 白　癬 179
　　② 粘膜皮膚カンジダ症 179
　　③ 癜　風 179
　　④ 疥　癬 179
　　⑤ スポロトリコーシス 179
（8）皮膚の腫瘍および腫瘍様病変 180
　1）表皮嚢腫〈粉瘤〉 180
　2）Glomus〈グロムス〉腫瘍 180
　3）脂漏性角化症〈老人性疣贅〉 .. 180
　4）ケラトアカントーマ 180
　5）Bowen 病と光線角化症〈日光角化症, 老人性角化症〉 180
　6）有棘細胞癌 180
　7）基底細胞癌 180

　8）悪性黒色腫 180
　9）乳房外 Paget 病 181
　10）皮膚悪性リンパ腫 181
　11）血管肉腫 181
　12）Merkel 細胞癌 181
（9）腫瘍関連疾患 181
　1）黒色表皮腫 181
　2）Sweet 病 181
　3）Leser-Trélat 徴候 181
（10）皮膚形成異常 181
　1）Ehlers-Danlos 症候群 181
　2）Werner 症候群 181
　3）弾性線維性仮性黄色腫 182
（11）その他の皮膚疾患 182
　1）光線と皮膚疾患 182
　2）抜毛症 182

第 4 章　運動器（筋骨格）系

1　構造と機能 183
　（1）骨・軟骨・関節・靱帯の構造と機能 183
　（2）頭部・顔面の骨の構成 184
　（3）四肢の骨・関節 184
　（4）椎骨の構造と脊柱の構成 185
　（5）四肢の主要筋群の運動と神経支配 186
　（6）骨盤の構成 186
　（7）骨の成長 187
2　診断と検査の基本 187
　（1）徒手検査（関節可動域検査, 徒手筋力検査） 187
　（2）関節穿刺 188
3　症　候 188
　（1）関節炎・関節腫脹 188
　（2）腰背部痛 188
4　疾　患 189
　（1）骨　折 189
　（2）骨粗鬆症と骨軟化症および関連疾患 190
　（3）関節の脱臼, 亜脱臼, 捻挫, 靱帯損傷 191
　　　1）アキレス腱断裂 191
　（4）変形性関節症 191
　（5）骨関節炎 192
　（6）骨腫瘍 192

（7）腰椎椎間板ヘルニア 193
（8）脊髄損傷 194
（9）絞扼性神経障害 194
（10）頸椎疾患 195
（11）腰部脊柱管狭窄症 195
（12）転移性脊椎腫瘍 195
（13）その他の運動器疾患——概論 ... 195
　　1）神経病性関節症〈Charcot
　　　　関節〉.. 195
　　2）スポーツと整形外科疾患 195
　　3）腱炎および腱鞘炎 195
（14）その他の運動器疾患——脊柱疾患
　　.. 196
　　1）脊椎側弯症 196
　　2）脊椎分離症と脊椎すべり症 ... 196
（15）その他の運動器疾患——上肢の疾
　　患 196
　　1）肩関節周囲炎〈五十肩〉 196
　　2）離断性骨軟骨炎 196
　　3）上腕骨外側上顆炎 196
　　4）de Quervain 病 196
　　5）Dupuytren 拘縮 196
　　6）ガングリオン 196
（16）その他の運動器疾患——下肢の疾
　　患 197
　　1）大腿骨頭壊死 197
　　2）大腿骨頭すべり症 197
　　3）(Legg-Calvé-) Perthes 病 197
　　4）Osgood-Schlatter 病 197
　　5）膝蓋軟骨軟化症 197
　　6）外反母趾 197
（17）その他の疾患 197
　　1）軟骨無形成症 197
　　2）骨形成不全症 197

第5章　循環器系

1　構造と機能.. 198
（1）心臓の構造と分布する血管 198
（2）心筋細胞の電気現象と心臓の興奮
　　（刺激）伝導系 199
（3）興奮収縮連関 200
（4）血管の解剖 200
（5）体循環と肺循環 201
（6）胸管を経由するリンパの流れ 201
（7）心周期 201
（8）心機能曲線と心拍出量の調節機序.. 202
（9）主な臓器（脳，心，肺）の循環血液
　　量 202
（10）血圧調節の機序 202
2　身体診察と検査の基本.......................... 202
（1）視診，触診，打診と聴診 202
（2）胸部エックス線写真〈CXR〉と断
　　層心エコー図 205
（3）心電図検査 205
（4）心カテーテル検査 206
3　症　候... 207
（1）ショック 207
（2）胸　痛 209
（3）動　悸 209
（4）浮　腫 209
4　疾　患... 210
（1）心不全 210
　　1）心不全の重症度分類 210
　　2）心不全の原因疾患と病態生理 ... 210
　　3）左心不全と右心不全 210
　　4）心不全の治療 211
（2）狭心症・心筋梗塞 211
　　1）安定狭心症（労作性，冠攣縮性）
　　　　.. 211
　　2）急性冠症候群（急性心筋梗塞，不
　　　　安定狭心症）..................................... 212
　　3）その他の冠動脈疾患 213
（3）不整脈 213
　　1）頻脈性不整脈 213
　　　①　心房細動 213
　　　②　心房粗動 214
　　　③　発作性上室性頻拍 214
　　　④　WPW〈Wolff-Parkinson-
　　　　　White〉症候群 214
　　　⑤　心室期外収縮 214
　　　⑥　心室頻拍 214
　　　⑦　QT 延長症候群 214
　　2）徐脈性不整脈 215
　　　①　1度房室ブロック 215
　　　②　2度房室ブロック 215
　　　③　3度〈完全〉房室ブロック ... 215
　　　④　脚ブロック 215
　　　⑤　洞不全症候群 215
　　3）致死的不整脈 216
　　　①　心室細動 216
　　　②　心臓振盪 216

③ Brugada症候群 216
（4）弁膜症とその関連疾患 216
　　1）主な弁膜症（僧帽弁疾患，大動脈
　　　弁疾患） 216
　　　① 大動脈弁狭窄症 216
　　　② 大動脈弁閉鎖不全症 217
　　　③ 僧帽弁狭窄症 217
　　　④ 僧帽弁逸脱症と僧帽弁閉鎖不
　　　　全症 217
　　　⑤ 三尖弁閉鎖不全症 217
　　2）感染性心内膜炎 217
　　3）心臓粘液腫 218
（5）心筋・心膜疾患 218
　　1）心筋症と二次性心筋疾患 218
　　　① 肥大型心筋症 218
　　　② 拡張型心筋症 218
　　　③ 二次性心筋疾患 219
　　2）心筋炎 219
　　3）心膜疾患 219
　　　① 心膜炎 219
　　　② 収縮性心膜炎 219
　　　③ Dressler症候群〈心筋梗塞後
　　　　症候群〉 219
　　4）心タンポナーデ 219
（6）先天性心疾患 220
　　1）先天性心疾患 220
　　　① 心房中隔欠損症 220
　　　② 心内膜床欠損症〈房室中隔欠
　　　　損〉 220
　　　③ 心室中隔欠損症 220
　　　④ 動脈管開存症 221
　　　⑤ Eisenmenger症候群 221
　　　⑥ Fallot四徴症 221
　　　⑦ 完全大血管転位症 221
　　　⑧ 左心低形成症（候群） 221
　　　⑨ 肺動脈狭窄症 221
　　　⑩ 大動脈縮窄症 222
　　　⑪ 三尖弁閉鎖症 222
　　　⑫ Epstein奇形 222
　　　⑬ 総肺静脈還流異常 222
　　　⑭ 無脾・多脾（候群） 222
　　　⑮ 左冠動脈肺動脈起始 222
（7）動脈疾患 223
　　1）動脈硬化症 223
　　2）大動脈解離 224
　　3）Marfan症候群 224
　　4）大動脈瘤 224
　　5）閉塞性動脈硬化症 225
　　6）急性動脈閉塞症 225
　　7）Buerger病〈閉塞性血栓性血管炎〉
　　　　............................... 225
（8）静脈・リンパ管疾患 225
　　1）深部静脈血栓症 225
　　2）下肢静脈瘤 226
（9）高血圧症 226
　　1）本態性高血圧症 226
　　2）二次性高血圧症 227

第6章　呼吸器系

1　構造と機能 228
（1）気道の構造，肺葉・肺区域 228
（2）肺循環 229
（3）縦隔 229
（4）胸郭と呼吸筋および呼吸運動の機
　　序 229
（5）肺胞におけるガス交換と血流の関
　　係 229
（6）肺の換気と血流（換気血流比）が動
　　脈血ガスに及ぼす影響 230
（7）呼吸中枢を介する呼吸調節の機序
　　................................. 230
（8）血液による酸素と二酸化炭素の運
　　搬の仕組み 231
（9）気道と肺の防御機構 231
2　身体診察と検査の基本 231
（1）視診，触診，打診と聴診 231
（2）呼吸器系の画像検査 232
（3）動脈血ガス分析 232
（4）呼吸機能検査 232
（5）喀痰検査 233
（6）気管支鏡検査 234
3　症候 234
（1）呼吸困難 234
（2）チアノーゼ 234
（3）咳・痰 235
（4）血痰・喀血 235
（5）胸水 235
4　疾患 236
（1）呼吸不全 236
（2）呼吸器感染症 236
　　1）気管支炎・肺炎 236

- 2）肺膿瘍 237
- 3）肺結核症 237
- 4）非結核性抗酸菌症 239
- 5）嚥下〈誤嚥〉性肺炎 239
- 6）クループ〈急性声門下喉頭炎〉
  239
- 7）急性細気管支炎 239
（3）閉塞性・拘束性障害をきたす肺疾患 240
- 1）慢性気管支炎 240
- 2）肺気腫 240
- 3）気管支喘息 240
- 4）間質性肺炎 241
- 5）びまん性汎細気管支炎 242
- 6）放射線肺臓炎 242
- 7）じん肺 242
（4）肺循環障害 243
- 1）肺性心 243
- 2）急性呼吸窮（促）迫症候群 243
- 3）肺血栓塞栓症 243
- 4）肺高血圧症 244
- 5）肺動静脈瘻 244
（5）免疫学的機序による肺疾患 244
- 1）過敏性肺臓炎 244
- 2）サルコイドーシス 244
- 3）肺好酸球症 245
（6）その他の肺疾患 245
- 1）肺胞微石症 245
- 2）肺胞タンパク症 245
- 3）リンパ脈管筋腫症 245
- 4）肺 Langerhans 組織球症 245
- 5）囊胞性線維症 246
- 6）アレルギー性気管支肺真菌症
  〈アスペルギルス症〉 246
- 7）肺分画症 246
（7）肺　癌 246
- 1）原発性肺癌 246
- 2）転移性肺腫瘍 247
- 3）肺孤立結節影 247
- 4）気管腫瘍 247
（8）異常呼吸 248
- 1）過換気症候群 248
- 2）睡眠時無呼吸症候群 248
（9）気管支拡張症と無気肺 248
- 1）気管支拡張症 248
- 2）無気肺 248
- （10）胸膜・縦隔疾患 249
  - 1）胸膜炎 249
  - 2）膿　胸 249
  - 3）胸膜中皮腫 249
  - 4）気　胸 249
  - 5）縦隔腫瘍 250
  - 6）縦隔炎，縦隔膿瘍 250
  - 7）縦隔気腫 250

第 7 章　消化器系

1　構造と機能 251
- （1）各消化器官の位置，形態と血管分布 251
- （2）腹膜と臓器の関係 252
- （3）食道・胃・小腸・大腸の基本構造と部位による違い 253
- （4）消化管運動の仕組み 254
- （5）消化器官に対する自律神経の作用
  254
- （6）肝の構造と機能 254
- （7）胃液の作用と分泌機序 256
- （8）胆汁の作用と胆囊収縮の調節機序
  256
- （9）膵外分泌系の構造と膵液の作用
  256
- （10）小腸における消化・吸収 257
- （11）大腸における糞便形成と排便の仕組み 257
- （12）主な消化管ホルモンの作用 ... 257
- （13）唾液腺の構造と機能 257

2　身体診察と検査の基本 258
- （1）腹部の区分 258
- （2）腹部診察 258
- （3）血清生化学的検査 258
- （4）消化器関連の代表的なマーカー .. 259

3　症　候 259
- （1）腹　痛 259
- （2）悪心・嘔吐 259
- （3）嚥下困難 260
- （4）便　秘 260
- （5）下　痢 260
- （6）吐血と下血 261
- （7）腹部膨満および腹部腫瘤 261
- （8）黄　疸 262

4 疾患 263
　（1）食道疾患 263
　　1）食道癌 263
　　2）食道静脈瘤 263
　　3）胃食道逆流症〈逆流性食道炎〉.. 263
　　4）Mallory-Weiss 症候群 264
　　5）食道アカラシア 264
　　6）感染性食道炎 264
　　7）横隔膜ヘルニア 264
　　　① 食道裂孔ヘルニア 264
　　　② Bochdalek 孔ヘルニア 264
　　　③ Morgagni 孔ヘルニア 265
　　　④ 外傷性ヘルニア 265
　（2）胃・十二指腸疾患 265
　　1）胃 癌 265
　　2）胃癌以外の胃の腫瘍 266
　　3）消化性潰瘍 266
　　4）ヘリコバクター・ピロリ〈HP〉
　　　菌感染症 267
　　5）慢性胃炎と機能性ディスペプシ
　　　ア 267
　　6）胃ポリープ 267
　　7）急性胃粘膜病変 267
　　8）胃切除後の病態生理 267
　（3）小腸・大腸疾患 268
　　1）大腸癌の病理と分類（肉眼，進行
　　　度，病期）................................. 268
　　2）大腸癌の症候と治療 268
　　3）大腸ポリープ 269
　　4）急性虫垂炎 269
　　5）腸閉塞〈イレウス〉 269
　　6）炎症性腸疾患 270
　　　① 潰瘍性大腸炎 270
　　　② Crohn 病 271
　　7）肛門疾患 271
　　8）過敏性腸症候群 271
　　9）消化管憩室 272
　　　① 食道憩室 272
　　　② Meckel 憩室 272
　　　③ 結腸憩室 272
　　　④ 十二指腸憩室 272
　　10）抗菌薬関連大腸炎 272
　　11）虚血性腸炎 273
　　12）腸間膜動脈閉塞症・狭窄 273
　　13）上腸間膜動脈（性十二指腸）症候
　　　群 273
　　14）消化管ポリポーシス 273
　　15）タンパク漏出性胃腸症・吸収不
　　　良症候群 273
　　16）消化管の主な先天性疾患 274
　　　① 先天性食道閉鎖症 274
　　　② （肥厚性）幽門狭窄症 274
　　　③ 先天性十二指腸閉鎖症 274
　　　④ 腸回転異常症 274
　　　⑤ 先天性小腸閉鎖症 274
　　　⑥ Hirschsprung 病 274
　　　⑦ 鎖 肛 275
　　　⑧ 先天性胆道閉鎖症 275
　　17）腸重積症 275
　　18）消化管カルチノイド，神経内分
　　　泌腫瘍 275
　（4）胆道疾患 275
　　1）胆石症 275
　　2）胆嚢炎と胆管炎 276
　　3）胆嚢・胆管癌 276
　　4）胆嚢ポリープと胆嚢腺筋症 277
　（5）肝疾患 277
　　1）肝炎ウイルス 277
　　　① A 型肝炎 277
　　　② B 型肝炎 277
　　　③ C 型肝炎 278
　　　④ D 型肝炎 278
　　　⑤ E 型肝炎 278
　　2）急性肝炎，劇症肝炎と慢性肝炎
　　　... 278
　　　① 急性肝炎 278
　　　② 劇症肝炎 278
　　　③ 慢性肝炎 279
　　3）肝硬変 279
　　4）門脈圧亢進症 279
　　　① Budd-Chiari 症候群 280
　　　② 特発性門脈圧亢進症 280
　　　③ 先天性門脈圧亢進症 280
　　5）肝の腫瘤性病変 280
　　6）アルコール性肝障害と脂肪肝 .. 281
　　7）薬物性肝障害 281
　　8）自己免疫性肝炎 281
　　9）原発性胆汁性胆管炎〈肝硬変症〉
　　　... 282
　　10）原発性硬化性胆管炎 282
　　11）肝膿瘍 282
　　12）その他の肝疾患 282

（6）膵臓疾患 282
　　　　1）急性膵炎 282
　　　　2）慢性膵炎 283
　　　　3）膵腫瘍 283
　　　　　① 膵　癌 283
　　　　　② 嚢胞性膵疾患 283
　　　　　③ 膵内分泌腫瘍 283
　　（7）腹膜・腹壁・横隔膜疾患 284
　　　　1）腹膜炎 284
　　　　2）ヘルニア 284
　　　　　① 臍ヘルニア 284
　　　　　② 臍帯ヘルニア 284
　　　　　③ 外鼠径ヘルニア 285
　　　　　④ 内鼠径ヘルニア 285
　　　　　⑤ 腹壁瘢痕ヘルニア 285
　　　　　⑥ 大腿ヘルニア 285
　　　　　⑦ 閉鎖孔ヘルニア 285

第8章　腎・尿路系
（体液・電解質バランスを含む）

1　構造と機能 286
　　（1）体液の量と組成 286
　　（2）腎・尿路系の位置 286
　　（3）腎の機能の全体像やネフロン各部
　　　　の構造と機能 286
　　（4）腎とホルモン 288
　　（5）蓄排尿の機序 288
2　診断と検査の基本 288
　　（1）尿検査 288
　　（2）腎・尿路系の画像診断 288
　　（3）糸球体濾過値の測定と尿細管機能
　　　　検査 289
3　症　候 289
　　（1）タンパク尿 289
　　（2）血　尿 289
　　（3）尿量・排尿の異常 290
　　（4）電解質代謝異常 291
　　　　1）高・低ナトリウム血症 291
　　　　2）高・低カリウム血症 292
　　　　3）高・低カルシウム血症 292
　　　　4）アシドーシス・アルカローシス... 292
4　疾　患 294
　　（1）腎不全 294
　　　　1）急性腎障害〈急性腎不全〉 294
　　　　2）慢性腎臓病 294

　　（2）糸球体疾患 295
　　　　1）腎炎症候群 295
　　　　　① 急性（感染後）糸球体腎炎 .. 295
　　　　　② IgA腎症 295
　　　　　③ 急速進行性糸球体腎炎症候群
　　　　　　として分類されていた疾患 ... 296
　　　　　④ Alport症候群 297
　　　　　⑤ 基底膜菲薄化症候群〈良性家
　　　　　　族性血尿症候群〉 297
　　　　2）ネフローゼ症候群 297
　　　　　① 微小変化群 297
　　　　　② 巣状糸球体硬化症 297
　　　　　③ 膜性腎症 297
　　　　　④ 二次性のネフローゼ症候群 .. 297
　　　　3）腎炎症候群とネフローゼ症候群
　　　　　の両者の特徴をもつ病態 297
　　　　　① 膜性増殖性糸球体腎炎 297
　　　　　② ループス腎炎 298
　　（3）腎血管障害 298
　　　　1）腎血管性高血圧症 298
　　　　2）腎梗塞 298
　　　　3）コレステロール塞栓症 298
　　（4）尿細管機能異常 298
　　　　1）尿細管性アシドーシス 298
　　　　2）Fanconi症候群 299
　　　　3）特発性尿細管性タンパク尿
　　　　　〈Dent病〉 299
　　（5）間質性腎疾患 299
　　　　1）急性腎盂腎炎 299
　　　　2）間質性腎炎 299
　　（6）全身性疾患による腎障害 299
　　　　1）糖尿病性腎症 299
　　（7）先天異常，腫瘍と外傷 299
　　　　1）腎尿路の主な先天異常 299
　　　　　① 多発性嚢胞腎 299
　　　　　② 海綿腎 300
　　　　　③ 膀胱尿管逆流 300
　　　　　④ 馬蹄腎 300
　　　　　⑤ その他の尿路奇形 300
　　　　2）腎癌・膀胱癌 300
　　　　　① 腎　癌 300
　　　　　② Wilms腫瘍〈腎芽細胞腫〉 .. 300
　　　　　③ 膀胱癌 301
　　　　　④ 腎盂癌・尿管癌 301
　　　　3）腎尿路および男性生殖器の損傷
　　　　　.. 301

（8）尿路疾患 301
　　　1）尿路結石 301
　　　2）尿路の炎症（膀胱炎・前立腺炎・
　　　　尿道炎） 302
　　　　①　急性膀胱炎 302
　　　　②　間質性膀胱炎 302
　　　　③　急性前立腺炎 302
　　　　④　慢性前立腺炎 302
　　　　⑤　急性精巣上体炎 302
　　　　⑥　尿道炎 302
　　　　⑦　尿路結核 303

第9章　生殖機能

1　構造と機能 304
　（1）生殖腺の発生と性分化 304
　（2）男性生殖器 304
　（3）精巣の組織構造と精子形成の過程
　　　 304
　（4）陰茎の組織構造と勃起・射精の機
　　　序 305
　（5）女性生殖器の形態 305
　（6）性ホルモン 306
　（7）性周期発現と排卵 306
2　身体診察と検査の基本 307
　（1）泌尿生殖器の診察 307
3　症　　候 308
　（1）男性生殖器 308
　　　1）勃起不全と射精障害 308
　（2）女性生殖器 308
　　　1）月経異常 308
4　疾　　患 309
　（1）男性生殖器疾患 309
　　　1）男性不妊症 309
　　　2）前立腺肥大症〈良性前立腺過形
　　　　成〉 309
　　　3）前立腺癌 309
　　　4）精巣腫瘍 310
　　　5）陰嚢内腫瘤 310
　　　　①　陰嚢水腫 310
　　　　②　精巣炎 310
　　　　③　精索静脈瘤 310
　　　　④　精巣捻転症 311
　　　6）停留精巣（停留睾丸） 311
　　　7）陰茎癌 311

　（2）女性生殖器疾患 311
　　　1）内外生殖器の先天異常 311
　　　2）卵巣機能障害 312
　　　　①　多嚢胞卵巣症候群〈Stein-
　　　　　　Leventhal症候群〉 312
　　　　②　閉　経 312
　　　3）不妊症 312
　　　4）避妊法 313
　　　5）子宮筋腫 313
　　　6）子宮内膜症 313
　　　7）骨盤臓器下垂（子宮脱） 314
　　　8）子宮頸癌 314
　　　9）子宮体〈内膜〉癌 315
　　　10）卵巣腫瘍 315
　　　11）外陰，腟と骨盤内感染症 316
　　　　①　外陰腟炎 316
　　　　②　尖圭コンジローマ 317
　　　　③　骨盤内炎症性疾患 317
　　　12）絨毛性疾患（胞状奇胎，絨毛癌）
　　　　 317

第10章　妊娠と分娩

1　診断と検査の基本 318
　（1）妊娠の診断法 318
　（2）妊娠に伴う身体的変化 319
　（3）胎児モニタリング 319
　（4）胎児・胎盤検査法 320
　（5）羊水検査法 320
2　正常妊娠・分娩・産褥 321
　（1）正常妊娠の経過 321
　（2）正常分娩の経過 323
　（3）産褥の過程 324
3　疾　　患 325
　（1）主な異常妊娠 325
　　　1）妊娠悪阻 325
　　　2）流　産 326
　　　3）異所性妊娠〈子宮外妊娠〉 326
　　　4）頸管妊娠 326
　　　5）子宮内発育遅延 327
　　　6）妊娠高血圧症候群 327
　　　7）糖尿病と妊娠 327
　　　8）その他の内科疾患と妊娠 328
　　　9）双胎妊娠 328
　（2）主な異常分娩 328
　　　1）早　産 328

2）微弱陣痛 328
　　3）遷延分娩 329
　　4）児頭骨盤不均衡 329
　　5）回旋異常 329
　　6）肩甲難産 329
　　7）前置胎盤 329
　　8）常位胎盤早期剝離 329
　　9）弛緩出血 330
　　10）子宮内反症 330
　　11）分娩損傷 330
　　12）子宮破裂 330
　　13）癒着胎盤 330
　　14）羊水塞栓症 330
　（3）出生時の異常 330
　（4）主な異常産褥 331
　　1）子宮復古不全 331
　　2）産褥熱 331
　　3）産褥乳腺炎 331
4 産科手術 331
　（1）人工妊娠中絶の適応 331
　（2）帝王切開術の適応 332

第11章　乳　房

1 構造と機能 333
　（1）乳房の構造と機能 333
　（2）乳汁分泌に関するホルモンの作用
　　　 333
2 疾　患 333
　（1）良性乳腺疾患 333
　（2）乳　癌 333
　（3）女性化乳房 334

第12章　内分泌・栄養・代謝系

1 構造と機能 335
　（1）ホルモンの構造からの分類と作用
　　　機序 335
　（2）ホルモン分泌の調節機構 335
　（3）視床下部ホルモン・下垂体ホルモ
　　　ン 335
　（4）甲状腺と副甲状腺〈上皮小体〉から
　　　分泌されるホルモン 336
　（5）副腎の構造と分泌されるホルモン
　　　 336
　（6）膵島から分泌されるホルモン 337
2 診断と検査の基本 337

3 症　候 338
　（1）甲状腺腫 338
4 疾　患 338
　（1）視床下部・下垂体疾患 338
　　1）先端巨大症 338
　　2）汎下垂体機能低下症 338
　　3）尿崩症 339
　（2）甲状腺疾患 339
　　1）甲状腺機能亢進症をきたす疾患
　　　（Basedow 病を含む）........ 339
　　2）甲状腺炎 340
　　　①　慢性甲状腺炎〈橋本病〉..... 340
　　　②　亜急性甲状腺炎〈de Quervain
　　　　　甲状腺炎, 巨細胞性甲状腺炎〉
　　　　　 340
　　　③　急性甲状腺炎 340
　　3）甲状腺機能低下症 340
　　4）甲状腺腫瘍 341
　　　①　濾胞腺腫 341
　　　②　乳頭癌 341
　　　③　濾胞癌 341
　　　④　髄様癌 341
　　　⑤　未分化癌 341
　　　⑥　悪性リンパ腫 341
　（3）副甲状腺〈上皮小体〉疾患 ... 341
　　1）副甲状腺機能亢進症 341
　　2）副甲状腺機能低下症 342
　（4）副腎皮質・髄質疾患 342
　　1）Cushing 症候群 342
　　2）アルドステロン過剰症とその関
　　　連疾患 342
　　　①　原発性アルドステロン症 342
　　　②　続発性〈二次性〉アルドステロ
　　　　　ン症 343
　　　③　偽性アルドステロン症 343
　　　④　Bartter 症候群 343
　　　⑤　偽性 Bartter 症候群 343
　　　⑥　Gitelman 症候群 343
　　　⑦　Liddle 症候群 343
　　3）褐色細胞腫 344
　　4）副腎不全（急性・慢性）..... 344
　　5）先天性副腎皮質過形成 344
　　6）神経芽（細胞）腫 345
　（5）多発性内分泌腫瘍 345

（6）糖代謝異常と脂質代謝異常 346
　　1）糖尿病の病因，病態生理，分類，症候 346
　　2）糖尿病の急性合併症 347
　　　①　糖尿病ケトアシドーシス 347
　　　②　非ケトン性高浸透圧性昏睡〈高血糖高浸透圧症候群〉 347
　　　③　清涼飲料水ケトーシス 347
　　3）糖尿病の慢性合併症 347
　　4）糖尿病の治療 348
　　5）低血糖症 349
　　6）脂質異常症 349
（7）核酸代謝異常 350
（8）アミロイドーシス 351
（9）ビタミンの欠乏と過剰 351
　　1）ビタミンB_1（チアミン） 351
　　2）ビタミンB_2（リボフラビン） ... 351
　　3）ビタミンB_6（ピリドキシン） ... 351
　　4）ビタミンB_3，ナイアシン（ニコチン酸） 352
　　5）ビタミンC（アスコルビン酸）.. 352
　　6）ビタミンA（レチノール） 352
　　7）ビタミンD（コレカルシフェロール） 352
　　8）ビタミンE（トコフェロール）.. 352
　　9）ビタミンK（フィトナジオン）.. 352
　　10）ビタミン剤などのサプリメント 352
（10）先天性代謝疾患 353
　　1）主な先天性代謝疾患 353
　　　①　フェニルケトン尿症〈高フェニルアラニン血症〉 353
　　　②　ホモシスチン尿症 353
　　　③　メープルシロップ尿症 353
　　　④　ガラクトース血症 353
　　　⑤　Niemann-Pick病 353
　　　⑥　Tay-Sachs病 353
　　　⑦　Fabry病 353
　　　⑧　Hurler症候群とHunter症候群 353
　　2）ヘモクロマトーシス 353
　　3）ポルフィリン症 354
　　4）Wilson病とMenkes病 354
　　5）亜鉛欠乏症候群〈腸性肢端皮膚炎〉 354

第13章　眼・視覚系

1　構造と機能 355
　（1）眼球と付属器の構造と機能 355
　（2）眼球運動 356
　（3）対光反射，輻輳反射，角膜反射の機能 357
2　基本的眼科検査 358
3　症　　候 359
　（1）眼の充血 359
　（2）その他の症候 359
4　治　　療 359
5　疾　　患 360
　（1）屈折異常（近視，遠視，乱視）と調節障害 360
　（2）眼瞼，涙嚢，結膜，角膜の炎症と関連疾患 360
　　1）麦粒腫（ものもらい） 360
　　2）霰粒腫 360
　　3）眼瞼炎 360
　　4）眼瞼内反と眼瞼外反 360
　　5）涙嚢炎 360
　　6）結膜炎 361
　　7）角膜炎 361
　　8）紫外線角膜炎〈電気性眼炎〉.. 361
　　9）翼状片 361
　　10）球結膜下出血 361
　（3）白内障 361
　（4）緑内障 362
　（5）加齢黄斑変性症 362
　（6）裂孔原性網膜剥離 363
　（7）ぶどう膜炎 363
　（8）網膜動脈/静脈閉塞症 363
　（9）糖尿病，高血圧・動脈硬化，SLE 364
　（10）うっ血乳頭 364
　（11）視神経症 364
　（12）化学外傷（アルカリ，酸） 364
　（13）眼の外傷 364
　（14）その他の疾患 364
　　1）網膜色素変性症 364
　　2）中心性漿液性網脈絡膜症 365
　　3）黄斑円孔 365
　　4）硝子体出血 365
　　5）薬と眼 365

第 14 章　耳鼻・咽喉・口腔系

1 構造と機能 366
　（1）外耳・中耳・内耳の構造 366
　（2）聴覚・平衡覚の受容のしくみと伝
　　　 導路 366
　（3）口腔・鼻腔・咽頭・喉頭の構造 .. 367
2 診断と検査の基本 369
　（1）鼻腔・咽頭・喉頭・耳の診察 369
　（2）聴力検査と平衡機能検査 369
3 症　候 370
　（1）嗄　声 370
4 疾　患 370
　（1）中耳・外耳疾患 370
　　　 1）滲出性中耳炎 370
　　　 2）急性中耳炎 371
　　　 3）慢性中耳炎 371
　　　 4）外耳炎 371
　　　 5）外耳道異物 371
　　　 6）先天性耳瘻孔 371
　　　 7）Treacher Collins 症候群 371
　（2）難　聴 372
　（3）めまい 372
　　　 1）中枢性めまい 372
　　　 2）Ménière 病 372
　　　 3）外リンパ瘻 372
　　　 4）良性発作性頭位眩暈症 373
　　　 5）前庭神経炎 373
　　　 6）中毒性平衡障害 373
　　　 7）内耳炎 373
　（4）鼻出血 373
　（5）副鼻腔疾患 373
　（6）鼻腔疾患 374
　　　 1）感冒〈かぜ症候群〉 374
　　　 2）アレルギー性鼻炎 374
　　　 3）鼻中隔弯曲症 374
　　　 4）鼻　茸 374
　　　 5）血管線維腫 374
　（7）扁桃, 咽頭, 喉頭の炎症性疾患 ... 374
　　　 1）咽頭炎 374
　　　 2）伝染性単核症 375
　　　 3）扁桃周囲膿瘍 375
　　　 4）急性喉頭蓋炎 375
　（8）咽頭癌 375
　（9）喉頭癌およびその他の喉頭疾患 .. 376
　（10）う歯と歯周病 376
　（11）舌　癌 376
　（12）扁桃肥大 377
　（13）顔面・頸部の外傷 377
　（14）唾液腺疾患 377
　（15）顎関節症 378

第 15 章　精　神　系

1 診断と検査の基本 379
　（1）医療面接, 心理・精神機能検査 ... 379
　（2）精神科診断分類法（多軸診断シス
　　　 テムを含む） 379
　（3）精神科医療の法と精神保健 379
　（4）コンサルテーション・リエゾン精
　　　 神医学 380
　（5）妄　想 380
2 症　候 381
　（1）睡眠障害 381
3 治　療 382
4 疾患・障害 382
　（1）器質性精神病 382
　（2）症状精神病 382
　（3）せん妄 382
　（4）薬物の乱用 383
　（5）アルコール依存症 383
　（6）統合失調症 384
　（7）うつ病 386
　（8）躁うつ病（双極性障害） 387
　（9）不安障害（パニック, 恐怖症ある
　　　 いは全般性不安障害） 387
　　　 1）パニック障害 387
　　　 2）全般性不安障害 387
　　　 3）強迫性障害 387
　　　 4）恐怖性障害 388
　（10）ストレス関連疾病 388
　（11）摂食障害 388
　（12）解離性〈転換性〉障害 388
　（13）身体表現性障害 389
　（14）パーソナリティ障害 389
　（15）適応障害 389
　（16）自閉症とその関連疾患 389
　（17）多動性障害と行為障害 390
　（18）性同一性障害と性嗜好障害 390

第5部 全身におよぶ生理的変化，病態，診断，治療

第1章 全身症状を示す疾患

1 発 熱 393
2 脱 水 393
3 全身倦怠感 394
4 食欲不振 394
5 肥 満 394
6 やせ 395

第2章 腫 瘍

1 病理・病態 396
  （1）腫瘍の定義 396
  （2）組織の再生と肥大，増生，化生，異形成と退形成 396
  （3）良性腫瘍と悪性腫瘍 396
  （4）上皮性腫瘍と非上皮性腫瘍 397
  （5）腫瘍細胞の異型性と多型性 398
  （6）腫瘍の境界病変の意義とその取り扱い 398
  （7）腫瘍と染色体異常 400
2 発生病因・疫学・予防 400
  （1）腫瘍発生に関わる遺伝的要因と外的要因 400
  （2）癌に関する遺伝子（がん遺伝子とがん抑制遺伝子）の変化 ... 401
  （3）悪性腫瘍の予防 401
3 診 断 402
  （1）腫瘍の細胞診と組織診断 402
  （2）腫瘍の画像診断 402
  （3）腫瘍の遺伝子診断 403
  （4）腫瘍マーカー 403
  （5）悪性腫瘍の病期分類 403
  （6）悪性腫瘍の予後因子 403
  （7）悪液質 404
  （8）ホルモン産生腫瘍 404
4 治 療 404
  （1）癌の治療方針の決定 404
  （2）原発不明癌への対応 404
  （3）末期癌患者への対応 404

第3章 免疫・アレルギー疾患

1 診断と検査の基本 405
  （1）自己抗体の種類と臨床的意義 405
2 病態と疾患 405
  （1）自己免疫疾患一般 405
    1）膠原病と自己免疫疾患 405
    2）関節炎をきたす疾患 405
    3）Raynaud 現象 405
  （2）全身性エリテマトーデス 405
  （3）全身性硬化症，皮膚筋炎・多発性筋炎 406
    1）全身性硬化症〈強皮症〉 406
    2）皮膚筋炎・多発性筋炎 406
  （4）関節リウマチとその関連疾患 407
    1）関節リウマチ 407
    2）若年性特発性関節炎〈若年性関節リウマチ〉 407
    3）成人 Still 病 407
    4）混合性結合組織病 408
  （5）血管炎症候群，Sjögren 症候群，Behçet 病とその他 408
    1）血管炎症候群 408
      ① 巨細胞性動脈炎〈側頭動脈炎〉とリウマチ性多発筋痛症 408
      ② 大動脈炎症候群〈高安動脈炎〉 408
      ③ 結節性多発動脈炎 408
      ④ 多発血管炎性肉芽腫症〈Wegener 肉芽腫症〉 408
      ⑤ 好酸球性多発血管炎性肉芽腫症〈アレルギー性肉芽腫性血管炎，Churg-Strauss 症候群〉 409
      ⑥ 顕微鏡的多発血管炎 409
      ⑦ 抗リン脂質抗体症候群 ... 409
      ⑧ クリオグロブリン血症 ... 409
      ⑨ その他の血管炎 409
    2）Sjögren 症候群と Mikulicz 病 ... 409
    3）Behçet 病 409
    4）川崎病〈小児急性熱性皮膚粘膜リンパ節症候群〉 410
    5）Weber-Christian 病 410
    6）線維筋痛症 410

（6）アレルギー 410
　1）アナフィラキシー 410
　2）食物アレルギー 410
　3）薬物アレルギー 411
（7）先天性免疫不全症 411
　1）DiGeorge 症候群〈胸腺低形成〉
　　.. 411
　2）選択的 IgA 欠乏症 411
　3）Bruton 型無γグロブリン血症
　　.. 411
　4）重症複合型免疫不全症 411
　5）Wiskott-Aldrich 症候群 411
　6）毛細血管拡張性失調症〈Louis-
　　Bar 症候群〉 411
　7）慢性肉芽腫症 411
　8）Chédiak-東症候群........................ 412

第4章 物理・化学的因子による疾患

1 疾　患... 413
（1）中　毒 413
　1）食中毒 413
　2）急性アルコール中毒 413
　3）化学物質による中毒 414
　　① 有機リン中毒 414
　　② シアン〈青酸〉中毒 415
　　③ パラコート中毒 415
　　④ 有機溶剤（シンナー〈主成分は
　　　トルエン〉，ベンゼンなど）中
　　　毒 415
　　⑤ 睡眠薬中毒 415
　　⑥ その他の中毒 415
　4）一酸化炭素中毒 415
　5）フグとキノコ中毒その他 415
　6）子どものタバコの誤嚥 415
（2）環境要因による疾患 416
　1）高温による障害 416
　2）寒冷による障害 416
　3）潜函病〈減圧症〉 416
　4）高山病 416
　5）溺　水 416
（3）熱　傷 417
　1）熱傷面積（9の法則）と深（達）
　　度 417

第5章 成長と発達

1 胎児・新生児..................................... 418
（1）胎児の循環・呼吸の生理的特徴と
　　出生時の変化 418
（2）在胎期間と胎内発育 418
（3）主な先天性疾患 419
　1）二分脊椎〈脊椎破裂〉，髄膜瘤.. 419
　2）（Arnold-）Chiari 奇形 419
　3）TORCH 症候群 419
　4）薬物と胎児奇形 419
　5）先天性 CMV 感染 419
　6）先天性トキソプラズマ感染 419
　7）先天性横隔膜ヘルニア 420
（4）新生児の生理的特徴 420
（5）胎児・新生児仮死 421
（6）新生児マススクリーニング 421
（7）新生児黄疸 422
　1）生理的黄疸 422
　2）母乳性黄疸 422
　3）新生児溶血性疾患 422
　4）先天性胆道閉鎖症 423
（8）新生児期の呼吸困難 423
　1）呼吸窮迫症候群（硝子膜疾患）. 423
　2）胎便吸引症候群 424
　3）新生児クラミジア肺炎 424
　4）新生児慢性肺疾患 424
　5）未熟児貧血 424
（9）新生児のけいれん 424
（10）新生児壊死性腸炎 424
2 幼　児... 425
（1）乳幼児の生理機能の発達 425
（2）乳幼児の精神運動発達 425
（3）乳幼児の成長・保育法・栄養法
　　.. 426
（4）乳幼児突然死症候群 427
（5）発育性股関節形成不全〈先天性股
　　関節脱臼〉 427
3 小児期全般 427
（1）小児の精神運動発達 427
（2）小児の栄養の問題点 428
（3）小児の免疫発達と感染症 428
（4）成長に関わる主な異常 428
（5）児童虐待 429
（6）小児の診断法と治療法 429
（7）小児の腫瘍 429

（8）幼児の溺水 430
4　思春期 430
　　　（1）思春期発現の機序と性徴およびその異常 430
5　学習障害 431
6　その他の小児科疾患 431

第6章　加齢と老化

1　加齢に伴う臓器の構造と機能の変化 432
2　寝たきりとその予防 432
3　高齢者における病態・症候・治療の特異性 434

第7章　人 の 死

1　死の判定 435
2　死生学の基本的な考え方 435
3　死期の患者と家族のケア 435
4　尊厳死と安楽死 435
5　植物状態と脳死 436

第8章　死 と 法

1　突然死 437
2　死後変化 437
3　自然死と異状死および死亡診断書と死体検案書 437
4　各種の法医学上の損傷 438
5　個人識別の方法 438

第6部　診療の基本

第1章　基本的診療知識

1　薬物治療の基本原理 441
　　　（1）薬物の蓄積，耐性，タキフィラキシー，依存，習慣性や嗜癖 441
　　　（2）中枢神経作用薬 441
　　　（3）自律神経作用薬 441
　　　（4）循環器作用薬 442
　　　（5）消化器作用薬 442
　　　（6）利尿薬 442
　　　（7）副腎皮質ステロイド薬および非ステロイド性抗炎症薬 443
　　　（8）抗菌薬 444
　　　（9）抗腫瘍薬 445

2　臨床検査 446
　　　（1）臨床検査の基準値・カットオフ値とパニック値 446
　　　（2）検査の特性（感度，特異度，偽陽性，偽陰性，検査前確率・予測値，尤度比） 446
　　　（3）糞便検査 447
　　　（4）生化学検査 447
3　周術期管理 448
　　　（1）基本的バイタルサインとモニター 448
　　　（2）術後合併症 448
4　麻　酔 449
　　　（1）麻酔の概念，種類と麻酔時の生体反応 449
　　　（2）麻酔薬と麻酔前投薬 449
　　　（3）吸入麻酔と静脈麻酔 450
　　　（4）局所麻酔，末梢神経ブロック，神経叢ブロック，脊椎麻酔，硬膜外麻酔 451
　　　（5）筋弛緩薬 451
　　　（6）特殊麻酔 452
　　　（7）ペインクリニック 452
5　輸液療法と経管栄養 452
6　医用機器と人工臓器 453
　　　（1）酸素療法と人工呼吸器 453
　　　（2）主な人工臓器の種類と原理 454
7　放射線を用いる診断と治療 455
　　　（1）エックス線（単純，造影），CT，MRIと核医学検査 455
　　　（2）放射線治療 456
　　　（3）インターベンショナルラジオロジー 457
　　　（4）放射線診断・治療による副作用と障害 457
　　　（5）放射線防護 457
8　内視鏡を用いる診断と治療 458
9　超音波を用いる診断と治療 458
10　輸血と移植 459
　　　（1）輸血の適応と合併症 459
　　　（2）血液製剤の種類と適応 459
　　　（3）同種輸血，自己輸血，成分輸血と交換輸血 460
　　　（4）臓器移植の種類と適応 460

- 11　リハビリテーション............................ 461
  - （1）リハビリテーションの概念 461
  - （2）リハビリテーションチームの構成と医師の役割 461
- 12　介護と在宅医療 461
  - （1）介護の定義と種類 461
  - （2）身体介護と生活介護 461
  - （3）在宅医療 462
- 13　緩和医療 462
  - （1）緩和医療 462
  - （2）癌性疼痛コントロール 463

第2章　基本的診療技能

- 1　医療面接 464
  - （1）患者に対する姿勢 464
  - （2）病歴情報の種類 466
- 2　診療記録 466
  - （1）問題志向型診療録 466
  - （2）SOAPによる診療経過の記載 466
- 3　臨床判断 466
  - （1）臨床判断の概念と考慮すべき要素 466
  - （2）科学的根拠に基づいた医療〈EBM〉 467
- 4　身体診察 468
  - （1）全身状態とバイタルサイン 468
    - 1）バイタルサイン 468
    - 2）血圧測定 468
    - 3）脈拍 468
    - 4）呼吸数と呼吸パターン 468
    - 5）体温測定 469
- 5　基本的臨床手技 469
  - （1）一般手技 469
    - 1）採血 469
    - 2）血液型判定と交差適合試験 470
    - 3）注射の手順 470
    - 4）導尿 471
    - 5）浣腸 471
  - （2）外科手技 471
    - 1）清潔操作 471
  - （3）救命処置 472
    - 1）脳心肺蘇生 472
    - 2）トリアージ 473
    - 3）外傷治療 473

■附録1　略語一覧 476
■附録2　基準値一覧 477
■附録3　医学英単語 478
■附録4　薬剤：一般名と商品名 480

■索　引
　図表索引 491
　和文索引 494
　欧文索引 522

【第1部】
基本事項

3……… 第1章　医の原則
6……… 第2章　医療における安全性確保
9……… 第3章　コミュニケーションとチーム医療

第1章　医の原則

1　医の倫理と生命倫理

(1) 医学・医療の歴史　08H11

紀元前：孔子：「医は仁術」の「仁術」は孔子の思想に由来する。
　　　　Hippocrates：「医学の父」と呼ばれる*。
15世紀：Leonard da Vinci：人体解剖図
16世紀：Andreas Vesalius：『人体の構造〈ファブリカ〉』
17世紀：William Harvey：『心臓と血液の運動について』
18世紀：貝原益軒：『養生訓』
　　　　杉田玄白：タヘルアナトミアを翻訳し，『解体新書』を発表
　　　　Edward Jenner：種痘の発明
19世紀：華岡青洲：全身麻酔，通仙散
　　　　Claude Bernard：『実験医学序説』
　　　　Robert Koch：結核菌，コレラ菌の発見
　　　　高木兼寛：脚気原因説——軍船二隻で，一方には白米中心の和食を，他方には肉，野菜，パンを乗組員に食べさせ，比較研究した。
　　　　北里柴三郎：破傷風菌の発見
　　　　志賀潔：赤痢菌の発見
20世紀：山極勝三郎：ウサギの耳にコールタールを塗り，世界初の人工発癌に成功
　　　　Alexander Fleming：ペニシリンの発見
　　　　F. G. Banting, J. J. R. Macleod：インスリンの発見
　　　　J. D. Watson, F. Crick：DNAらせん構造モデル提唱
　　　　石坂公成：IgEの発見
　　　　利根川進：日本人初のノーベル医学生理学賞受賞者

(2) 医の倫理と生命倫理　07H1／09F1／10C19／11F3／12B20／12F5

・**ヒポクラテス Hippocrates の誓い**（紀元前4世紀）：患者を害さない，などの医の倫理の原点を示している。
・**ニュールンベルグ Nürnberg 倫理綱領**（1947年）：社会的利益のために被験者を犠牲にしてはならない，としている。
・**ヘルシンキ Helsinki 宣言***（1964年）：ヒトを対象とする医学研究の倫理的原

則として本人の自由な意思を尊重したインフォームド・コンセントの必要性を記載している。研究者は患者の生命，健康，プライバシーを守る責務がある。被験者の福利に対する配慮が，科学的および社会的利益よりも優先されなければならない。
- **リスボン Lisbon 宣言**（1981 年）：医療における自己決定権を記した最初の章典である。ただし自殺企図時の救命を拒否する権利は記されていない。
- **ジュネーブ Geneva 宣言**（1964 年）：Hippocrates の誓いの倫理的精神を現代化，公式化したものである。

医師の職業倫理として社会性，人間性，生涯学習，利他主義などがあり，営利主義はこれに反している。効率化も倫理原理に含まれない。

医師に関わる**利益相反** COI：conflict of interest は医師の私的利益と社会的役割が衝突することである。製薬会社の説明会のお弁当，ボールペンを医療従事者が受け取ることも利益相反である。

2　患者の自己決定権とインフォームド・コンセント
07C18／07F1／08F12, 18／09C1／09H23／10B42／10G9／11C18／11F1／12F24

　成人患者の自己決定権を尊重する根拠は，患者の人権を尊重し，患者の価値判断を最優先するためである。患者の人権を尊重する規定は憲法第 13 条の幸福追求権であり，公共の福祉に反しない限り尊重される。

　インフォームド・コンセント＊は医師（看護師などのコメディカルスタッフも必要に応じて）から情報提供＊を受けた患者が治療法などについて理解，納得，同意もしくは選択することであり，自己決定権行使の前提になる。

　法的に『医療法』〔☞ p.36〕第 1 条の四第 2 項で，『医師，歯科医師，薬剤師，看護師その他の医療の担い手は，医療を提供するに当たり，適切な説明を行い，医療を受ける者の理解を得るよう努めなければならない』と規定されている。

　患者の意思よりも，患者の状態に対する医学的な適切性を優先するのは治療方針の検討段階における医師の**パターナリズム**〈父権主義〉に該当する。

　医療の倫理原則で最も重視されるのが自律尊重の原則であるが，患者の自律が十分でない場合，法定代理人が本人の利益になるように意志決定する＊。救命措置など，緊急事態で患者・代理人のインフォームド・コンセントを得る時間がない場合には，医師の良心に基づいた最善の治療が実施される＊。

　患者の意思の優先は死後も守られる。

　免責文書を作成しても，医師の法的責任を免れることはできない。同意は無条件に撤回できるが，同意しなくても治療に差をつけてはいけないし，同意したからといって治療費を安くするわけではない。

　患者には，医学的に妥当でない治療を受ける権利や，疾病に伴う逸失利益の補償を得る権利はない。

造影 CT など重大なリスクを起こす可能性のある検査，手技を行う場合には書類による同意が必要である．同意書の署名は手技前に行う．術前の抗 HIV 抗体検査も患者の同意が必要である．

患者に病状や治療について説明するのは担当医であり，患者のプライバシーが保てるように配慮すべきであり，病室前の廊下，大部屋の病室，待合室，スタッフステーションは不適切であり，面談室がよい．

まず患者の認識や説明に対する希望を確認し，患者が詳しい病状説明を希望しなければ，その意向に従う．患者の訴えを聞かず，医療情報を一方的に伝えてはならない．患者の理解度を把握しながら伝える．医師の威厳をもって患者を叱責したり，病気の悲惨さを強調するなど，患者を脅すようなことをしてはならない．

治療法については副作用や予想される悪い事象も含めて説明する．薬を服用しない患者では服薬指導を行い，患者と治療法について話し合う．十分に説明しても患者は必ずしも最良の治療法を選択するわけではない．患者が愚かな選択をした場合，上司など別の医師が再度説明するか，他の医療機関の受診を勧める．

患者が主治医以外の医師に**セカンドオピニオン***を求めたい場合に提供するのは**診療情報提供書**である．

小児に対してもどのように理解しているかを尋ね，治療や看護について具体的な説明を受け，本人の意思が尊重される権利がある（**インフォームド・アセント**）．〔☞ p. 429：小児の診断法と治療法〕

第2章　医療における安全性確保

1　安全性の確保　[☞ p.448：タイムアウト]

(1) 医療事故の予防策　10F23／10G67／11H30／12B2,40／12E2

インシデント（ヒヤリ・ハット）は誤った医療行為がなされても，患者に悪影響がなかったもの*で，**アクシデント（医療事故）**は，悪影響があったものである。

Heinrichの法則では「1件の重症事故の裏には29件の軽症事故が存在し，300件の異常が存在する」とされている*。

mistakeは知識経験不足などで誤った意図を定めること，**lapse**は正しい意図を忘れること，**slip**は無意識に意図と異なる行動をとることである。

医療では医師のみでなく，他の医療従事者がチームを組むことにより，高度で専門的な医療ができる反面，連携において問題が生じることがある。

医療上の事故等（インシデント，医療過誤（医療従事者が業務上注意義務を怠った場合）等を含む）は日常的に起こる可能性があることを認識し，事故を防止して患者の安全性確保を最優先し，信頼される医療を提供する。

医療上の事故等を防止するには，個人の注意力はもとより，組織的なリスク管理が重要*で，インシデントが起きても事故が起こらないように環境整備をする。

医療事故防止対策として，人間はみなミスを犯すことを周知徹底し，事故の責任者，チームを厳しく追求してはならない*。

医療上の事故が生じたら**事故報告書**，**インシデントレポート**を提出させ，医療安全管理室が分析することにより，対策を立て*，再発防止に努める*。

リスクマネージャーと**事故防止委員会**を設け，**医療安全研修会**を義務化する。**事故調査委員会**では事故の原因を究明する。

他の病院での医療上の事故等も含め情報を共有し*，再発防止に役立てる。

インシデントの事例の発生で最も多いものは処方，与薬である。

緊急時以外の口頭指示は不可である。

患者が自分で中心静脈カテーテルを抜去した場合でも，患者を厳しく注意してはならない。

職種や経験により，インシデントや医療事故の内容に差がある。たとえば，経験年数に少ない者は習熟度が低いことが原因となるが，経験年数が多いものでも，行為が自動化し，誤りに気づきにくく，また異なる状況に対応しにくいなど

(2) 医療事故が起こった後の対応　07B40／07H23／08C2／10E16／11E21

医療事故が起こった場合，ただちに，医療上の最善の処置を行い，原因や最終結果がでなくても，その時点で，事実関係を患者や家族に誠実に伝え，上司，リスク管理者，病院長に事実を報告する。ミスの事実を隠すのは禁忌である。急変時にまず対応し，説明するのは担当医の役割である。公表時には患者のプライバシーを尊重する。

民事責任としては**不法行為**による**損害賠償責任**（民法第709条）がある。患者を死傷させた場合の刑事責任としては**業務上過失致死傷罪**（刑法第211条）がある。

医療過誤訴訟において医師が刑事責任に問われると，医師免許の取り消し，業務の一時停止など行政処分が行われる（**医道審議会**の意見を聴いて厚生労働大臣が行う〈医師法第7条〉）。

診療録は記載後に誤りが発見された場合には，元の記載が判別可能な形で，修正，付記を行わなければ，診療録改竄に相当し，**証拠隠滅等**（刑法第104条）に該当する可能性が生じる。

医療安全支援センター（医療法第6条の十三）は患者またはその家族からの医療に関する苦情・相談に応じる。

医療事故が発生した医療機関において院内調査を行い，その調査報告を民間の第三者機関（**医療事故調査・支援センター**〈医療法第6条の十五〉）が収集・分析することで再発防止につなげる。

(3) 基本的予防策（ダブルチェック，薬品名称の改善，フェイルセーフ，フールプルーフの考え方など）

ダブルチェックは，複数の医療従事者で確認することである。

フェイルセーフは，エラーを起こしても，それによって起こす障害を最小限に抑えようとする設計思想で，誤操作対策がある。

フールプルーフは，はじめから間違いが起きないような設計をさす。

薬品の名称では類似のものが間違いの原因になることが多い。

医師が通常の使用方法と異なる薬剤処方をした時に，法的判断の基準になるのは薬剤の添付文書である。

(4) 病理解剖，司法解剖，行政解剖の役割と相違点　08B52／09E21／10E9／10G5

死体検案は監察医制度が施行されている地域では**監察医**が行うが，それ以外の地域では医師が行う。外表観察（採血や髄液採取などを含む）で，死因の推定などを行う。遺族の承諾は不要である。

法医解剖には司法解剖と行政解剖がある。司法解剖と監察医制度による行政

解剖は遺族の承諾は不要である。監察医は知事が任命する行政解剖を行う医師である。

司法解剖は『刑事訴訟法』（第168条）に基づき，犯罪に関連した死体が対象で，裁判所からの鑑定処分許可状が必要である。

行政解剖，病理解剖は『死体解剖保存法』に基づく。

行政解剖は犯罪性がない死体に対して，死因を究明するために行う。

病理解剖は病気で亡くなったヒトを対象にして，臨床診断の妥当性，治療の効果の判定，直接死因の解明，続発性の合併症や偶発病変の発見などを目的に行う。

大学医学部の解剖学，病理学，法医学の教授または准教授であれば，保健所長の許可を受けなくても解剖ができる。

取引者のない死体を市町村から大学へ医学教育解剖のために引き渡した場合，解剖後の埋葬費用は市町村が負担する。

2　医療従事者の健康と安全　08A36／09C17／12F4, 58

ヒューマンエラーを起こす原因に，医療従事者の肉体的，健康的状態が原因になることがあり，個人の健康管理とともに，組織的な管理，支援が必要となる。

『感染症法』〔☞p.75〕で定められた患者の入院隔離のほかに，院内感染予防対策として，他の患者や医療従事者に感染させないための感染源隔離，抗癌剤治療中の患者を感染させないための予防隔離がある。

使用済みの針はリキャップせずに，**感染廃棄物コンテナ**と呼ばれるプラスチック製の硬い容器に廃棄する*。

針刺し事故に遭遇した際には受傷後ただちに血液を押し出し，大量の流水で洗浄する*。〔☞p.16：バイオハザードマーク〕

針刺し事故でHIV〔☞p.82〕に感染する率は0.3％（HBV 30％，HCV 3％）とされている。事故直後，6週間後，3か月後，6か月後にHIVの検査をする。針事故直後にジドブジン〈AZT〉を服用するとHIV抗体が陽性になる確率が79％下げるとされている。心のケアの専門家の紹介もする。

医療従事者はHBV〔☞p.277〕のワクチン接種を受けるべきであり，針事故などHBVに曝露した場合にはHB免疫グロブリンとHBVワクチンを受けねばならない。

放射線標識〔☞図1-1〕は放射線同位元素使用室，放射線発生装置使用室，管理区域，放射線廃棄物など，「放射線」に関する標識板で，文字をそれぞれ入れて使用する。

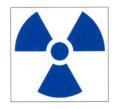

図1-1　放射線標識

第3章　コミュニケーションとチーム医療

1　医学生の態度

　臨床実習に参加している医学生でも，病棟で苦しそうにしている患者をみた場合，「どうしましたか」と声をかける。
　患者の不安の訴えは，臨床実習の学生でも話を聞き，担当医に伝える。
　男性の医学生，医師が，臨床現場で若い女性から手を握り締めてこられたら，「どうしましたか」とたずね，連絡先を教えてくれと頼まれたら，丁寧に断る。
　点滴台，ベッドなどが出入りする場所では，ショルダーバッグは患者と反対側に向ける。
　入院患者の容態が急変した場合などでは，特に資格が要求される処置以外は医学生が関与しても良い。

2　患者に分かりやすい言葉での対話　04C14

　医学用語は以下のように一般的に使われている言葉に直して話す。
　心窩部：みぞおち*，腋窩：わきのした*，上腕部：二の腕，口蓋垂：のどちんこ*，甲状軟骨：のどぼとけ，項部：うなじ，外果：くるぶし*，痂皮：かさぶた，鶏眼：うおのめ，胼胝〈べんち〉：たこ，褥創：床ずれ，含嗽〈がんそう〉：うがい，吃逆〈きつぎゃく〉：しゃっくり。

「後腹膜〔☞ p.252〕に滲出物〔☞ p.235〕が貯留してましたのでドレナージ〔☞ p.115〕しておきました」と説明しても，理解できる患者はいない。

3　チーム医療　08C16／08H17／09F4／09H21／10C9／12E37／12F34

　チーム医療では医師，年長者は必ずしもリーダーではない*。
　目標を統一し，限られた医療資源を効率的に活用するために多職種間の連携が重要である。患者情報は職種間で共有する*。患者家族も構成員になりうる。
　酸素吸入が必要な患者をベッドで搬送する際は，患者頭側に医師，足側に看護師がつき，足側を進行方向にして搬送する*。階段では頭側を上にする*。
　栄養サポートチーム NST：nutrition support team は中心静脈栄養の患者など主に入院患者を対象とする。

よく機能しているチーム医療では各メンバーがお互いの役割を把握している。地域医療現場におけるチーム医療では患者の家族もチームの一員である*。

　医療関係職種と資格では，国が免許付与者であるもの，都道府県が免許付与者であるもの（准看護師，介護支援専門員〈ケアマネジャー〉［☞ p.31］），法的整備が整っていないもの*（臨床心理士*，医療ソーシャルワーカー，リスクマネージャー，診療情報管理士）がある。

　医療ソーシャルワーカーは病院間，医療と福祉の間の連携を直接調整するのに最適な職種で，国家資格ではないが，社会福祉士という国家資格を持っている場合が多い。

　臨床検査技師は医師の指示の下で静脈血採血を行う。**診療放射線技師**は医師の指示の下で主に放射線を用いた検査，治療業務を行う。〔☞ p.461：理学療法士等，☞ p.472：救急救命士〕

【第2部】
医学・医療と社会

13……… 第1章　社会・環境と健康
17……… 第2章　地域医療
21……… 第3章　疫学と予防医学
26……… 第4章　生活習慣と疾病
29……… 第5章　保健，医療，福祉と介護の制度
35……… 第6章　医師と法律
39……… 第7章　臨床研究と医療

第1章　社会・環境と健康

1　健康，障害と疾病の概念　07E5／09H20

WHO：World Health Organization〈世界保健機関〉は健康とは「単に病気でないだけでなく，身体的 physical*，精神的 mental*，社会的 social*に満足がいく状態」と定義している。万人の有する基本的権利である。

2　社会構造（家族，コミュニティ，地域社会，国際化）と健康・疾病との関係　07B6／07E37／10B34／10G17／12F29

健康を支援する環境づくりはヘルスプロモーションの概念（**オタワ憲章**，バンコク憲章）に合っている。

ノーマライゼーション*とは，社会の**バリアフリー**化，つまり，障害者など社会福祉サービスの利用者を特別な人として扱わず，彼らの生活を，一般市民と同様に地域の中で暮らせるような通常の生活に近づけるという概念である。

ユニバーサルデザイン*は誰でも使えるデザインであり，障害そのものが存在しない世界を目指し，日用品が対象で，長時間使っていても疲れない，うっかりミスが危険につながりにくいなどの特徴を備えている。エレベーターの設置はユニバーサルデザインであるが，エスカレーターの設置はユニバーサルデザインにならない。

3　環境と健康・疾病　07B11,41／07G10／08A53／08B8／08E42／08G31／09B8／09H3／09I18／10B4,7／10G20／11D47／11E32／12C22,43

環境基準は一般生活環境に適応される基準で，乳児・妊産婦でも24時間365日曝露することを前提としても悪影響がないもので，法的拘束力はない。

許容濃度（基準）は1日8時間，週40時間の曝露でもほとんどの作業者に健康被害が生じない値で，法的拘束力はない。**管理濃度**は許容濃度に準じて法制化され，法的拘束力がある（『労働安全衛生法』，『作業環境測定法』）。

『環境基本法』には大気*，水質，土壌の汚染，騒音に関する環境基準がある。

二酸化炭素*の排泄増加による地球温暖化（温室ガス効果*）で，マラリア感染危険地域の高緯度への拡大，温帯地域での高齢者の熱中症罹患が増加する。地球温暖化は「**京都議定書**」が解決を目指す環境問題である。

『環境基本法』*に示されている環境基準が設定されている大気汚染物質は，二

酸化硫黄，一酸化炭素，**浮遊粒子状物質** SPM：suspended particulate matter（直径 10mcm 以下），二酸化窒素，光化学オキシダント，ベンゼン，トリクロロエチレン，テトラクロロエチレン，ジクロロメタン，**微小粒子状物質** PM2.5*（直径 2.5mcm 以下），ダイオキシン類（『ダイオキシン類特別措置法』）である[注1]。光化学オキシダントに関しては環境基準にまったく達していない。

PM2.5 は大気中に浮遊し，肺の深部に達するため呼吸器への影響が大きい。

環境基準においてはアルキル水銀，全シアン，ポリ塩化ビフェニール PCB：polychlorinated biphenyl は検出されてはならない。

窒素酸化物は慢性気管支炎や閉塞性気管支炎の原因になる。

フロンガス類により，オゾン層が破壊され，**オゾンホール**＊ができ，紫外線が地上に到達する量が増え，地球温暖化，皮膚癌，白内障が増加する。

光化学スモッグでは自動車の排気ガスが強い太陽光線で光化学反応が起こり，酸化性物質が生成されるが，このうち二酸化窒素を除いたものを**光化学オキシダント**と呼び，注意報が発令される＊。その主な物質はオゾンである。オゾン層が破壊されると，光化学オキシダントが増加する。

揮発性有機化合物，ダイオキシン類には，頭痛や，咽頭痛，咳，眼がチカチカするといった粘膜刺激作用＊がある。屋内に退避する。

ダイオキシンは，難分解性，高蓄積性で，一般廃棄物の焼却により＊，大気汚染から魚介類を介して経口的に摂取され，発癌性，催奇性がある。ダイオキシンは核内受容体に結合して生理作用を及ぼすが，染色体，DNA に直接作用しない。

上水道中の大腸菌の存在は尿尿汚染の指標＊になり，水道法に基づく水質基準では検出されてはならない。水質汚濁，富栄養化では**溶存酸素** DO：dissolved oxygen は減少し，**化学的酸素要求量** COD：chemical oxygen demand（湖沼，海域の汚染の指標），**生物化学的酸素要求量** BOD：biochemical o. d.（河川の汚染の指標）は増加する。活性汚泥法は下水道に対して用いられる。ヒ素も水道法で，飲料水に含まれる量が制限されている。

環境基本法における水質基準項目には銅，鉛，水銀，カドミウムが含まれる[注2]。

表 2-1　生物学的モニタリングとしての尿中代謝物　　05G4

トルエン	馬尿酸（ただし生物学的半減期が 1.5 時間と短く，作業終了時に検査しなければならない）
キシレン	メチル馬尿酸
スチレン	マンデル酸
トリクロロエチレン	三塩化酢酸または総三塩化物（塗装工事）＊
ベンゼン	フェノール

注 1）二酸化炭素，硫化水素は含まれていない。
注 2）スズは含まれない。

表 2-2　主な職業性疾患とその原因物質　10A13／12C43／12F60

マンガン	Parkinson 症候群
オーラミン	膀胱炎
カドミウム	腎尿細管障害で尿タンパク*，骨軟化症，多発骨折
石　綿〈アスベスト〉（断熱材）	胸膜のプラーク形成，中皮腫*〔☞p.249〕，肺癌*
クロム（メッキ作業）	肺癌，鼻腔癌，鼻中隔穿孔
ヒ　素	皮膚癌，肺癌
ベンゼン	再生不良性貧血，白血病
塩化ビニルモノマー	肝血管肉腫
ノルマルヘキサン	多発神経炎
クロロメチルエーテル	肺　癌
アルミニウム	肺　癌
芳香アミン	膀胱癌
フッ化水素	慢性曝露で歯牙異常（斑状歯）
硫酸ミスト	皮膚や粘膜の刺激症状，歯牙の腐蝕
亜　鉛	金属熱
ベリリウム	肺炎，肺線維症*（肉芽腫*）
インジウム（液晶パネル）	間質性肺炎
無機水銀	腎障害，経口での消化管腐食作用
紫外線	皮膚癌
1,2 ジクロロプロパン（印刷業）	胆管癌

　生物学的モニタリングでは生体試料で有害物質やその代謝産物を測定し，曝露状態を評価する。〔☞表2-1〕

　シンナーの主成分はトルエンである。トルエンはシナプスの刺激伝導抑制作用により，中枢神経系に毒性がある。

　鉛中毒では腹痛（鉛疝痛），筋肉痛，小児での学習障害，橈骨神経麻痺などの運動神経障害，小球性貧血，消化器症状*が起こり，赤血球には好塩基性斑点をみる。自動車用のバッテリーの解体，再生作業で曝露する。赤血球中プロトポルフィリン，尿のδ-アミノレブリン酸が増加する。

　ウレタンフォーム発泡作業では，**イソシアネート**による喘息発作をみる。

　穀物貯蔵タンク内では酸素欠乏（酸素濃度18％未満），下水処理場のマンホール内での汚泥の除去作業をして意識を消失した場合には，酸素欠乏に加え，**硫化水素**中毒を考える。

　炭鉱従事者*など**局所振動障害**では末梢循環障害（Raynaud 現象，**白ろう病***white finger disease）が起こる。ガラス製造業では赤外線による白内障が起こる。メッキ作業では有毒ガス吸入による鼻腔腫瘍をみる。

　その他の主な職業性疾患とその原因物質を表に示す。〔☞表2-2〕

　『公害健康被害の補償等に関する法律（公害健康被害補償法）』では四大公害病

（大気汚染〈四日市喘息〉，水俣病，新潟水俣病，イタイイタイ病）の他，慢性ヒ素中毒症（宮崎県の土呂久）が指定されている。

イタイイタイ病*は神通川流域でのカドミウムによる中毒である。

水俣病*，**新潟（阿賀野川）水俣病は有機水銀（メチル水銀）***が原因で，中毒は Hunter-Russell 症候群として知られる，四肢末梢および口囲の知覚異常，求心性視野狭窄，小脳失調症，構音障害，聴力障害をみる。ダイオキシン，PCB とともに食物連鎖による生物濃縮を受けやすい。

カネミ油症は米油の製造時に混入した PCB による食品中毒事件である。

酸性雨の原因は窒素酸化物や硫黄酸化物である。北陸・東北地方で酸性雨のpH が特に低いのは，中国 China の環境汚染の影響である。

シックハウス症候群*は，住宅建材*から発生する揮発性有機化学物質（ホルムアルデヒド*，トルエンなど）が原因になり，頭痛，喉や眼の痛み，鼻炎症状，嘔吐，めまい，皮膚炎などをきたす。就業場所の変更措置により症状の改善について様子をみる。ホルムアルデヒドは建築材料として法定基準がある。

強い酸化力と殺菌力のある塩素系洗剤（アルカリ性，次亜塩素酸ナトリウムなど）と酸性の洗剤を混ぜて使用すると塩素ガスを発生し，眼の違和感，のどの灼熱感，強い咳をきたす。

一般廃棄物の処理は市町村が，**産業廃棄物***の処理は廃棄物を出した事業者が行う。血液や，血液が付着したメスやゴム手袋は**感染性産業廃棄物**であるが，血液等が付着したガーゼや包帯は**感染性一般廃棄物**である。

『廃棄物の処理及び清掃に関する法律（廃棄物処理法）』により，感染性廃棄物は赤色*（血液等泥状のもの），橙色*（血液等の付着したガーゼ，リネン等固形のもの），黄色*（メス，注射針等鋭利なもの）に色分けした**バイオハザードマーク**［☞図 2-1］*をつけた蓋付専用容器に分別する。　09H3

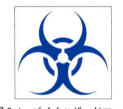

図 2-1　バイオハザードマーク

4　生態系の変化が健康と生活に与える影響（有害物質，環境発癌物質，内分泌攪乱化学物質）　09E38

内分泌攪乱化学物質は外因性で，内分泌系の機能に有害な影響を与える。

化学構造の一部がエストロゲンに似ていたり，特異的受容体を結合する構造をもつが，構造と活性の関係は一律ではない。

ビスフェノールはエストロゲン作用，ダイオキシンは抗エストロゲン作用，PCB は甲状腺ホルモン作用がある。

再生可能なエネルギー源には太陽光，風力，水力，地熱，太陽熱，バイオマス（再生可能な生物由来の有機性資源で化石燃料を除いたもの）などがある。

第2章　地域医療

1　地域医療の体制と医療計画　07E4／08E4／09B18／09G4／10E41／11H27／12C15／12F27

地域医療支援病院は200床以上で都道府県知事の承認が，**特定機能病院**は高度の医療技術の開発および評価機能を有し*，400床以上で厚生労働大臣の承認が必要である。

医療計画〔☞p.36：医療法〕は都道府県が策定，国が助言することが義務付けられている。2018年以降は6年ごとに再検討を加える。

医療計画には二次および三次医療圏の策定(注)〔☞表2-3〕，医療従事者の確保（特に人数の定めはない），地域連携クリニカルパスの推進普及，有床診療所のベッド数の調整，高度医療機器の共有（「導入」ではない）が含まれる。

病診連携の意義としては適切な医療の提供が最も重要である。

災害拠点病院は広域災害医療に対応し，**災害派遣医療チーム** DMAT：disaster medical assistance team を整備し，派遣機能を持つ*。

大規模地震発生後48時間以内の対応で優先度が高いのは不明者の捜索と救助で，災害初期の保健活動で優先度が高いのは手指衛生など防疫対策である*。

休日夜間急患センターの多くは地域医師会が協力している。初期救急医療機関では，入院の必要のない軽症患者を扱う。救命救急センターは入院機能を持つ。

ドクターヘリは，医師が搭乗する救急医療用のヘリコプターである。

2　へき地および離島における地域医療の現状　09E5

我が国の離島では過疎化に伴う人口の減少が顕著で，生産年齢人口の割合が少なく，高齢化率は30％を超えている地域が多い。人口あたりの医師数，看護師数も少ない。**僻地医療拠点病院**は代診医派遣の役割を担う。

表2-3　一次・二次・三次医療圏

一次医療圏	プライマリケア
二次医療圏	地域医療支援病院*でかかりつけ医の支援，病院群輪番制*など
三次医療圏	特定機能病院，精神科病院，結核療養所など一般の病院は診療所から紹介された高度な医療を必要としている患者の診療

注）一次医療圏についての規定はない。

3　医師の偏在

　　診療科別の医師数では外科，産婦人科医の減少，リハビリテーション科医の増加がある。都道府県別の医師数は，人口10万対の分布状況では徳島，京都，高知などが多く，埼玉，茨城，千葉が少ない。

4　地域保健　　07G30／08E39／08G2／08G52／08H1／10B21／10E23／10G32／11B30／12C10／12F25

　　『地域保健法』では**保健所**（設置主体は都道府県）の業務（環境衛生，食品衛生，栄養指導*，精神保健福祉相談（患者の入院など），人口動態統計に関する業務など），保健所の機能強化と市町村保健センターの設置が定められている。保健所長は原則として医師である。

　　市町村保健センターは地域住民の健康づくり，健康相談などの衛生行政機関である*が，保健所と異なり，医療監視の実施はできない。

　　医師数32万人，看護師115万人，保健師5.1万人である*。

5　母子保健　　07B8／07E2／07F2／07G7／09B6, 29／09E3／09G44／11B8／11G33／12C10／12F41

　　出生証明書は**『戸籍法』**で規定され，出生の届出は出生の14日以内に行う。

　　妊娠すると**『母子保健法』**に基づいて市町村が母子手帳を交付するが，医師の診断書は不要である。**母子手帳**は最初に交付されたものを終生用いる。妊婦の健康状況を妊婦自身で記載するページには喫煙状況も（受動喫煙も）含まれる。

　　妊産婦に対する健康診査，低出生体重児（2,500g未満）の届出，新生児訪問指導，1歳6か月と3歳時の健康診査［☞ p.427：小児の**精神運動発達**］，母子保健センターの設置（市町村が必要に応じて）も**『母子保健法』**に基づく。

　　母性健康管理指導事項連絡カードは医師が発行する。このカードに従い，勤務の軽減，休憩時間の確保，症状への対応等の措置を講じる義務がある。

　　「**健やか親子21**」は妊娠・出産・育児・十代の健康，と幅広くとらえた統括的な母子保健政策である。

　　1995年（平成7年）にはおおむね10年間を目途として，「今後の子育てのための施策の基本的方向について（地域子育て支援センターの整備など）」（**エンゼルプラン**）が，2000年には「重点的に推進すべき少子化対策の具体的実施計画」（**新エンゼルプラン**），2005年「子ども・子育て応援プラン（仕事・家庭の両立支援）」が策定され，2003年「少子化対策基本法」，2012年「子ども・子育て支援法」が制定された。

　　児童相談所は**『児童福祉法』**に規定され，虐待，非行，虚弱児，不登校，里親

などの相談を行う。所長は医師でなくてもよく，児童の一時保護などを行うが，児童福祉施設ではない。相談および調査は児童福祉司が行う。〔☞ p.30：育成医療〕

非正規雇用の割合は増加しており，児童のいる世帯の母の仕事は正規雇用より非正規の割合が高い*。

6 学校保健 07B10／08B5／09B31／10B24／11E2／12A4

『学校保健安全法（旧学校保健法）』に基づき，学校医の職務には児童生徒や教職員の健康診断，健康相談*，感染症，食中毒の予防処置，学校保健計画立案への参加がある。出席停止，学級閉鎖は学校長の権限である。保健・体育の施行は『学校教育法』に定められている。

『学校保健安全法』で定められている健康診断の項目は検尿，視力，心電図などで，血圧は教職員健診項目には含まれ，生徒の健診項目には含まれていない。

定期健康診断では視力，尿検査は高校3年までに毎年，聴力検査は，小学1〜3，5年，中学1，3年，高校1，3年に，CXRは高校1年と大学入学年，心電図は小中高の1年生に行う。

小学校の疾病，異常被患率の1位はう歯*，2位は裸眼視力1.0未満*である。学校管理下における児童生徒の死因の第1位は突然死である。

学校感染症第一種は『感染症法』の一類感染症および二類感染症（結核を除く）である。

学校感染症第二種は学校で流行を広げる可能性の高いもので，出席停止期間が『学校保健安全法施行規則』で定められている。〔☞表2-4〕

表2-4 第二種学校感染症と出席停止期間 07G41／08G7／09G7／10G50

インフルエンザ	発症後5日を経過し，かつ解熱した後2日（幼稚園児は3日）を経過するまで*
百日咳	特有の咳が消失するまで，または5日間の適正な抗菌性物質製剤による治療が終了するまで
麻疹	解熱した後3日を経過するまで*
流行性耳下腺炎	腫脹発現後5日を経過し，かつ全身状態が良好となるまで*
風疹	発疹が消失するまで*
水痘	すべての発疹が痂皮化するまで*
咽頭結膜炎	主要症状が消退した後2日を経過するまで
結核	病状により学校医その他の医師において感染のおそれがないと認めるまで
髄膜炎菌性髄膜炎	

注）腸管出血性大腸菌感染症など第三種学校感染症は，学校医その他の医師において感染のおそれがないと認めるまで

学校薬剤師は飲料水，水泳プール（大腸菌が検出されないこと）など学校衛生検査を行う。

7 プライマリケア

プライマリヘルスケアは Alma Ata 宣言で述べられている。

プライマリケアは，その地域の患者が抱える健康問題のほとんどに対して，総合的・全人的視点から医療を提供する理念・体制をさす。

プライマリケアの5つの理念として，近接性，包括性，協調性，継続性，責任性が挙げられる。

8 国際保健　07G4／08G4／09B4／11E30

我が国の**政府開発援助** ODA*：Official Development Assistance は開発途上国への資金・技術援助を行い，二国間援助，アジア諸国に対するものが多く，贈与より貸与が多い。援助額は世界第4位である。

国際機関には**国際労働機関** ILO：International Labor Organization（労働者の健康の擁護），**国連食糧農業機関** FAO：Food and Agricultural Organization，**国連児童基金** UNICEF：The United Nations Children's Fund などがある。

国際協力機構 JICA：Japan International Cooperation Agency は二国間の国際協力を推進し，専門家派遣による技術協力を行っている。

国連ミレニアム開発目標 MDGs：Millennium Development Goals には初等教育の普及，極度の貧困の撲滅，乳幼児死亡の削減，HIV/エイズの蔓延防止などが含まれているが，高度医療の推進は含まれていない。

Gini 係数は所得配分の不平等さを反映し，我が国でも増加傾向にあり，相対的貧困率も OECD 諸国の中でも高い国の一つとなっている。

第3章　疫学と予防医学

1　人口静態統計と人口動態統計
07B19 ／ 07E6,29,67 ／ 08B1,6,20 ／ 09A14 ／ 09B5 ／ 09C3 ／ 09E7,8 ／ 09G1 ／ 10E17 ／ 10G1,35 ／ 11B13,14 ／ 11E28 ／ 11G25 ／ 12F20,84

　人口静態統計は10年ごとの大規模調査と5年ごとの10月1日に簡易調査が**国勢調査**として『統計法』に基づき総務大臣が実施する。国勢調査は全数（悉皆〈しっかい〉）調査で，世帯とその構成員が対象である。我が国の総人口は1億2,670万6千人*である（2017年10月1日現在）。

　人口動態統計は戸籍などの届出をもとに1年間を通じての出生，死亡，死産，婚姻，離婚の数をまとめたものである。

　我が国の年間出生数は98万*，出生率7.8（人口千対），死亡数131万*，死亡率10.5（人口千対*）である（2016年，平成28年）。妊産婦死亡率は出産10万対3.8（2015年）である。

　Y：年少人口，P：生産年齢人口（15歳〜64歳），A：老年人口　とすると

　　年少人口指数 = Y/P，**老年人口指数*** = A/P，**従属人口指数** = (Y + A)/P，
　　老年化指数 = A/Y，**老年人口割合**〈高齢化率〉= A/(Y + P + A)　である。

　日本の老年人口は27.3%*（2016年）で世界最高となっており，少子高齢化により死亡率は急激に上昇している。高齢化率は21%を超えており，**超高齢化社会**である。**高齢化社会**（7%）から**高齢社会**（14%）へ移行するまでの所用年数を**倍加年数**という。

　年少人口は12.4%である（2016年）。

　核家族世帯59.2%，単独世帯27.1%，三世代世帯6.9%*である。65歳以上の者がいる世帯は全体の46.7%*，65歳以上の単独世帯は25.3%*である。

　合計特殊出生率（粗再生産率）＊は1人の女子が15〜49歳に生む児の数で1.44*（2016年）である*。**総再生産率**＊はそのうちの女児の数であり，**純再生産率**は女児の死亡率を考慮にいれた数である。

　母の年齢階級別出生数が最多の年齢階層は30〜34歳*である。自然死産率は妊婦の年齢別では25〜29歳が最も低い。周産期死亡率 [☞ p.321] は戦後改善している。**妊産婦死亡**は妊娠中または妊娠終了後満42日未満の死亡であり，大部分が産科的死亡で，原因の第1位は出血で，出産10万対3.8である*（2015年）。

　死亡診断書，死体検案書 [☞ p.438] に基づいて**死因統計**が作成される。我が国の粗死亡率は増加している。1995年に死亡診断書の記載方法の改正がなされ，心不全の記載が大幅に減少した。

平均世帯人員数は減少傾向にある。

悪性新生物*の死亡は37.3万人*で1位であり，以下2位：心疾患*，3位：肺炎*，4位：脳血管疾患*，5位：老衰，6位：不慮の事故，7位：腎不全，8位：自殺，9位：大動脈瘤及び解離，10位：肝疾患（2016年）である。糖尿病はその合併症によって死亡するので主要死因の10位以内には入っていない。

交通事故はシートベルト着用の遵守などにより減少傾向にある。

自殺者は年間約2.1万人*（男性が70%*）であり，不景気などによる年度の変動が大きい。自殺の手段としては縊頸，動機は健康問題が最も多い。自殺死亡率はOECD加盟国の中では高い方である。

悪性新生物の部位別年齢調整死亡率〔☞ p.23〕は男性では肺，胃，大腸の順，女性では大腸，肺に続き，胃，乳房が多い。胃癌，肝癌は大きく減少し，ほとんどの悪性新生物の年齢調整死亡率は横ばい，または減少している。乳癌のみが，年齢調整死亡率が依然上昇している。乳癌は女性の悪性新生物の部位別罹患率では最も多い。肝癌は西日本，胃癌は東北日本海側，北陸で多い。日本人が一生のうち癌と診断される確率は50%である*。

欧米では日本に比べ，肺癌，乳癌，子宮体癌が多い。

0～4歳の死因で最も多いのは「先天奇形，変形及び染色体異常」である。乳幼児死亡率は米国より低い。5～14歳は悪性新生物，15～39歳は自殺である*。

幼児死亡の原因の第2位は不慮の事故である。不慮の事故による死亡は，0～4歳は窒息が最も多く，5歳以降は交通事故が多く，シートベルト装着を遵守する。

10～14歳は年齢階級別死亡率が最も低い*。

我が国では65歳以上の不慮の事故の原因別では溺水が最も多いが，これは深い浴槽に入るためである。75歳以上では窒息が多い*。

戦前は乳幼児の死因は肺炎が多かったが，現在では肺炎は高齢者がそのほとんどである。

人口ピラミッドは経済発展により，多産多死の富士山型から，少死の釣鐘型，少産少死のつぼ型へと変化する。我が国は2回のベビーブームが特徴である*。

アフリカサハラ以南ではAIDSによる25～45歳の死亡が目立つ*。開発途上国でも乳幼児死亡率は減少している。

2　疾病の定義，分類と国際疾病分類ICD：international classification of diseases　07G38／08E20／09B1／12F33

ICDは疾病を分類し，コード化したもので，WHOが開発・管理を行っており，ほぼ10年に1回改訂され，人口動態統計に利用される。

現在はICD-11（2013年改訂版）である。ICDの基本分類は英字1桁，数字2桁の3桁である。

障害の分類としての**国際生活機能分類** ICF：international classification of functioning, disability and health では障害の概念を以下3つに分けている。**機能障害** impairment は臓器レベルの障害（下肢の麻痺など）であり，医療で，**活動制限***activity limitations は個体レベル（移動不能など）であり，保健（リハビリテーションなど）で，**参加制約** participation restriction は社会レベルの障害（失業・低収入など）であり，福祉（機会の均等化など）で解決するものとしている。難聴のある（機能障害）人が検査時の指示が聞き取りにくいため（能力低下）に上部消化管造影による胃癌検診を受けていないのは参加制約である。

ICF は特定の人々のみではなく，すべての人を対象にした分類である。

3　疾病・有病・障害統計，年齢調整率と標準化死亡比
SMR：standardized mortality ratio　08E5／08F17／09G43／10E21／10G11／11B21／11E39／12F35

患者調査は医療機関を対象に3年ごとに実施され，疾病ごとの受療状況（傷病の平均在院日数など）を知ることができる。医療費，疾病別患者数についての項目はない。患者調査（平成26年）において，推定入院患者で，「生命に危険がある」患者は5.7％である。病院の一般病床数はこの10年で減少している。療養病床は病床数として最も多い。入院日数が一番長いのは精神科で，特に統合失調症が多い。一般病院全体の入院に占める割合は循環器系疾患が多い。

外来受療率の第1位は消化器系疾患であるが，その3/4を歯科疾患が占めている。

国民生活基礎調査は世帯を対象に3年ごとに実施され，通院者率，有訴者率などを知ることができるが，傷病名は患者調査に比べ不正確である。65歳以上の有訴者率が最も高いのは腰痛である。

罹患率は一定期間の患者発生数を人口で除したものである。

有病率＝疾病あり/調査に応じたもの　である。

粗死亡率と**年齢調整死亡率**との解離は人口構造の違いによる。疾病統計で年齢調整する理由は調査集団で年齢構成が異なるからである。

年齢調整死亡率の計算には**直接法**と**間接法**がある。

年齢調整死亡率（直接法）

$$= \frac{（観察集団の年齢階級別死亡率 \times 年齢階級別基準人口）の各年齢階級の合計}{基準集団の総数}$$

$\times 100,000$（または1,000）

年齢調整死亡率（間接法）は，標準化死亡比を用いる。

標準化死亡比 SMR：standardized mortality ratio

$$= \frac{観察集団の死亡数}{期待死亡数} \times 100$$

期待死亡数

＝（基準集団の年齢階級別死亡率×観察集団の年齢階級別人口）の各年齢階級の合計

PMI：proportional mortality indicator は全死亡のうち50歳以上の死亡者の割合であり，発展途上国のように総人口が不明な地域でも算出可能である．近年WHOの統計では65歳以上の死亡割合が掲載されている．

地域別比較のための健康状態を示す健康指標には年齢調整死亡率，乳児死亡率，0歳平均余命，PMIがあり，**総合健康指標**（死亡統計を用いて国際間の健康水準を比べるための健康指標，開発途上国向き）には粗死亡率，1歳平均余命，PMIがある．

平均余命はその年齢の者の生存する年数の期待値，つまり x 歳以上の定常人口/x 歳での生存人数　である．**平均寿命**は0歳の平均余命である．日本人の平均寿命は男性80.98，女性87.14歳である＊（2016年）．80歳女性の平均余命は12年である．

4　疫学の概念と疫学の諸指標　 07B62／07G6／08B40／08F17／08G5／09B42／09E1,9／09G5／11B44／11G69／11I71／12F23

コホート研究 Cohort study〔☞ p.467：エビデンスレベル〕は「喫煙者と非喫煙者の双方について，追跡調査によって肺癌の罹患率を明らかにする」といった，前向き研究である．曝露に関する情報の信頼性が高く，相対危険度，寄与危険度の計算ができるが，長い観察期間，大きな費用・労力を必要とし，稀な疾患の解析は困難である．

曝露群と非曝露群での発生率を，それぞれ p, q とした場合，**相対危険度**は p/q，**寄与危険度**は p−q となる．相対危険度は関連の強固性を表している．

症例対照研究 case-control study は「肺癌の人（症例）と性別や年齢などの要因が似た人（対照）とで，肺癌の要因を過去にさかのぼって調査する」といった後向き研究で，曝露に対する信頼性が低く，相対危険度は近似値（オッズ比）としてのみ計算可能で，寄与危険度の計算はできないが，観察期間は必要なく，費用・労力が少なく，まれな疾患の解析にも適している．

$$人口寄与危険割合 = \frac{人口集団の罹患率 - 非曝露群の罹患率}{人口集団の罹患率}$$

症例対照研究では要因の情報を記憶に頼ることが多く，**情報バイアス** information bias が生じたり，また症例や対照を選ぶ際に結果が出やすそうな人を選んでしまうような**選択バイアス** selection b.，疾病と要因の双方に関連する因子（**交絡因子**）の介在により起こる**交絡バイアス** confounding b. が生じる可能性がある．

検診の有効性の評価では**リードタイムバイアス**（見かけ上，検診群の方が疾病発見後の生存期間が長く見える）や**レングスバイアス**（見かけ上，検診群が予後が良く見える）に注意する．

因果関係の妥当性の基準は関連の一致性，強固性，特異性，時間性，整合性である．

χ^2**検定**は2群の割合の差の検定に用い，平均値の差の比較は **t 検定**を用いる．

「有意水準5％（$P<0.05$）で有意」とは「実際には差がないのに，誤って『差がある』と判断している」可能性が5％あるということを示す（第1種の誤り）．

区間推定とは95％信頼区間を求めることであり，**点推定**値±1.96×標準偏差で示す．

症例数を増やすほど**偶然誤差**は小さくなる．

$P=0.05$ ということは20グループが同じ研究をすれば，19グループが治療の効果がないと判定しても，1グループは効果があるとの結論がでるということである．「効果がある」という論文は掲載されやすい．「効果がない」と結論したグループは論文の投稿をあきらめるか，さらに症例を増やして，「効果がない」とする論文を投稿することになる．最終的には「効果がない」と結論されることになる（出版バイアス publication b.）

5　予防医学（一，二，三次予防）　08B30／09E36／11B12,28／11E18

一次予防[*] primary prevention は積極的予防（病気にならないようにすること）で，予防接種，健康教育，肺癌に対しての禁煙，脳血管疾患に対しての減塩，糖尿病についての肥満予防などがある．

二次予防[*] secondary p. は早期発見・早期治療で，健康診断，マススクリーニング，健診，早期診断・早期治療，根治的治療がある．

三次予防[*] tertially p. は機能障害防止と社会復帰で，機能回復，リハビリテーション，うつ病患者の社会復帰などがある．

生活習慣病の一次予防の効果の評価を行うのに適した指標は有病率の低下である．

第4章　生活習慣と疾病

1　健康増進　07B6／08G1／08H10／09B30／09C15／10C13／10F15／10G26／12E1／12F6

ヘルスプロモーションでは行動変容〔☞ p.465〕により生活習慣を改善する。**ハイリスクアプローチ**は疾患を発生しやすい高いリスクを有する者に対象を絞りこみ，**ポピュレーションアプローチ**は集団全体に介入する方法である。

21世紀の国民健康づくり運動（健康日本21）の法的基盤として『**健康増進法**』が規定され，一次予防に重点を置き，健康課題ごとの目標設定を重視し，自殺の対策，健康寿命の延長を目指している。健康診査の実施，こころの健康，がん登録，受動喫煙の防止*，健康手帳の交付，骨粗鬆症検診，肝炎ウイルス検診，歯周病検診，がん検診も『健康増進法』に基づく。

健康日本21の目標のうち，「80歳で20本以上自分の歯を有する人の割合を増加させる」は，中間評価の時点で目標値に達している。

1986年第1回**ヘルスプロモーション**国際会議では**オタワ憲章**が採択された。**国民健康・栄養調査**は『健康増進法』に基づき，国が保健所を通して，管理栄養士などの調査員が行う，無作為抽出標本調査である。近年摂取量が増加しているのは肉類である。不足しがちな栄養素はカルシウムである。野菜の摂取量も目標値が定められている（健康日本21〈第2次〉）。食物線維の摂取量は1日20〜25 gを目標とする。

成人の栄養状態の評価に上腕伸側皮下脂肪厚を用いる。

牛乳200 mL（カルシウム22 mg）の摂取が勧められている*。

食事バランスガイドのイラストは，何をどれだけ食べたらよいかを示す。

推定エネルギー必要量 EER：estimated energy requirement は過剰リスクと不足リスクとがともに最小となる値，**推定平均必要量** EAR：e. average r. は50％，**推奨量** RDA：recommended dietary allowance は97.5％，**目安量** AI：adequate intake はほぼ100％の者が必要量を満たすと推定される1日の栄養摂取量である。

2　生活習慣と肥満〔☞ p.394〕・脂質異常症〔☞ p.349〕・動脈硬化症〔☞ p.223〕の関係　07F23／08E10／08G6, 43／10B32／12F48

生活習慣病予防には行動変容が必要で，長期のコントロールが必要になる。**特定健康診査***・**特定保健指導***ではメタボリックシンドロームのスクリーニングと指導が行われる。

メタボリックシンドロームの診断基準は，
① 内臓脂肪*蓄積：ウエスト周囲径（臍レベルで測定）男性 85 cm 以上，女性 90 cm 以上*（上半身型，リンゴ型，男性型の肥満）
② 高血圧：収縮期 130 mmHg 以上または拡張期 85 mmHg 以上*
③ 脂質異常症：トリグリセリド〈中性脂肪〉150 mg/dL 以上または HDL 40 mg/dL 未満*
④ インスリン抵抗性：空腹時血糖 110 mg/dL 以上
① は必須*で，② ～ ④ のうち 2 項目以上該当である。

体格指数* 〈BMI：body mass index〉＝体重（kg）/［身長（m）］^{2}

BMI 22*となる体重が**標準体重***であり，25 以上を overweight（我が国では肥満 1 度），30 以上を obesity（肥満 2 度以上），18.5 未満をやせと定義する。

γ-GTP は必須項目であるが，ECG は医師の判断による追加項目である。

肥満は糖尿病，高血圧，脂質異常症，動脈硬化症，高尿酸血症，変形性膝関節症，SAS，GERD，気管支喘息と関連している。

対応としては，摂取エネルギー制限，運動療法，飲酒制限を行う。

運動は脂肪の蓄積に影響を与え，力士の肥満は内臓脂肪ではなく，皮下脂肪によることが，CT によりわかっており，血清脂質，血糖は正常である。

皮下脂肪は新生児から幼児期，思春期，妊娠時に多く，蓄積，分解がゆるやかである。

体重測定を定期的に行い，カロリーを考えて，食事は量を決めて，よくかんで食べるように指導する。体重を 1 kg 減らすのには 7,000 kcal の制限が必要〔☞ p. 70：Atwater 係数〕である。

メッツ METs：metabolic equivalents とは，座位安静時を 1.0（メッツ）としたとき，何倍のエネルギーを消費するかで運動強度を示したもので，歩行 3.0（時速 4 km），ランニング 8.0（時速 8 km）である。

消費カロリーは　メッツ × 体重（kg）× 運動時間（hr）　で計算でき，60 kg の人が 1 時間歩くと 180 kcal を消費する*。

運動指導では十分なウォームアップを勧める。

肥満患者の減量では体重が少しでも減少したことを褒めるのは，患者のやる気を継続させ，支援効果が期待できる。また目標を患者とともに設定する。

肥満の人が，「私は周りの人に比べて一番食べていない」と言うことはよくある。意志にもとづかない，不随意な筋収縮などによる非運動性活動性熱産生 NEAT：nonexercise activity thermogenesis の多寡が肥満に関係しているのかもしれない。またこの活動が老人で，少なくなることも，筋萎縮の原因〔☞ p. 433〕になっている可能性がある。

3　生活習慣と高血圧の関係　07E39／09G46／12F9

15歳以上では食塩摂取量を男性（12歳以上）8.0 g*，女性（10歳以上）7.0 g* 未満に，高血圧患者では6 g/日未満にする。唐辛子は制限する必要はない。

4　喫煙と疾病の関係と禁煙指導　07B1／07D12／08E28／08F11／08I29／09B41／09H19／10C15／10I23／11C7／11E26／12B7／12C31

　喫煙が健康に影響を与える成分には，タール，ニコチン，一酸化炭素，ヒ素などがある。ニコチンは依存性*の原因にはなるが発癌の原因にはなりにくい。ニコチンは交感神経作用で血管収縮，心拍数増加させ，副交感神経作用で，胃の蠕動運動を亢進させる*。

　受動喫煙の防止〔☞ p.26：健康増進法〕には公共施設の全面禁煙化，喫煙室の設置が有用性が高い。

　2016年の我が国の20歳以上の喫煙者率は男性29.7%*，女性9.7%*である。女性の喫煙率は諸外国と比べて低率であるものの，全体でみると横ばいである。

　健康日本21（第2次）の妊婦の喫煙率の目標値は0%である。

　喫煙では気道分泌の増加，末梢気道の傷害，肺ガス交換の障害，気管支喘息の悪化のリスクを高める。

　肺癌，口腔咽頭喉頭癌，食道癌，胃癌，膀胱癌，虚血性心疾患，COPD，閉塞性動脈硬化症，歯周病，子宮頸癌，加齢黄斑変性のリスクとなる。喉頭癌は喫煙で特にリスクが高くなる。**手術部位感染**SSI：surgical site infection も増す*。

　　Brinkman 指数＊＝1日の平均喫煙本数×喫煙年数
　　Pack year 指数＝1日の平均箱数（20本）×喫煙年数

　50歳以上でBrinkman 指数600以上の者は喀痰細胞診を行う。

　1本の喫煙で平均7分寿命が縮まる（喫煙者は約10%寿命が短い）ほか，子供や周囲の健康にも悪影響を及ぼす。5年の禁煙で肺癌の発生率が半減するという報告もある。受動喫煙でも低出生体重児出産*の危険性を高め，児の呼吸器疾患の危険性が高まり，児も将来喫煙者になる可能性が高い。

　「朝，目覚めるとすぐにタバコを吸う」というのはニコチン依存度が高く，薬物療法の良い適応となる。ニコチン依存症の治療は保険診療の対象である。禁煙補助薬には処方箋がなくても購入できるものもある。

　禁煙を勧めても拒絶する患者への対応は，喫煙が健康に与える影響を説明することである。禁煙宣言は周囲からの注目が加わるので，意志の弱い人には有効な方法である。禁煙に失敗した患者には「今回の失敗の経験は，次に禁煙するときに役立ちます」という。本数を徐々に減らす節煙はうまくいかないことが多い。

第5章　保健，医療，福祉と介護の制度

1　日本における社会保障制度

　我が国の社会保障制度は保険料による社会保険や税金による公的扶助を財源とし，①**所得保障**（年金，生活保護，雇用保険など），②**医療保障**（医療保険，公費医療など），③**公衆衛生**（保健サービス，環境保全など），④**社会福祉**（児童福祉，老人福祉，生活保護，障害者福祉，母子・父子・寡婦福祉など）よりなる。
　社会保障費は年金の占める割合が50％で最も高い＊。

2　医療保険と公費医療　07C17／07G32／08B2／09E2／09G2／10E24,33／12E16

　医療保険＊は地域保健（**国民健康保険**＊，『**国民健康保険法**＊』，保険者は市町村と特別区＊）と職域保険（**被用者保険**＊，『**健康保険法**』＊）の2つに大別される。
　保険診療は登録された保険医が保険医療機関で厚生労働大臣が認める診療をした場合のみ認められる。
　診療報酬の請求は保険医療機関から審査支払機関（**国保連合会**または**社会保険診療報酬支払基金**）に**レセプト**（**診療報酬明細書**）を送付して行う。
　7対1入院基本料の条件は患者7人に看護職員1人である＊。
　現物支給であり，自己負担率は，被保険者，被扶養者ともに3割，小学校就学前は2割，高齢者医療制度（保険者は都道府県を単位とする広域連合＊）により，70～74歳は2割，75歳以上は1割，70歳以上で一定所得以上の者は3割となっている＊。
　医療保険の給付は入院時の食事代＊や禁煙治療費は含まれるが，正常分娩＊（ただし，健康保険に加入していれば，出産育児一時金が支給される），健診，人間ドック，予防接種（ただしB型肝炎キャリア妊婦出生児のHBIG，HBワクチン投与は例外）などは対象外，また労働者の業務，通勤による負傷・疾病・障害・死亡に対しては労災保険で給付する。保険診療と自由診療は同時にはできず，自由診療として全額が自己負担となる。先進医療として厚生労働大臣の承認を受けている場合は，先進医療に関わる費用は全額自己負担であるが，通常医療に関わる費用は保険給付される。
　2003年（平成15年）から急性期入院医療の領域では，**診断群分類** DPC：diagnosis procedure combination に基づく，1日当たりの包括評価を原則とした支払い方式が導入されている（医療機関別係数があり，報酬が異なる）。
　40～74歳の保険加入者には特定健康診査ならびに特定保健指導を実施するこ

とが義務付けられている。

公費医療の対象として法律によるものの他，予算措置によるものがあり，結核（『感染症法』），未熟児（**母子保健関係国庫補助事業**），予防接種の副作用，原爆に起因する傷病（『**原子爆弾被爆者援護法**』）などがある*。

18歳未満の身体障害児に対して医療給付を行う**育成医療**は『**障害者総合支援法**』による1割負担である。身体障害者へは**更生医療**（透析患者が最多）があり，自立支援医療にはこの2つの他，精神通院医療がある*。

身体障害者手帳の交付権者は都道府県知事で，その事務は福祉事業所が行い*，対象には視覚障害，膀胱直腸機能障害，平衡機能障害，言語障害などがあるが，温痛覚障害は含まれない。

指定難病にも医療費の公費負担がある*。特定疾患研究対象疾患で最も件数が多いものは潰瘍性大腸炎である。

生活保護は生活に困窮している国民に医療を保障している。近年生活保護の被保護者数は増えている〔☞ p.20：Gini係数〕。生活保護では医療扶助の費用が最も多い。葬祭費も含む。保護を決定するのは福祉事務所である*。

3 高齢者福祉と高齢者医療および介護保険 07B3／07E40／07H22／08E3／08F1／08G59／09B2,3／09G3／10E7／11B27／12B18,42,43／12C8,23,45／12F17
〔☞ p.432：加齢と老化，☞ p.461：介護と在宅医療〕

ゴールドプラン21は高齢者保健福祉施策の方向を定めたものである。

老人保健法の廃止により，同法により実施されていた基本健康診査は，『**高齢者医療確保法**』に基づく特定健康診査（40～70歳）（メタボ健診）と後期高齢者健康診査（75歳以上），『**介護保険法**』に基づく生活機能評価（65歳以上）に引き継がれている。

高齢者福祉は『**老人福祉法**』に規定された社会活動参加促進事業と福祉施設，『介護保険法』に規定された訪問介護（訪問看護ステーションによる*）などの在宅サービスと介護老人保健施設などの施設サービスにより実施される。

老人保健は『高齢者医療確保法』により規定されており，高齢者医療費負担の世代間格差是正をめざした。

介護保険（『介護保険法』）の保険者は市町村と特別区である*。40歳以上から介護保険料が徴収され，強制加入*である。保険料は市町村ごとに設定される。保険料は所得段階別の定額である。公費50％，保険料50％であり，利用者は原則1割を負担する*。

被保険者は65歳以上の者（**第1号被保険者***）と40歳以上65歳未満の医療保険加入者（**第2号被保険者***）である。第2号被保険者の介護保険適応条件の16疾患*には，がん末期，Parkinson病，糖尿病のtriopathyなどがある。

要介護認定は市町村および特別区に申請する。**介護保険主治医意見書**は，訪問

表2-5 介護保険による施設サービス　09B3

介護老人福祉施設	介護保険法に基づいて都道府県の指定を受けたもの。特別養護老人ホームともいい，常時介護が必要で在宅生活が困難な要介護者が対象（原則要介護3以上）
介護老人保健施設	病状安定期にあり，入院治療をする必要はないが，リハビリテーションに看護・介護を必要とする要介護者が対象
介護療養型医療施設	療養病床を有する病院または診療所のことで，病状が安定している長期療養患者であって，カテーテルを装着している等の常時医学的管理が必要な要介護者が対象

　調査の基礎調査内容を基にした一次判定を経て，主治医に作成書類要請がきてから作成するものである。その後，**介護認定審査会**が二次判定する。介護認定審査会は市町村および特別区に設置され，医師，看護職員，福祉関係者などから構成される。

　ケアプラン＊は**ケアマネジャー〈介護支援専門員〉**（都道府県ごとの資格試験があり，関係機関との連絡調整を行う）が作成するが＊，自分で作成することも可能である。

　要介護認定を受けている者は原則として介護保険が優先されるが，厚生労働大臣が定める疾病等では，医療保険の対象となる＊（主治医の特別指示書による＊）。

　介護保険制度は運動機能障害，栄養，口腔機能，閉じこもり，認知症，うつを対象とする。

　介護保険によるサービスは現物支給である。

　要介護に至る原因は脳血管疾患によるものが最多である＊。

　近年要介護度の低い要支援（2段階）や要介護（5段階）1の者の増加が著しい。要介護5が最も介護度は高い＊。

　要支援ではケアマネジメント，介護予防サービス，住宅改修など予防給付が受けられる。介護老人保健施設への入所などの施設サービスは要介護者に限られ，要支援の認定では受けられない。

　介護保険サービスには訪問サービス，通所サービス，短期入所サービス，施設サービスがあり，介護保険施設サービスには，**表2-5**の3つがある。

　認知機能低下があっても，療養病床をもつ医療機関を紹介するのではなく，まず住み慣れた環境での療養継続を目指す。

　要介護者で医療が必要かつ入院が必要なら，**介護療養型医療施設**＊へ，入院が不要なら**介護老人保健施設**＊へ，医療が不要なら**介護老人福祉施設**＊（**特別養護老人ホーム**）の対象となる。医療が必要な施設の管理者は医師である必要がある。

　意識レベルJCS Ⅲ-100で，人工呼吸器を装着している高齢患者が長期療養する場所は，療養病床である。

　訪問看護ステーション（都道府県の指定，常勤換算で2.5人の看護職員，事務

所の設置が必要*，管理者は原則として保健師または看護師*）による訪問回数は，週3回，月12回までとされているが，末期癌患者や難病患者の場合，制限はない*。訪問看護ステーションの指示書は医師が作成する。すべての在宅療養者が利用できる。室内清掃は訪問介護で行い，訪問看護では行わない。

　訪問看護事業者は，訪問看護を開始する際には，療養者またはその家族と契約書を取り交わす必要があり*，緊急時の連絡方法も確認する*。

　ショートステイは自宅で介護する人が病気などの場合に短期間で受けられるサービスで，**短期入所生活介護**（入浴，排泄，食事の介護，そのほかの日常生活上の世話，機能訓練）と**短期入所療養介護**（介護，医学的管理下における介護，機能訓練その他必要な医療，日常生活上の世話）がある。そのための**老人短期入所施設**は介護老人福祉施設に併設されているものが多い。**認知症対応型共同生活介護（グループホーム）**では入居者が中心となり，掃除や洗濯などを行う。

　地域包括支援センターは『介護保険法』に基づき，市町村単位で設置され，保健師，**主任介護支援専門員**，**社会福祉士**が配置されている。要支援1・2，特定高齢者の介護のほか，高齢者・家族の総合相談，介護支援専門員の支援，虐待防止などを行う。家族から虐待を受けた居宅高齢者を診察した際の通報先は地域包括支援センターである。

　回復期リハビリテーションセンターに入院中の患者が退院する時の担当医の役割は，通院していた診療所医師への診療情報提供書作成と地域包括支援センターへの情報提供である。

　介護の中心となる家族の意向が重要であり，生計を支える一員が介護に専念すると，経済的問題が生じるため不適切である。介護者同士で，悩みを打ち明けあうことも大切である。

4　産業保健　07E14, 31／07G42／07I28／08B4, 41／08D14／08E8, 12, 48／09A55／09E6, 10／09G8, 50／09I70／10E14／10G24, 49／11E11／11F23／11I25／12B37／12C18, 47／12D11／12E14／12F60

　産業医は『**労働安全衛生法**』に規定され，医師が労働安全衛生に関する講習会で所定の単位数を修得してなる。選任は事業主に委ねられ，選任基準は事業場規模が50人以上では1人以上（嘱託でも可），有害業務500人以上または一般業務1,000人以上では専任1人以上，3,001人以上では2人以上の専任が必要である。

　産業医は月1回の職場巡視，健康診断の事後措置，医療区分の判定も行う。

　採用を判断するための健康診断は産業医の職務として法的には規定されておらず，また雇入れ時の健康診断は労働者の適正配置，入職後の健康管理に役立てるために実施するものであり，採否を決定するためではない。

　統括安全衛生管理者は通常は工場長などが選任される。

　作業場の環境測定は作業環境測定士が行う。

業務上疾病で最も多いのは**ぎっくり腰（腰痛）**＊（「負傷に起因する疾病」に含まれる）であり，産業医はまず，自分で現状を調査する。中腰作業が職業性腰痛をきたす。〔☞ p.188：腰背部痛〕

作業環境管理の目的は発生の抑制，隔離，除去で，有機溶剤を取り扱う部屋に換気装置を設置，気中有害物質濃度を測定する，放射性物質取扱作業室で放射線の濃度を測定するなどがある。**作業管理**の目的は侵入の抑制であり，作業の工夫により健康を害さないようにすることである。**健康管理**の目的は障害の予防で，作業者はすべての労働者に一般健康診断を，有害な業務に従事する者には特殊健康診断を受けさせることが義務付けられている。

VDT症候群では瞬目減少によるドライアイ，頸肩腕症候群，緊張型頭痛，腰背部痛が起こるが，VDT：visual display terminal＊の位置を疲れない高さ，キーボードは肘と同程度の高さにする，作業面を上げ，中腰作業をなくす。

職場の心理的負荷による精神障害について，ストレスの度合いが最も強いのは，大きなケガ（被害，加害とも）に関わることと退職を強要されることである（心理的負荷強度Ⅲ）。

過重労働対策として，**衛生委員会**で審議する。

労働者災害補償保険（『**労働災害補償保険法**』）は強制加入で，業務上災害，通勤災害が対象となり，パート職員，遺族も給付対象となる。保険料は事業主が全額負担し，労働災害の場合労働者の自己負担はない。労働災害は**労働基準監督署**（厚生労働省直轄）に届け出る。業務上疾病は労働基準監督署長が認定する。

『**労働基準法**』では労働条件の明示＊（第15条），労働時間（第32条，1週間に40時間まで＊），休憩時間（第34条），妊産婦等の就業制限（第64〜68条），産前6週間＊（多胎の場合は14週間＊），産後8週間＊（産後は事業者の強制義務であるが，本人の希望と診断書があれば6週間にできる）の就業禁止（第65条），妊産婦の就業時間の短縮（第66条），育児時間（第67条，児が満1歳になるまで），が定められている。

労働基準規則には妊娠中の女性に就かせてはならない業務が列挙されている。『**男女雇用機会均等法**』＊では妊婦の時差出勤が，『**育児・介護休業法**』＊では小学校就学始期に達するまでの子を養育する労働者が請求する時間外労働の制限が規定されている。2016年度の男性の育児休業取得率は3.16％である。

5　医療の質の評価　07H3／08F13／10C4／11F14

クリティカルパス＊〈クリニカルパス，入院診療計画書，ケアマップ〉は入院中の検査・治療のスケジュール表で，医療職者間の連携〔☞ p.9：チーム医療〕を高め，患者への説明を容易にし，入院短縮，医療費抑制にも効果がある。計画された介入やアウトカムと実際に発生したものとの差異を**バリアンス**という。

地域連携クリニカルパス＊は，急性期病院から回復期病院，自宅への診療計画

である。

臨床機能評価指標〈クリニカルインディケーター〉は，ストラクチャー（病院が有する基盤），プロセス（提供される医療の内容），アウトカム（提供された医療の成果で，患者満足度などが該当する）に分類され，医療の質の継続的な改善に利用される。

財団法人**日本医療評価機構**が第三者的立場で病院機能評価を行っている。

6　国民医療費　07E1／08E2／09H2／12F14

国民医療費は，2015〈平成 27〉年度で 42.4 兆円，1 人あたり，33 万 3,300 円，対国民所得 10.91% である。国民医療費の財源は保険料*（48.8%），公費（38.9%），その他の患者負担で，後期高齢者医療制度の財源は高齢者の保険料（10%），若年者の保険料（40%），公費（50%）である*。国民医療費の対 GDP 比は OECD 加盟国の中では低いほうである（米国は最も高い）が，増加している*。

国民医療費の増加は 2000〈平成 12〉年に鈍化しているが，これは介護保険の導入に伴うものである。医療費増大の最大の原因は人口の高齢化である。

アメリカ，ドイツ，フランスに比べ，平均在院日数が最も長い。

傷病分類別では循環器系疾患が最も多い*。小児では呼吸器疾患が多い。通院者率が最も高いのは高血圧である。

調剤の費用は国民医療費に含まれるが，正常分娩，健康診断，予防接種の費用，入院時室料差額は含まれない。

第6章　医師と法律

1　医師法　07C22,24／07E3／12E4,22

第1条　医師は医療および保健指導をつかさどり，公衆衛生の向上と増進に寄与し，国民の健康な生活を確保する。

第2条（医師免許）

第3条（絶対的欠格事由）　成年被後見人（民法第7条），被保佐人（民法第11条）には医師免許が与えられない。

第4条（相対的欠格事由）　心身障害により医師の業務を適正に行えない者，麻薬，大麻，あへんの中毒者，罰金以上の刑に処せられた者，医事に関し犯罪または不正行為があった者は，医師免許が与えられないことがある。すでに取得しているものは免許取り消し，または医業停止になることがある。

第5，6条（医師免許，医籍登録）　医療行為を行うには，医籍登録が必要。

第7条（医師免許の取り消し）〔☞ p.7〕

第9条～第15条（医師国家試験）

第16条の二（臨床研修）　大学付属病院，または厚生労働大臣の指定する病院で2年以上。

第19条（応召義務）　診療に従事する医師は，診察治療の求めがあった場合には，正当な事由がなければ，これを拒んではならない。

☆正当な理由には医師自身が病気，手術中で診療できない場合などがあるが，診療時間外である，患者が保険証を携帯していない，患者が医療費を滞納している，近くに患者に適した専門医療機関があるなどは正当な事由にはならない。

第19条第2項（診断書，検案書等の交付義務）

第20条（無診療治療等の禁止）

第21条（異状死体等の届出義務）〔☞ p.437：「死と法」〕

第22条（処方箋交付義務）　処方箋は患者に予後についての不安を与えるおそれがある場合は交付しなくてもよい。（薬剤師は処方箋の交付，経過予見の説明はできない）

第23条（保健指導を行う義務）

第24条（診療録の記載及び保存）

医師は，診療をしたときは，遅滞なく診療に関する事項を診療録に記載しなければならない。多忙を理由にカルテの記載を怠るのは『医師法』違反で，罰則（第

33条の二）もある。

診療録は5年間保存義務があるが，保存場所は医療機関に限られない。

診療録には患者の住所・氏名・年齢・性別，当該患者の診療を主として担当する医師または歯科医師の氏名，病名および主要症状（問診の内容を含む），治療方法，診療した日付を記載する（『医療法』第6条の四）。

診療記録等には，手術記録，麻酔記録，各種検査記録，治療方法，X線写真，看護記録などが含まれ，『医療法施行規則』で保存期間は2年と定められている。

医師は業務独占が認められている（第17条）が，助産師による正常分娩の介助は医師の指示は不要である。

2　医療法　〔☞p.4,7〕　08B14／10F20／10G30／11E15／12F3

病院（20床以上*）・診療所の定義（第1条の五），地域医療支援病院・特定機能病院（第4条），入院診療計画書の交付（第6条の四），診療科の広告（第6条の六），病院等の開設の許可および届出（第7・8条），医療安全管理者の配置など医療の安全の確保のための措置*（第6条の九～十四），医療機関の管理者要件（第15条），医療計画（第30条の四）〔☞p.17〕，などが規定されている。

医師が診療所を開設する場合，開設後10日以内に所在地の都道府県知事へ届けなければならない，病院・診療所休廃止も10日以内に届け出る。

医療情報ネットも『医療法』に基づく。

入院診療計画書は，入院してから7日以内に交付しなければならない。

医業停止の決定は医道審議会が行う。診療所開設の届出は保健所にする。

医療法に基づく医療計画には5疾患（がん*，脳卒中*，急性心筋梗塞，糖尿病，精神疾患），5事業（救急医療，災害医療，へき地医療，周産期医療，小児医療）および在宅医療に関する目標，医療連携体制，情報提供の推進がある（第30条の四）。

『医療法施行規則』では医師，看護師の員数の基準，一床当たりの床面積が規定されている。

3　憲　法　〔☞p.4：第13条〕　10F12

すべて国民は，健康的で文化的な最低限度の生活を営む権利を有する*。国はすべての生活部面について，社会福祉，社会保障及び公衆衛生の向上*及び増進に努めなければならない（第25条）。

4　民　法　〔☞p.7：第709条〕　07G2

医療施設での診療行為は法律行為としては**委任**（第643条）であり，受任者の

善良なる管理者の**注意義務**（第644条），報告義務（第645条）が必要である。

飛行機内などで，緊急に医師が患者をみることを頼まれた場合は，**緊急事務管理**（第698条）であり，悪意又は重大な過失がなければ損害賠償責任はない。

5 刑法 〔☞ p.7：第104条，第211条〕 08C1／08G3／09C25／09H22／11E27／12E38

第134条には「医師，薬剤師，医薬品販売業者，助産師，弁護士，弁護人，公証人又はこれらの職にあった者が，正当な理由がないのに，その業務上取り扱ったことについて知り得た人の秘密を漏らしたときは，六月以下の懲役又は十万円以下の罰金に処する」と**守秘義務**が規定されている。守秘義務は退職後も継続する（看護師は『保健師・助産師・看護師法』第37条*）。

しかし，特別法優先の原則により，『感染症法（結核，細菌性赤痢の報告など）』『麻薬取締法』『食品衛生法〔☞ p.413：食中毒〕』『児童虐待防止法』の規定が優先し，患者や保護者の同意は不要となる。また裁判所からの求めがあれば報告や提示を拒んではならない。ナイフで刺された患者を警察に通報する場合や，チーム医療での情報共有も守秘義務解除の正当な理由に当たる。

> 児童虐待〔☞ p.429〕では通報は義務である。『配偶者からの暴力の防止及び被害者の保護等に関する法律（DV法）』では配偶者暴力相談センター*または警察官*へ通報，婦人相談員による相談*，地方裁判所が出す保護命令*が規定されているが，暴力を受けている者の意志を尊重することになっている。高齢者虐待〔☞ p.434〕については，擁護者によるものは重症事例の通報は義務，養護施設従事者による場合は義務となっている。

職場の人はもちろん，患者の家族にも，本人の同意なく伝えてはならない*。

患者がHIVで，配偶者にその事実を告げたくない場合は，医師は患者の配偶者といえどもその事実を告げることはできず，医師は患者本人に事実を告げた方がよいと勧め，翻意を促す。

患者本人から請求があれば開示しなければならず，患者本人はいつでも診療録をみることができる*。患者の遺族はカルテの開示を求めることができる*。

連結不可能な匿名化されたデータは個人情報には該当しない。

入院の事実も個人情報である。警察が血液のサンプルを求めてきた場合も，裁判所が発行する令状がなければ，本人の承諾が必要になる。

診療録の提出も裁判所の文書提出命令が必要である。

自分の担当患者が他院に救急搬送され，問い合わせがあった場合には，診療上必要な情報であり，提供しなければならない。このとき病院で登録された番号に折り返し電話するなど相手を確認する作業も必要である。

診療報酬の不正請求は詐欺に該当する（第246条）。虚偽診断書等作成（第160

条), 堕胎 (第 212 条) も刑法による.

> 病気になっても, 医者にかからねばならないなどという法律はない. しかし死亡すると, 死亡診断書, 死体検案書〔☞ p. 438〕がなければ, 死体遺棄は死体損壊等 (第 190 条), 丁寧に埋葬しても変死者密葬 (第 192 条) で刑法犯となる.

6　その他の医事関連法規　08B3／08C17／10G29／11C6

　『麻薬及び向精神薬取締法』では麻薬, 向精神薬の中毒者は都道府県知事に届け出る必要がある. 覚醒剤〔☞ p. 383〕の使用, 所持などは『覚せい剤取締法』に規定されているが, 中毒者の届出については規定されていない (警察への通報は可で, 守秘義務違反にはならない). 大麻 (『大麻取締法』), シンナー (『毒物及び劇物取締法』) 乱用についても中毒者の届出の規定はない.

　『健康保険法』に基づき療養給付の一環として保険調剤業務を取り扱う薬局を保険薬局と呼ぶ. 開設許可や薬局の管理者については『医薬品医療機器等法 (薬機法, 改正薬事法)』に基づく.

　『薬剤師法』により, 調剤した薬剤の適正な使用のために, 患者に必要な情報を提供しなければならないが, 病気の結果・経過の予見の説明は医師の業務であり, 薬剤師にはできない.

　お薬手帳により投薬の状況が把握できる.

　医薬品の添付文書には禁忌や原則禁忌についての情報が記載されている.

第7章　臨床研究と医療

1　副作用報告と有害事象報告

　有害事象は，医薬品を投与された被験者に生じるあらゆる好ましくない医療上の事象をいう．臨床研究では有害事象が生じた場合でもただちに研究を中止するわけではない．
　副作用報告制度は，医薬品や医療用具によって副作用が発生した場合，製薬会社，医療機関，医師は速やかに，厚生労働省（大臣）に報告することを義務付ける制度で，『薬機法』に規定されている（第68条の十）．
　重篤な副作用が確認された場合，「**緊急安全性情報〈イエローレター〉**」あるいは「**安全性速報〈ブルーレター〉**」として，医薬品または医療機器の製造販売者から医療関係者に迅速に通達される．
　治験においては，医師は被験者本人と家族の両方に同意を求める．
　『薬機法』は医薬品の品質，有効性，安全性の確保を目的としたものである．

2　臨床研究，臨床試験と治験　09C2／10H1／11C8／11H7／12B23

　医薬品の**臨床試験**（いわゆる治験）は第Ⅰ相（少数の健常人に対して安全性の確認），第Ⅱ相（少数の患者に対して安全性の確認），第Ⅲ相（多数の患者に対して，既存薬との比較での有効性の立証）および認可，市販後の第Ⅳ相からなる．
　治験への参加に際しては書面で患者の同意をとる．
　治験コーディネーターは被験者に対して，被験者が守るべき事項について説明する．被験者は研究計画書を閲覧でき，参加後は途中でやめることができる．
　臨床研究を行おうとする研究者は，研究計画書を作成し，所属長に提出する．所属長はこの計画書に基づき，**施設内倫理審査委員会**＊IRB：institutional review board に審査を実施させる．治験終了時には IRB に終了報告をする．倫理委員会のメンバーには医師・医学研究者以外の者も含める．
　『人を対象とする医学系研究に関する倫理指針』では，研究者はこの倫理指針に関する研修会を受講する義務がある．

【第3部】
医学一般

43……… 第1章　個体の構成と機能
74……… 第2章　個体の反応
105……… 第3章　病因と病態

第1章　個体の構成と機能

1　細胞の基本構造と機能

(1) 細胞の構造と機能

1) 組織細胞の観察法　08B16

組織細胞を観察する最も一般的な方法は，ホルマリン固定，パラフィン切片を hematoxylin eosin 染色〈HE 染色〉で染める方法である。

ヘマトキシリンは核を青く（好塩基性），エオジンは細胞質をピンク（好酸性）に染める。

PAS 染色は多糖類，糖タンパクを赤色に染めるが，グリコーゲンはアミラーゼ消化で染色性が消失する。

EVG 染色は弾性線維を黒紫，膠原線維を茶，鍍銀染色では細網線維を黒，Azan 染色は膠原線維を青，筋を赤，Klüver-Barrera 染色では髄鞘を青く染める。

〔☞ p. 88：Grocott 染色，p. 110：Berlin blue 染色，p. 238：Zeihl-Neelsen 染色〕

免疫組織化学染色は抗原抗体反応と発色色素による可視化で抗原を同定する。

電子顕微鏡による病理検査の組織固定法はグルタールアルデヒド固定である。

2) 細胞の全体像　〔☞ p. 44：図 3-1〕

細胞膜，核，核小体，リボソーム，小胞体，ゴルジ体，リソソーム，ミトコンドリア，葉緑体（植物のみ）がある。以下に述べる。

3) 核とリボソームの構造

核 nucleus (pl. nuclei) は二重の核膜に覆われ，DNA とヒストンからなる染色体 chromosome と，主にタンパクと RNA からなる核小体 nucleolus (pl. nucleoli) を含み，核膜孔により細胞質と連絡している。

塩基性色素に染まるヘテロクロマチンの部分は DNA がヒストンと結合し，機能的に不活性である。

ヌクレオソーム nucleosome は 2 組 4 対の八量体のヒストンコアとこれを 2 周取り囲む DNA，ヒストンコア間のリンカー DNA からなる。

リボソーム ribosome はタンパク*と，核小体で合成される rRNA*〈リボソーム RNA〉とから成り立っている。

4) 小胞体，ゴルジ体，リソソームなどの細胞内膜系の構造と機能

小胞体 ER：endoplasmic reticulum は袋状の構造で，表面にリボソームを付着

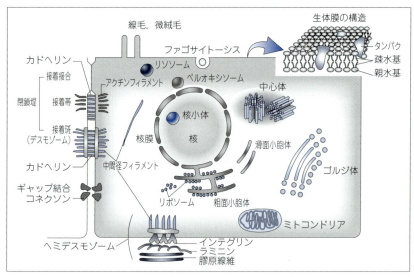

図 3-1　細胞の構造

している粗面小胞体と，付着していない滑面小胞体がある。

粗面小胞体 rough ER は分泌タンパク，膜タンパク，リソソームのタンパクを合成する*。分泌されるタンパクの輸送にはその**シグナルペプチド**が関わる。

滑面小胞体 smooth ER は細胞内シグナル伝達分子であるカルシウムを貯蔵するほか，細胞によってはステロイドホルモンの合成，胆汁酸や薬物代謝を行う。

ゴルジ体 Golgi apparatus は袋が積み重なる構造で，粗面小胞体で合成されたタンパクを糖鎖付加など修飾，濃縮し，種々の行き先に送る（cell trafficking）。

リソソームは細胞内代謝物質や外来異物を加水分解酵素*で分解する。

ペルオキシソームでは加水分解酵素はなく，**ペルオキシダーゼ**，**カタラーゼ**などの酵素を含む。過酸化水素を生成，分解や β 酸化を行う。

細胞が物質を取り込む過程を**エンドサイトーシス**と呼び，これには大きな物質を取り込む**ファゴサイトーシス**と細胞外液とともに水溶性の物質を取り込む**ピノサイトーシス**，細胞膜上のリガンドを取り込む**選択的エンドサイトーシス**がある。

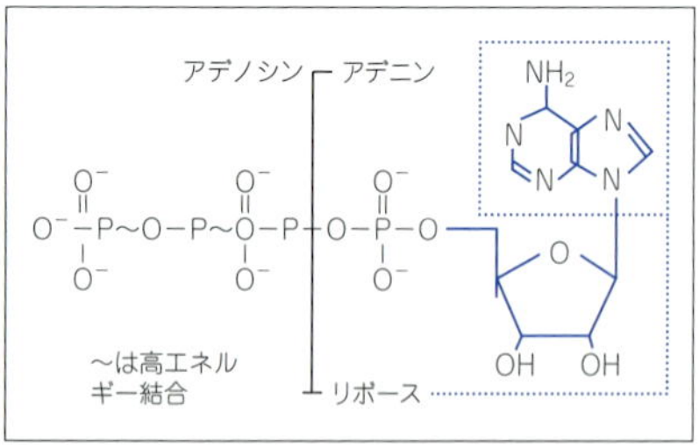

5）ミトコンドリアの構造と機能

〔☞ p. 65〜67〕

ミトコンドリア* mitochondrion（pl. mitochondria）は内外 2 枚の膜に囲まれた細胞器官で，環状 DNA を有し，自己増殖能があり，電子伝達系による**アデノシン三リン酸**

図 3-2　ATP

ATP：adenosine triphosphage の合成*，β酸化，ケトン体の合成を行い，また尿素回路の一部（肝のみ），クエン酸回路を含む。
　生物のさまざまな活動は ATP〔☞図3-2〕を**アデノシンニリン酸** ADP：a. diphosphate に分解するエネルギー*を利用している。

6）細胞骨格の種類とその構造

細胞骨格 cytoskelton にはミクロフィラメント（主にアクチンからなる，径7 nm），中間径フィラメント（径10 nm），微小管がある（径25 nm）。

中間径フィラメント intermediate filament には核膜を裏打ちするラミン，上皮の**ケラチン**，非上皮である間葉細胞の**ビメンチン**，筋細胞のデスミン，グリア細胞の **GFAP**：glial fibrillary acid proteins，神経細胞の**ニューロフィラメント**などがある。

7）原核生物 procaryote と真核生物 eukaryote の特徴

　ミトコンドリア，小胞体，核膜，ゴルジ体，リソソームは真核細胞のみにある。リボソームは原核細胞と真核細胞の両方にある。

(2) 細胞膜

1）細胞膜の構造と機能

細胞膜 cell membrane はリン脂質分子の二重層からなり，その親水性部分を膜の外側に，疎水性部分を膜の内側に向けており，そのところどころにタンパクが埋め込まれ，**流動モザイクモデル**と呼ばれている。

疎水性 hydrophobic〈非水溶性，親油性〉物質は細胞膜を通過しやすく，ガス（酸素や二酸化炭素など）や脂質（脂肪酸，カイロミクロンなど）やチロキシン，副腎皮質ステロイドなどが相当する。

親水性 hydrophilic〈水溶性〉物質は細胞膜を通過しにくく，通過には金属イオン（Na^+，K^+，Ca^{2+}など）チャネルが関与する。

> 水様性と脂溶性の理解は薬物の排泄〔☞ p. 102, 432〕，消化吸収の違い〔☞ p. 257〕，大腸癌の発生〔☞ p. 402〕，ビタミン〔☞ p. 351〕，ビリルビン〔☞ p. 262, p. 422〕，ホルモン〔☞ p. 335〕，サーファクタント〔☞ p. 229〕，点眼〔☞ p. 359〕で重要になる。アルコールは脂溶性かつ水溶性であり，この性質を使い，病理組織標本を作製する〔☞ p. 102〕。水と油の人間関係もアルコールによって和むのである。

2）細胞内液・外液のイオン組成，浸透圧と静止（膜）電位　07E69／08B62／09B62／09H35／11H14

浸透圧 osmotic pressure は半透膜（溶媒と一部の溶質は通すが，他の溶質を通さない膜）を通して，濃度の低い溶液から高い溶液に溶媒が移動するように働く圧力である。浸透圧の大きさは通過しない溶質の粒子の数に比例する。拡散速

度は濃度勾配に比例する。

血漿の浸透圧は 290 mOsm/kgH₂O である。

$$血清浸透圧の理論値 = 2 \times Na^+ (mEq/L) + \frac{ブドウ糖（mg/dL）}{18} + \frac{BUN（mg/dL）}{2.8}$$

生理的食塩水は 0.9%* の NaCl（分子量 58.4），モル濃度は 154 mM〈mmol/L〉，浸透圧濃度は 310 mOsm/kgH₂O*，5%ブドウ糖（分子量 180）液は浸透圧 277 mOsm/kgH₂O* となる。海水は 3%の食塩水に相当する。

K^+ は細胞内では多く，細胞外では少ない*（140：5 mM，細胞内外濃度，以下単位略）が，Na^+（10：140）*，Ca^{2+}（0.0001：2），Cl^-（5：110）は逆に細胞内には少ない。

静止状態にある細胞では K^+ を選択的に透過する K^+ チャネルが開いており，濃度勾配により，細胞内から細胞外へと K^+ が移動するため，細胞内は負に帯電する（静止電位）。この平衡電位は Nernst の式で計算される。

$$E_K = 60 \log_{10} \frac{[細胞外 K^+ 濃度]}{[細胞内 K^+ 濃度]} (mV)$$

これにより K^+ の平衡電位は -89 mV，細胞外 K^+ 濃度を 10 倍すると -29 mV となる。神経線維の静止膜電位は約 -70 mV である。

3）膜のイオンチャネル，ポンプ，受容体と酵素の機能　06G33

イオンチャネルは細胞膜を貫通する水性の"孔"をもつ特異的巨大タンパク分子であり，開閉により小さい無機イオンの流入，流出を制御することにより，膜間の電位を保持あるいは調節する。複数のイオンを通すチャネルもある。**リークチャネル**（ランダムに開閉する），**リガンド依存性チャネル**（化学物質が結合することによる），**機械刺激性チャネル**（Corti 器〔☞ p.366〕の有毛細胞など），**電位依存性チャネル**がある。

Na^+-K^+ ポンプは ATPase を有し，ATP のエネルギーによって 3 つの Na^+ を細胞外へ，2 つの K^+ を細胞内へ輸送する。その輸送活性は温度によって大きく影響され，ジギタリス性強心配糖体（ウワバインなど）で阻害される。

4）細胞膜を介する物質の能動・受動輸送

受動輸送 passive transport には電気化学的勾配に従って膜を通過する**単純拡散** simple diffusion と，**輸送体** transporter〈坦体 carrier〉を介する**促進拡散** facilitated d. がある。

能動輸送 active t. は電気化学的勾配に逆らってポンプにより輸送する一次能動輸送と，ATP などのエネルギーを必要としない**共輸送** symport，**交換輸送** antiport による二次輸送がある。

グルコースは細胞内に輸送されるときトランスポーターを通過する。〔☞ p.337：

GLUT〕

グルコース（ナトリウム依存性グルコース共輸送体 SGLT：sodium-dependent glucose cotransporter）やアミノ酸は小腸でナトリウムと共輸送される。

5）細胞接着の仕組み　08G8

接着接合 zonula occludens〈**閉鎖帯** tight junction〉，**接着帯** zona adherens〈中間結合 intermediate junction〉，**接着斑** macula adherens〈デスモゾーム〉，ギャップ結合〈間隙接合〉，ヘミデスモゾームがある。〔☞ p.176〕

接着接合，接着帯，接着斑は光顕レベルでは**閉鎖堤** terminal bar として1つにみえる。

接着接合は自由面に最も近い部分にある。

接着帯には**カドヘリン**があり，アクチンフィラメントが付着している。

接着斑にはカドヘリン，**デスモグレイン**があり，中間径フィラメントが結合している。

ギャップ結合 gap junction は**コネクソン**（**コネキシン**分子6個で穴を形成）からなる管状の膜タンパクによる結合で，電気的興奮を伝達できる。

ヘミデスモゾームは細胞と基底膜との結合で，**インテグリン**を持つ。

心筋細胞の間はギャップ結合，接着結合，接着斑によって結合され，機械的な強度を持っている。

6）細胞の自由面

上皮細胞の自由面には線毛〔☞ p.48〕や微絨毛がある。

（3）細胞骨格と細胞運動

1）アクチンフィラメント系による細胞運動　〔☞ p.51〕

細胞分裂やアメーバ運動もミオシンがアクチンフィラメント上に沿って動くことで起こる。

小腸上皮の**微絨毛** microvilli には25～30本のアクチンフィラメントがある。

2）細胞内輸送システム

細胞内輸送は，積荷（細胞内成分）を持ったモータータンパク（**キネシン**（微小管上細胞辺縁に向かう），**ダイニン**（微小管上細胞中心部に向かう），ミオシン（アクチンフィラメント上））が動くことにより起こる。

神経細胞も軸索内は微小管，細胞膜周辺ではアクチンフィラメントが輸送力の主で，細胞外への分泌の調節に関与する。神経で軸索輸送されるものにはトリプトファン，神経伝達物質合成酵素，神経ペプチド，ミトコンドリアがある。

3）微小管 microtubule　〔☞ p.445〕

α，β**チュブリン**のヘテロダイマーのサブユニットからなるプロトフィラメントからなり，重合，脱重合を繰り返し，長さが伸縮する。細胞の中心部近くの**中**

心体* centrosome, centriole で形成され，輸送網を形成する。

細胞の形態維持，線毛，**鞭毛** flagella（1本で長い）形成に関与する。

線毛 cilia では微小管が 9+2 様式をとって配列する。〔☞ p.231：Kartagener 症候群〕

コルヒチンは遊離チュブリンと結合して，微小管の合成を阻害する。

有糸分裂時には微小管は**動原体**を介して染色体に結合し，紡錘体になり，紡錘体は染色体を 2 つの娘細胞に分配する。

(4) 細胞の増殖

1) 細胞分裂 〔☞図 3-3〕

細胞分裂には**体細胞分裂** mitosis と**減数分裂** meiosis がある。

2) 細胞周期の各期

M 期には核の分裂（有糸分裂）と，続いて細胞分裂が起こる。

M 期の**前期** prophase には核膜や核小体が消失，染色体が出現し，**中期** metaphase には染色体が赤道面に並び，**後期** anaphase には両極へ染色体が紡錘糸の短縮により移動する。**終期** telophase に核膜が形成される。細胞質分裂はアクチン-ミオシン系運動による。

M 期以外の時期（間期）には G_1 期，S 期，G_2 期が続いてあり，S 期に DNA が複製される。中心体の複製は G_1 期に起こる。

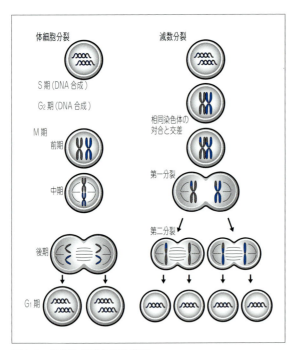

図 3-3　体細胞分裂と減数分裂

3) 減数分裂の過程

〔☞ p.304：精子〕

減数分裂は配偶子形成でみる細胞分裂過程*で，2 回の細胞分裂が続けて起こり，1 個の二倍体細胞から 4 個の一倍体細胞ができる。精子からは 4 個できるが，卵子からは 1 個しかできず，他の 3 個は小さい極体となる。

第一分裂では**相同染色体の対合交差** crossover が起こり，第二分裂で一倍体細胞が形成される。

卵母細胞は出生時にはす

べて第一減数分裂前期に入っているが，中期へは進まず，排卵直前まで，この状態でとどまり，排卵されるものから順に第一減数分裂中期に入り，排卵されると第二減数分裂中期まで進み，受精までこの状態でとどまる。

2　組織・各臓器の構成，機能と位置関係

(1) 組織・各臓器の構造と機能

1）上皮組織　〔☞図3-4〕　00G32

上皮 epithelium は体表と管腔臓器の内面を覆っている。

単層円柱上皮 simple columnar e. は管腔臓器の内面，すなわち子宮頸管，子宮内膜，消化管の胃から大腸に存在する。腺を形成することも多い（**腺上皮**）。

多列線毛上皮 pseudostratified ciliated e. は核の高さが一定せず，上気道（鼻腔，耳管，喉頭の多く），気管，気管支を，**単層円柱線毛上皮**は細気管支と卵管を覆っている。

重層扁平上皮 stratified squamous e. は複数の細胞が重なって構成され，最表層が扁平な細胞からなる上皮である。重層扁平上皮で覆われている部分は，体の外表である皮膚，角膜や皮膚につながる管腔の入口に近い部分，すなわち口腔，食道，喉頭の一部，腟，子宮腟部，子宮頸部の一部である。

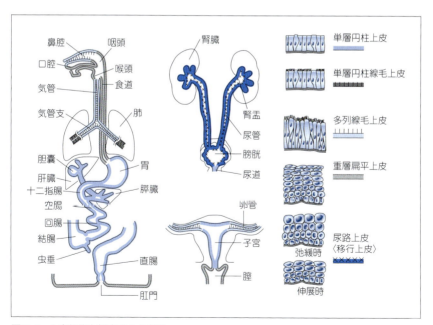

図3-4　上皮細胞と観察される部位

尿路上皮 urothelial e.
〈**移行上皮** transitional e.〉
も多層性であるが，最表
層が大型の細胞からなる。
腎盂から尿道の一部まで
の尿路を覆う*。

　血管内面を覆う**内皮**
endothelium，体腔内面を
覆う**中皮** mesothelium（単
層扁平上皮細胞として）
も広い意味では上皮に含
めることもある。

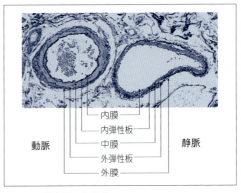

図 3-5　動静脈の組織像

　肺，肝，膵，腎，甲状腺は血管や結合組織により区画される小葉構造をとる。

2) 支持組織を構成する細胞と細胞間質

　線維芽細胞 fibroblast は**膠原線維** collagen fiber を産生分泌する。膠原線維，フィブロネクチンは細胞外にある。

　Ⅰ型コラーゲン（最多）は，骨，皮膚，腱，Ⅱ型は軟骨，Ⅲ型は細網線維，Ⅳ型は基底膜でみる。

　脂肪細胞は丸く，核は脂肪に圧排され，辺縁部に扁平となってみえる。

〔☞ p. 183：骨・軟骨・関節・靱帯の構造と機能〕

3) 血管とリンパ管の微細構造　〔☞図3-5〕

　血管は**動脈** artery，**毛細血管** capillary，**静脈** vein からなる。

　毛細血管 blood capillary は**内皮細胞**と基底膜，基底膜の外の**周皮細胞** pericyte からなり，物質透過が盛んな内分泌腺や小腸絨毛では**有窓性** fenestratedで，肝臓，脾臓では不連続である。毛細血管では内腔総面積が最も広い。

　動脈と静脈は**内膜** intima*，**中膜** media*（最も厚い）*，**外膜** adventitia*の3層構造をとり*，内膜は正常では内皮細胞のみからなる。内膜と中膜の間には**内弾性板**がある。中膜は平滑筋からなり，外膜はその周囲の結合織である。静脈は併走する動脈に比べ，内腔は広く，中膜の発達が悪く，内弾性板がみられない。

　動脈の中膜は，大動脈やその近傍および肺動脈は（末梢部も）弾性線維と平滑筋が多重層状となる**弾性型**で，それ以外の部分の動脈は中膜が平滑筋からなる**筋型**である。細動脈は抵抗血管で，血圧に大きく影響する。

　静脈は容量血管で弁があり，骨格筋の収縮，隣接動脈の拍動，胸腔内陰圧を利用して還流する*。リンパ管にも弁がある。

4) 神経組織の微細構造

　神経系を構成する細胞は**神経細胞*** neuron と**神経膠**〈**グリア**〉**細胞*** glial cell

からなる。神経細胞は**神経細胞体*** cell body，**神経突起***（**軸索** axon と**樹状突起*** dendrite）からなり，軸索を髄鞘が覆っている。

神経膠細胞は**アストロサイト** astrocyte（**星細胞**，血液脳関門形成〈アルブミン，ドパミンは通過することができない〉，修復を担う），**ミクログリア** microglia（**小膠細胞**，貪食機能を担う），**オリゴデンドログリア** oligodendroglia（**乏突起膠細胞** oligodendrocyte，中枢神経系の髄鞘の形成を担う），**上衣細胞** ependymal cell（脳室の内面を覆う単層立方上皮）からなる。

末梢神経で髄鞘を形成するのは Schwann 細胞である。末梢神経系の神経節（自律神経も）の神経節細胞を囲む支持細胞を**外套細胞** satellite cell と呼ぶ。

髄鞘* myelin sheath は軸索を円筒状に囲む鞘で，髄鞘形成細胞の**ミエリン層板**が同心円状に幾重にも取り巻いたものである。髄鞘を有する神経線維を有髄線維と呼ぶ。髄鞘にはところどころに切れ目があり，**Ranvier 絞輪*** node of Ranvier〔☞ p. 53, 54〕と呼ばれる。髄鞘のところどころに神経線維の長軸方向に対して斜めに走る切れ込み様の構造がみえるが，これは少量の細胞質でミエリン層板が局所的に離開した部分で，**Schmidt-Lantermann 切痕**と呼ばれる。

神経線維の切断では，切断部より末梢は変性し，髄鞘も崩壊する（**Waller 変性**）が，細胞体側は残る。神経細胞の **Nissl 小体**は粗面小胞体と自由リボソームからなり，神経切断では粗面小胞体が合成された蛋白より辺縁に押しやられる（**Nissl 小体融解** chromatolysis）。

5）筋組織について，骨格筋，心筋，平滑筋の構造と機能 〔☞ p. 52：図 3-6〕

01B34

筋線維に縞模様のないものを平滑筋，あるものを**横紋筋** striated muscle と呼び，横紋筋には骨格筋と心筋がある。

横紋筋では**アクチン*** actin フィラメントと**ミオシン*** myosin フィラメントが規則正しくならび筋節構造を形成し，ミオシンの頭部がアクチンと結合・解離を繰り返しながらアクチンフィラメント上を移動し，筋節が短縮する*。

ミオシン頭部はアクチンと結合する部分と ATP 分解酵素活性を持つ部分がある。

平滑筋 smooth muscle は 1 つの核を中央にもつ紡錘形細胞である。消化管，気道，尿路，血管，生殖器，瞳孔筋*などにみる*。

心筋 cardiac m. は分枝融合し，細胞境界に介在板，中央に核が 1～2 個ある。

骨格筋 skeltal m.（横隔膜や外肛門括約筋を含む）は分枝融合はなく，長く，核は辺縁にあり，錐体路〔☞ p. 137〕支配の**随意筋***（自分の意志で動く）である。

平滑筋と心筋は自律神経支配を受ける***不随意筋**である。食道は上 1/3 が咽頭から続く横紋筋，中 1/3 は横紋筋から平滑筋に移行する。〔☞ p. 253：図 4-60〕

横紋筋は暗い A 帯と明るい I 帯があり，I 帯の中央に Z 帯がある。Z 帯と Z 帯の間が機能単位で，**筋節** sarcomere と呼ぶ。I 帯には細い筋線維（アクチンフィ

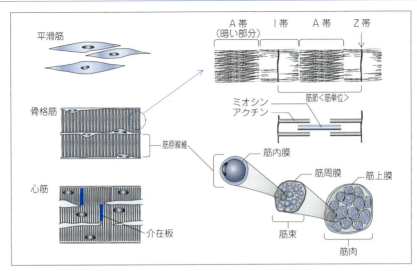

図 3-6　筋の組織像

ラメント）がある．収縮時には A 帯は不変で，I 帯のみ短くなる．

　骨格筋では**筋線維*** muscle fiber は**筋内膜** endomysium に包まれる．この筋線維が多数集まって，**筋線維束** fasciculus を形成する．筋線維束は**筋周膜** perimysium に包まれる．筋線維束が多数集まり，筋肉を形成し，筋肉は**筋上膜** epimysium〈筋膜〉に覆われる（末梢神経も同様の構造をとる）．

　骨格筋は活動電位の持続時間が短いが，弛緩する前に刺激が加わると収縮が重なり，張力も強くなる（**加重**）．心筋は不応期が長いので，加重しない．

　骨格筋線維は形態学的，組織化学的に I，II a，II b に分類される．

　I は**赤筋**で毛細血管，ミトコンドリア（好気的酸化反応が起こる），ミオグロビンに富み，長くゆっくりとした姿勢維持のための収縮に適する．

　II b は**白筋**で，グリコーゲンに富み，筋線維は瞬間的に大きな力を産生する．

　II a は赤筋と白筋の中間的な筋線維である．

　神経終末からアセチルコリンが放出され，筋膜側のアセチルコリン受容体活性化，電位依存性ナトリウムチャネル活性化が起こり，筋細胞の細胞膜に発生した活動電位は **T 細管**に伝わり，T 細管にある **L 型 Ca^{2+} チャネル（ジヒドロピリジン受容体）** を介して，小胞体膜の Ca^{2+} 放出チャネルである**リアノジン受容体**に伝わる．

　骨格筋では Ca^{2+} は筋小胞体内のものが細胞質に流入し，心筋や平滑筋のように細胞外からは入らない．

　血管内皮細胞から放出される **NO〈一酸化窒素〉**は L-アルギニンから合成され，グラニル酸シクラーゼを活性化し，cGMP を増加させ，血管壁の平滑筋を弛

緩する。亜硝酸薬〔☞ p.211〕は NO を産生させ，PDE5〔☞ p.308〕は cGMP を分解する。

(2) 方向と位置を示す用語　〔☞ p.187〕

解剖学的正位では顔はまっすぐ前を，上肢は体幹に沿ってまっすぐに下ろし，手掌は前に向け，つま先はまっすぐ前に向ける。

上下前後は基本的には立位のときを基準にする。したがって上下は各**頭側** cranial，**尾側** caudal，前後は各**腹側** ventral，**背側** dorsal になる。また正中面に近い方を**内側** medial，遠い方を**外側** lateral，中心に近い部分を**中枢** central，遠い部分を**末梢** peripheral という。

3 個体の調節機構とホメオスターシス

(1) 情報伝達の基本

1) 情報伝達の種類と機能

生体における情報伝達系としては内分泌と神経がある。

細胞間の相互作用には**エンドクリン**（血管を介する），**パラクリン**（傍分泌），**オートクリン**（自己分泌）やギャップ結合による伝達，**シナプス伝達**がある。

2) 受容体による情報伝達の機序

受容体 receptor は刺激を受け情報を伝達し，細胞膜受容体，細胞内受容体（細胞質受容体，核内受容体）がある。

細胞膜受容体は①イオンチャネル型，②G タンパク共役型，③酵素型に分類される。

イオンチャネル型受容体では受容体の一部が酵素活性を有する場合がある。

G タンパク共役型受容体 GPCR：G protein-coupled receptor は膜 7 回貫通型の形状をとる。三量体 G タンパクは α，β，γ サブユニットからなり，α サブユニットに GTPase がある。

酵素型受容体は膜 1 回貫通型が多く，細胞内情報伝達系としては①チロシンキナーゼ型（EGF 受容体，インスリン受容体など），②セリン/スレオニンキナーゼ型（TGFβ受容体など），③グアニル酸シクラーゼ型（ANP 受容体など）がある。

チロシンキナーゼは，細胞の分化・増殖や接着，免疫反応に関わるシグナル伝達を行う。これには受容体内ドメインにチロシンキナーゼ活性を持ち，**Ras-MAPK 系**を活性化するものと，非受容体型のチロシンキナーゼで，**Jak-STAT 系**を**リン酸化**するものがある。

味覚 gustatory sensation は塩味，酸味がイオンチャネル型を，甘味，苦味，う

ま味がGタンパク共役代謝調節型受容体を賦活して、受容体細胞を脱分極に導く。

3）細胞内シグナル伝達過程　〔☞図3-7〕

Gタンパク共役型受容体の信号はセカンドメッセンジャーによって増幅される。

細胞膜受容体へのリガンド結合によって産生されるセカンドメッセンジャーにはサイクリックAMP〈cAMP〉，サイクリックGMP〈cGMP〉，イノシトール三リン酸〈IP_3〉がある。

リガンドが受容体に結合後，Gタンパク〈GTP結合タンパク〉を介して，アデニル酸シクラーゼを活性化し，ATPからcAMP変換，または標的タンパクをリン酸化して機能を調節する。

cAMPを介するものは，まずリガンドが細胞膜に結合すると，促進型Gタンパク〈Gs〉αサブユニットが乖離し，αサブユニットがアデニル酸シクラーゼを活性化させ，cAMPがAキナーゼを活性化し，Aキナーゼが標的タンパクをリン酸化，活性化させ，機能を発揮させる。アデニル酸シクラーゼを抑制する抑制型Gタンパク〈Gi〉もある。またホスホジエステラーゼはcAMPを分解して効力を失わせる。

GTPからcGMPへ変換させ，これがGキナーゼを活性化するものもある。

IP_3系ではリガンドの受容体結合後，GTP結合タンパク〈Gq〉を介して，ホス

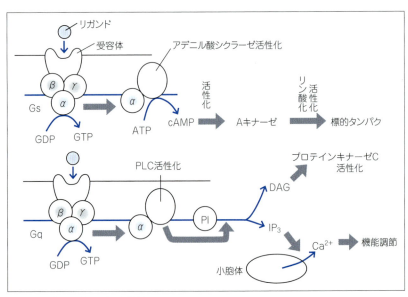

図3-7　細胞シグナル伝達過程

ホリパーゼC〈PLC〉が活性化され，PLCが**ホスファチジルイノシトール二リン酸**〈PIP_2〉を**イノシトール三リン酸**〈IP_3〉と**ジアシルグリセロール**〈DAG〉に分解する。

IP_3は小胞体からのCa^{2+}の放出を促進，細胞質内Ca^{2+}の濃度上昇により機能を調節し，DAGはタンパクキナーゼを活性化する。

Gs型のホルモンには，アドレナリン（β受容体），グルカゴン，PTH，バゾプレシン（V_2受容体），Gi型にはアドレナリン（$α_2$受容体），アセチルコリン（M_2受容体），Gq型にはアドレナリン（$α_1$受容体），バゾプレシン（V_1受容体）などがある。

4）生体内におけるカルシウムイオン〈Ca^{2+}〉の多様な役割

Ca^{2+}は細胞膜のカルシウムチャネルが開いて細胞内に流入する。Ca^{2+}が**カルモジュリン**と結合すると多くの酵素を活性化，また平滑筋収縮にも関与する*。横紋筋ではCa^{2+}が**トロポニン**に結合することにより収縮が起こる。

Ca^{2+}は**Cキナーゼ**を活性化し，タンパクや酵素をリン酸化してその機能を調節する。その他，細胞内Ca^{2+}は神経伝達物質の放出，ペプチドホルモンの放出に関与する。

(2) 神経による情報伝達の基礎

1）活動電位の発生機構と伝導

神経細胞の活動電位は電位依存性Na^+チャネルが開き，Na^+が細胞内に流入することにより，膜電位は閾値以上になると急速に**脱分極** depolarization し*，細胞内は正電位となり，オーバーシュート*する。**スパイク電位**はNa^+の平衡電位（約+50 mV）に近い。［☞ p.199：心筋細胞の電気現象と心臓の興奮（刺激）伝導系］

Na^+チャネルは急速に不活化し，代わって脱分極によりK^+チャネルが開き，膜電位は再びK^+の平衡電位に向かって戻る（**再分極** repolarization）。この過程は6～10 m秒を要する。

神経線維の軸索に刺激を与えると両方向へ興奮が伝わる。

有髄線維 ［☞ p.51］では活動電位はRanvier絞輪のみで発生し，**跳躍伝導** saltatory conductionを起こす。

Cl^-チャネルは抑制性シナプス後電位に関与し，興奮の発生には関与しない。

2）シナプス（神経・筋接合部を含む）の形態，シナプス伝達の機能（興奮性，抑制性）

シナプス*では神経細胞同士が隣接して情報伝達を一方向性に行う。

アセチルコリン*，カテコラミンなどの低分子神経伝達物質は神経終末部で合成され，小胞に貯蔵される。**シナプス前膜終末**に活動電位が達すると，**電位依存性Caチャネル**が開口し，Caイオンが流入し，開口分泌により放出され，**シナプス後膜受容体**に結合する。

神経伝達物質は拡散，酵素性分解（**アセチルコリンエステラーゼ**〔☞ p. 414〕など），神経伝達物質トランスポーターによる細胞への吸収で排除される。

アセチルコリン受容体には副交感神経効果器にある**ムスカリン性アセチルコリン受容体**（GTP 結合タンパク連結型受容体つまり代謝型受容体）と，神経節，神経筋接合部にある**ニコチン性アセチルコリン受容体**（イオンチャネル型受容体）がある。

ムスカリン受容体の拮抗薬は**アトロピン**，ニコチン受容体の拮抗薬は **d-ツボクラリン**（クラーレの主成分）である。

アセチルコリンがムスカリン受容体に結合することによってセカンドメッセンジャーを介して K^+ チャネルが開く。

興奮性シナプス後電位 EPSP：excitatory postsynaptic potential の発生にはグルタミン酸やアセチルコリンが関係する。グルタミン酸の受容体には **AMPA 型受容体**（Na^+ と K^+ の透過性増大），**NMDA 型受容体**（Na^+，K^+ に加え，Ca^{2+} の透過性増大，シナプス伝達の長期増強に資する）などがある。

抑制性シナプス後電位 IPSP：inhibitory p. s. p. の発生に関係するものには Cl^-，γ-アミノ酪酸〈GABA〉，グリシンがある。GABA はグルタミン酸からグルタミン酸脱酸酵素により合成される。

$GABA_A$受容体チャネルでは，GABA の結合により活性化されると Cl^- チャネルが開口し，Cl^- が流入するので，過分極が起こり抑制的に働く。バルビタール系薬物（フェノバルビタールなど）やベンゾジアゼピン系薬物の結合部位もあり，GABA の作用を増強する。

海馬 CA1 ニューロンは短時間，高頻度入力刺激を与えると，その後数時間から数日間にわたりシナプス伝達効率が増強する。この過程を**長期増強** LTP：long-term potentiation と呼び，細胞レベルでの記憶過程である。

3）神経線維の分類

神経線維を太い順に，A，B，C に分ける。A，B は**有髄線維** myelinated fiber〔☞ p. 51：髄鞘〕で，C は**無髄線維**である。A 群はさらに太い順に，α，β，γ，δ に分ける。軸索が太い方が，また有髄線維の方が伝導速度は速い〔☞ p. 55：跳躍伝導〕。

- Aα：体性運動神経および固有受容体（筋紡錘など）からの求心性線維
- Aβ：皮膚の機械受容体からの触・圧覚の求心性線維
- Aγ：筋紡錘への遠心性線維（筋紡錘感度が調節される）
- Aδ：痛（鋭い）温覚の求心性線維
- B：自律神経節前線維
- C：痛（鈍い）温覚，自律神経節後線維

である。

局所麻酔では一般に，細い神経，特に無髄神経から先にブロックを起こす。
痛覚神経の伝達物質にはグルタミン酸，サブスタンス P がある。

4）反射（弓）reflex arc

腱反射では腱をハンマーで叩くことにより，筋が伸張され，筋紡錘*の伸展受容体が刺激され，刺激がⅠa感覚神経を通して，脊髄後根から入り，同名筋の運動神経を興奮させるとともに拮抗筋を弛緩させる。

(3) ホメオスターシス〈恒常性〉homeostasis

1）生体の恒常性維持と適応

細胞が正常な機能を営むためには細胞外液の量，組成，pH，浸透圧，温度などが一定に保たれる必要がある。さらに外界の環境が変化した場合，体内の諸機能を調節し，個体の生存を図るが，これを適応 adaptation と呼ぶ。

2）恒常性維持のための調節機構（ネガティブフィードバック調節）

ネガティブフィードバックは出力の一部が入力側に戻り，ホルモンの量など系の出力を制御するシステムで，生体の恒常性を維持する。

3）体温の恒常性維持とその調節機序

体内で起こる酵素系の至適温度の維持のため，体温を保つ必要がある。

体温中枢は視床下部*〔☞ p.147〕の視索前野・前視床下部*にあり，温度感受性ニューロンが重要な役割を果たす。感染時にはサイトカインが視床下部でプロスタグランジン〈PGE_2〉の産生を促進し，これが体温設定中枢の設定温度を上昇させることにより，発熱する。

熱の産生部位は肝臓，運動時には骨格筋が主である。

熱産生には血管収縮，アドレナリン放出，立毛筋収縮，ふるえ*などが関与し，悪寒，戦慄をきたす。

熱の放散には発汗*（蒸発）evaporation，輻射 radiation，対流 convection，伝導 conduction があるが，運動時には発汗による作用が最も大きい。解熱期には発汗亢進をみる。

4）体液 pH の重要性と緩衝系

体内で起こる酵素系の至適 pH の維持のため，外部の変化による pH 変化がわずかしか起こらないようにするのが緩衝系である。緩衝系 buffer system では細胞内液ではリン酸系とタンパク系，細胞外液では炭酸・重炭酸系〔☞ p.293〕が重要である。炭酸脱水素酵素の作用で炭酸・重炭酸系の緩衝作用が大幅に増強される。

5）生体機能や体内環境のリズム性変化　08C3

一日のリズムを作り出しているのは視床下部視交叉上核ニューロン群であり，これにより体温は午前6時ころに低く，夕方に高く，血圧は昼間に高く，夜間に低い，メラトニンは夜間に高く，日中に低いといった，日内変動が起こる。

4 個体の発生

(1) 配偶子の形成から三胚葉への分化 07B17／08I34／09B34／09G12／10B37

〔☞ p. 48：減数分裂の過程〕〔☞ 図 3-8〕

排卵から卵子の寿命は1日，射精した精子の寿命は2～3日である*。

受精 fertilization は卵管膨大部で起こる*。1個の精子が卵子に接触すると，他の精子の侵入を阻止する（透明帯反応）。その後，**桑実胚** morula となり，4日後にさらに胚の内部に空洞が形成され，**胚盤胞** blastocyte〈胞（実）胚〉となる。6～7日後に透明帯から脱出し，子宮体部内腔*に着床する。

胎齢8週（妊娠10週未満）の胚を**胎芽** embryo といい，**器官形成期**である。胚胞腔は**原始卵黄嚢** primitive york sac となる。

胚盤胞の壁から内部に向かって細胞集団が突出し，この細胞集塊を**内細胞塊** inner cell mass と呼ぶ。**胚性幹** ES：embryonic stem 細胞はこの内部細胞塊に由来する。これが**二層性胚盤** bilaminar germ disc となり，原始卵黄嚢の反対側には**羊膜腔** amniotic cavity が形成される。

環境因子によって最も重篤な先天異常をきたすのは妊娠2か月であり，妊娠1か月では妊娠や着床の成立そのものに異常をきたす。〔☞ p. 318〕

胎盤 placenta は多くの分葉からなり，卵膜は胎児側から，**羊膜** amnion，**絨毛膜** chorion，**脱落膜** decidua からなり，脱落膜は子宮内膜がホルモンにより変化したもので，母体由来である。

臍帯 umbilical cord には2本の動脈と1本の静脈がある。胎盤の**絨毛** villi の間には母体血が循環している。**細胞性栄養膜細胞** cytotrophoblast〈Langhans 層〉は絨毛内部にあるため母体血と接しないが，**合胞体栄養細胞** syncytiotrophoblast〈**シンシチウム細胞**〉（hCG〔☞ p. 318〕分泌）は外層にあり，母体血と接する。

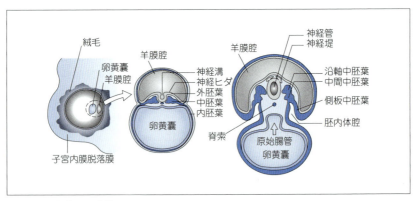

図 3-8　三胚葉への分化

胎盤は妊娠 16 週ころに完成し，妊娠末期には 500 g となる。
　胎児発育に必須の臓器は心臓である。
　個体発生初期にはまず，二層性胚盤の胚盤葉上層 epiblast の尾方正中に原始線条 primitive streak が形成され，その頭方端が原始結節 primitive node となり，原始結節からの突起（脊索突起）が脊索となる。
　原腸 primitive gut tube の陥凹により，原腸に接する細胞集団である内胚葉，胚表面を覆う外胚葉，外胚葉と内胚葉の間にある中胚葉に分かれる。
　内胚葉 endoderm からは消化管上皮，肝臓，膵臓が発生する。下垂体前葉も内胚葉由来で，口腔咽頭粘膜が背側に突出して形成される Rathke 嚢に由来する。甲状腺も舌盲孔 foramen cecum，甲状舌管の部分を経て，前頸部に形成される。
〔☞ p. 125：正中頸嚢胞〕
　外胚葉 ectoderm のうち表層外胚葉からは表皮，神経外胚葉の神経管からは中枢神経，感覚器（網膜など），脊髄前核細胞，神経堤 neural crest からは脊髄神経節にある感覚神経，Schwann 細胞，副腎髄質，自律神経節細胞，メラニン細胞，甲状腺傍濾胞細胞，髄膜が由来する。
　中胚葉 mesoderm は胚外中胚葉と胚内中胚葉がある。
　胚性中胚葉は沿軸中胚葉，中間中胚葉，側板中胚葉に分かれる。
　沿軸中胚葉 paraxial m. からは体節が形成され，各体節から椎板 sclerotome（椎体，肋骨になる），筋板 myotome（体幹の骨格筋になる），皮板 dermatome（真皮になる）ができる。
　中間中胚葉 intermediate m. は泌尿生殖器になる。
　側板中胚葉 lateral plate m. は壁側板中胚葉 somatic m. と臓側板中胚葉 splanchnic m. に分かれ，前者からは体肢骨，四肢の骨格筋が，後者からは血球，心臓，血管，消化管などの平滑筋，結合組織，副腎皮質が発生する。

(2) 体節 somite の形成と分化

　ホメオボックス遺伝子の産物には DNA 結合モチーフであるホメオドメインがあり，分節や軸形成を制御する遺伝子を活性化する。
　脊索 notochord は表皮から神経管 neural tube，脊椎を誘導する。椎板細胞が脊索をとりかこみ脊柱となり，脊索自身はやがて退化する。
　体節分節は胎生第 3 週ころにみられ，頭部体節 4 対，頸体節 8 対，胸体節 12 対，腰体節 5 対，仙骨体節 5 対である。
　3 つの耳胞前体節から動眼，滑車，外転神経が，後頭体節から舌下神経が発生する。
　体節からは脊椎骨，肋骨，体幹部，四肢すべての骨格筋が発生する。
　体肢芽の頂点に外胚葉性頂堤 AER：apical ectodermal ridge があり，これにより四肢の分化が進む。
　骨格筋の背内側に由来するものは脊髄神経の後枝に支配される。

(3) 消化・呼吸器系各器官の形成過程 〔☞図3-9〕

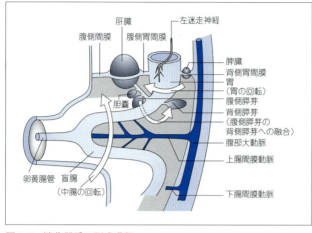

図3-9 消化器系の形成過程

前腸 forgut からは食道から Vater 乳頭より上部の十二指腸が発生する。さらに肝胆膵，呼吸器系（肺芽）も前腸から発生する。

腹側胃間膜 ventral mesogatrium から小網が，**背側胃間膜** dorsal m. から大網が発生する。

膵臓は背側膵芽と腹側膵芽が融合してでき，Vater 乳頭は腹側膵芽に由来する。〔☞p.256：分離膵，p.274：輪状膵〕

中腸 midgut は十二指腸の下部と横行結腸の口側2/3に相当し，上腸間膜動脈により栄養され，この動脈を軸にして，動脈基部からみて270度時計回りに回転する〔☞p.274：腸回転異常症〕。この動脈の反対側が**卵黄管** vitelline duct であり，その残存が Meckel 憩室〔☞p.272〕となる。

肺芽 lung bud から2つの気管支芽が生じる。肺胞の形成は8歳まで続く。

(4) 心血管系の形成過程 〔☞図3-10，図3-11〕

前腸の腹側で左右一対になった心内膜筒という血管が融合し，**心筒** heart tube となる。これが直線状→C字状→S字状となり，**心球** bulbus cordis（動脈円錐となる），心室，心房，静脈洞の4室に区分される。**心内膜床** endocardial cushion は房室管と流出路に形成される。

5対の鰓弓に対して，それぞれに血流を送る動脈が発生し，長軸方向に連結して，左右の背側大動脈を形成する。その後，右の背側大動脈は消失し，左の背側動脈が大動脈となる。大動脈弓は左第4，肺動脈は第6由来である。第3大動脈弓は内頸動脈の起始部となる。右の背側動脈の遠位部が残存すると左右の大動脈弓が形成される。右鎖骨下動脈起始異常は右第4大動脈弓の異常消失による。

(5) 泌尿生殖器系の形成過程　02B33

卵巣，精巣は**生殖堤** genital ridge に由来する。

Wolff 管〈**中腎管** mesonephric duct〉が精管に，Müller 管（**中腎傍管** para-

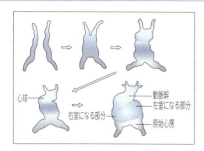

図 3-10　心臓ループの形成

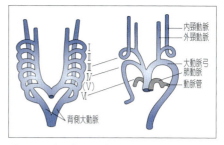

図 3-11　大血管の形成

mesonephric d.)^{注)}が卵管，子宮，腟になる。

中腎管から発生した尿管芽より，集合管から尿管が発生し，集合管が後腎組織帽の分化を誘導し，Bowman 嚢から遠位尿細管を発生させる。

腎は胎生 12 週から尿を産生するようになる。

副腎は胎児では腎よりも大きく，胎児層は副腎皮質の中 3/4 を占めるが，出生後急速に退縮する。

膀胱，尿道は尿生殖洞 urogenital sinus から発生する。排泄腔 cloaca は尿直腸中隔により，腹側の尿生殖洞と背側の肛門直腸管に分割される。臍帯と膀胱は尿膜管 urachus でつながっている。

膀胱上皮は内胚葉由来，膀胱三角上皮は中胚葉由来である。

原始生殖細胞は卵黄嚢の尿膜付着部に発生し，生殖堤に遊走する。

精巣は原始生殖腺の髄質，卵巣は皮質に由来する。精巣は鼠径管を通り，陰嚢内に下降する。

卵胞は生殖細胞とその周囲の卵胞細胞からなる。卵胞細胞は原始生殖細胞に由来せず，中皮（間葉）に由来する二次性索から分化する。

卵胞数は胎生 5〜6 か月ころに約 700 万個で最高になり，その後減少し，出生時 100 万個となる。

(6) 胚内体腔の形成過程

胎生 3 週末に，正中線の両側の側板中胚葉の中に細胞間隙が形成され，これが胚内体腔である。横隔膜が発生することにより，胸腔と腹腔に分かれる。

(7) 鰓弓・鰓嚢の分化と頭・頸部と顔面・口腔の形成過程　〔☞図 3-12, 図 3-13〕　08A3

鰓弓〈咽頭弓〉pharyngeal arch は頭部を形成する構造である。

第 1 鰓弓は三叉神経支配で，下顎骨（Meckel 軟骨からできる），ツチ骨，キヌタ骨，鼓膜張筋，咬筋が発生する。

注）男性生殖器は Wolff 管が，女性生殖器は Müller 管が発達　'M' an と 'W' oman が逆。

第2鰓弓は顔面神経支配でアブミ骨，アブミ骨筋などが発生する。

第3鰓弓は舌咽神経支配で，茎突咽頭筋，第4および第5鰓弓は迷走神経支配で輪状甲状筋，甲状軟骨などが発生する。

第1鰓嚢 pharyngeal pouch から中耳腔と中耳管が，第2鰓嚢から口蓋扁桃，第3鰓嚢から胸腺と下副甲状腺，第4，5鰓嚢から上副甲状腺が形成される。

顔面は**前頭鼻隆起** frontonasal prominence，**内側鼻隆起** medial nasal p.，**外側鼻隆起** lateral nasal p.（鼻翼が形成される），**上顎隆起** maxillary p.，**下顎隆起** mandibular p. から形成される。

顎間部から**一次口蓋**が，その後上顎隆起から**二次口蓋**が発生する。胎生第4週末に口唇の原基が生じ，上顎突起と口蓋突起の左右の癒合は5週末から7週末までに起こる。これらの癒合不全で起こる**唇裂** cleft lip・**口蓋裂** cleft palate では嚥下障害，外鼻変形，構音障害，歯列異常を伴う。口唇裂の手術は3～6か月位，口蓋裂は1～1歳半で行う。術後は創部を保護する*。

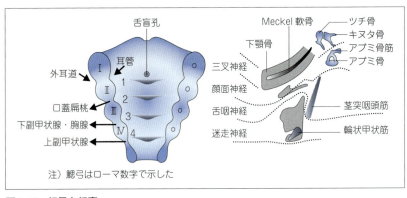

図 3-12　鰓弓と鰓嚢

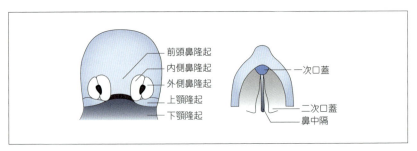

図 3-13　顔面・口蓋の形成

(8) 神経管の分化と脳，脊髄，視覚器，平衡聴覚器の形成過程

神経管の頭側は**前脳** forebrain ⟨procencephalon⟩，**中脳** midbrain ⟨mesencephalon⟩，**菱脳** hindbrain ⟨rhombencephalon⟩ に分かれる。

前脳は間脳と終脳に分かれ，**終脳** telencephalon は大脳皮質となる。**間脳** diencephalon は視床と視床下部からなる。

菱脳は**後脳** metencephalon と**髄脳** myelencephalon に分かれる。後脳胞からは橋，小脳が，髄脳胞からは延髄が分化する。

終脳前端は側方に突出して眼胞を作る。

眼胞 optic vesicle は陥凹して眼杯 optic cup になり接する表皮を角膜に誘導し，角膜はさらに水晶体を誘導し，眼胚自体は網膜になる。

耳は**耳板** otic placode から**耳窩** otic pit を経て，**耳胞** otic vesicle となり表皮外胚葉から分離し，内耳となる。

5 生体物質の代謝

代謝には**異化**（高分子から低分子とエネルギーへ）とその逆の**同化**がある。

(1) 酵素の機能と調節

酵素 enzyme は生体の触媒（化学反応を阻止するが，それ自体は反応の前後で変化しない物質）で，基質特異性がある。活性化エネルギーを下げ，反応速度を上げるが，平衡は変化させない。微量で活性を示し，至適 pH，温度がある。

多くの酵素では反応速度 V が，**Michaelis 定数** K_m（最大の反応速度の半分の速度を示す基質の濃度で，酵素と基質の親和性を示し，小さいほど酵素はその基質に対して高い親和性をもつ）と**最大反応速度** V_{max}，**基質濃度** [S] を用いて，

$$V = \frac{[S] \, V_{max}}{K_m + [S]}$$

で表され，この反応速度式で表される反応機構を **Michaelis-Menten 機構**と呼ぶ［☞図3-14］。この両辺の逆数をとり，1/[S] と 1/V の関係をプロットしたものを **Lineweaver-Burk プロット**と呼ぶ（切片 $1/V_{max}$，傾き K_m/V_{max} の一次関数となる）［☞p.64：図3-15］。**競合（拮抗）阻害** competitive inhibitor では切片 $\left(\dfrac{1}{V_{max}}\right)$

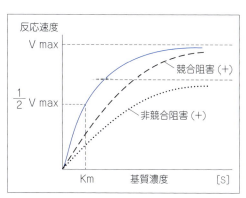

図 3-14　基質濃度-反応速度曲線

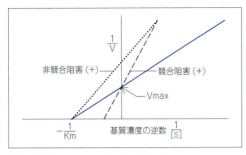

図 3-15 Lineweaver-Burk プロット

は変わらず，傾きが大きくなり，**非競合阻害** noncompetitive i. では切片が大きくなり，K_m は変わらない。競合阻害では結合部位の競合のため，[S] を増やすと V_{max} に近づくが，非競合阻害では [S] を増やしても，V_{max} には達することはない。

酵素の中には低分子化合物である補酵素と結合することによってはじめて機能するものがあり，この場合タンパク部分を**アポ酵素**，補酵素結合した酵素全体を**ホロ酵素**と呼ぶ。

タンパクの立体構造を変化させ，酵素活性が変化して，活性を調節することを，**アロステリック調節**と呼ぶ。

アロステリック効果を示す酵素の反応曲線は **S 字状曲線**になる。〔☞ p. 101〕

乳酸脱水素酵素〈LDH〉は H 型〈心筋型〉と M 型〈骨格筋型〉という 2 種類のサブユニットで構成される 4 量体であり，その結果 5 種類のアイソザイムがある。

(2) 解糖 glycolysis の経路と調節機構　〔☞図 3-16〕

グルコース〈ブドウ糖〉が 2 つの**ピルビン酸**に分解される過程を**解糖系**と呼び，

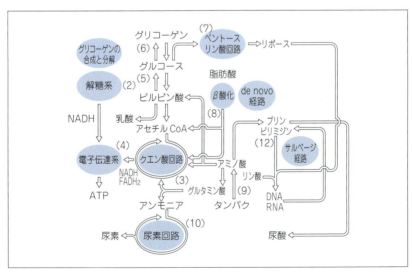

図 3-16　糖・タンパク・脂質代謝

生体物質の代謝　65

細胞質で行われる。

解糖系の律速酵素は**ホスホフルクトキナーゼ** PFK が重要であるが，他にヘキソキナーゼ，ピルビン酸キナーゼ PK も律速酵素である。

ヘキソキナーゼと PFK により ATP〔☞ p.44〕が ADP となる。ホスホグリセリン酸キナーゼ（1,3-ビスホスホグリセリン酸→3-ホスホグリセリン酸）と PK（ホスホエノールピルビン酸→ピルビン酸）により ADP から ATP が合成される。解糖系ではグルコース1分子から ATP 2分子（PK とホスホグリセリン酸キナーゼでは1つのグルコースで2分子の基質があるため），また NADH 2分子，**ピルビン酸**（嫌気的条件では NADH により乳酸になる）2分子も生成する。

嫌気的 anaerobic **条件**（酸素のない状態）から**好気的** aerobic **条件**に変化させると，クエン酸回路で，多くの ATP が調達できるので，解糖系を早い速度で回す必要はなくなるため，PFK 活性が抑制される。

ADP/ATP 比が高いと解糖系が促進される。

嫌気条件下ではピルビン酸はクエン酸回路に入れず，乳酸に還元される。

他の単糖のフルクトースやガラクトース〔☞ p.257〕も解糖系に入る。

(3) クエン酸回路 Krebs cycle, TCA (tricarboxylic acid) cycle

クエン酸回路はミトコンドリア*で行われる。

ピルビン酸がピルビン酸デヒドロゲナーゼ複合体による酸化的脱炭酸を受けてできた**アセチル CoA**（CoA〈補酵素 A〉はパントテン酸がその一部を構成している）はミトコンドリアのマトリックスにある**オキサロ酢酸** oxaloacetate と反応して**クエン酸** citrate となる。

クエン酸はいくつかの反応の後，コハク酸 succinate，フマル酸 fumarate，L-リンゴ酸 malate，オキサロ酢酸の順序をとる。

(4) 電子伝達系と酸化的リン酸化* electron transport chain & oxidative phosphorylation

解糖系とクエン酸回路で得られた NADH reduced nicotinamid adenine dinucleotide と FADH$_2$ r. flavin a. d. はミトコンドリア内で他の物質を還元（電子の獲得）し，その過程で Gibbs **自由エネルギー**が放出され，これを利用して多量の ATP を合成することができる。この過程が**電子伝達系，酸化的リン酸化**である。
〔☞ p.415：シアン中毒〕

電子伝達系はミトコンドリアの内膜にある。電子伝達系での電子の流れにより，水素イオンがくみ出されるため，内膜と外膜の間ではマトリックス内より水素イオン濃度が高く，水素イオンがマトリックス内に逆流する際に ATP が生成される。

NADH からは3分子，FADH$_2$ では2分子の ATP が産生される。

最終的にグルコース1 mol の完全酸化で，38 mol の ATP が産生される。

(5) 糖新生 gluconeogenesis の経路と調節機構 [☞ p.64]

血糖を維持するために行われる。

解糖系のグルコースからピルビン酸への経路は PFK が作用する部分を除き逆行できる。PFK が作用する部分は**フルクトース 1,6-ビス-ホスファターゼ**が代わって触媒する。ピルビン酸からホスホエノールピルビン酸となる過程で、カルボキシル基転移反応に関与する酵素が必要であり、これにビオチン〈ビタミンB_7〉が必要となる。

(6) グリコーゲンの合成と分解 glycogenesis and glycogenolysis の経路

グリコーゲンは α-グルコースの重合体で、肝臓（他の組織に供給するグルコースの貯蔵のため）と筋肉（自分で使用するグルコースの確保のため）で貯蔵されている。

グルコースは肝臓では**グルコキナーゼ**（G6P の阻害を受けず、K_mが高く、高濃度のグルコースがある短い間しか機能せず、V_{max}が高いので大量のグルコースを取り込める）、筋肉では**ヘキソキナーゼ**により、グルコース 6-リン酸〈G6P〉にリン酸化されたあと、グルコース 1-リン酸〈G1P〉、UDP-グルコースを経て、グリコーゲン合成酵素により重合される。

グルカゴンとアドレナリンにより、**グリコーゲンホスホリラーゼ**（律速段階）が活性化され、グリコーゲンは G1P として切り出された後、G6P を経てグルコースとなる。グルカゴンは肝臓では解糖を低下させるが、アドレナリンは筋肉で解糖を増加させる。

(7) 五炭糖リン酸回路 pentose phosphate pathway の意義

六炭糖（グルコース）から五炭糖 [☞ p.69] を合成する反応系である。

脂肪酸、ステロイドの合成、スーパーオキシドの合成、グルタチオン還元酵素の触媒に必要な NADPH を供給するという意義もある。

最初の反応の酵素は G6P デヒドロゲナーゼで 6-ホスホグルコン酸になる。

(8) 脂質の合成と分解　09G34

トリグリセリド〈中性脂肪〉は**グリセロール**と**脂肪酸**に分解できる。

β-酸化とは脂肪酸の β 位が酸化開裂されて、炭素数が偶数の場合にはアセチル CoA（炭素数 2）を、奇数個の場合には最終的にはプロピオニル CoA（炭素数 3、クエン酸回路を経て糖新生に使われる）に分解される反応で、ミトコンドリアのマトリックス内とペルオキシソームで行われる。この反応には NAD が必要である。脂肪酸を細胞質からミトコンドリアに移送するのは**カルニチンシャトル**である。

脂肪酸の合成は細胞質で行われる。

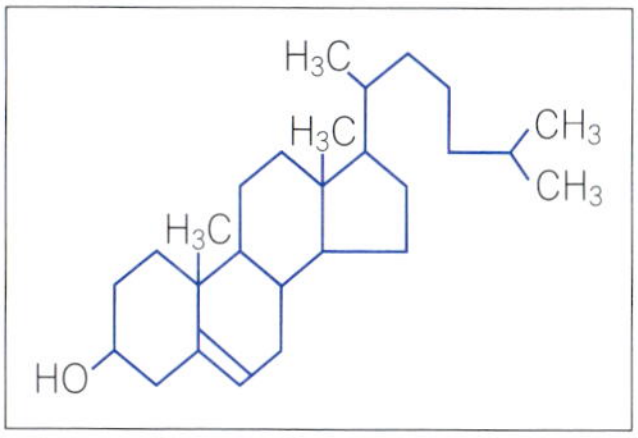

図 3-17　コレステロール

エタノール代謝では NADH が増加し，クエン酸回路や糖新生が抑制され，アセチル CoA が蓄積し，β 酸化が抑制される〔☞ p.281：アルコール性肝障害〕。

ケトン体合成はミトコンドリアのみで行われる。

白色脂肪細胞は全身，特に皮下や内臓周囲に分布し，トリグリセリドをエネルギー源として蓄える。**褐色脂肪細胞**は全体の 1％しかなく，幼児期に多く，成人では後頸部，肩甲骨下部などに残り，ミトコンドリアに富み，アドレナリン作動性ニューロンが豊富に分布し，熱発生が大きい。

脂肪酸は炭素数が多いものほど，また**飽和脂肪酸**（二重結合なし）の方が**不飽和脂肪酸**（酸化されやすい）より融点が高い。リノール酸，α-リノレン酸は不飽和で，**必須脂肪酸**である。

魚油にはドコサヘキサエン酸など不飽和脂肪酸が多く含まれている*。

HMG-CoA 還元酵素はコレステロール〔☞図3-17〕合成で，HMG（3-ヒドロキシ-3-メチルグルタリル）-CoA をメバロン酸に変換する。コレステロールはステロイドホルモン，ビタミン D〔☞ p.336, 352〕，胆汁酸〔☞ p.256〕の前駆体である。

(9) タンパクの合成と分解　〔☞ p.71〕

アミノ酸はアミノ基とカルボキシル基を有し，20 種類あるが，このうち 9 種類は体内では合成できず，**必須アミノ酸**と呼ばれる。必須アミノ酸はフェニルアラニン（Phe, F），ロイシン（Leu, L），バリン（Val, V），イソロイシン（Ile, I），スレオニン（トレオニン）（Thr, T），ヒスチジン（His, H），トリプトファン（Trp, W），リジン（Lys, K），メチオニン（Met, M）である。アルギニンは小児期だけ必須アミノ酸である注)。

ヒスタミンはヒスチジンからカルボキシル基が失われてできる。

細胞内の異常タンパクや変性タンパクは細胞内で，ユビキチンリガーゼによってユビキチン化され，プロテアソームというタンパク分解酵素により，ATP 依存性に分解される（**ユビキチン-プロテアソーム系**）。リソソーム〔☞ p.44〕による分解もある。

(10) アミノ酸の異化と尿素合成の経路　12A1

アミノ基が除去されたあと，ピルビン酸に変換されるアミノ酸（アラニンなど）は糖新生の材料となり**糖原性** glucogenic **アミノ酸**と呼ばれるが，アセチル CoA に変換されるアミノ酸はケトン体にしかなれないので**ケト原性** ketogenic **アミノ酸**と呼ばれる。

アミノ酸の炭素骨格部分はすべてクエン酸回路に入って代謝される。例えば

注)『風呂場イス一人占め（フ/ロ/バ/イ/ス/ヒ/ト/リジ/メ）』と覚える。

アラニン，システイン，セリンはピルビン酸，アセチル CoA を経てクエン酸回路に入る。

アミノ酸の異化で**アミノ基転移**されるアミノ酸はグルタミン酸である。

AST〔☞ p.258〕〈アスパラギン酸アミノ基転移酵素〉（以前の GOT）は以下の反応を触媒し，アミノ基を転移する。

アスパラギン酸＋α-ケトグルタル酸〈2-オキソグルタル酸〉
　　　　　　　　　　　　　←→グルタミン酸＋オキサロ酢酸

ALT〈アラニンアミノ基転移酵素〉（以前の GPT）は以下の反応を触媒して，アミノ基を転移する。このときビタミン B_6 が関与する。

アラニン＋α-ケトグルタル酸←→ピルビン酸＋グルタミン酸

グルタミン酸はミトコンドリアで**酸化的脱アミノ**され，α-ケトグルタル酸とアンモニアになり，α-ケトグルタル酸はクエン酸回路に，アンモニア＊は**尿素回路** urea cycle に入る。

アンモニアを含むカルバモイルリン酸とミトコンドリアに入ったオルニチンから，**オルニチントランスカルバミラーゼ**により，シトルリンが生じ，ミトコンドリアから出る。その後アルギノコハク酸を経たアルギニンから尿素＊の生成とオルニチンの再生反応が起こる。

尿素回路は窒素分子を体内から排泄するための代謝であり，肝臓に特異的である。

(11) ヘム・ポルフィリン代謝 〔☞ p.262〕〔☞ 図 3-18〕

4 個のピロールが 4 個のメチン基（−CH＝）で結合し，テトラピロールを形成した化合物をポルフィンと呼び，ポルフィンの誘導体を総称して**ポルフィリン**，その鉄（2 価鉄，Fe^{2+}）錯体を**ヘム**と呼ぶ。

ヘム合成はミトコンドリア内ではグリシンとサクシニル CoA から**δ-アミノレブリン酸**（δ-ALA）が合成されるところから始まり，この触媒に必要な補酵素がビタミン B_6 である。

ヘムはヘモグロビン，ミオグロビン，シトクロム，カタラーゼ，ペルオキシダーゼなどのヘムタンパクに含まれ，補因子として

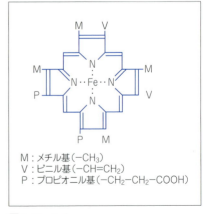

M：メチル基（−CH₃）
V：ビニル基（−CH＝CH₂）
P：プロピオニル基（−CH₂−CH₂−COOH）

図 3-18　ヘム

働いている。

(12) ヌクレオチドの合成・異化・再利用経路

塩基（アデニンなど）〔☞ p.70〕に五炭糖（DNA では**デオキシリボース**＊，RNA では**リボース**＊）が付加されて**ヌクレオシド**（アデノシンなど）になる。ヌクレオシドに1個以上のリン酸基が付加されて，**ヌクレオチド**になる。

五炭糖は五炭糖リン酸回路から供給を受ける。塩基のプリン基，ピリミジン基の構成窒素の多くはアミノ酸から，炭素は葉酸が運んでくる。この経路を**新規 (de novo) 経路**と呼ぶ。

ATP はイノシン一リン酸（IMP）にアスパラギン酸が付加し合成される。

特にプリン基では DNA，RNA が分解を受けて生じたヌクレオチドをそのまま再利用する**サルベージ経路**もある。

プリン基は尿酸〔☞ p.350：痛風〕に，ピリミジン基は NH_3 と CO_2 を経て尿素に変換される。

(13) フリーラジカルの発生と作用

不対電子をもつ，反応性の高い化学種を**フリーラジカル**と呼び，生体内で重要なものは**活性酸素**である。ラジカル反応は酵素を必要としない反応である。

紫外線，喫煙，肉体的および精神的ストレスなどがフリーラジカルの発生に関与している。

フリーラジカルは強い酸化作用をもち，脂質，タンパク，DNA といった生体分子を酸化する。また好中球における殺菌作用は活性酸素を利用して行われる。

(14) 空腹時（飢餓），食後（過食時）と運動時における代謝　07G35／09E69／10E40／11G43

肝臓は血糖値の調節に最も重要な臓器で，グリコーゲンの分解（食後3～24時間），またはアミノ酸からクエン酸回路を介し，オキサロ酢酸を経由して，糖を産生する（食後4時間から28日）。後者の経路では尿素が発生する。

血糖が利用できないと，脂肪細胞から脂肪酸が遊離され，**ケトン体**＊合成が促進される。

骨格筋で利用されるグルコースはグリコーゲンを分解して得る。このために，骨格筋にはグリコーゲンが豊富に貯蔵され，解糖で ATP を合成し，生成した乳酸は肝臓に送られてグルコースに合成され，再利用される（**Cori 回路**）。

脳は遊離脂肪酸をエネルギー源にはできず，グルコースがなければケトン体をエネルギー源にする。

飢餓時は急激な低血糖〔☞ p.349〕とは異なり，交感神経活性は低下する。

血糖上昇ホルモンとしては作用発現が早いアドレナリン，グルカゴン，遅い糖質コルチコイド，成長ホルモンがあるが，低下はインスリンのみである。

タンパク，脂質，炭水化物の1gから発生するエネルギーを生理的燃焼値〈Atwater 係数〉と呼び，各4 kcal, 9 kcal, 4 kcal である*。アルコールは7 kcalである。

6 遺伝と遺伝子

(1) 遺伝子と染色体

ヒトの体細胞1個に含まれる染色体〔☞ p.42〕の総数は46本*で，22対*（44本）の常染色体と2本の性染色体（XX または XY）*からなる。常染色体の番号はおおよその大きさの順につけられている。生物1個体が持つ全遺伝情報を**ゲノム**と呼ぶ。ヌクレオチド*がリン酸*を介したホスホジエステル結合により，鎖状の1本鎖の DNA，RNA となる。

DNA は二重らせん構造*で，これは塩基間の水素結合による。

DNA の構成**塩基***base は**アデニン** A は**チミン** T と2つの，**グアニン** G は**シトシン** C と3つの水素結合をしている（**Chargaff の法則**）。

RNA では T の代わりに**ウラシル** U が A と水素結合する。

A, G は**プリン誘導体**で，C, T, U は**ピリミジン誘導体**である。

紫外線による**ピリミジン二量体**が形成され遺伝子傷害の原因になる。

(2) ゲノムと遺伝子

ゲノムは生物1個体がもつ全遺伝情報を示し，ヒトゲノムは30億塩基対(bp)であるが，そのうちタンパクをコードしている部分は2%に過ぎず，ヒト遺伝子の総数はわずか約22,000とされている。ヒトゲノムのうち遺伝子およびその発現調節に関与する領域は1/10以下である。

(3) DNA の合成，複製と修復 〔☞図3-19〕

自然界では DNA は半保存的に**複製*** replication される。

二重らせんは**ヘリカーゼ，トポイソメラーゼ**により解かれ，**1本鎖 DNA 結合タンパク**が付着する。

DNA 複製の際には**リーディング鎖**では **DNA ポリメラーゼⅢ**が 5'→3' へ DNA を伸ばす。DNA ポリメラーゼの作用時には Mg^{2+} が必要である。

3'→5' の**ラギング鎖**では**プライマーゼ**によって **RNA プライマー**がつくられ，そこから**岡崎フラグメント**が合成され，**DNA リガーゼ**によって岡崎フラグメントが結合される。

テロメラーゼは染色体末端（**テロメア**）の短小化を防ぐため染色体を伸長させる酵素である。テロメアは真核生物の DNA 末端の複製に関わり，生殖細胞では長いが，細胞分裂を繰り返すごとに短くなることから，老化の一つの原因とされ

DNA 修復時に最初に使われるのはトポイソメラーゼで,その後には DNA ヘリカーゼ(二重らせん構造を解離する),エンドヌクレアーゼ,**DNA グルコシラーゼ**(塩基除去修復の際,変異塩基を除去する),DNA ポリメラーゼ,DNA リガーゼが修復に関わる。

(4) タンパクの合成 〔☞図 3-19〕

転写[*] transcription では DNA の塩基配列が **RNA ポリメラーゼ**により,RNA の相補的な塩基配列として写し取られる。RNA に転写されるが,RNA から DNA に**逆転写**されることもある。RNA ポリメラーゼⅠは rRNA,Ⅱは mRNA,Ⅲは tRNA を合成する。

1つのアミノ酸は3つの塩基配列(**トリプレット**)で決定され,これをコドン[*]と呼ぶ。アミノ酸付加が停止するコドンを**ストップコドン**,アミノ酸が他のアミノ酸に置き換わるものを**ミスセンスコドン**と呼ぶ。

変異は,起こったアミノ酸の番号をアミノ酸記号(1文字☞ p.67)で変異の前後を表わす(例:C282Y,282番目のアミノ酸がシステイン〈C〉からチロシン〈Y〉に変異)。

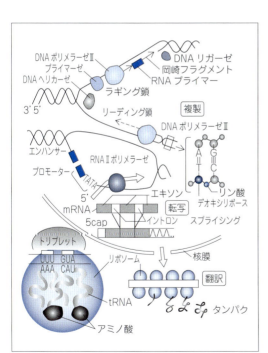

図 3-19 複製・転写・翻訳

この一次転写産物にはタンパクをコードする部分である**エキソン**と,コードしない**イントロン**がある。

一次転写物は核内で **snRNA** と結合し,**スプライソソーム**を形成,イントロンが除去され,エキソンがつながり,mRNA となる(**スプライシング**)。

一部のエキソンの**選択的** alternative **スプライシング**により,1つの遺伝子から複数のタンパクを合成できる。〔☞ p.344〕

また 5' 末端にはキャップが,3' 末端にはポリ A が付加される。

翻訳[*] translation は,mRNA に転写された塩基配列をタンパクのアミノ酸配列[*]に変換する過程である。リボソームは **rRNA** とタンパクからなる。開始コドンはメチオニンである。

アミノ酸とそれぞれに対応する少なくとも1つの tRNA からなるアミノアシル tRNA のアンチコドンと mRNA のコドンが結合し，アミノ酸と tRNA との間のエステル結合が切れる高エネルギーを利用してアミノ酸同士がペプチド結合し，タンパクが合成される*。

タンパクの翻訳後修飾 posttranslational modifications にはメチル化，リン酸化，グリコシル（糖鎖付加），脂肪酸付加，水酸化がある*。

(5) プロモーター，転写因子などによる遺伝子発現の調節

RNA ポリメラーゼが DNA に結合する部分をプロモーターと呼び，転写調節を行っている。

プロモーター領域にはコンセンサス配列の1つである TATA ボックスがある。エンハンサーおよびサイレンサー領域は転写開始点に対して cis-エレメントとして作用し，転写をそれぞれ，促進ないし抑制する。転写調節因子としては DNA エレメントに直接結合するアクチベーターやリプレッサー，DNA エレメントに直接結合しないコアクチベーターやコリプレッサーがある。

塩基配列の変異なしに遺伝子の発現を制御する DNA の修飾様式をエピジェネティック制御といい，DNA のメチル化はその典型例である。

(6) PCR：polymerase chain reaction〈ポリメラーゼ連鎖反応〉

増幅したい DNA 領域のセンス鎖およびアンチセンス鎖の5'端の配列（20塩基程度）を有する2種類のオリゴヌクレオチド（プライマー）を準備し，これに4種類のヌクレオチド，Mg^{2+}，耐熱性の DNA ポリメラーゼである *Taq* ポリメラーゼを試料とともに加える。

熱変性（92℃ 1分）により2本鎖 DNA を1本鎖とする。次に50〜65℃ 1分で，過剰のプライマーが1本鎖 DNA に特異的に結合（アニーリング）する。さらに72℃ 1分で *Taq* ポリメラーゼがプライマーの伸張反応を行う。

このサイクルを25〜35回繰り返すことにより，DNA の特定領域を増幅する。
PCR の n サイクルで増幅される DNA は 2^n 倍になる。
アニーリングの温度の温度が高すぎると非特異的高分子 DNA が増える。
RT-PCR では成熟 mRNA から DNA（cDNA（イントロンを含まない））を逆転写後，PCR を行う。

LAMP：loop-mediated isothermal amplification 法では標的遺伝子の配列から6つの領域を選んで組み合わせた4種類のプライマーを用いて，定温での反応で遺伝子を増幅させる。結核やマイコプラズマの診断に応用されている。

(7) ゲノム解析にもとづく DNA レベルの個人差

回文 palindrome 配列（DNA の配列に関して，二重鎖の一方を読んだ場合と，もう一方（相補鎖）を逆向きに読んだ場合が同じになる構造）を認識，切断する

制限酵素を用い，その断片長により，個人差をみることができる（**制限酵素断片長多型** RFLP：restriction fragment length polymorphism）。**縦列反復配列多型** VNTR：variable number of tandem repeat，**ミクロサテライト**（STR：short t. r., SSR：simple sequence r.），**1塩基多型性** SNP：single nucleotide p. もこの目的で利用される。薬物代謝酵素遺伝子のSNPの違いで，薬効差をみることがある。

4塩基を認識する制限酵素で切断される塩基配列の平均的な長さは256塩基 (4^4) となる。

(8) 分子生物学的手法

末梢血と **Ficoll-Conray液**（比重1.077）を混合して，400×gで20分間遠心分離すると下から赤血球，Ficoll-Conray液，白血球および血小板，血清の4層に分離できる。

ELISA：enzyme-linked immunosorbent assay は特異性の高い抗原抗体反応を利用して物質を検出する方法である。

DNAは**フェノール抽出，エタノール沈殿**で分離する。

セルロースアセテート膜を用いてpH 7.0の緩衝液で電気泳動を行うとヒストン（塩基性タンパク）は陰極に，DNA（リン酸基がマイナスに荷電）は陽極に移動する。

サザンブロットはDNA，**ノザンブロット**はRNA，**ウェスタンブロット**はタンパク，**サウスウェスタンブロット**はDNA結合タンパクを電気泳動で分離後，膜に写し取り，相補的DNAや抗体で検出する方法である。

DNAシークエンシング〈**塩基配列決定**〉では，通常のヌクレオチドに，蛍光色素標識し，伸長が停止するように修飾されたヌクレオチドを少量加え，伸長させたDNAを細い管で電気泳動し，レーザーで順次検出する。

第2章　個体の反応

1　生体と微生物

(1) 感染症

1）SIRS〈全身性炎症反応症候群〉と敗血症　10B56／10H20／11E60／12B41

　SIRS：systemic inflammatory response s. は菌血症や外傷などの種々の侵襲を誘因とする全身性炎症反応で，複数の臓器の機能不全が起こると**多臓器不全**　MOF：multiple organ failure と呼ぶ。

　MOF では腎障害による尿量減少，血中（動脈血）乳酸増加による代謝性アシドーシスをきたすが，ARDS〔☞ p.243〕の発症率が高く，治療が困難である。

　SIRS は，以下のうち 2 項目以上が該当するときに診断できる。

①体温の変動（38℃以上，または，36℃以下）
②脈拍数増加（90 回/分以上）
③呼吸数増加（20 回/分以上）または $PaCO_2$ が 32 Torr 未満
④白血球数が 12,000/mcL 以上または 4,000/mcL 以下あるいは未熟顆粒球が 10％以上

　敗血症 sepsis は感染による SIRS であり，肺，腎，肝が機能不全に陥りやすい。

　簡便な指標として，qSOFA（quick sequential（sepsis-related）organ failure assessment）スコア（意識レベルの低下，収縮期血圧 100 mmHg 以下，呼吸数 22/分以上；3 項目のうち 2 項目以上を満たす）で敗血症と診断する。

　多臓器障害の発生にはエンドトキシン，TNF〔☞ p.97〕が関与する。

　敗血症性ショックの診断基準（sepsis-3）では十分な輸液負荷にもかかわらず，平均血圧 65 mmHg の維持に血管作動薬が必要で，かつ血清乳酸値≧2 mmol/L としている。まず急速輸液を行う。

　化学療法中の発熱で，白血球が 1,000 程度以下に低下している場合には抗菌薬に加え，G-CSF〔☞ p.122〕も使用する。

2）菌交代現象・菌交代症　microbial substitution と日和見感染 opportunistic infection

　菌交代現象・菌交代症は腸管などで，正常時にみるような常在細菌叢の構成種が，抗菌薬の使用などにより変化することによって起きる感染症である。

　日和見感染とは，悪性腫瘍，放射線，抗癌剤治療，副腎皮質ステロイド薬使用，HIV 感染などによる感染防御能の低下のため，健常者では発病しないような病

原性の低い病原体による感染症を引き起こすことである。病因として，細菌では表皮ブドウ球菌，腸球菌，クレブシエラ，緑膿菌，セラチア，レジオネラなど，真菌では特にニューモシスチス・ジロベシ*，トキソプラズマ，カンジダ，など，ウイルスではCMV（間質性肺炎をきたす）がある。

3）新興感染症・再興感染症

1970年以降，エボラ出血熱，ウエストナイル熱など少なくとも30以上のこれまで知られなかった感染症（新興感染症）が出現し，また近い将来克服されると考えられていた結核，マラリアなどの感染症（再興感染症）が再び脅威を与えている。

4）『感染症の予防及び感染症の患者に対する医療に関する法律〈感染症法〉』 07B4／07G8／07I26／08A9／09B7／09G30／10E31／10G4／11D10／12A4

法に基づき，都道府県知事による入院の勧告・措置の対象*になるのは，新感染症，1類感染症*，2類感染症*であるが，3類は対象にはならない。

1～4類，新型インフルエンザ等感染症を診断した医師は，直ちに最寄りの保健所長を経由して都道府県知事に届出なければならない（5類全数届出疾患については侵襲性髄膜炎菌感染症，風疹および麻疹は直ちに届出，他は7日以内）。

1類感染症（危険性の極めて高い感染症）（7疾患）には，エボラ出血熱，クリミア・コンゴ出血熱，痘そう〈天然痘〉，南米出血熱，ペスト，マールブルグ病，ラッサ熱がある。

我が国ではエボラ出血熱，クリミア・コンゴ出血熱，マールブルグ病，南米出血熱の発生報告はない。ペストは1929〈昭和4〉年以降報告がなく，ラッサ熱は1987〈昭和62〉年に1例発生が報告されているのみである。痘そうはWHOにより根絶が宣言されているが，貯蔵されているウイルスがバイオテロ（リズム）に使われる可能性がある。

2類感染症（危険性の高い感染症）（7疾患）には，急性灰白髄炎〈ポリオ〉，結核，ジフテリア，重症急性呼吸器症候群 SARS：severe acute respiratory s.，鳥インフルエンザ（H5N1，H7N9）*，中東呼吸器症候群 MERS：middle east r. s.がある。

3類感染症（特定の職業に従事*することで集団発生を起こし得る感染症）（5疾患）には，コレラ*，細菌性赤痢，腸管出血性大腸菌感染症，腸チフス，パラチフスがある。

細菌性赤痢は年間数百例の報告があり，推定感染地は海外が多い。

4類感染症（動物や飲食物などを介し感染，人から人への感染なし）（44疾患）には日本脳炎，ツツガムシ病，重症熱性血小板減少症候群 SFTS：severe fever with thrombocytopenia s.（ウイルスによるダニ媒介感染症），ジカウイルス感染症などがある。日本脳炎はほとんど発生をみず，高齢者にみる。ツツガムシ病は年間100件を超える報告がある。

5類感染症にはAIDS，アメーバ赤痢，風疹，麻疹，梅毒，百日咳など全数報告の24疾患と水痘，インフルエンザなど定点報告の28疾患がある。

検疫感染症に対しては国内に常在しない感染症の病原体が船舶や航空機を介して国内に侵入することを防ぐ目的として，『検疫法』に基づいて検疫が実施されている。

検疫感染症には1類感染症と，マラリア，デング熱，新型インフルエンザ等感染症，チクングニア熱，鳥インフルエンザ（H5N1，H7N9），MERS，ジカウイルス感染症（胎児に小頭症をきたす）の8疾患がある。

海外からの未知の感染症の潜伏期間内の入国の健康監視は，以前は検疫所が行っていたが，現在は対象者が入国した段階で，保健所等に通知し，その対応は保健所がすることとされた。

5）主な感染形式　08B33／08I58

HSV，CMV，HPV，HBV，HCVなどは持続感染 persistent infectionする。
CMV，HIV，HBV，HCV，風疹などは垂直感染 vertical i.〈母子感染〉する。
結核*，麻疹*，水痘帯状疱疹ウイルスは直径5mcm以下の粒子によるため，空気感染 airborne i.*〈飛沫核感染 droplet nuclei i.〉*する。空気感染する病原微生物に対してはN95マスクが有効で，陰圧室で隔離の必要性が高い。

インフルエンザ，風疹*，髄膜炎菌，溶連菌，百日咳*は飛沫感染* droplet i. であり，直径5mcm以上の粒子であるため，1m以上離れていれば感染しないが，咳やくしゃみで感染する。

部屋の加湿で飛沫感染の粒子は大きくなり，落下しやすくなる。

バイオテロリズムで使用される可能性のある病原体には炭疽菌，ペスト菌，天然痘ウイルス，ボツリヌス菌がある。

人畜共通感染症 zoonosisには狂犬病やブルセラ症などがある。

日本脳炎はコガタアカイエカとブタの間に増殖サイクルがある，感染したカがヒトに吸血することにより感染する。〔☞表3-1〕

狂犬病の流行地域でイヌ，ネコ，コウモリに咬まれたら発症前にワクチンを接種する。

pandemicは汎世界的な流行，epidemicは地方の流行，outbreakは病院感染

表3-1　病原体の媒介動物

コガタアカイエカ	： 日本脳炎ウイルス
ネッタイシマカ	： 黄熱ウイルス，デング熱ウイルス
ハマダラカ	： マラリア原虫
アメリカイヌダニ	： ロッキー山紅斑熱リケッチア
ツェツェバエ	： ガンビアトリパノゾーマ
ネズミ・ノミ	： ペスト菌
ネズミ	： ラッサ熱ウイルス
蚊・ブユ・アブ	： フィラリア

の発生が通常より有意に増加または通常発生しない感染症の発生を意味する。

6）ワクチン vaccine　07E30／08E35／09E42／09G42／10G7／11E6／11F22／12C9

抗原を含む溶液を接種することで，能動免疫〔☞ p.93〕を得るものである。

血清型が少なく，免疫原性の強い病原体微生物がワクチンの開発に適している。

弱毒株を用いる生（弱毒化）ワクチン live attenuated v.，ホルマリン等により病原体を不活化した不活化ワクチン inactivated or killed v.，さらに広義の不活化ワクチンに含まれる，トキソイド toxoid（細菌が産生する外毒素をホルマリンで無毒化したもの），コンポーネントワクチン（病原体の有効成分のみからなる），組換え型ワクチンがある。

生ワクチンでは抗体産生とともに細胞性免疫の獲得が期待でき，終生免疫が得られるが，病原性の復帰が起こる可能性がある。

生ワクチンには BCG*〔結核☞ p.237〕，麻しん*，風しん，水痘，流行性耳下腺炎*，黄熱，ロタがある。生ワクチンは妊婦には禁忌である*。

不活化ワクチンとトキソイド（破傷風，ジフテリア）接種後は6日以上の，生ワクチンは4週以上，γ-グロブリン治療後は6か月以上の間隔をあける。

不活化ワクチンは生ワクチンより安定で，保存に適している。

ポリオワクチンは我が国では生ワクチン（経口投与）であったが，平成24年より，不活化ワクチンに切り替えられた。

予防接種はかつての義務接種から勧奨接種（受けるように努めなければならない〈努力義務〉）となった。

定期接種には A 類疾病（集団予防目的）として百日咳，ジフテリア，破傷風（10年後に追加接種必要）*，急性灰白髄炎〈ポリオ〉，麻しん*，風しん*，日本脳炎，BCG*〔☞ p.238〕，インフルエンザ菌 b 型〈Hib〉，小児の肺炎球菌感染症，水痘，ヒトパピローマウイルス，HBV*（2016年より定期となった*。筋注，他は皮下注）〔☞ p.277〕，B 類疾病（個人予防目的）としてインフルエンザ（高齢者），肺炎球菌（65歳以上，23価ワクチン）がある。任意接種には流行性耳下腺炎〈ムンプス〉などがある。

Hib ワクチンは生後2か月より接種開始する。麻しん，風しんは1期は生後12から24か月未満に，BCG は1歳未満に接種する。

DPT-IPV ワクチンはジフテリア，百日咳，破傷風，ポリオの4種混合ワクチンである*。

脾摘後には肺炎球菌ワクチンを接種する。

定期接種の実施責任者は市町村長で，その健康被害は救済制度がある。

海外渡航時は我が国とは異なる感染症があるので，予防接種の計画を立てる。

(2) ウイルス性疾患

1) ウイルス学総論

ウイルスは核酸をタンパクの**カプソメア**の集合体である**カプシド**が覆い，これが宿主細胞との結合を担う。さらにその周囲を**エンベロープ**が覆っているウイルスもある。ウイルスはエネルギー産生機構をもたず，宿主細胞のエネルギーを利用する。

ヘルペスウイルスなどはエンベロープを有するが，アデノウイルス，ピコルナウイルスなどにはない。

エンベロープは宿主細胞への吸着，侵入に役立ち，宿主の免疫機構から逃れる機能がある。

エンベロープをもつウイルスでは宿主細胞に膜融合をきたすものがある。

国際ウイルス分類委員会により，ゲノムの性状，増殖機構を主体としての分類が行われている。

RNA ウイルスは変異しやすい*。**DNA ウイルス**の複製は宿主の核で，RNA ウイルスの複製は宿主の細胞質で行われる*。

プラス鎖 RNA ウイルスではゲノム自身が RNA として機能し，RNA ポリメラーゼが必要ではないが，**マイナス鎖 RNA ウイルス**は，ウイルス由来の RNA ポリメラーゼにより mRNA を合成する。

ウイルスが宿主細胞表面*の特定の部位に**吸着**後，細胞質内に**侵入**（例えばインフルエンザはエンドサイトーシスにより），**脱殻**して細胞質内に入り，核酸が複製され，複製されたウイルス核酸と合成されたウイルス構造タンパクが集合して，ウイルスが成熟し，細胞外に放出される。

ウイルス感染により，宿主感染細胞のタンパク合成抑制，封入体，多核巨細胞，アポトーシス，癌化が起こる。

ウイルス感染の種（すなわち，ヒトかそれ以外の動物に感染するのか）特異性，組織特異性は，宿主細胞のウイルスに対する受容体に依存する。

ウイルスの感染性を消失させる抗体を**中和抗体**と呼び，HBs 抗体などが相当するが，C 型肝炎，HIV などでは中和抗体ができにくい。

2 本鎖 DNA ウイルス：ヘルペスウイルス，アデノウイルス，HBV，HPV，ポックスウイルス

1 本鎖 DNA ウイルス：パルボウイルス B19

2 本鎖 RNA ウイルス：ロタウイルス

1 本鎖＋鎖（mRNA として働く）RNA ウイルス：ポリオウイルス，コクサッキーウイルス，風疹ウイルス，日本脳炎ウイルス，HCV，ノロウイルス

1 本鎖－鎖（相補的 RNA が mRNA として働く）RNA ウイルス：パラミキソウイルス（麻疹ウイルスを含む），ムンプスウイルス，インフルエンザウイルス

レトロウイルス〔☞ p.82〕：HIV，HTLV-1

表 3-2　ヒトヘルペスウイルス科〈HHV〉

HHV 1	:	単純ヘルペスウイルス〈HSV〉1 型
HHV 2	:	単純ヘルペスウイルス〈HSV〉2 型
HHV 3	:	水痘・帯状疱疹ウイルス〈VZV〉
HHV 4	:	Epstein-Barr〈EB〉ウイルス
HHV 5	:	サイトメガロウイルス〈CMV〉
HHV 6, 7	:	突発性発疹を起こすウイルス
HHV 8	:	Kaposi 肉腫関連ヘルペスウイルス

2）ヒトヘルペスウイルス　［☞表3-2］

①単純ヘルペスウイルス HSV：herpes simplex virus 1 型および 2 型感染症 infection　08A2／09H27／11A28

HSV1, 2 では皮膚や粘膜に疼痛のある水疱, 潰瘍ができ（単純性疱疹）, 組織学的には核内封入体, スリガラス状核［☞図3-20］, 多核の細胞が特徴的である。水疱の検鏡でもみえる（Tzanck 試験）。

図 3-20　ヘルペスウイルス感染細胞

HSV1 は初感染として口などに水疱をきたし, 三叉神経に潜伏し, 回帰発症*として口唇ヘルペス, 再発性角膜炎をきたす。HSV2 は外陰部に疼痛のある水疱, 潰瘍を形成する。Kaposi 水痘様発疹症はアトピー性皮膚炎などの基礎疾患のある皮膚に HSV が感染して起こる。その他手指に起こるヘルペス性瘭疽 helpetic whitlow がある。

②水痘〈水ぼうそう〉・帯状疱疹 VZV：varicella〈chickenpox〉& herpes zoster〈shingles〉　07G41／07I45／08C18／10A39／11A44

水痘は VZV*による初感染で, 潜伏期 14〜21 日で, 発熱ともに*体幹を中心に紅斑, 水疱, 膿疱, 痂皮の各段階の皮疹が混在する*。口腔内にも粘膜疹をみる。

VZV が神経節に潜み*, 長期間の後, 帯状疱疹*となり（回帰発症）, 肋間神経の支配領域などに沿って, 同様の皮疹と疼痛をみる。

［☞ p. 166：Ramsay Hunt 症候群］

水疱には HSV と同様の細胞をみる。

抗ウイルス薬のアシクロビル*やバラシクロビルが, HSV, VZV ともに有効。

③EB：Epstein-Barr ウイルス感染症　04A8

我が国では幼児期の不顕性感染が多く, 伝染性単核症［☞ p.375］のほか, Burkitt リンパ腫［☞ p.132］, 上咽頭癌［☞ p.375］の原因になる。

④サイトメガロウイルス感染症　CMV：cytomegalovirus infection　07E46／09I68／11G52

免疫力が低下したときに症状が出ることが多く, 大きな核内封入体（owl's eye）［☞図3-21］をみる。多くは不顕性感染である*が, 易感染性宿主における間質性肺炎（XR でスリガラス状陰影）の原因として頻度が高い。消化管［☞ p.264］, 網膜

〔☞ p. 363〕にも病変をきたす.

免疫能が正常の時に感染すると,発熱と異型リンパ球をみる.

治療には<u>ガンシクロビル</u>を使う.

図 3-21　サイトメガロウイルス感染細胞

⑤**突発性発疹** exanthema subitum
〈roseola infantum〉 09F13

HHV6, 7 が原因で, 6 か月から 3 歳の児に生まれて初めての高熱で発症することが多く, 解熱とともに発疹（風疹様の小紅斑）が出現する. 高熱のわりには児は元気がよい. 咽頭に永山斑をみる. 熱性けいれん〔☞ p. 169〕の原因になる.

3）咽頭結膜熱 pharyngoconjunctival fever〈プール熱〉

<u>アデノウイルス</u>が原因で, 潜伏期が 5〜7 日であり, 感染力が強いので, よく手を洗う. アデノウイルスは<u>出血性膀胱炎</u>の原因にもなる.

小学校で咽頭結膜熱が流行した場合の感染予防対策はプールの閉鎖である.

4）インフルエンザ　influenza 09A53／09F28／10B25／12C9

インフルエンザウイルスは HA〈<u>ヘマグルチニン</u>〉（ワクチン抗原になる）, NA〈<u>ノイラミニダーゼ</u>〉というエンベロープタンパクをもち, ゲノムが分節状で, 新たなウイルスができやすい.

A 型（ソ連型, 香港型を含む）インフルエンザは pandemic〔☞ p. 77〕の原因になりやすい.

潜伏期 2〜3 日後に*突然の高熱, 頭痛, 筋肉痛, 全身倦怠感などで始まり, その後に呼吸器症状が出現する. 鼻腔咽頭ぬぐい液でのインフルエンザ迅速診断を行う. 鼻腔咽頭ぬぐい液を綿棒で採取する場合には, 耳孔の高さを目標に鼻孔から下鼻道に向かって挿入する.

解熱薬として, 15 歳未満ではアセトアミノフェンを使う. アスピリンを使うと Reye 症候群〔☞ p. 161〕が起こることがある. 2 週目に入っても発熱が続けば細菌性肺炎の併発を考える.

<u>ノイラミニダーゼ阻害薬</u>の<u>オセルタミビル</u>（経口）, <u>ザナミビル</u>（吸入）, <u>ペラミビル</u>（点滴静注）は発症後 48 時間以内に使用すれば, 有症状期間を短くし, 合併症を減らすが, 死亡率, 入院率は減少させない. 妊婦も妊娠初期を除き使用可能である. 服用後に行動異常をみることがあり, 10〜20 歳では使用を控える. ザナミビルは喘息や COPD 患者では慎重に使用する.

<u>インフルエンザワクチン</u>*には A 型, B 型が含まれるが, C 型は含まれない.

ワクチンは 50〜80% 効果が期待できる. インフルエンザワクチン合併症として脳症, Reye 症候群がある. インフルエンザワクチンを接種する場合には卵アレルギーに注意する.

<u>鳥インフルエンザ</u>（H5N1）は病鳥との密接な接触で感染し, WHO による確定診断例では, 死亡率は 50% である. 治療にノイラミニダーゼ阻害薬を用いる.

5）麻疹〈はしか〉measle〈rubeola〉 08G40／09167

潜伏期10～14日*で，二峰性の発熱*があり，カタル期*（最も感染力が強い）には眼脂，鼻水，咳嗽の後，両側頬粘膜にKoplik斑*がみられ，その後，2度目の発熱が発疹*の出現を伴う。不顕性感染はまれである。白血球は減少する*。細胞性免疫が抑制されることがある。

発疹は，しばらくは色素沈着を残す。

合併症として肺炎，中耳炎，喉頭炎がある。また5～10年を経て起こるSSPE〔☞p.161〕の原因になる。

6）風疹〈三日はしか〉*rubella, German measles 08A1／08G50／08I40／11G1

潜伏期14～21日*で，発熱とともに頭部，顔面に始まり体幹に発疹（2～3日で消失）が出る*。発疹の融合傾向は少ない。全身，特に耳後のリンパ節が腫大する。関節痛，筋肉痛のほか，脳炎，肝機能障害，血小板減少性紫斑病を合併することがある。

ペア血清を用いた診断では，回復期の血清の抗体価が急性期と比較して4倍以上上昇した場合，確定診断ができる。

感染が疑われたら発疹が消失するまで，出勤は控える。

妊娠早期に感染すると（不顕性感染も含め）先天性風疹症候群*として児に白内障，難聴，心奇形（動脈管開存）*，小頭症などをみる。

妊娠前に抗体価が4倍以上ならば，先天性風疹症候群の危険性はない。

妊娠初期に妻の風疹抗体価が陰性と判明したら，夫には直ちに，妻には産褥期にワクチン接種を行う。接種後2か月は避妊する*。

1977年から中学生女子に，1995年から乳幼児男女に予防接種が行われるようになった。

7）流行性耳下腺炎〈おたふくかぜ〉mumps 09D49

潜伏期14～21日で，ウイルスの飛沫ないし直接感染により，耳下腺が腫脹するが，約1/3が不顕性感染である。

合併症として，無菌性髄膜炎，膵炎，精巣炎（不妊症にはなりにくい）がある。難聴は一側性で予後不良である。

8）その他のウイルス性疾患 04I26

エンテロウイルスにはポリオ，エコー，コクサッキーウイルスが含まれる。皮疹をきたすものがある。

①ポリオウイルス感染症 poliovirus i. 00G71

急性灰白髄炎〈ポリオ〉の原因ウイルスで，経口感染する。弛緩性麻痺をきたすことがある。ポリオはWHO西太平洋地域でも，アメリカに続き，根絶が確認されている。

②コクサッキーウイルス感染症　coxsackievirus i.　08D34／12A69

　ヘルパンギーナはA群により，発熱と軟口蓋，口蓋垂付近の水疱などの粘膜疹をきたす。小児の夏かぜの代表で，潜伏期は数日，症状は数日で軽快する。

　手足口病 hand-foot-and-mouth disease はコクサッキーウイルスA16またはエンテロウイルス71により起こり，手足に指紋方向に縦長の水疱を形成する。

　流行性胸膜痛 epidemic pleurodynia はコクサッキーB型ウイルスやその他のエンテロウイルスが原因になる。

③ロタウイルス感染症　rotavirus i.　08I14

　乳幼児に発熱，嘔吐から白色便下痢＊となり，頻度も高い。吐物や排泄物が主な感染源である。早春に多い（ノロは冬）。ノロとともに迅速診断キットがある。経口弱毒ワクチンがある。

④ノロウイルス感染症　〔☞p.413〕

⑤伝染性紅斑〈リンゴ病〉　erythema infectiosum　12A46

　ヒトパルボウイルス〈parvovirus, erythrovirus〉B19が原因であり，6〜12歳に好発し，顔面に手打ち紅斑 slapped cheek，四肢に網目レース状紅斑，関節炎が出現する。発熱はあっても軽度。

　妊婦に感染すると胎児が貧血をきたし，胎児水腫の原因になる。

　溶血性疾患患者に感染すると原疾患が急激に悪化することがある。

⑥ラッサ熱　Lassa fever

　ネズミや感染した患者からの飛沫感染も起こる。出血熱をきたす。

⑦デング熱・デング出血熱　dengue/dengue hemorrhagic fever

　ネッタイシマカに媒介され，発熱，発疹，疼痛をみる。東南アジアに多い。デング出血熱は出血傾向を伴い重篤となる。ワクチンは実用化されていない。

9）HIV：human immunodeficiency virus 感染症　08B13／08I2／09A1／09B50,51,52／10A58／10B58／11E68／11G11／12B27

〔☞p.8：針刺し事故〕

　レトロウイルスに属し，逆転写酵素を有するために，RNA＊からDNAを合成し，宿主細胞，特にCD4陽性T細胞＊の染色体DNAに組み込まれる。

　HIVがT細胞に接着すると，まずgp120がCD4に結合し，その後CXCR4またはCCR5がco-receptorとなる。

　感染後数年の潜伏期（無症候性キャリア）＊，不定の全身症状（AIDS関連症候群）を経て，AIDSに進む＊。

　後天性免疫不全症候群 AIDS：acquired immunodeficiency s. はHIV感染で，細胞性免疫不全による感染，腫瘍，神経症状をきたす疾患である。

　発展途上国，特にサハラ砂漠以南のアフリカに多い。感染経路は性行為＊（特にホモセクシュアル），汚染注射針，産道，授乳，血液製剤による感染などがある。

我が国では，AIDS（HIV感染症を含む）の報告数は年間1,000例前後である。
第4世代検査キットでスクリーニングを行い，ウェスタンブロット〔☞ p.73〕で確認する（HTLV〔☞ p.130〕も同様）。

CD4陽性T細胞の減少*が進行の指標となる。抗体が陽性であればキャリアである。感染から抗体ができるまでに約4週間かかる。

感染ではニューモシスチス肺炎*，口腔食道カンジダ症*，帯状疱疹*，抗酸菌感染*，CMV*，クリプトコックス髄膜炎*などが，腫瘍ではKaposi肉腫や非Hodgkinリンパ腫などをみる〔☞ p.131〕。

子宮頸癌*はAIDSの指標疾患に含まれる。

AIDS脳症も起こる。るいそうは，脂肪より筋肉の萎縮が目立つ。

抗HIV薬には①ヌクレオシド系逆転写酵素阻害薬，②非ヌクレオシド系逆転写酵素阻害薬，③プロテアーゼ阻害薬，④インテグラーゼ阻害薬，がある。母児感染の予防のため，母児への抗HIV薬投与，帝王切開，母乳の禁止を行う。薬剤は複数使用し，CD4陽性細胞数で効果判定できる。

高活性抗レトロウイルス療法 HAART：highly active antiretroviral therapy は，上記の多剤を併用し，有効例では血中ウイルス量は検出感度以下になる。

AIDS発症者では免疫再構築症候群の可能性を考え，日和見感染の合併を十分に検索してから抗HIV薬治療を開始する。

HIV陽性者は申請により，身体障害者手帳が利用できる。

10）HTLV-1感染症 〔☞ p.130：成人T細胞白血病〕

11）プリオン感染症 〔☞ p.161〕

(3) 細菌性疾患

1）細菌の構造と分類 07G53／08F15／10D22

原核生物〔☞ p.45〕で細胞膜の外側に細胞壁をもつ。細菌の鞭毛は走化性を生み，線毛は生体細胞への付着に関与する。

喀痰，尿などを用いた一般細菌の同定にはGram染色を行う。

Gram染色は，クリスタルバイオレット→ルゴール液（色素の不溶化）→アルコール脱色→サフラニン液（陽性陰性両方の菌は赤染されるが，Gram陽性菌は先に染めた紫色が残っているため変化はない）→水洗の順で行う。

泡の多い喀痰はGram染色に適さない。

Gram染色で陽性菌は青く，陰性菌は赤く染色されることで細菌を分類する。ペプチドグリカンはGram陽・陰性菌ともに存在するが，陽性菌では多重層を形成しているので，青く染まるとされている。Gram陰性菌ではリポ多糖を含む外膜があり，ペプチドグリカンの層は薄い。

陽性球菌：ブドウ球菌*，レンサ〈連鎖〉球菌*，肺炎球菌（双球菌*）

陽性桿菌：クロストリジウム属（破傷風菌*，ガス壊疽菌，ボツリヌス菌*，デフィシル菌），コリネバクテリウム属（ジフテリア，炭疽菌）
　　　陰性球菌：ナイセリア属〔ナイセリア，淋菌（双球菌），モラクセラ・カタラーリス（双球菌），髄膜炎菌*〕（非病原性ナイセリアは口腔内にも常在する）
　　　陰性桿菌：腸内細菌属（大腸菌，クレブシエラ*，赤痢菌*など），ブドウ糖非発酵菌（緑膿菌*，アシネトバクターなど），インフルエンザ桿菌
　クラミジア，リケッチアは一般細菌と同じく細胞壁をもつが，マイコプラズマは細胞壁をもたず，代わりに限界膜をもつ．

2）細菌学的診断と血清学的診断

　細菌学的診断とは，塗抹検体の検鏡や，培養などによる診断で，血清学的診断はその病原体に対する抗体価や病原体の成分，抗原で診断することである．

3）細菌の外毒素と内毒素　　10E35

　外毒素 exotoxin は細菌が外部に，産生，分泌する毒性物質，タンパクである．例えば，ジフテリア毒素はタンパク質合成を阻害する．トキソイド〔☞ p.77〕化が可能である．

　内毒素 endotoxin は Gram 陰性桿菌の細胞外膜にある**リポ多糖体** LPS：lipopolysaccharide 抗原をいう．内毒素は**スーパー抗原**（多数の T 細胞を非特異的に活性化する）で，発熱，浮腫，血圧低下，血液凝固異常などをきたし，エンドトキシンショックの原因になる．

4）ブドウ球菌感染症 staphylococcal i.　　07D11

　表皮の常在菌で，化膿性炎症を引き起こす．黄色ブドウ球菌が最も病原性が強く，伝染性膿痂疹〔☞ p.178〕，SSSS〔☞ p.178〕はこれの外毒素による．〔☞ p.413〕

　メチシリン感受性黄色ブドウ球菌 MSSA：m. sensitive s. a. にはセファゾリンを使用する．〔☞ p.92：MRSA〕

5）レンサ球菌感染症 streptococcal i.　　08I58／09D14

　鎖のように繋がった球菌をみる．最も重要な菌種は化膿性レンサ球菌で，β溶血性で，Lancefield 分類で A 群に属することから，**A 群 β 溶血性レンサ球菌**〈溶連菌，GABHS：Group A β-hemolytic streptococci〉と表現される．GABHS は咽頭炎〔☞ p.374〕，急性糸球体腎炎〔☞ p.295〕，壊死性筋膜炎〔☞ p.178〕，猩紅熱，リウマチ熱の原因となり，感染後にアレルギー症状をきたしやすい．

　猩紅熱 scarlet fever では発疹，口周囲蒼白，出血斑を伴う軟口蓋の発赤とイチゴ舌をみる．飛沫感染する．

　リウマチ熱 rheumatic fever は非化膿性急性炎症であり，関節炎（変形を残さない），心炎，皮下結節，輪状紅斑，Sydenam 舞踏病を引き起こし，ペニシリン系抗菌薬で適切に治療しなければ心臓弁膜症の原因になる．A 群溶連菌のペニ

シリン耐性菌は出現していない。関節炎には NSAIDs を使う。
　他のレンサ球菌には GBS〔☞ p.328〕, 肺炎球菌〔☞ p.236〕, 腸球菌, 緑色連鎖球菌〔☞ p.218〕がある。

6) Gram 陽性桿菌（破傷風菌, ガス壊疽菌, ボツリヌス菌, ジフテリア菌）感染症

Clostridium 属は芽胞を形成する。〔☞ p.272：偽膜性腸炎〕

①破傷風 tetanus　06I54
　芽胞を持ち消毒薬に抵抗性が強い嫌気性菌で, 古い釘を刺した時など土壌にある菌が創傷面から感染して, 外毒素により開口障害（牙関緊急）で発病し, 音や光で誘発される全身性のけいれんを起こす*。処置としてデブリドマン〔☞ p.473〕と抗破傷風ヒト免疫グロブリン投与, ペニシリン G 静脈注, 高圧酸素療法, 呼吸管理を行う。潜伏期の短い例は死亡率が高い。

②ガス壊疽 gas gangrene　10A38／12E34
　悪臭のあるガスを産生する細菌により, 皮下組織や筋肉に壊死を起こす感染症の総称で, Clostridium perfringens によるものが多い。創部からの膿汁と圧迫による捻髪音, 握雪音を認める。治療として創開放する。

③ボツリヌス　〔☞ p.413〕

④ジフテリア diphtheria
　咽頭に偽膜を形成する。ジフテリア毒素はタンパク合成を阻害する。

⑤リステリア　11I3
　免疫不全, 高齢者, 妊婦, 新生児に髄膜炎や敗血症をきたす。セフェム系は無効で, アンピシリンを使う。

7) Gram 陰性桿菌感染症

①腸チフス typhoid fever
　サルモネラ属による感染症で, バラ疹, 比較的徐脈, 白血球減少, 肝脾腫をみる。サルモネラは硫化水素を産生するので, SS 寒天培地で黒色コロニーを示す。

②大腸菌感染症 Escherichia coli i.　06A60
　ヒトの腸管に常在し, 糞便に含まれることから水質汚濁の基準となる。
　病原性大腸菌で起こる腸管出血性大腸菌 EHEC：enterohemorrhagic E. coli 感染症は, 食肉などを介して, Vero 毒素を産生し, 下痢, 血便, 重症例では HUS〔☞ p.134〕をきたす。
　腸管病原性大腸菌 EPEC：enteropathogenic E. coli は Vero 毒素を産生しないが, 水様性下痢を引き起こす。
　Vero 毒素には 1 型, 2 型があり, 1 型は志賀毒素と構造がほぼ同じである。
　加熱処理は有効である。殺菌性の抗菌薬, 止痢薬は使用しない。
　水道水が原因である可能性を迅速排除するために, 最も適切な水質試験項目は残留塩素である。

③赤　痢　shigellosis　08I15
　発熱，腹痛，粘血便を伴う下痢をみる。
④コレラ　cholera
　毒素がGsタンパク〔☞p.54〕に作用し，細胞内cAMPを増加させ，米のとぎ汁様の下痢があるが，発熱はない。ORS〔☞p.260〕が治療に有用である。
⑤百日咳　pertussis, whooping cough　07D50／09D51
　潜伏期10日前後で，連続性咳嗽発作，咳を出し切ったときの吸気性の**笛声〈レプリーゼ〉**が特徴で，通常発熱はない。飛沫感染，成人にも少なくなく，2週以上咳が続く場合には考え，鼻汁などを培養（**Bordet-Gengou 培地**）する。リンパ球が増加する。CRPは陰性である。重症の乳児には隔離を伴う入院が推奨される。乳児期早期の合併症として肺炎，けいれん，脳炎がある。
　治療にはマクロライド系を使う。
⑥緑膿菌感染症　pseudomonas i.　03C7
　院内感染，日和見感染として起こることが多く，また**壊疽性膿瘡** ecthyma gangrenosum の原因にもなる。トイレや浴室などの水回りが感染源となる。

8）嫌気性菌感染症　anaerobic bacteria i.　09A10
　酸素のない条件下で生育する細菌であり，芽胞形成菌の *Clostridium* のほか，*Bacteroides* などの無芽胞菌もある。
　嫌気性菌は口腔内や消化管内に常在菌としてみる。壊死部の感染で，分泌物は悪臭がある膿，血性分泌物からなる。セフタジジムなどの第3世代セフェム系抗菌薬を使用する。

9）結核〔☞p.237〕，非結核性抗酸菌感染症〔☞p.178, 239〕

10）スピロヘータ感染症
　らせん形態を示すスピロヘータによる疾患である。
①梅　毒　syphilis　11E66,67／12A58
　STIで，3か月までの1期に初期硬結，硬性下疳，3か月から3年の2期にバラ疹，扁平コンジローマ，3～10年の3期に**ゴム腫** gumma，大動脈炎，神経梅毒（**進行麻痺**など〔☞p.158〕），関節破壊をみる。血管とリンパ管周囲に形質細胞の浸潤をみる。血清反応は感染後4～6週で陽性になる。
　胎内感染である先天梅毒では **Hutchinson 三徴**（Hutchinson 歯，実質性角膜炎，内耳性難聴），骨軟骨炎をみる。
　非トレポネーマ検査の **RPR**：rapid plasma reagin と特異的検査の **TPHA**：*T. pallidum* hemagglutinim がある。治療はペニシリンGで，菌体破壊により，アレルギー反応（**Jarisch-Herxheimer 反応**）をきたす。
②ライム病　06G16
　ダニが媒介する *Borrelia burgdorferi* による疾患で，**遊走性紅斑** erythema

migrans, 関節炎, 筋炎, 神経症状を引き起こす。
③レプトスピラ症　leptospirosis
　ネズミなどの尿から感染し, 無症状から, 発熱, 筋痛（特に腓腹筋）, 致命的な肝（黄疸が出る）, 腎障害を引き起こす（Weil 症候群）。

11) 放線菌症とノカルジア症　actinomycosis & nocardiosis
　ともにフィラメント状の菌である。
　放線菌はう歯や扁桃にみられ, 頸部顔面, 胸腔（時に胸壁瘻孔を伴う）, 腹腔内感染をきたし, 治療はペニシリンGである。
　ノカルジアは肺炎や全身感染（免疫不全時）をきたし, 治療はサルファ剤である。

12) クラミジア感染症　chlamydial i.　10I2
　基本小体が感染し, 細胞内のファゴソーム内*で網様体に変わり（細胞内寄生, これが封入体としてみえる）, 2分裂で増殖する。人工培養できない*。
　治療には β-ラクタム系抗菌薬は無効で, テトラサイクリン系抗菌薬を使う。
　Chlamydia trachomatis* はヒトからヒトに主に性感染し, 尿道炎* [☞ p.302], 骨盤内炎症性疾患 [☞ p.317] をきたす。結膜炎 [☞ p.361], 咽頭炎 [☞ p.375] の原因にもなる。
　Chlamydophila pneumonia はヒトからヒトへ感染し, 肺炎をきたす。
　Chlamydophila psittaci は鳥の糞*から感染し, **オウム病*** psittacosis〈ornithosis〉という肺炎をきたす。

13) リケッチア感染症 rickettsial i.　07D18／08A51
　細胞壁をもち, 細胞内寄生性であるが, エネルギー産生系をもち, 2分裂する。
　ツツガムシ病 tsutsugamushi fever〈scrub typhus〉はダニなどが媒介するリケッチアで感染し, 刺し口がみられ, 発熱, 全身の皮疹をきたす。
　治療には β-ラクタム系抗菌薬は無効で, テトラサイクリン系抗菌薬を使う。
　発疹チフス epidemic typhus はシラミが, **発疹熱** murine〈epidemic〉typhus はネズミノミが媒介する。
　Q熱では病原体は家畜やネコなどの胎盤で増殖する。

　1980年ごろより, 副作用の少ない, β-ラクタム系, 特にセフェム系抗菌薬が使用されるようになると, ツツガムシ病で死亡する患者が少なからず現れた。それ以前は原因のわからない発熱でも, ツツガムシ病に有効なクロラムフェニコールや, テトラサイクリン系抗菌薬が使用されていたため, 診断できなくても治っていたのである。
　同様に β ラクタム系抗菌薬が効果がない感染症にはマイコプラズマ, レジオネラ肺炎 [☞ p.236], オウム病, 百日咳がある。

(4) 真菌症 fungal infection　09E37

組織標本では Grocott 染色や PAS 染色〔☞ p. 43〕で菌を証明し，診断する。

1）カンジダ症 candidiasis　07H29／11I72

菌糸が長いソーセージ状〔☞図 3-22〕で，ヒトの消化管，腟などに常在し，病変をきたす。〔☞ p. 264：感染性食道炎，p. 239, p. 316〕

腟カンジダ感染症は産道感染により，新生児にカンジダ症，特に口腔内に鵞口瘡 thrush〔☞ p. 377〕をきたす。

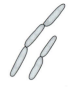

図 3-22　カンジダ

2）アスペルギルス症 aspergillosis　05A42

菌糸は 45 度に分枝し，隔壁がある〔☞図 3-23〕。肺では空洞に菌球（アスペルギローマ）を形成するほか，浸潤性にも増殖する。菌球は外科切除する。〔☞ p. 246：ABPA〕

イトラコナゾールが使われることもある。

図 3-23　アスペルギルス

3）クリプトコックス症 cryptococcosis　07A28／09D52／11D34

鳩やネズミの糞の吸入で，肺や髄膜に病変を起こす。菌体は丸く，周囲に厚い莢膜がある〔☞図 3-24〕。これは脳脊髄液でも，墨汁染色で透明帯としてみえる。異物巨細胞の中にみることもある。肺病変では結節影，空洞を認めることがある。
β-D-グルカンは上昇しにくいが，血清抗原検査は感度が高い。

アムホテリシン B，フルコナゾールで治療する。

図 3-24　クリプトコックス

4）ムコール症 mucormycosis

接合菌で血管親和性が高く，日和見感染でみる。

5）ニューモシスチス肺炎 PCP：pneumocystis pneumonia　08A52
10I66／11D32／11I18

細胞性免疫低下時*の日和見感染の肺炎*で，CXR でびまん性間質影を示す。低酸素血症により，致死的になりやすい。β-D-グルカンが高値を示す。気管支肺胞洗浄液の Grocott 染色が診断に有用である。培養は不可能である。HE 染色では肺胞内に網状物をみ，Grocott 染色でピンポン玉をへこませたような菌体をみる〔☞図 3-25〕。治療には ST 合剤（スルファメトキサゾールおよびトリメトプリム。葉酸代謝拮抗作用に

図 3-25　ニューモシスチス

より，菌の核酸合成を阻害する）や**ペンタミジン**を使用する。

6）抗真菌薬

抗真菌薬には**アムホテリシンB**＊，**ナイスタチン**（真菌細胞膜のエルゴステロールに結合し，膜の透過性を亢進させる），**グリセオフルビン**（微小管障害），**フルシトシン**（核酸合成阻害），**アゾール系抗真菌薬**（エルゴステロール合成阻害，**フルコナゾール**など）などがある。

(5) 寄生虫疾患

1）寄生虫疾患総論 06E29

単細胞生物の**原虫** protozoa（マラリアなど）と多細胞生物の**蠕虫** helminth に分けられ，蠕虫は吸虫，線虫，条虫に分類される。

蠕虫疾患には Th2 細胞が関与し，IgE 抗体，マクロファージ，好酸球が反応（組織血中で増加）し，原虫疾患には Th1 細胞が関与する。

腸管原虫（クリプトスポリジウム，イソスポラ，ランブル鞭毛虫）は免疫不全患者で重症化する。

2）原虫疾患

①マラリア malaria 10E55／11F13

夜間に吸血する**ハマダラカ属**の蚊により伝播され，熱帯，亜熱帯でみる。我が国でも例年のように発生している。予防には蚊帳が有効である。

発熱周期＊が48時間の**三日熱マラリア** *Plasmodium vivax*，**卵形マラリア** *P. ovale*，72時間の**四日熱マラリア** *P. malariae*，24〜48時間で不規則の**熱帯熱マラリア** *P. falciparum* がある。このうち熱帯熱マラリアが最も重症化しやすい。

発熱，溶血性貧血，血小板減少，脾腫をきたす。血液塗抹 Giemsa 染色標本で赤血球内のマラリア原虫を検出し診断する。

治療にはアルテミシニン，メフロキン，キニーネを使う。

②アメーバ症 amebiasis 09A45

経口感染，性感染により，腸アメーバ症や腸外アメーバ症として肝膿瘍が起こる。**腸アメーバ**では腹痛，下痢，粘血便（イチゴゼリー状）をきたす。便や生検組織で栄養型虫体〔☞図3-26〕をみる。治療はメトロニダゾールを使う。

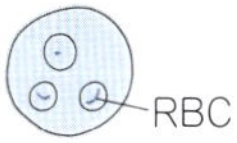

図3-26 赤痢アメーバ

③トキソプラズマ症 toxoplasmosis 02I76

食肉中のシストやネコの糞便中のオーシストを経口摂取することで感染する。通常は感染しても無症状で，リンパ節の腫大をきたす程度である。妊娠中後期の感染で先天性トキソプラズマ症〔☞ p.419〕が起こる。

④クリプトスポリジウム症 cryptosporidiosis

オーシストの経口摂取により下痢を引き起こす。塩素消毒は無効で，水道水で

集団感染することがある。

⑤**ジアルジア症** giardiasis 〈ランブル鞭毛虫症〉 05A37／12F72,73

悪臭のある下痢をきたす。便の顕微鏡検査で洋ナシ型の病原体〔☞図3-27〕をみる。メトロニダゾールを経口投与する。

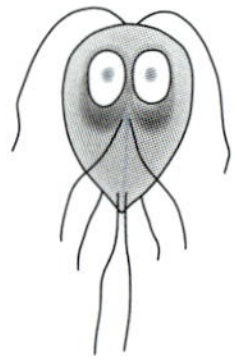

図3-27　ランブル鞭毛虫

3）吸虫疾患 trematode〈fluke〉i.

治療はプラジカンテルを使う。

①**肺吸虫症** paragonimiasis 08D21

肺吸虫（ウェステルマン肺吸虫，宮崎肺吸虫）は淡水産のカニ（モクズガニ，サワガニ），待機宿主であるイノシシなどの生肉の摂食で，気胸など呼吸器症状，肺陰影をきたす。〔☞図3-28〕

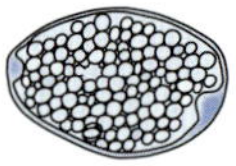

図3-28　肺吸虫卵

②**肝吸虫症** clonorchiasis

コイ科の生食により，肝内胆管に寄生し，胆管炎，肝内胆管癌をきたす。

③**住血吸虫症** schistosomiasis

日本住血吸虫は中間宿主のミヤイリガイから経皮感染し，結腸や門脈に寄生し，慢性期には肝硬変をきたす。

アフリカにはマンソン住血吸虫とビルハルツ住血吸虫（血尿の原因になる）〔☞p.401〕が分布し，糞便中に大きな棘のある虫卵をみる。

④**横川吸虫症**

第1中間宿主はカワニナ，第2中間宿主はアユで，軽度の消化器症状をきたす。

4）線虫疾患 nematode〈roundworm〉i.

治療はメベンダゾール，イベルメクチンを使う。

①**アニサキス症** anisakiasis 08D49／12A55

生鮮海産魚類の生食（シメサバなど）後4〜8時間後に激しい腹痛をきたす。冬に多い。内視鏡で胃や小腸に白色糸状の虫体を確認し，除去する。

②**回虫症** ascariasis

有機野菜の生食など成熟卵の経口摂取により起こり，幼虫は肺症状を，成虫は最大40 cm長になり消化器症状をきたす。虫卵は厚い卵殻と周囲のタンパク膜がある。〔☞図3-29〕

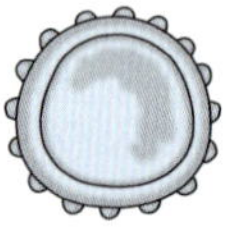

③**蟯虫症** enterobiasis

虫卵の経口感染により，肛門部瘙痒感をきたす。セロハンテープ検査で，柿の種様の虫卵〔☞図3-30〕を検出する。腸管内では産卵しないので，糞便中からは虫卵は検出されない。成虫は雄3 mm長，雌10 mm長である。子供に多いが，その家族内感染も多い。

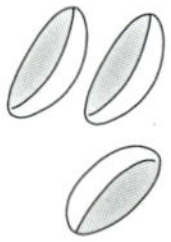

図3-29　回虫卵

図3-30　蟯虫卵

④糸状虫症 filariasis

バンクロフト糸状虫はミクロフィラリアを蚊が吸血し，次に蚊が吸血するときに経皮感染する．リンパ管炎，陰嚢水腫，象皮症をきたす．

犬糸状虫は肺結節をきたす．

⑤糞線虫症 strongyloidiasis

経皮感染で消化器症状をきたす．九州，沖縄に多く，成人T細胞白血病との合併がある．

⑥顎口虫症 gnathostomiasis

有棘顎口虫の第1中間宿主はケンミジンコである．第2中間宿主のドジョウ，カエル，ヘビ，雷魚の生食により，皮膚爬行症をきたす．

5）条虫疾患 cestode〈tapeworm〉i.

消化管症状を引き起こす．

①日本海裂頭条虫（サナダ虫，かつては広節裂頭条虫とされていた）diphyllobothriasis

サナダ虫であり，マスの生食により起こる．体節（多数）に子宮と陰茎嚢をみ，糞便検査により診断できる．ビタミン B_{12} 欠乏の原因になる．

②無鉤条虫，有鉤条虫と嚢虫症 taeniasis saginata〈beef tapeworm infection〉, taeniasis solium〈pork tapeworm infection〉& cysticercosis

無鉤条虫はウシ，有鉤条虫はブタが中間宿主となり，それらの生肉の摂取による．有鉤条虫が組織浸潤すると嚢虫症となり，中枢神経病変，けいれんをみる．

③エキノコッカス症（包虫症）echinococcosis

キツネ，オオカミなどを終宿主とする条虫の幼虫が，肺，肝，脳に嚢胞をつくる疾患である．虫卵の摂取による．CTで卵殻状石灰化をみる．北海道でみる．

（6）性感染症 STI：sexually transmitted i.　11E68

梅毒〔☞ p.86〕，淋菌，クラミジア〔☞ p.87, 302, 317〕，HIV〔☞ p.82〕，B型肝炎〔☞ p.277〕，アメーバ〔☞ p.89〕，疥癬〔☞ p.179〕，軟性下疳，性器ヘルペス，ケジラミ，などがSTIである．ピンポン感染がみられるので，パートナーの治療をする*．

CMDT〔☞ p.まえがき〕にはsexual violence（以前はrape）という項目があり，そこに証拠保全など法医学的な考慮，精神的ケア，性交後避妊とともに性病の感染予防法について以下のように記載されている．

セファトリアキソン（第3世代セフェム系）125 mg筋注し，ドキシサイクリン（テトラサイクリン系）100 mgかアジスロマイシン1 g経口1日2回1週間で淋菌，クラミジアを，メトロニダゾール2 g 1回投与でトリコモナスを予防する．梅毒もこれらの治療で予防できる．さらにB型肝炎のワクチンも投与する．

検査としては腟，肛門，口腔の淋菌，クラミジアの培養，子宮頸部

図3-31　トリコモナス

のPapanicolaouスメアでトリコモナス〔図3-31〕を探し, 妊娠反応, 梅毒検査（VRDL）, HIVの検査も繰り返して行い, 薬物やアルコールが無理やり使用された可能性も考え, 血液10mL, 尿100mLを採取する。

（7）院内感染 nosocomial infection 09E34／10C11／10G31／11H20,36／12B1／12C1／12D74／12E32

1）院内感染とその対策

院内感染は尿路感染が最も多い。

誤嚥は院内感染の原因になる。

院内感染の原因菌としてはMRSA, Gram陰性桿菌, 嫌気性菌が多い。

中心静脈カテーテル栄養, 人工呼吸, 褥瘡処置, 持続導尿が院内感染のリスクになりやすい。

カテーテル関連血流感染症ではカテーテル先端培養と血液培養をする。

院内感染防止策として最も重要なのは手洗いである。手洗いでは手掌, 手甲, 指の間, 指, 親指周囲, 指先, 爪の順に, 最後に手首を洗う。石けんと逆性石けんは併用しない。皮膚の抗菌作用保持には, 弱酸性石けんが効果的である。患者の手が最も頻繁に触れるドアノブを最も注意して消毒用エタノールでふき取る。

診察前後の手洗い, 採血時の手袋の着用など, **標準予防策** standard precautionは患者全員に実施する*。結核患者には標準予防策に加え, 飛沫感染予防策, 空気感染予防策も講じる。汗以外の湿性物質, 傷のある皮膚および粘膜はすべて感染の可能性があるものとして扱う*。

嘔吐や下痢をしている患者は, プラスチックエプロンを着用して診察する。

消毒薬のうち, 塩素剤は結核に無効である。また芽胞を有する菌は多くの消毒薬が無効である。エタノールは結核菌*, 一般細菌, インフルエンザウイルスなどエンベロープがあるウイルスに効果があるが, ノロウイルス, ロタウイルスはエンベロープがなく無効である*。HBVには次亜塩素酸ナトリウムが有効である*。高圧蒸気滅菌にはオートクレーブを使用する。

院内に感染対策委員会を設置する。

院内感染対策チーム ICT：infection control teamは院内の感染症サーベイランス, 抗菌薬（カルバペネム系など）の適正使用の啓発を行う。

感染症患者の治療は主治医の職務であり, ICTの役割ではない。

2）メチシリン耐性黄色ブドウ球菌*MRSA：methicillin resistant *Staphylococcus aureus* 09F17

ペニシリン結合タンパクの変異で起こり, 多くの抗菌薬に耐性を示す。

院内感染症*の原因としては重要で, 接触感染で起こる。

静脈内留置カテーテルによる細菌感染で最も多い。

MRSA の院内感染予防では手で触れる手すりなどを消毒する。
有効な抗菌薬はバンコマイシンである*。
喀痰培養で MRSA 陽性が判明しても，肺炎がなければ保菌者であり，治療の適応とはならない。

2 免疫と生体防御

(1) 免疫系の一般特性

1) 生体防御機構における免疫系

生体には自己防御の目的で**免疫系** immune system がある。免疫とは体内に侵入した病原体を排除し，病気の発症を免れるはたらきである。

能動免疫 active i.* は自分の体の中にある免疫系を刺激し活性化することである。**受動免疫*** passive i. は，免疫細胞や免疫物質を外部から取り入れて，働いてもらう免疫強化の方法のことである。

2) 免疫反応に関わる組織と細胞　〔☞ p. 121〕　07B14

免疫反応に関わる臓器としては骨髄，脾臓，胸腺，リンパ節，扁桃，**粘膜関連リンパ組織**（MALT：mucosa-associated lymphoid tissue）がある。

リンパ球* lymphocyte 〔☞ p.122〕には細胞性免疫*に関わる **T 細胞***（CD3 陽性）と，体液性免疫に関わる **B 細胞***（CD19, 20 陽性）がある。B 細胞から分化した**形質細胞*** plasma cell は抗原と結合する抗体を産生する*。記憶 B 細胞は刺激に対して即座に形質細胞に分化する。リンパ球には貪食能はない。

末梢血リンパ球の 70〜80%は T 細胞である。

T 細胞〔☞ p.122〕は $CD4^-/CD8^-$ 細胞から，$CD4^+/CD8^+$ 細胞，その後どちらか一方が陽性の細胞へと分化する。CD4 陽性細胞がヘルパー T 細胞に，CD8 陽性細胞が細胞障害性 T 細胞 CTL：cytotoxic T cell〈キラー T 細胞〉に分化する。

微生物に対しては，主に T 細胞がウイルスと真菌に，B 細胞が細菌感染に関与する。

マクロファージ* 〔☞ p. 115〕（CD68 陽性）は貪食，抗原提示，IL-1 産生，抗腫瘍作用がある。ウイルスに関しては食細胞の機能がその感染に影響を与えない。

オプソニン活性*により貪食細胞の微生物への感受性が高まり，接着が促進されるが，このようなオプソニン活性を有する物質には補体 C3b や IgG, IgA がある。

3) 免疫学的自己の確立と破綻

免疫系により，自己と非自己を区別する機能が生体を防御している（自己反応性の T 細胞はアポトーシスによるネガティブ・セレクションで除去される）が，区別できなくなった場合が自己確立の破綻であり，自己組織を非自己とみなし

て攻撃するのが自己免疫疾患〔☞ p. 405〕である。
　交叉抗原が免疫寛容の維持機構を破綻させる。

4）自然免疫* innate immunity と獲得免疫* adaptive i. 10B14

　自然免疫は生体が先天的にもっている生体防御機構であり，抗原特異性がなく，補体，リゾチーム，糖鎖結合レクチン，C 反応性タンパク CRP：C-reaction protein，好中球〔☞ p. 123〕，マクロファージ，樹状細胞 dendritic cell，NK：natural killer 細胞などが関与する*。NK 細胞は大型顆粒リンパ球 LGL：large granular l.（CD56 陽性）で IL-2 により活性化される。

　病原体関連分子パターン PAMP：pathogen-associated molecular pattern を認識する受容体として抗原提示細胞に発現されている Toll-like receptor があり，種々の病原体を受容してサイトカイン産生を誘導し，自然免疫を作動させる。

　獲得免疫は生後種々の抗原に遭遇し，生体反応を起こす結果得られる防御機構で，抗原特異性が高く，抗原提示細胞，T 細胞，B 細胞が関与する。

　細胞性免疫 cellular immunity* ではリンパ球などの細胞がウイルスなどに感染した排除細胞や非自己の細胞を細胞死させて異物を排除する。体液性免疫 humoral i.* では抗体*により異物を排除する。

　抗原 antigen とは免疫のしくみによって非自己として認識される病原体など異物にある分子である。

　抗体 antibody は抗原と反応し，マクロファージによる貪食作用を効率化したり，抗原を無毒化したりするもの（中和抗体 neutralizing a.）がある。抗原抗体反応は特異性が高く，特定の抗体は特定の抗原としか反応できない。

5）補　体 complement

　補体は免疫・炎症などに関与してオプソニン作用*（食細胞の異物認識を助ける），溶菌，アナフィラトキシンとして活性を示す血清中のタンパクである。

　補体の反応には IgG，IgM が関与し C1（続いて C4，C2）から始まる古典経路 classical pathway（C4↓，C3↓）と，微生物表面分子が関与し，C3 以降から始まる副経路〈第二経路〉alternative pathway（C4→，C3↓），さらにマンノース結合レクチン経路がある。

　C5b-9 は溶菌作用を有する補体カスケード産物である（膜侵襲複合体 MAC：membrane attack complex）。

（2）自己と非自己の識別に関与する分子とその役割 08G39

1）主要組織適合遺伝子複合体 MHC：major histocompatibility complex クラス I とクラス II の基本構造と抗原提示経路 〔☞図3-32〕

　MHC 分子は細胞表面に存在する細胞膜貫通型糖タンパク分子であり，細胞内のさまざまなタンパクの断片（ペプチド）を細胞表面に提示する働きをもつ。

　MHC 分子は免疫グロブリンスーパーファミリーに属している。MHC クラス

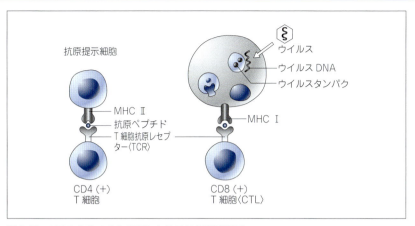

図 3-32 MHC クラス I と MHC クラス II の抗原提示

 I 分子は重鎖（H 鎖/α 鎖）と β_2 ミクログロブリンからなる。MHC クラス II 分子は α 鎖と β 鎖からなる。

 ヒトの代表的なクラス I 分子は，HLA：human leukocyte antigen-A, B, C 抗原と呼ばれ，クラス II 分子は HLA-DR, -DQ, -DP と呼ばれる。HLA は赤血球を除く，すべての細胞に発現している。

 MHC クラス II 分子は樹状細胞〔☞ p.94, 122〕（最も強力），マクロファージ，B 細胞などの抗原提示細胞に発現している。血管内皮細胞は活性化されると MHC クラス II を発現する。

 外界からの抗原物質はマクロファージに取り込まれ，小さな抗原ペプチドに分解され，MHC クラス II 分子の作る溝に納められて表面に表出され，CD4 陽性 Th1 細胞上の T 細胞受容体 TCR：T cell receptor と結合する。TCR は MHC の多型と抗原を共に認識する。

 内在性抗原（細胞内に侵入した細菌やウイルスなどによって産生されるタンパク）は MHC クラス I 分子の溝に納められ，表面に出され，CD8 陽性の CTL が対応する[注]。CD8 細胞は感染細胞にアポトーシスを引き起こす。TCR からの刺激の細胞内伝達には CD3 が関与する。

 T 細胞の活性化には T 細胞の CD28 と抗原提示細胞の B7 という補助シグナル分子も必要である。

 CTL と NK 細胞はともに細胞障害性があるが，CTL は MHC 分子と抗原ペプチドを認識するが，NK 細胞は MHC を発現しておらず，MHC 分子を発現しなくなった細胞を標的とする。

 NK 細胞と T 細胞の両方の性質を有する NKT 細胞もある。

注）CD4 は MHC II を，CD8 は MHC I を認識　$1 \times 8 = 2 \times 4$。

2）免疫グロブリンと TCR：T cell receptor の構造　08E32／09B22／10E37

抗体は**免疫グロブリン** immunoglobulin というタンパクである。抗原に特異的に結合し，オプソニン〔☞ p.93〕機能，中和作用，補体活性化作用を示す。

免疫グロブリンは2本の軽鎖と2本の重鎖からなる。**軽鎖**は κ ないし λ で，各クラスに共通であり，**重鎖**は $\alpha, \delta, \varepsilon, \gamma, \mu$ と各 IgA, IgD, IgE〔☞ p.98〕，IgG，IgM クラスにより異なる。抗原結合部位は軽鎖と重鎖とからなり，補体が結合する Fc 部位は重鎖にある。

<u>IgG は量が最多で</u>*，唯一胎盤通過性がある。オプソニン効果の主体となる。パパイン処理により，2つの Fab 部と1つの Fc 部に切断されるが，Fab 部位のみでも細菌毒素中和作用は残る。1〜4までの**サブクラス**がある。

<u>IgM は分子量が最も大きく</u>*，5量体を形成し，胎盤通過性はない。<u>IgM はウイルス初感染時に産生され</u>*，その後 IgG の産生とともに低下する。

IgA は secretory component を介して2量体を形成し，腸管から分泌され，腸管免疫に関与し，粘膜の病変に関わる*。〔☞ p.325〕

3）免疫グロブリンと T 細胞抗原レセプター遺伝子の構造と遺伝子再構成

無数の抗原に対して，遺伝子の再構成を経て，無数の免疫グロブリンと T 細胞抗原受容体ができる。

免疫グロブリンの抗原認識部位は重鎖と軽鎖の N 末端に近い部位の超過変領域である。重鎖と軽鎖は**ジスルフィド結合**〈S-S 結合〉で結ばれている。可変領域の遺伝子は V：variable，D：diversity，J：joining の3つの遺伝子群からなる。抗体の抗原認識部位の多様性は **V（D）J 遺伝子再構成，体細胞遺伝子超変異**，遺伝子変換によりもたらされる。

TCR は2量体で，$\alpha\beta$ 細胞と $\gamma\delta$ 細胞がある。α 鎖，γ 鎖の可変部位は V，J 領域遺伝子から，β 鎖，δ 鎖の可変部位は V，D，J 領域遺伝子からなる。

4）自己と非自己の識別機構の確立と免疫寛容

免疫寛容 immunological tolerance とは主として胎生期に接触した（自己）抗原に反応性がなくなることである。

中枢性免疫寛容とは主に胸腺において，自己抗原と反応する T 細胞のクローンが排除されること（**ネガティブ・セレクション**）によって得られる。

(3) 免疫反応の調節機構

1）抗原レセプターからのシグナルを増強あるいは減弱する調節機構

T 細胞および B 細胞の表面には数多くの抗原に対するレセプターがあり，各々特異的な抗原とこのレセプターが反応することにより，T 細胞および B 細胞が活性化される。

2） サイトカイン　07E12

好中球，単球／マクロファージ，T細胞，B細胞などが一体となった免疫系システムを円滑に発揮するために，細胞から分泌される情報伝達物質である。微量で効果を発現し，生物学的半減期は短く，刺激により分泌される糖タンパクで，受容体を介して細胞内にシグナル伝達をする。**インターロイキン**〈IL〉のほか，**インターフェロン**〈IFN〉，**腫瘍壊死因子** TNF：tumor necrosis factor，**腫瘍増殖因子** TGF：t. growth f.，**ケモカイン**などがある。

マクロファージからは IL-1（発熱の誘導），IL-6（CRP〔☞ p.94〕産生刺激），IL-8（好中球を遊走させる），IL-12（Th0 から Th1 への誘導）が産生される。

T 細胞からは IL-2（T 細胞刺激），IL-3（初期造血に関与）が産生される。

IFN-α はマクロファージ，好中球から，IFN-β は線維芽細胞から産生され，ともに抗ウイルス活性があり，MHC クラス I 分子を発現誘導する。TGF-β は B 細胞，T 細胞を抑制する。TNF は血管新生，局所炎症誘導，腫瘍細胞障害に関与する。〔☞ p.122：G-CSF〕

3） Th1/Th2 細胞それぞれが担当する生体防御反応 〔☞ p.98：図3-33〕

末梢に出たばかりの CD4 T 細胞である**ナイーブ T 細胞**〈Th0〉は，IL-12 の影響を受けヘルパー T 細胞タイプ 1〈Th1〉に，IL-4 の影響を受け Th2 に，TGF-β により Treg〈制御性 T〉細胞（免疫抑制に働く）となる。

Th1 細胞＊からは IFN-γ（マクロファージ，NK 細胞の活性化，MHC クラス II 分子発現誘導），TNF-β が産生され，細胞性免疫＊に働く。

Th2 細胞＊からは IL-4（Th0 から Th2 への誘導，IgE，IgG へのクラススイッチ刺激），IL-5（IgA のクラススイッチ刺激，好酸球の誘導），IL-6，IL-10（炎症反応の抑制）が産生され，液性免疫に働く。

Th17 は好中球性炎症誘導，自己免疫疾患に関与する。

（4）疾患と免疫

1） 微生物に対する免疫応答の特徴 〔☞ p.115：炎症の分類，☞ p.89：寄生虫疾患総論〕

抗体は細胞内に入らないので，細胞内寄生菌には有効ではない。

2） 免疫不全症 〔☞ p.411：先天性免疫不全症〕

後天性免疫不全は免疫抑制薬，化学療法薬，放射線治療によるものと，AIDS〔☞ p.82〕があるが，後天性免疫不全症候群は後者をさすことが多い。

3） 免疫寛容の維持機構とその破綻による自己免疫疾患の発症

免疫寛容の維持を破綻させるのは交叉抗原で，これにより，自己抗原も攻撃され，自己免疫疾患〔☞ p.405〕が発症する。

4） アレルギー allergy 発症の機序 〔☞ 図3-34〕

アレルギーとは抗原に対する過剰な反応である。このうち，IgE が関与するも

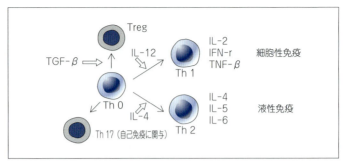

図 3-33　Th1，Th2 細胞

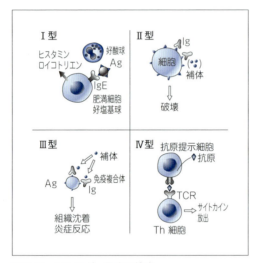

図 3-34　アレルギー発症の機序

のを**アトピー**という。

① I 型アレルギー〈即時型，アナフィラキシー型*〉 11E29／11I21

　抗原と結合した IgE 抗体*が大型の細胞内顆粒をもつ**マスト細胞***〈**肥満細胞**〉または好塩基球に付着して化学伝達物質であるヒスタミン，ロイコトリエンが放出され，数分から 30 分で起こるものである。IL-4 産生が亢進する。好酸球も関与し増加する*。

　検査には非特異的な全 IgE 測定の RIST：radioimmunosorbent test，特異的な IgE 測定の RAST：radioallergosorbent test がある。

　局所的には皮膚の腫れ，鼻，結膜の分泌亢進（花粉症）*〔☞ p.374：アレルギー性鼻炎，☞ p.361：アレルギー性結膜炎〕，気管支喘息*〔☞ p.240〕，胃腸炎（食物アレルギー）

が起こるが,ハチなどの虫刺症も,全身症状としてショック(アナフィラキシーショック*〔☞ p.410〕)を起こし,死亡する場合もある。血管透過性が亢進し,気管支収縮が起こる。〔☞ p.171:プリックテスト,皮内反応〕

② II 型アレルギー〈細胞傷害型〉 05B44

細胞表面抗原と結合した IgG, IgM(および補体)が細胞融解を起こす*。輸血反応,新生児溶血性疾患〔☞ p.422〕,AIHA〔☞ p.127〕,ITP〔☞ p.133〕,無顆粒球症,Goodpasture 症候群などがこの機序で起こる。検査には Coombs 試験がある。II 型は,III 型とともに補体が関与するものがある。

③ III 型アレルギー〈免疫複合体型〉 10E20

免疫複合体が組織に沈着*し,炎症反応が起こる。血清病*,(溶連菌)感染後糸球体腎炎〔☞ p.295〕,SLE〔☞ p.405〕,関節リウマチ*〔☞ p.407〕,クリオグロブリン血症〔☞ p.409〕,Schönlein-Henoch 紫斑病〈IgA 血管炎〉がこの機序で起こる。検査には沈降反応,免疫複合体や補体の測定がある。

血清病は異種血清または異種血清タンパク(血療法)を注射して数日後に,じんま疹,発熱,全身性リンパ節腫脹,浮腫,関節炎,関節痛,ときにタンパク尿,重篤な腎炎などの局部および全身症状を呈する病態である。

④ IV 型アレルギー〈遅延型〉 07G14 / 11G21

感作された T 細胞*により起こる(細胞性免疫)。ツベルクリン反応*,マクロファージ遊走阻止試験が行われる。接触皮膚炎〔☞ p.173〕*,移植臓器の拒絶*がこの機序で起こる。接触皮膚炎ではパッチテスト〔☞ p.171〕を行う。

5)がん免疫に関わる細胞性機序

正常には存在せず,腫瘍細胞のみに発現している腫瘍抗原により起こる。細胞障害性 T 細胞などから分泌されるパーフォリンが標的細胞を破壊する。

T 細胞に発現する PD-1 が腫瘍細胞に発現する PD-L1 と結びつくと,T 細胞の抗腫瘍効果が減弱し,これを阻害する抗 PD-1 阻害薬(ニボルマブ〈オプジーボ®〉)は免疫チェックポイント阻害としても悪性黒色腫や肺癌に使用されている。

3 生体と放射線・電磁波・超音波 〔☞ p.455:放射線を用いる診断と治療〕

(1) 放射線と放射能の種類,性質と単位 07B32 / 11D19

電離放射線として α 線,β 線,γ 線,X 線,非電離放射線には赤外線,紫外線,電波がある。X 線と γ 線は電磁波である。

α 線はナイロンの衣類,β 線はアクリル板,診断用 X 線は鉛のシート,治療用 X 線や γ 線は厚い鉛の板,中性子線は水槽で減衰する。

シンチカメラは γ 線を検出する。

LET：linear energy transfer は単位飛跡（1mcm）あたりに失うエネルギー（＝組織に与えるエネルギー）で，高いほど DNA 障害性が強い。高 LET 放射線には α 線，重イオン，中性子線がある。

放射能（Bq：ベクレル）：1 秒間に壊変する放射線同位元素の量
照射線量（C：クーロン/kg）：装置から放射線が出るときの線量
吸収線量（Gy：グレイ）：体に吸収されるエネルギー*
線量当量（Sv：シーベルト）：吸収後身体に影響を与える度合いで，放射線防護に用いられる。

放射線同位元素の**半減期**は ^{90}Sr は 29 年，^{137}Cs は 30 年と長いが，^{99m}Tc は 6 時間，^{67}Ga は 3.3 日，^{131}I は 8 日である。

陽子線，重粒子線は体表面から深い位置で大きなエネルギーを放出する（**Bragg ピーク**）。粒子線治療では陽子線を用いている施設が多い。

(2) 放射線の人体への急性効果と晩発効果　07G19／08A10／08E14／09G17／10E11／10G3／10I24

ヒトでは $LD_{50/60}$（60 日間で 50％が死亡する線量）は 4〜5 Gy である。
患者からの散乱線によっても被曝する。
放射線が直接 DNA を傷害することを**直接作用**と呼び，放射線の電離作用により生じたラジカルが細胞を傷害することを**間接作用**と呼ぶ。

急性（早期）障害には**放射線宿酔***（悪心*，嘔吐，下痢，頭痛，めまい，全身倦怠感），皮膚の紅斑，脱毛，造血障害（特に白血球，その中でも特にリンパ球は感受性が高い。また血小板はやや遅れて障害され，回復が早い）がある。

晩期障害には確率的影響と確定的影響がある。
確率的影響 stochastic effect は閾値がなく，照射量と比例し，発癌がある。
確定的影響 deterministic e. は閾値があり，一定の照射量に達するまで起こらないもので，白内障，不妊，奇形の発生がある。

ヒトの疫学的調査では放射線被曝による遺伝の影響は確認されていない。
局所被曝では局所の変化のみに注意すればよいが，全身被曝では白血球，特にリンパ球の変化をみる必要がある。
放射線業務従事作業者の被曝限度は 50 mSv/年かつ 100 mSv/5 年である。
100 mSv までは胎児に問題が生じることはないとされている。胸部 X 線は 0.06 mSv，CT は 5〜30 mSv である。
紫外線も発癌作用がある。

(3) 種々の正常組織の放射線感受性　06B31

Bergonié-Tribondeau の法則によれば，分裂能の高い細胞，将来細胞分裂を多く行いうる細胞，形態学的，機能的に未分化な細胞ほど放射線感受性は高い。
腸上皮（特に小腸），造血細胞，生殖細胞は最も感受性が高い。

筋肉，末梢神経は放射性感受性は低い。
同じ細胞では M 期〔☞ p.48〕に被曝の影響を受けやすい。
酸素分圧が高い組織は放射線感受性が高い（フリーラジカル〔☞ p.69〕による）。

4　生体と薬物　〔☞ p.435：薬物治療の基本原理〕

(1) 薬理作用の基本　〔☞図 3-35〕

薬物の用量（濃度）とその反応（効果）〔☞ p.63：図 3-14〕は，用量を対数でとると，**用量反応曲線**は**シグモイド（S 状）曲線**を描き，ある用量以上になるとその効果は頭打ちとなる（天井 ceiling がある，対数正規分布〔☞ p.446〕の累積分布関数である）。

多くの薬物は受容体，特に膜受容体と結合して作用が発現するが，**拮抗薬** antagonist はその薬物と同一の受容体と結合しても作用を発現しないもので，拮抗薬が存在すると用量曲線は右方に移動する。

部分作動薬とは，高濃度に投与しても最大反応が得られない**作用薬** agonist のことをいう。

薬理目的作用，中毒作用，致死作用の用量反応曲線は左から右に並び，その効果が 50 %の用量をそれぞれ，**50 %有効量**（ED：effective dose$_{50}$），50 %中毒量（T：toxic D$_{50}$），**50 %致死量**（L：lethal D$_{50}$）といい，LD$_{50}$/ED$_{50}$を**治療係数**と呼び（近年は LD$_{50}$/ED$_{50}$より，TD$_{50}$/ED$_{50}$を使うことが一般的），大きいほど安全性が高い。**毒物**の LD$_{50}$は**劇物**の 1/10 である。

薬機法〔☞ p.38〕では，毒物は黒地に白枠，白字で，劇物は白地に赤枠，赤字で

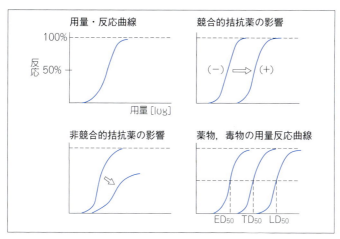

図 3-35　用量反応曲線

薬品名を記す。

(2) 薬物動態 11E31

薬物の吸収とは，薬物の投与部位から体循環への移行過程を指す。

水溶性の薬物は腎臓から尿に，脂溶性の薬物は肝臓で水溶性に変えて尿または胆汁に排泄される。

薬物・毒物は肝や腎からのクリアランスが低いと血中濃度が増加する。薬物・毒物は血漿タンパクと結合していると他のタンパクとは結合できないので，作用を示すことができないが，糸球体からは濾過されにくい。

小分子，遊離型（タンパク質と結合していない），非イオン型，脂溶性〔☞ p.45〕の薬物の方が膜を通過しやすい。薬は弱酸性ないし弱アルカリ性であり，酸性の環境では弱酸性の薬の非イオン型とイオン型の比はその薬物の pKa（解離定数）により，

$$pKa - pH = \log \frac{\text{非イオン型モル濃度}}{\text{イオン型モル濃度}}$$

で求められる。

アスピリンのような弱酸性薬物（pKa=3.5）は胃内のような pH が低い環境（pH=1.4）では非イオン型が 126（$10^{2.1}$）倍多くなり，吸収されやすい。アルカリ性の環境の中での弱アルカリ性の薬物では左辺が pH－pKa となる。

糸球体で濾過された酸性の薬は尿細管内がアルカリ性になるほど，非解離部分が減少し，再吸収は抑制され，尿中への排泄が増加する。

脂溶性の高い薬物は脳に分布しやすい。

点滴では投与速度と定常状態濃度は比例するが，定常状態に達する時間は変わらない。薬物を反復投与した時の定常状態における最低血中濃度を**トラフ濃度**と呼ぶ。また排泄速度が上限に達した場合には定常状態を得ずに，血中濃度は上昇し続ける。

経口投与された薬物が胃・腸管（主に小腸下部）から吸収され，門脈を経て，肝臓に移行*し，代謝を受けるために，薬物効果に影響が出ることを**初回通過効果*** first-pass effect と呼ぶ。舌下投与された薬は初回通過効果を受けず，生物学的利用率が高い*。腸管の浮腫があると，薬物吸収は低下する。

薬物の血中からの消失は通常半減期があり，血中濃度に比例して進む（**一次速度過程** first-order elimination）が，薬物の体内量が極めて多いと，薬物を時間ごとに一定量しか除去することができない（**ゼロ次速度過程** zero-order e.）。アルコールは後者に相当する。〔☞ p.413〕

分布容積 V_d：volume of distribution は薬物が血漿と等しい濃度で均一に分布するような体積容量である。すなわち，

$$V_d = \frac{体内薬物総量}{血漿薬物濃度}$$

クリアランス CL は薬物（あるいは内因性物質）が，一定時間に除去されるみかけの容積である。
消失速度定数 elimination constant k（>0）は単位時間の分率変化である。

$$CL = V_d \times k$$

一次速度過程では $\dfrac{dC}{dt} = -kC$ より $C = C_0 e^{-kt}$ （C_0 は静注直後の血中濃度，e は自然対数の底）

半減期では $C = C_0/2$, $t = t_{1/2}$, $\ln 2 = 0.693$ （ln は自然対数）

したがって $t_{1/2} = \dfrac{0.693}{k}$ ごとに濃度が半減する（高校数学Ⅲの知識が必要）。

標的血漿濃度を C_p, **生体利用率** bioavailability（静注では 1, 経口投与では，不完全な消化管からの吸収と，初回通過効果）を F とすると，

初回負荷量 = $C_p V_d/F$
維持投与量 = $C_p CL/F$　となる。

血中濃度曲線下面積 AUC：area under the blood concentration curve は血中濃度と時間の関係を示したグラフにおいて，曲線より下の面積である。〔☞図 3-36〕

プロドラッグは肝臓で代謝させることによって，薬理作用を発現する薬である。

肝腸循環とは肝臓でグルクロン酸抱合を受け胆汁に排泄された薬剤が，腸管で腸内細菌のグルクロニダーゼにより脱抱合，再吸収され肝臓に戻ることで，薬物の効果が持続することである。

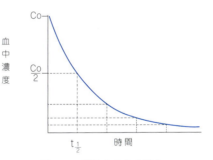

図 3-36　静注後の血中濃度

腎排泄型薬剤を腎透過率が 50％低下した患者に投与する場合には，投与間隔は同じで量を 1/2 にする。

グレープフルーツジュースに含まれるフラボノイドは，薬物代謝酵素のチトクローム P450〈CYP〉のアイソザイムの一つの CYP3A4 の阻害因子として作用するため，Ca 拮抗薬などの薬物によって血中濃度を増大させる。

リファンピシンは CYP3A4 誘導で，副腎皮質ステロイド薬の効果を減弱する。

治療薬物モニタリング TDM：therapeutic drug monitoring を行うものは治療係数が小さいもので，テオフィリン[*]，シクロスポリン，バンコマイシン，炭酸リチウム，カルバマゼピン，ジゴキシン，フェニトインがある。

(3) 薬物の評価　〔☞ p.24：疫学，p.467：エビデンスレベル〕

プラセボ（偽薬） とは試験薬の成分を有しないものである。

与えられているものがよい効果をもたらす薬や治療であると信じている場合，まったく効果のない薬や治療でも，症状に改善をみることがある。これを**プラセボ効果**と呼ぶ。患者の自己治癒力がプラセボ効果をもたらす可能性がある。

治療薬の比較対照研究において，両側検定は2薬の有効性に差がないという仮説に対しての検定，片側検定はA薬がB薬に対して有効（もしくは劣る）という仮定に対しての検定である。

第3章 病因と病態 〔☞ p.396：腫瘍〕

1 遺伝子異常と疾患・発生発達異常

(1) 胚（生殖）細胞と体細胞，それぞれにおける遺伝子異常が引き起こす疾患

変異 mutation とは遺伝子である DNA の塩基配列の変化をいう。変異によっては致死的となり個体が発生すらしないものから，あまり障害をもたらさないものや，また逆に生存に有利なものもある（つまり進化）。胚細胞，つまり精子や卵子に起こったもの（germ line m.）は子孫に伝えられる。発生過程で体細胞に変異が起これば，個体は変異のある細胞とない細胞のモザイクとなる。

(2) メンデルの法則に従う疾患　07B42／07C19／07G17／08E26／10B17／12D55

家系図は男は□，女は○，夫婦は□を左に，兄弟は生まれた順に左から記す。
ある特定の座において2個の対立遺伝子 A と a について3つの組み合わせが可能である。2つのホモ接合性（AA と aa）および1つのヘテロ接合性（Aa）である。もしヘテロ接合性の人が遺伝子 a でなく，A で決定される遺伝的特徴のみを表すならば，A は優性で a は劣性であるという。

常染色体優性遺伝疾患（AD：autosomal dominant）は変異遺伝子がヘテロ接合性で，常染色体劣性遺伝疾患（AR：a. recessive）は変異遺伝子がホモ接合性で異常表現形が発現する。

AR は一般に AD より低年齢で発症し，重篤な疾患が多い。また，まれな AR ほど，いとこ結婚で発症しやすい。保因者の頻度が 1/100 の AR ならば 1/40,000 の割合で発症する（Hardy-Weinberg の法則）。浸透率 penetration とは，ある遺伝子の形質が発現にいたる程度をいい，AD では AR より低い。

AD には結節性硬化症，多発性嚢胞腎，Huntington 舞踏病，Peutz-Jeghers 症候群，Marfan 症候群，球状赤血球症，細胞骨格やその関連タンパクの異常症である Ehlers-Danlos 症候群，軟骨形成不全症がある。また現在までに知られている癌抑制遺伝子の異常症は，すべてこの形式で遺伝する。これには p53 による Li-Fraumeni 症候群，RB による家族性網膜芽細胞腫，APC による家族性大腸腺腫症，乳癌（遺伝カウンセリング），von Hippel-Lindau 病，MEN〔☞ p.345〕，神経線維腫症1型〈von Recklinghausen 病〉，2型がある。

AR には鎌状赤血球症，Tay-Sachs 病，Gaucher 病，ガラクトース血症，フェニルケトン尿症*などがある。

X染色体連鎖劣性遺伝疾患（SR）では性染色体であるX染色体にその病因遺伝子があり，Y染色体にはない。したがって通常は男性のみが発病する。女性ではX染色体が2本あり，ヘテロでは他方が正常遺伝子であれば発病しない。この遺伝形式を示す疾患には血友病*，赤緑色盲，Duchenne型筋ジストロフィー，Lesch-Nyhan症候群，副腎白質ジストロフィーがある。

X染色体連鎖優性遺伝疾患（SD）は極めてまれで，男性の多くは致死的である。低リン酸血症性くる病，Alport症候群，色素失調症でみる。男性の発症者と女性の健常者から出生する男性は必ず健常者，女性は必ず発症者となるが，Lyon現象によりモザイクとなる。

隣接遺伝子症候群は染色体上に隣接して存在する互いに無関係な遺伝子が同時に欠失または重複し発生するもので，Prader-Willi症候群などがある。

父母のどちらから受け継いだかによって，働いたり，働かなかったりする遺伝子もある（**インプリンティング**）。例えば，Prader-Willi症候群は父親由来の15番染色体の微小欠損あるいは，同部の母親性ダイソミー（2本とも母親由来）により生じる。これに対してAngelman症候群は同部の母方アレルの欠失による。

(3) 多因子遺伝　10G10

多くの疾患で家族集積性があるが，それらには染色体の異常やメンデルの法則を示さない疾患が多く存在する。口唇裂*，幽門狭窄症，二分脊椎，高血圧，動脈硬化症，冠動脈疾患，2型糖尿病，多くの腫瘍がこれに当たる。これらの遺伝は，多数の遺伝子が多様な環境因子と相互作用しながら表現型が発現する。

(4) 染色体異常　07D21

染色体〔☞ p.43, 69〕異常には数の異常と構造の異常がある。性染色体の表現型はXYは男性，XXは女性である。XXでは片方のXが不活化されBarr bodyとなる（**Lyon現象**）。

数の異常として，倍数性と異数性がある。異数性は不分離，つまり生殖細胞の分裂での染色分体対の分離不全により起こる。染色体が1本多い配偶子の受精で **trisomy** となり，1本不足した配偶子の受精で **monosomy** となる。

構造の異常には**欠損**（染色体の一部の欠失が顕微鏡下で確認できるもの）や**転座** translocation（異常切断と相互分節の再癒合の結果生じる非相同染色体の2つの分節の転位。**Robertson転座**では2種の染色体の短腕が脱落し，長腕同士が接合する），**環状染色体**（両端が結合して輪状構造をなす染色体）や**同腕染色体**（減数分裂の際に動原体が縦分裂でなく横分裂することによって生じる染色体の異常であり，2個の娘染色体は各々染色体の腕1個が欠け，もう一方が二重になっているもの）がある。

常染色体には生存に必須の遺伝子が多く，常染色体のtrisomyやmonosomyのほとんどは致死的であり出生せず，出生できるのは，Down症候群，18 trisomy，13 trisomy〈Patau 症候群〉（精神遅滞と耳介，眼の奇形をみる），5p 短腕 monosomy〈猫鳴き症候群 cri du chat syndrome〉の 4 つのみである。

Turner 症候群（45,X*），Klinefelter 症候群（47,XXY*）は性染色体異常である。

1）Down 症候群* 07E18／08E54／08G12／09D43／09G51／09I27／10D50／12D44

Down 症候群の多くは 21 番染色体が 3 本ある 21 trisomy*で染色体は 47 本となるが，そのほか転座型と呼ばれる 21 番染色体が D グループ（No.13～15）ないし G グループ（No.21～22）に付着した型のものがあり，この場合染色体は 46 本で，数的異常はない。転座型では次子が Down 症候群になる率が高い。

Down 症候群は高齢出産で発生頻度が増し，30 歳なら 1/1,000*，40 歳なら 1/100*である。低身長，つりあがった目尻などを特徴とする特異な顔貌，精神遅滞，白内障，猿線，第 5 指短縮，筋緊張低下*，Alzheimer 型認知症，クレチン症，環軸関節不安定性をみ，房室中隔欠損，心内膜床欠損*，十二指腸閉鎖*などの心奇形など内臓奇形の頻度が高い。白血病*は多いが，固形腫瘍は少ない。

Down 症候群の妊娠歴がある患者にはまず遺伝カウンセリングを行う。

妊娠早期に母体血清 AFP〔☞ p.259〕低下，胎児後頸部浮腫 NT：nuchal translucency（11～13 週）で診断できることがある。

2）18 トリソミー〈Edwards 症候群〉 07D21／12F51

均衡型の子宮内発育遅延，羊水過多を示し，手指の屈曲拘縮，小顎症，短い第 I 趾，踵の後方突出，心奇形があり，1 歳までに約 90％が死亡する。

3）Turner 症候群* 08I42

低身長*，外性器は女性で，索状卵巣，無月経，手背，足背のリンパ浮腫，翼状頸*，外反肘*，中手骨の短縮，耐糖能異常を示す。知能の遅れはなく，大動脈縮窄症などの心奇形が予後を左右する。エストロゲン値が低く*，LH, FSH が高い*。

4）Klinefelter 症候群* 01G50

高身長，外性器は男性で，性腺発育不全*，女性化乳房*があり，LH, FSH は高値を示す*。乳癌などの悪性腫瘍を合併しやすい。

（5）個体の発達異常における遺伝因子と環境因子の関係

個体の発生は，細胞分裂，増殖，アポトーシス〔☞ p.109〕を制御する遺伝子により行われているが，これらの遺伝子の変異とともに，薬物などの生体異物が個体発生の遺伝的制御に影響を及ぼし，発生異常が起こる。

発生に影響する環境因子としては，化学物質（アルコール，薬物〈サリドマイドによるアザラシ肢症など〉），微生物（CMV，風疹ウイルス，トキソプラズマ，梅毒スピロヘータなど），放射線，生化学的因子（葉酸欠乏など）がある。

(6) ミトコンドリア遺伝子の変異による疾患　09160　[☞ p.44]

受精により，卵子に由来するミトコンドリアのみが受精卵に残り，精子に由来するミトコンドリアは受精卵には残らない。したがって，異常なミトコンドリアは，すべて母親から伝わる。変異をもつミトコンドリアともたないものがある。

この遺伝形式を示す疾患は，乳酸，ピルビン酸の上昇をきたし，酸化的リン酸化に依存する脳，心筋，筋肉に異常をきたす。診断には筋生検，髄液ピルビン酸測定を行う。[☞ p.346]

MELAS：mitochondrial myopathy, encephalopathy, lactic acidosis and stroke-like episodes，MERRF：myoclonic epilepsy with ragged-red fibers（赤ぼろ線維），Leigh 脳症，Leber 遺伝性視神経症，慢性進行性外眼筋麻痺 CPEO：c. progressive external ophthalmoplegia，Kearns-Sayre 症候群がある。

2　細胞傷害・変性と細胞死

(1) 細胞傷害・変性と細胞死

細胞は物理的，化学的，免疫学的，遺伝的要因や，栄養，虚血，加齢によって傷害を受ける。

傷害因子に対して細胞は選択性を示す。例えば，分裂の盛んな細胞である毛嚢，消化管上皮，生殖細胞，骨髄などの細胞は，線維芽細胞や肝細胞より放射線による障害が強く出る。また，傷害の感受性はこれを減らす能力（解毒作用）にも関係があり，ウイルスに対しての受容体の有無や，他の親和性などに影響される。

細胞傷害では，壊死のみでなく，適応として低い機能状態にもなる。

萎縮 atrophy は細胞の大きさの減少で，萎縮・変性・老化した細胞にはリポフスチン[☞ p.110]がみられ，特に心臓（核の近くにみる）で褐色萎縮と呼ばれる状態になる。

変性 degeneration には空胞変性，脂肪変性，好酸性変性，硝子変性，フィブリノイド（類線維素）変性がある。壊死性血管炎ではエオジンに強く染まるフィブリノイド変性をみる。[☞ p.109：代謝障害]

(2) 壊　死 necrosis*　[☞ p.115：乾酪壊死]

主に虚血[☞ p.111]が原因で，ATP[☞ p.44]枯渇により，膜内外での電解質，水の維持ができなくなり[☞ p.46：Na^+-K^+ポンプ]，細胞や核，細胞内小器官に水が浸入し，細胞が破裂し，不可逆の状態になるのが壊死である。

凝固壊死 coagulative n. はタンパクの多い心筋の虚血でみられ，小胞体破壊，Ca^{2+}の漏出やタンパクの断片化，疎水性部分の露出によりタンパクが凝固する。腎でも凝固壊死が起こる。

融解（液状化）壊死 liquefactive n. は，脳のようにタンパクが少なく，リン脂質（髄鞘は膜成分からなり，リン脂質が細かいミセルとなる）の多いところや，膿瘍の中心部の壊死のように加水分解酵素の多いところなどでみる。

脂肪壊死 fat necrosis は急性膵炎〔☞ p.282〕でみられ，トリグリセリドが分解された脂肪酸がカルシウムと結合沈着して起こる（けん化 saponification）。

心筋細胞と中枢神経細胞はともに再生しない*。

虚血状態では ATP の消費が多く，枯渇しやすい消化管上皮や尿細管は壊死に陥りやすい。逆に線維芽細胞は低酸素状態に対する感受性が最も低い。心筋では，壊死に陥らなくても膜電位が部位により差ができることにより，心室細動〔☞ p.216〕をきたす。

(3) アポトーシス* apoptosis

プログラムされた細胞死*とも呼ばれ，遺伝子によって制御されている。胎児発生（例えば，指発生時の，指拔線間の間葉組織の消失）の段階でみるほか，ウイルス性肝炎でもみるものがある。組織学的にはアポトーシスを起こした細胞は好酸性を示し，核クロマチンの濃縮を伴う。ウイルス性肝炎の好酸小体〈Councilman 体〉がその典型例である。

TNF〔☞ p.97〕などのサイトカインや Fas リガンドなど細胞外からのシグナルにより，またミトコンドリアからチトクロム c が放出，カスパーゼが活性化，さらにラミンが分解され，核が分断化，エンドヌクレアーゼが活性化，DNA が切断され，電気泳動で，ヌクレオソーム構造〔☞ p.43〕の作る DNA の長さ 180 bp の整数倍のはしご（ラダー）状に分離される。

アポトーシスではマクロファージにより速やかに貪食されるが，壊死では細胞は破裂し，内容を撒き散らし，その結果炎症が起こる。

3 代謝障害

(1) 糖質代謝異常 〔☞ p.346：糖尿病〕 00A56

糖原病 glycogen storage disease はグリコーゲンの分解ができない代謝疾患で，Ⅰ型〈von Gierke 病〉では低身長，肝腫大，低血糖，高尿酸血症，高脂血症，高乳酸血症をきたす。

(2) タンパク・アミノ酸代謝異常 〔☞ p.353：先天性代謝疾患〕

硝子 hyaline とはエオジンで均質に染まるものを呼ぶが，これには以下に示すいろいろなものが含まれている。

硝子血栓 h. thrombi とは DIC〔☞ p.134〕で，特に腎糸球体係蹄にみる。

硝子膜 h. membrane は，RDS〔☞ p.423〕や，ARDS〔☞ p.243〕でみる。ARDS は

肺胞上皮の傷害で起こり，病理組織学的には，硝子膜は HE 染色ではピンクに，Azan 染色では青く染まり，赤く染まるフィブリンと区別する。

糸球体が荒廃すると**硝子化**と呼ばれる状態になる。細動脈の壁の変化も硝子化（高血圧で副腎周囲などにみる。**細動脈硬化** arteriolosclerosis）と呼ばれる。また線維芽細胞の減少した硬い瘢痕も「硝子化した線維化」と呼ばれる。

硝子体は**アルコール硝子体** alcoholic h., Mallory body が有名で，ケラチン〔☞ p. 45〕からなる。

アミロイドは HE 染色でピンクにべったりと硬くみえるもので，**Congo red 染色**にて橙色に染まり，偏光顕微鏡では緑色の複屈折を示す線維状のタンパクである〔☞ p. 351：アミロイドーシス〕。血管壁，その周囲に沈着することが多い。

> HE 染色でピンクに染まるものには他に，粘液（淡くもやもや），壊死（こなごな），アミロイド（やや淡く，ひびわれがある），角化物（濃く，層状），水腫（淡く均質），骨（硬い）などがある。

(3) 脂質代謝異常 〔☞ p. 349：脂質異常症〕

脂肪変性は主に肝細胞でみられる。大滴性は，肥満による脂肪肝，アルコール症，小滴性には，Reye 症候群〔☞ p. 161〕，急性妊娠性脂肪肝がある。

(4) 無機質代謝異常

鉄が沈着することを**ヘモジデローシス**と呼び，局所性のものと全身性のものがある。肉眼では鉄錆色にみえ，HE 染色標本では**ヘモジデリン**と呼ばれる茶色の色素がみられ，これは **Berlin blue〈Prussian blue〉染色**で青く染まる。

> 組織標本上で茶色にみえる色素（染色されていない，本来の色）は，他にリポフスチン〔☞ p. 108〕，ビリルビン〔☞ p. 262〕，メラニン〔☞ p. 170〕がある。

局所性ヘモジデローシスは，以前に出血があったことを示し，破壊された赤血球の鉄が沈着する結果起こる。皮下出血の後のあざはヘモジデリンの沈着である。〔☞ p. 353：ヘモクロマトーシス〕

石灰化 calcification はカルシウムの沈着である。

転移性石灰化 metastatic c. には高カルシウム血症によるものがあるが，カルシウムとリンの量の積と相関する。

異栄養性石灰化 dystrophic c. は組織が変性した部位にカルシウムが沈着するものである。粥状硬化症で動脈の内膜に沈着するもの，**Mönckeberg 型硬化**と呼ばれる中膜に沈着するものがある。心臓では弁膜，弁輪に石灰化が起こるが，これはリウマチ性弁膜症や加齢が原因になる。

4 循環障害 〔☞ p.207：ショック, p.209：浮腫, p.210：心不全, p.223：動脈硬化症〕

(1) 虚血, 充血とうっ血　09D35

虚血* ischemia とは, 局所で動脈からの流入血液が減少する場合をいう。
動脈狭窄では虚血が起こるが, 支配領域の活動が増すと, 痛みをきたす。〔☞ p.211：狭心症, p.225：間欠性跛行, p.273：腹部アンギーナ, p.408：顎跛行〕
虚血は壊死〔☞ p.108〕の原因として重要である。
充血* hyperemia とは炎症などで動脈からの流入血液, すなわち input が増加する場合をいう。
うっ血* congestion とは静脈を遮断した場合や心不全のように静脈血からの流出血液, つまり output が減少する場合をいう。

> 医学生に採血をさせると, 駆血帯をやたら強く巻くことがあるが, 静脈圧より少し高い圧で巻くのがコツだというのが, うっ血と充血のメカニズムを知っているとわかる。捻転（卵巣腫瘍〔☞ p.315〕や精巣〔☞ p.311〕, S状結腸〔☞ p.270〕, 胆嚢など）ではその臓器の出血（実はうっ血）が目立つが, これは捻転により, 血管に負荷される圧は静脈圧よりは高いが動脈圧よりも低いためである。

(2) 血栓症*thrombosis　07A18／07F13／12C16

心臓血管系の中でできた血液凝固塊を血栓* thrombus, これができる状態を血栓症という。その成因には, 血流のうっ滞 stasis, 内皮細胞の損傷 endothelial damage, 過凝固状態 hypercoagulability（Virchow の三要因）がある*。
血流のうっ滞には, 寝たきりや体を動かさない状態, 赤血球増加症で血液が粘稠である状態, 心房細動, 中心静脈圧の上昇がある。
内皮細胞の損傷には粥腫の破綻〔☞ p.223〕, 過去の血栓症, 外傷がある。
過凝固を引き起こすものとしては, 経口避妊薬などの薬物, 悪性腫瘍, 抗リン脂質抗体症候群, 第V因子 Leiden 変異, プロテインC欠乏症, プロテインS欠乏症, アンチトロンビンIII欠乏症, プロトロンビン変異などがある。
血流の早いところでは血小板が主体の白色血栓*が, 血流が遅いところでは赤血球が多く捕捉されフィブリンが主体の赤色血栓*ができる〔☞ p.123〕。

(3) 塞栓症*embolism

血栓などが剥離し, 血流に伴って流れ, 他の部位の動脈を閉塞させることを塞栓症という。塞栓をきたすものは血栓*（下肢血栓や心房細動などでできる）のみでなく, 脂肪*, 空気*（潜函病〔☞ p.416〕など）, 骨髄（骨折など）, コレステリン結晶を含むアテローム（動脈硬化症〔☞ p.223〕）, 羊水〔☞ p.330〕, 腫瘍細胞, 細菌塊〔☞ p.217：感染性心内膜炎〕などがある。

(4) 梗　塞 infarct 〔☞図3-37, 図3-38〕

虚血で，壊死をきたすことを**梗塞**という。

側副血管を通じて壊死領域へ血液が滲み出た場合，赤色を呈する梗塞があり，肺，腸で起こりやすい（出血性梗塞）。

1）心筋梗塞 myocardial infarction 〔☞ p. 212〕

原因となる冠動脈の閉塞は冠動脈の粥腫の破綻〔☞ p. 223〕により血栓が形成さ

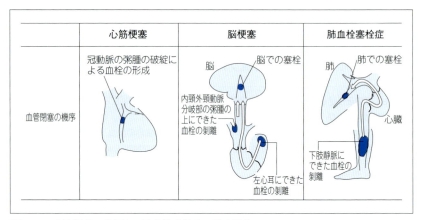

図3-37　心筋梗塞・脳梗塞・肺血栓塞栓症の発症機序

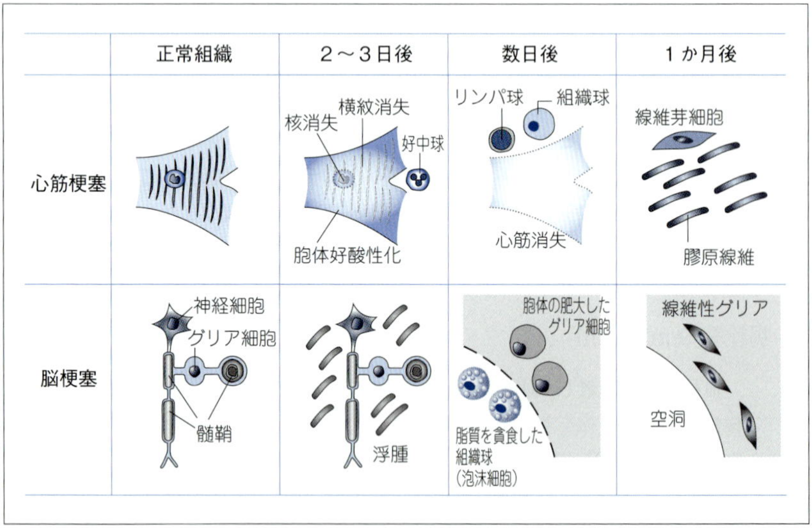

図3-38　心筋梗塞と脳梗塞の経時的変化

れ，その場で閉塞することによって起こることが多い。

心筋梗塞発症後5～6時間で心筋の凝固壊死〔☞ p. 108〕（横紋消失，細胞質好酸性化，核消失），2～3日で梗塞巣周囲から好中球浸潤，壊死心筋を融解し（この時期に機械的合併症（心室中隔穿孔，自由壁破裂，乳頭筋断裂）をみる）1週間で好中球が減少し，リンパ球，マクロファージ，毛細血管，線維芽細胞が増え，肉芽組織〔☞ p. 116〕となる。肉眼的には赤くみえる。

その後線維化が進行し，2～3か月で線維性組織で置き換えられる。線維化は肉眼的には白く瘢痕としてみえ，Azan 染色で青く染まる。

2）脳梗塞 cerebral infarction 〔☞ p. 155〕

内頸動脈・外頸動脈分岐部にできた粥腫の上にできた血栓と粥腫片〔☞ p. 223〕や，心房細動〔☞ p. 213〕によって心房内（特に左心耳）でうっ滞した血液からできた血栓が剥離し（心原性脳塞栓症，出血性梗塞になりやすい），血流によって脳の動脈に運ばれ，血管を閉塞（塞栓）することによって起こることが多い。心房中隔欠損があれば，深部静脈血栓〔☞ p. 225〕も原因になる。左房にできた血栓をみるのに適切な検査は経食道心超音波である。

脳組織は梗塞によりまず浮腫が起こる。2～3日後からは融解壊死〔☞ p. 109〕を起こした脳組織をマクロファージが貪食し，泡沫細胞となり，梗塞巣の周囲には細胞質の豊富なグリア細胞が増生する。1か月たつと梗塞巣は空洞となり，周囲には線維性グリア細胞をみる。脳は膠原線維による修復を受けない。

3）肺血栓塞栓症 pulmonary thromboembolism 〔☞ p. 243〕 04G3

下肢の深部静脈血栓が剥離し，右心を経由して，肺動脈を塞栓することで起こる。肺動脈が塞栓で閉塞をきたしても大動脈から直接分枝する気管支動脈〔☞ p. 229〕により栄養されているので，呼吸困難はきたすが，肺組織は梗塞に陥らない。

(5) 出　血 hemorrhage

血管や心筋は筋束の集まりであり，外傷以外の破裂は，最初に軽く（warning leak），その後，致命的な出血をきたすことが少なくない〔☞ p. 156：くも膜下出血〕。消化管も筋束で壁が構成されており，腹膜や胸膜より血液を通しやすく，大動脈の穿孔の際，十二指腸〔☞ p. 201：大動脈十二指腸瘻〕や食道内への消化管出血としてみることがある。

多量の出血でもヘモグロビン値はすぐには低下しない。

5　炎症 inflammation と創傷治癒 wound repair

(1) 炎症の定義 〔☞ 図3-39〕

炎症とは，局所の有害な刺激や障害に対しての生物の反応である。炎症の四徴

は発赤，腫脹，疼痛，発熱である（機能障害を加え，五徴とすることもある）。
　炎症を起こす原因としては，病原微生物（細菌，ウイルス，真菌，寄生虫），物理学的刺激（外傷，熱，寒冷，放射線，日光），化学物質，点滴静注の血管外漏出もあり，また場合によっては自己の組織も炎症を引き起こす。

> 物理化学的刺激で破壊された自己組織も異物となり，炎症とは異物の排除と考えられる。創傷治癒〔☞ p.115〕，梗塞〔☞ p.112〕，拒絶反応〔☞ p.460〕でも炎症が起こっているのである。アレルギーは過剰な炎症反応，自己免疫疾患は生きた自己組織を誤って異物と認識する反応ともいえる。

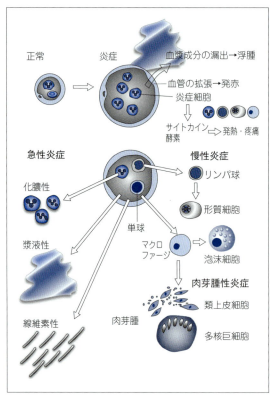

図3-39　炎　症

　局所に有害な刺激や障害があると，一過性の血管収縮の後，細動脈の拡張が起こる（発赤，発熱となる）。その後，血管透過性が亢進し，血漿成分が血管外に漏れ出す（腫脹となり，異物を「薄める」）。
　発熱にはIL-1や血管が拡張すること，疼痛にはブラジキニン，プロスタグランジン〔☞ p.443〕，活性酸素，血管透過性亢進にはヒスタミン，セロトニン，ブラジキニンなどが関与する。
　炎症の場では好中球は血管内皮細胞に接着，傷害部位へ遊走し，貪食，消化といった機能を果たす。非特異的な破壊も起こり，疼痛の原因となる。

> 炎症の症状の『腫脹』は人体に悪影響を及ぼすことが少なくない。脳浮腫による脳ヘルニア〔☞ p.154〕のみならず，急性喉頭蓋炎〔☞ p.375〕，アナフィラキシーショック〔☞ p.410〕，気道熱傷〔☞ p.417〕での気道閉塞は致命的であり，整形外科分野でも捻挫の腫脹〔☞ p.191〕の他，コンパートメント症候群〔☞ p.189〕，脊髄損傷〔☞ p.194〕でも重篤な合併症となる。

(2) 炎症の分類と組織形態学的変化　09C12／12D18

　　炎症は急性炎症と慢性炎症に分けられる。
　　急性炎症では，まず血管内から血漿成分が漏出する。つまり外敵，異物などは液体で薄めるが，これを滲出 effusion, exudation という。
　　滲出は，その成分によって血管透過性の亢進による黄色透明の線維素の少ない血漿成分からなる漿液性 serous，線維素の多い線維素性 fibrinous，好中球の多い化膿性 purulent に分類される。
　　好中球〔☞ p.123〕は急性炎症，細菌感染でみる（急性虫垂炎など）ことが多く，細菌などを貪食する。また，炎症時に発熱物質を放出したり，死滅するとライソゾーム様酵素を分泌し，周囲組織を融解破壊して膿瘍 abscess と呼ばれる好中球およびその壊死物を多く含む腔を形成したりする。膿瘍にはドレナージ（切開排膿〈液〉）をする。
　　慢性炎症ではリンパ球〔☞ p.93, 123〕や形質細胞〔☞ p.93〕，マクロファージ* macrophage〔☞ p.93〕（大食細胞，組織球と呼ばれることもある。単球* monocyte〔☞ p.123〕が血管から出て分化し，高い貪食能を示す）が多い（この3つを慢性炎症細胞ないし単核球（注：単球と混同しないこと）と呼ぶことがある）。マクロファージは脂質を多く貪食すると泡沫細胞となる。

(3) 肉芽腫性炎症 granulomatous inflammation　07A53／10B31

　　慢性炎症の一つの型である肉芽腫性炎症では，マクロファージが変化した類上皮細胞 epithelioid cell，類上皮細胞が細胞融合した巨細胞，これらにリンパ球が加わった細胞の集簇からなる肉芽腫* granuloma をみる。
　　肉芽腫病変にはIL-1，TNF-α，マクロファージ遊走阻止因子をみる。
　　肉芽腫は，結核*，Hansen病〔☞ p.178〕[類結核型でみる。らい腫型ではらい菌（Ziehl-Neelsen染色〔☞ p.238〕陽性）を含む泡沫細胞を多数みる]，非結核性抗酸菌，梅毒や真菌などの病原体が原因になるほか，サルコイドーシス，Crohn病などの原因不明の疾患でもみる。
　　結核では，乾酪壊死の周囲を類上皮細胞，核が馬蹄型に並ぶ Langhans 巨細胞，リンパ球が取り囲む肉芽腫を形成する。
　　異物巨細胞では複数の核が細胞の中心部に不規則に並ぶ。

(4) 創傷治癒 wound repair, healing　〔☞図3-40〕　05E21

　　単純な創傷治癒は，一次治癒* healing by primary intention と呼ばれる。
　　手術創のように比較的少量の上皮と結合織が損傷を受けると，その隙間は血液で満たされ，その血液は凝固する（止血凝固期*）。
　　24時間で好中球が浸潤し（炎症期*），上皮は24〜48時間で再生する。
　　72時間で好中球に代わってマクロファージが浸潤し，毛細血管（内皮細胞）*，

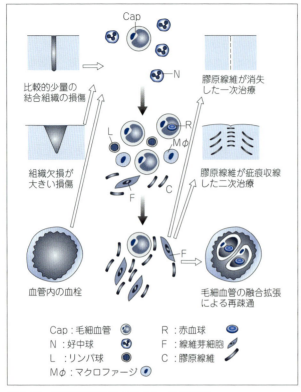

図 3-40　創傷治癒の血栓のゆくえ：肉芽組織

線維芽細胞が増生し，**肉芽組織** granulation tissue を形成する（**増殖期**[*]）。

その後，線維芽細胞から膠原線維が産生される（**組織再構築期**）。一般にはこの膠原線維もそのうち減少し，もとのような組織となる（**成熟瘢痕期**[*]）。

上皮は損傷されていない部分から連続性に損傷部を覆う。

骨折の治癒過程では最初は血腫から肉芽組織の形成がみられ，修復期になると膠原細胞の増生や軟骨細胞や骨芽細胞が出現し骨形成が起こる。骨皮質形成は最も最後に起こる。

4～7日ごろにはⅢ型コラーゲンがみられ，2週以降はⅠ型コラーゲン〔☞ p.50〕に置き換わる。

二次治癒 h. by secondary i. は，組織の欠損が大きい場合に起こり，炎症が強く，肉芽組織が多く，肉芽組織の線維芽細胞，膠原線維による収縮が大きな役割を果たし，瘢痕となる[*]（FRC：fibroblastic reaction with contraction）。癌の浸潤による蟹の爪状の形〔☞ p.397〕，潰瘍瘢痕，蜂窩肺〔☞ p.242〕，肝硬変〔☞ p.279〕も組織修復での線維芽細胞，膠原線維の役割が大きい。中枢神経の修復はグリア細胞が関わる。〔☞ p.113：脳梗塞，p.162：多発性硬化症，p.159：筋萎縮性側索硬化症〕

血管内の血栓も肉芽組織となるが，その肉芽組織を形成する毛細血管が融合すると，腔が拡張し，再疎通となる。再疎通しても静脈弁は再生しない。

創傷治癒を阻害する最大の要因は感染で，異物が最大の原因となる[*]〔☞ p.473：デブリドマン〕。軟部組織の血行不良，**死腔** dead space，壊死組織の存在[*]も創傷治癒の妨げとなる。その他，薬剤として副腎皮質ステロイド薬，抗癌剤[*]，消毒薬，またビタミンC[*]や亜鉛の欠乏，低タンパク血症[*]，著しい貧血や低血圧，糖尿病，低栄養，低酸素血症，創部の乾燥[*]も創傷治癒阻害因子となる。〔☞ p.473：外

傷治療〕

　真性ケロイドは外傷後などに膠原線維の増生が起こるもので，胸部に起こりやすい。瘙痒を伴い難治性である。肥厚性瘢痕は創傷の範囲内にとどまることで，真性ケロイドと区別する。

　肉芽組織は肉芽腫と区別する必要があるが，混同されていることも少なくない。例えば，喉頭肉芽腫，歯根肉芽腫〔☞ p. 376〕は組織修復の過程ででき，本当は肉芽組織である。また，単に「肉芽」といえば，これは肉芽組織をさす。さらに，非上皮性悪性腫瘍である「肉腫」とも混同しないこと。

【第4部】
人体各器官の正常構造と機能，病態，診断，治療

- 121………第1章　血液・造血器・リンパ系
- 135………第2章　神　経　系
- 170………第3章　皮　膚　系
- 183………第4章　運動器（筋骨格）系
- 198………第5章　循　環　器　系
- 228………第6章　呼　吸　器　系
- 251………第7章　消　化　器　系
- 286………第8章　腎・尿路系（体液・電解質バランスを含む）
- 304………第9章　生　殖　機　能
- 318………第10章　妊　娠　と　分　娩
- 333………第11章　乳　　房
- 335………第12章　内分泌・栄養・代謝系
- 355………第13章　眼　・　視　覚　系
- 366………第14章　耳鼻・咽喉・口腔系
- 379………第15章　精　神　系

# 第1章 血液・造血器・リンパ系

1 構造と機能

(1) 造血の部位　07E33／08B7／09B33

　　造血は胎生 2～3 週にまず卵黄囊，1 か月で肝臓*，2 か月で脾臓（量的に少ない）で始まり，4 か月では肝臓が主たる部位であり，5 か月になると骨髄で開始され，出生時には骨髄のみとなる。

　　成人になると長管骨での造血が低下し，軀幹部での骨のみで造血が行われる。

　　胎児のヘモグロビンは酸素親和性の高い HbF 〔☞ p. 422〕であり，出生後は HbA が優位となる。

(2) 造血幹細胞から各血球への分化と成熟　10B2／10G36

　　血液は細胞成分（血球 blood cells）と血漿 plasma* からなり，血球は赤血球，白血球，血小板からなる。〔☞ p. 123〕

　　血液細胞の観察には血液，骨髄液を塗沫乾燥し，May-Giemsa 染色を行う。

　　May-Giemsa 染色は May-Grünwald 液（Giemsa 液のみでも染まるが，より鮮明になる）→リン酸緩衝液→流水水洗→Giemsa 液→流水水洗の順で行う。

　　骨髄中の血液幹細胞には自己複製能，多分化能をもつ幹細胞 stem cell が含まれている。血液幹細胞は末梢血，臍帯血中にもある。

　　多能性幹細胞 pluripotent s.c.（CD34 陽性）は自己複製能を有し，また骨髄系幹細胞とリンパ系幹細胞に分化する。〔☞ p. 97：IL-3〕

　　骨髄穿刺の第一選択部位は後腸骨稜〔☞ p. 186〕である。

　　骨髄は脂肪／有核細胞比〈F/C 比〉が 1/1，顆粒球系細胞／赤芽球比〈M/E 比〉が 2～3/1 である。巨核球 megakaryocyte は 6～30/mm² でみられる。赤芽球は核が濃染，円形で，細胞質はわずかで，集簇し，赤芽球島を形成する。

　　赤血球は赤芽球 erythroblast から形成され，核が消失し，網状赤血球 reticulocyte を経て形成される。網状赤血球は骨髄での赤血球産生の指標となる*。エリスロポエチン*は腎で産生され，赤血球産生を刺激する*。

　　顆粒球 granulocyte は骨髄芽球 myeloblast（大きな核と数個の核小体，好塩基性の細胞質），前骨髄球 promyelocyte（Azur 顆粒を獲得），骨髄球 myelocyte（核はより濃染し，Azur 顆粒が数を増し，特殊顆粒も出現し始める。特殊顆粒の種類により好中球性，好塩基球性，好酸球性となる）の順に成熟する。骨髄球までが分裂能がある。

さらに成熟し，**後骨髄球** metamyelocyte（核がU字型ないしC字型），**桿状核球**，**分葉核球**と分化し，前述の顆粒により，好中球，好酸球，好塩基球となる。末梢血で桿状核球が分葉核球に比べ相対的に増えることを**左方移動**と呼ぶ。

G-CSF：colony stimulating factor（Gは顆粒球 granulocyte）は好中球の造血因子である。

巨核球から血小板が形成される。**トロンボポエチン**は主に肝臓で作られ，血小板産生を促す。

形質細胞〔☞p.93〕は通常，末梢血にはみられない。

(3) 脾臓，胸腺およびリンパ節の構造と機能

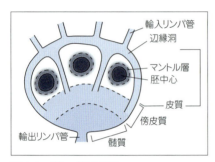

図4-1　リンパ節の構造

一次リンパ組織は骨髄と胸腺である。〔☞p.93〕

リンパ節 lymph node〔☞図4-1〕の被膜直下の**辺縁洞** marginal sinus にはマクロファージをみ，癌の転移はここにみることが多い。B細胞は皮質リンパ濾胞に，T細胞は傍皮質にある。リンパ濾胞の**胚中心** germinal center（幼若な大型のリンパ球や濾胞樹状細胞をみる）でBリンパ球のクローン選択が起こる。胚中心は**マントル層** mantle layer に取り囲まれる。

胸腺 thymus は細胞密度の高い皮質と，細胞成分の少ない髄質がある。皮質はT細胞からなり，髄質は特徴的な大型の上皮細胞と，同心円層状の Hassall **小体**がある。胸腺ではT細胞の成熟が行われ，成熟しないT細胞は髄質でアポトーシスにより除去される。胸腺は思春期以後退縮し，脂肪が多くなる。

脾臓 spleen ではリンパ球の集まった**白脾髄** white pulp と，**脾洞** splenic sinus，**脾索** splenic cord からなる**赤脾髄** red p. がみられ，免疫，老化赤血球の処理*，胎生期では造血を行う。脾臓ではマントル層の周囲に**辺縁帯** marginal zone がある。

(4) 血漿タンパクの種類と機能

血漿からフィブリノゲンなどの凝固因子を除いたものが**血清** serum* である。血清タンパクは電気泳動法で，アルブミン，α_1，α_2，β，γ-グロブリンに分けられる〔☞図4-2〕。アルブミンが最も多く*，アルブミンの半減期は約21日

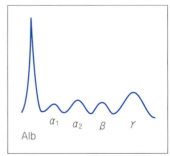

図4-2　正常血清タンパク

である。

(5) 赤血球とヘモグロビンの構造と機能　07G34／08C14／11E20

赤血球 erythrocyte, red blood cell は直径 7～8 mcm で，両面の中央部が陥凹した円盤状で核を持たず*，ミトコンドリアもなく*，エネルギー源は解糖系である。寿命は 120 日である。

1 日の鉄吸収量は 1 mg*（食物に入った鉄の 10%）*で，十二指腸から，2 価の鉄イオン（Fe^{2+}）として吸収される。正常成人は体内に 3～4 g の鉄を有し，その 70% はヘモグロビン鉄として利用されている。Hb 15 g/dL の血液 10 mL には 5 mg の鉄を含む。血清鉄はトランスフェリンと結合して，細胞に移送される。ヘプシジンは鉄の吸収を抑制する。

ヘモグロビンは α 鎖と β 鎖の各 2 本，計 4 本のグロビン鎖と各グロビン鎖の中に入った鉄を含有するヘム各 1 個とからなる 4 量体 $α_2β_2$ であり，1 g のヘモグロビンは 1.34 mL の酸素を運搬する。

Howell-Jolly 小体は核片であり，脾摘や高度の溶血性貧血でみる。

Heinz 小体は変性したヘモグロビンで，G6PD 欠損症〔☞ p. 127〕，α-サラセミア，不安定ヘモグロビン症でみる。

(6) 白血球の種類と機能　08G36

白血球*leukocyte〈WBC：white blood cell〉は顆粒球*〈多形核白血球 polymorphonuclear cell〉，リンパ球〔☞ p. 93〕と単球 monocyte〔☞ p. 115〕に分類され，顆粒球には好中球，好酸球，好塩基球〔☞ p. 98〕がある。

好中球 neutrophil は核が三分葉で，細菌の貪食能，遊走能があり*，末梢血中の白血球で最も多い。好中球の寿命は 2～3 日である。急性感染症では好中球の左方移動（幼若な好中球の比率が増す）をみる。

好酸球 eosinophil は核が二分葉で，細胞質に好酸性の顆粒を有し，気管支喘息などⅠ型アレルギー*〔☞ p. 98〕，蠕虫疾患*〔☞ p. 90〕で増加する。

白血球減少症は 3,000/mcL 以下，顆粒球減少症は 500/mcL 以下で，感染症に罹患しやすくなる*。

(7) 血小板の機能と止血や凝固・線溶　09B39／11D11／11F29／11I26／12C27
〔☞ p. 111：血栓症〕

血小板 platelet は無核で*，約 2 mcm，好塩基性で，寿命は 7～9 日である。

一次止血*は血小板（血小板血栓，白色血栓），二次止血*は一次止血の後，凝固因子の活性化，フィブリンの形成（フィブリン血栓，赤色血栓）による。〔☞ p. 111〕

von Willebrand 因子：vWF は，主に血管内皮細胞と骨髄巨核球で産生され，血管障害時血小板粘着の役割*のほか，第Ⅷ因子を安定化させる。血小板上の

GpIbはvon Willebrand因子を介し，内皮下膠原線維に付着し，血小板上のGpIIb/IIIaによりフィブリノゲンを介し，血小板同士が凝集する。

血小板の凝集物質として，トロンボキサンA_2，コラーゲン，トロンビン，ADP，アドレナリン，リストセチンがある。

プロスタグランジンI_2は血小板凝集を抑制する。

フィブリノゲンからフィブリンが形成される*。

線溶系は血栓を溶解し，血管内から取り除くが，これにはプラスミン*（前駆体はプラスミノゲン*）が関与し，フィブリンをフィブリン分解産物 FDP：fibrin degradation product*に分解する。FDPの1つがD-ダイマー*である。線溶系が過剰にならないためのインヒビターもある。

抗血栓薬には抗血小板薬*（アスピリン，チクロピジン，クロピドグレルなど），抗凝固薬*（ヘパリン，ワルファリン，ダビガトラン（トロンビンに作用），リバーロキサバン（Xaを阻害）など），血栓溶解薬*（ウロキナーゼ*，t-PA*：tissue-plasminogen activator など）がある。

抗血小板薬は動脈塞栓症（白色血栓〔☞ p.111〕）（頸動脈分岐部からの塞栓による脳梗塞，心筋梗塞，末梢動脈血栓症）の予防に，抗凝固薬は静脈血栓症（赤色血栓）（深部静脈血栓症，肺血栓塞栓症）や，心房細動からの脳塞栓の予防に用いる。

ヘパリン*はアンチトロンビンIIIの作用を増強し，トロンビン，Xa因子の不活化を触媒し，抗凝固作用を示す。

ヘパリンの拮抗薬はプロタミン，ワルファリンの拮抗薬はビタミンKである。

抗凝固療法では，ワルファリンはINR〔☞ p.258〕が2.0となるように投与量を調節する。納豆はビタミンKが含まれるので，ワルファリン作用は減弱される。

ワルファリン誘起性皮膚壊死が特にプロテインC欠乏症で発症する。

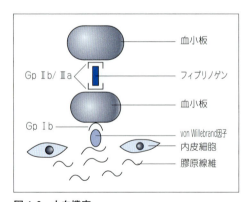

図4-3 止血機序

2 症候

(1) リンパ節腫脹と頸部腫瘤　07G21／08G56／08H4／08I74／11G50／12E5

癌のリンパ節転移は圧痛はなく，リンパ節同士の癒合があり，石様硬で，可動性に乏しい。リンパ腫では通常大きく，癒合はなく，対称形で，弾性硬で，可動

性がある〔☞ p. 397：浸潤〕。

　左鎖骨上窩リンパ節腫脹は胃癌や肺癌からの転移，中部頸部は甲状腺癌を考える〔☞ p. 265：Virchow 転移〕。顎下部リンパ節腫脹では舌癌を含め，咽喉頭の診察をする。

　発熱，リンパ節の圧痛がある場合は炎症性疾患〔☞ p. 113：炎症〕を考え，化膿性扁桃炎では顎下リンパ節が腫脹する。

　亜急性壊死性リンパ節炎 subacute necrotizing lymphadenitis〈菊池病〉は若い女性に多く，リンパ節が腫脹し，組織像は傍皮質を中心に境界の比較的明瞭なアポトーシスを示し，多くは自然治癒する。

　ねこひっかき病 cat scratch disease は *Bartonella henselae* で起こり，膿瘍，類上皮肉芽腫があるが，予後良好である。

　結核，NTM〔☞ p. 239〕もリンパ節腫脹の原因となる。

　頸部腫瘤には，まず超音波検査を行う。甲状腺疾患，**正中頸**〈**甲状舌管**〔☞ p. 59〕〉**囊胞** midcervical〈thyroglossal duct〉cyst（舌骨正中部併合切除を行う），**側頸**〈**鰓裂由来**〉**囊胞** lateral cervical〈brachial cleft〉cyst（胸鎖乳突筋前縁にみられ鰓裂〈溝〉（第2がほとんど）由来），**リンパ管腫**，**海綿状血管腫** cavernous hemagioma（淡青色調を呈する），**Schwann 細胞腫** Schwannoma〈神経鞘腫〉（術後 Horner 症候群〔☞ p. 146：図4-18〕）に注意）などの鑑別が必要である。

3　疾　患

(1) 貧　血 anemia

1）貧血の分類　07G54／08E33／10C8

　貧血はヘモグロビン〈血色素*〉の低下で定義される。

　貧血では動悸*，息切れ，眼瞼結膜蒼白*，頻脈*，失神発作，収縮期駆出性雑音*，Ⅰ音増強をみる。

　貧血ではまず，**平均赤血球容積**〈MCV〉＝**ヘマトクリット**〈Ht〉（％）/赤血球数〈RBC〉（$10^6/mm^3$）×10（fL）を計算する。

　MCV が 80 fL 未満なら**小球性貧血**で，細胞質成熟障害，つまり鉄欠乏性貧血をまず考え，サラセミア，慢性炎症による二次性貧血も鑑別する。

　MCV が 100 fL 以上ならば**大球性**で，**核成熟障害**，つまり巨赤芽球性貧血をまず考える。MDS〔☞ p. 130〕や長期のアルコール多飲などでも大球性貧血になる。

　正球性ならば，溶血性貧血や再生不良性貧血のほか，悪性腫瘍の骨髄浸潤，線維症などの骨髄障害を中心に考える。

2）鉄欠乏性貧血 iron deficiency a.　07G34／07G61／09G53／11G19

　鉄の欠乏による，ヘムの合成阻害で起こる。子宮筋腫，腺筋症で月経過多*が

ある場合や，妊娠時，栄養不良の小児や老人，消化性潰瘍や消化管の癌で持続的に出血が起こっているときにもみられ，直腸診〔☞ p.258〕などで，出血源を確認する必要がある。

貧血の症状に加え，長期になれば，匙状爪*spoon nail をみることがある。口角炎*，舌炎*，嚥下障害を合併するものを Plummer-Vinson 症候群と呼ぶ*。味覚異常，異食症（氷を食べたくなるなど）をきたすことがある。

末梢血塗抹標本では大小不同の菲薄赤血球，標的赤血球をみる。

血清 Fe 低値，総鉄結合能 TIBC：total iron binding capacity 高値，不飽和鉄結合能 UIBC：unsaturated i.b.c.高値，フェリチン低値*を示す。骨髄では小型で胞体が好塩基性の強い赤芽球をみる。

治療は原因疾患の除去と原則として経口による鉄剤の投与である*。

鉄剤*投与開始後7日で網状赤血球が増加なら治療は効果的と判断する。フェリチンは貯蔵鉄を反映し，貧血がまだ現れていない潜在的鉄欠乏でも低値を示し，鉄剤投与終了の指標にもなる。悪性腫瘍，感染で高値となる〔☞ p.134, 408〕。

鉄含有量の多い食物には動物性ではしじみ，ブタレバー，卵黄，植物性ではひじき，わかめ，ほうれん草などがある。

アスコルビン酸*〔☞ p.352〕は Fe^{3+} を Fe^{2+} に還元し，鉄の吸収を促進する。

> 中学生で鉄欠乏性貧血というと，ひ弱そうな生徒をイメージする。しかし，勉強も運動も両方できる生徒にみることが少なくない。部活動で喉が渇き，炭酸飲料を飲み，お腹が空き，スナック菓子を食べるので，夕食が食べられない。深夜遅くまで勉強し，お腹が空き，カップ麺を食べ，朝食が食べられないなどということを繰り返すためである。

3）サラセミア thalassemia　00F36

遺伝子変異によりグロビンの α 鎖や β 鎖の合成が欠損ないし欠乏する。

β サラセミアでは HbF（$α_2γ_2$）や HbA₂（$α_2δ_2$），高度の α サラセミアは HbH（$β_4$）をみる。

骨髄過形成，末梢血では小球性，低色素の菲薄赤血球，標的赤血球をみる。

4）慢性炎症による二次性貧血　08I10／10B35／12F36

炎症性サイトカインの増加により，ヘプシジン産生が増加し，貯蔵鉄があるのにもかかわらず，鉄の利用が障害され，血清 Fe 低値であるが，フェリチン高値，TIBC 低値，UIBC 低値を示す。

5）再生不良性貧血 aplastic a.　10A50

骨髄低形成で*脂肪髄となり，赤血球減少*（貧血症状），白血球減少*（易感染性），血小板減少*（出血傾向）をみる。網状赤血球は増加する。薬物（ベンゼンなど）で起こるものがある。

赤血球のみの低形成のものを赤芽球癆 red cell aplasia と呼ぶ〔☞ p.250〕。赤芽

球癆はパルボウイルス B19 感染〔☞ p. 82〕により起こることがある。
　Fanconi 貧血は AR の再生不良性貧血で身体奇形（骨格系，腎など）を伴う。**Diamond-Blackfan 症候群**は先天性の赤芽球癆である。

　治療は，非重症例ではシクロスポリン，抗胸腺抗体〈ATG〉，重症例で 40 歳未満の症例で HLA 合致ドナーがいれば造血幹細胞移植*である。貧血があれば，赤血球濃厚液，血小板減少があれば，濃厚血小板を輸血する。ATG は血清病を引き起こすので，副腎皮質ステロイド薬と同時に投与する。

6）溶血性貧血* hemolytic a.　12A44

　赤血球寿命が短縮し，骨髄は過形成，網状赤血球は増加する。LD，間接ビリルビンは上昇*，**ハプトグロビン**は低下する。
　血管外溶血では脾臓で溶血するため，脾腫があり，脾摘が有効である。**血管内溶血**ではヘモグロビン尿，ヘモジデリン尿をみ，脾摘は無効である。

①**自己免疫性溶血性貧血*** AIHA：autoimmune hemolytic a.　11A17／11I53／12F39

　Ⅱ型アレルギー*〔☞ p. 99〕で起こり，IgG が関与し，血管外溶血をきたす。**Coombs 試験**陽性である。副腎皮質ステロイド薬*，リツキシマブで治療する。
　広義の AIHA の一つである**寒冷凝集素症** cold agglutinin disease（冷式 AIHA）は IgM が関与し，血管内溶血をきたし，Coombs 試験陽性となる。
　発作性寒冷ヘモグロビン尿症 paroxysmal cold hemoglobinuria は IgG に属する **Donath-Landsteiner 抗体**により血管内溶血が起こる。

②**遺伝性球状赤血球症** hereditary spherocytosis　10A46

　AD で，赤血球膜タンパク**スペクトリン**などの異常により赤血球の変形能が失われるために球状となり，脾臓を通過できず，マクロファージに貪食される（血管外溶血）。脾腫，赤血球浸透圧抵抗減弱，平均赤血球ヘモグロビン濃度 MCHC：mean corpuscular hemoglobin concentration（Hb/RBC）の増加がある。
　治療は脾摘を行う。

③**発作性夜間ヘモグロビン尿症** PNH：paroxysmal nocturnal hemoglobinuria
07D17／09D11／11I63

　補体制御因子である CD55 や CD59 などの GPI アンカー膜タンパクを欠くため，免疫反応を介さず補体が直接赤血球を傷害し，血管内溶血が起こり，早朝尿の濃染（ワインカラー尿，ヘモグロビン尿），静脈血栓症をきたす。血清フェリチンは低下する。
　シュガーウォーターテスト陽性である。
　再生不良性貧血『に』（および『から』）移行するものがある。
　エクリズマブ（抗補体（C5）抗体）は PNH の溶血を抑制する。

④**グルコース-6-リン酸脱水素酵素〈G6PD〉欠損症**　04I16

　SR で，溶血性貧血をみる。薬物などの酸化ストレスを同定除去する。

⑤鎌状赤血球症 sickle cell anemia

ARで，ほとんどが黒人に生じる。グロビンβ鎖遺伝子の異常によるHbSが低酸素状態で赤血球が鎌状形態となり，毛細血管で凝集し，臓器の虚血をきたす。
脾は低形成となり，肺炎球菌などの感染が劇症化する。

7）巨赤芽球性貧血 megaloblastic a. 09E53／09G32／10G47／11G59／11I36／12A19

DNA合成に関与するビタミンB_{12}*（動物由来）または葉酸*（植物由来）の欠乏が原因で起こる。ビタミンB_{12}欠乏は胃全摘後などに起こる。ビタミンB_{12}は成人では数年分の体内貯蔵量を持つ。アルコールは葉酸の代謝を障害する。〔☞ p. 267：胃切除後の病態生理〕

悪性貧血*pernicious anemiaは自己免疫性萎縮性胃炎，壁細胞の障害で，**抗内因子抗体***によりビタミンB_{12}と結合する内因子分泌（壁細胞から）が低下し，回腸末端での吸収障害による貧血である。

ビタミンB_{12}は血中ではトランスコバラミンと結合する。

末梢血では汎血球減少，大球性の赤血球，Howell-Jolly小体〔☞ p. 123〕や過分葉の白血球をみる。無効造血，溶血，間接ビリルビン高値，網状赤血球低値を示す。骨髄は過形成を示し，巨赤芽球の増殖，顆粒球系細胞の過分葉*をみる。粘膜上皮も障害されHunter舌炎*などもみる。

ビタミンB_{12}の欠乏では尿中**メチルマロン酸**の排泄量が増加する。またビタミンB_{12}の欠乏は**亜急性連合性脊髄変性症***（側索後索の障害，歩行障害，Romberg徴候陽性〔☞ p. 153〕，認知症〔☞ p. 157〕，末梢神経障害）も（貧血がなくても）きたす。

（2）白血病と類縁疾患

1）急性白血病* acute leukemia 07113／08A55／10I53／11I42／12A16／12E41

芽球 blast（幼若な細胞）と呼ばれる白血病細胞が多数出現する。白血病は**急性**と**慢性**に，また**リンパ性**と**骨髄性**に分類されている。正常の造血が阻害されるので，貧血，易感染性，出血傾向*をみる。

急性骨髄性白血病 AML：a. myeloid l. は芽球に**Auer小体***があり，**ペルオキシダーゼ染色***陽性（芽球の3％以上）である。

FAB分類によりAMLはM0からM7に，ALLはL1からL3に分ける。
M1は未分化型，M2は染色体8；21転座t(8；21)があり，分化型である。

急性前骨髄球性白血病 APL：a. promyelocytic l., M3は，Auer小体が多数ある faggot cell〔☞図4-4〕（faggotは「束ねた薪」を意味する）を認める。M3はt(15；17)により，PML/RARα遺伝子ができることにより起こる。線溶亢進の強いDIC*を引き起こす傾向があり，ビタミンA誘導体の全トランス型レチノイン酸〈ATRA〉，亜ヒ酸による分化誘導療法と，アントラサイクリン（アドリア

マイシンなど）で寛解率が他の白血病より良好である。

急性単球性白血病〈M5〉では歯肉腫脹があり、骨髄塗抹標本でソラ豆状ないし切れ込みの核をもつ芽球を認め*、ブチレートエステラーゼ染色が陽性になる。

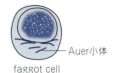

図 4-4　急性前骨髄性白血病

M4 は急性骨髄単球性白血病である。

赤白血病 erythroleukemia〈M6〉では PAS 陽性の巨大赤芽球を認め、AML 中予後は最悪である。

急性リンパ性白血病*ALL：a. lymphoblastic l. はペルオキシダーゼ染色陰性で、TdT：terminal deoxynucleotidyl transferase が陽性となり、小児に多い*。ALL の再発は骨髄のほか、中枢神経（メトトレキサートを脳脊髄液に注入することで髄膜白血病*を予防する）、精巣にみる。前縦隔に腫瘍を形成することがある。小児の ALL はかなりの確率で寛解する。

成人 ALL は長期予後が不良であり、同種造血幹細胞移植の適応になる。

ALL と伝染性単核症との鑑別には細胞表面抗原でモノクローナルな増加をみることが有用である。

L1 は小型均一型で、小児に多く、L2 は大細胞不均一型である。

L3〈Burkitt リンパ腫型〉では円形核をもつ大型のリンパ芽球で、好塩基性の胞体に空胞形成が目立ち、多くの例で t(8;14) を示す。

小児 ALL の予後不良因子には、①発症年齢（1 歳以下、10 歳以上）、②非リンパ性および、L2、L3、③白血球数 2 万以上、④Philadelphia 染色体陽性、がある。

ALL ではアドリアマイシン、プレドニゾロンが使用される。

抗癌化学療法を実施する場所としてはバイオクリーン室がよい。抗癌化学療法開始後 2 週間ころ、発熱性好中球減少症が起こるが、その原因菌としては、以前は Gram 陰性桿菌（緑膿菌など）が多かったが、近年では Gram 陽性菌（黄色ブドウ球菌など）が多い。

白血病や悪性リンパ腫の治療では腫瘍細胞が多量に破壊されるので、高尿酸血症、高乳酸血症*、高カリウム血症*、高リン酸血症*、低カルシウム血症、急性腎不全に注意し、治療前から大量補液をする*（腫瘍崩壊症候群 tumor lysis syndrome）。〔☞ p. 302, 350〕

2）慢性リンパ性白血病 CLL：chronic lymphocytic l.　08I66／12A60

高齢者に多く、成熟小型 B リンパ球（CD5 陽性）が腫瘍性に増殖し、無症状なら経過観察*を行う。液性免疫低下、AIHA〔☞ p. 127〕を合併する。

3）慢性骨髄性白血病*CML：chronic myeloid l.　07A9／08A29／09I17／10I49／12D21

t(9;22) により、Philadelphia 染色体*、bcr-abl 遺伝子を形成する。

末梢血では顆粒球は増加*し，急性白血病でみる白血病裂孔はみない*。骨髄像は各成熟段階の顆粒球系細胞が増生し，巨核球も多い。

脾腫が目立ち，**好中球アルカリホスファターゼ**〈NAP〉スコアが低値を示す。好塩基球増加，ビタミンB_{12}高値をみる。

経過中に染色体異常が付加され，未熟な芽球のみが増える急速悪化（**急性転化***blastic crisis）に対しては抗癌化学療法，同種造血幹細胞移植を行う。

慢性期にはチロシンキナーゼ阻害薬の**イマチニブ**が有効である。

4）成人T細胞白血病* ATL：adult T cell l. 08A58／09B35／11D14

レトロウイルス〔☞p.83〕HTLV-1の感染によるCD4陽性T細胞の腫瘍で，血液による感染と母乳*による垂直感染が重要である。我が国では南九州，沖縄に多い。感染後30〜50年の経過で発症する。花弁状の核の腫瘍細胞 flower cell〔☞図4-5〕が特徴的である。

高カルシウム血症*，TCR遺伝子の再構成をみる。臨床経過は多様で，治療抵抗性である。

HTLV-1関連脊髄症 HAM：HTLV-1 associated myelopathyは主に，緩徐進行性対称性の錐体路症状を示す。

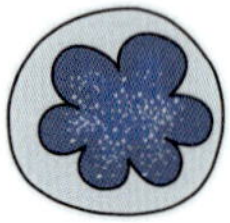

花弁状細胞

図4-5 成人T細胞性白血病

5）骨髄異形成症候群 MDS：myelodysplastic s. 08D16／08E33／09D36／10I20

染色体異常（5-，7-は予後不良，5q-はレナリドミドの適応があり予後良好）があり，高齢者に多い。大球性貧血を伴う汎血球減少，大小の二相性赤血球，**偽Pelger-Huët核異常**（二分葉の好中球），骨髄は過形成性で，無効造血，多核の巨大赤芽球，微小血小板，微小巨核球*など多彩な血球形態異常を示す疾患である。環状鉄芽球もみる。

治療は効果がない場合が多く，症状がなければ経過観察や血小板・赤血球輸血を中心とした補助療法となる。しばしば急性白血病に移行し，予後は悪い。芽球比率が高いと，予後は特に悪い。予後因子にLDは含まれない。

6）骨髄増殖性腫瘍 myeloproliferative neoplasms

CML〔☞p.129〕，真性赤血球増加症，骨髄線維症，本態性血小板血症を含む。

①真性赤血球増加症〈真性多血症〉PV：polycythemia vera 07I12／09I72／10D56

赤芽球系細胞の腫瘍性増殖で赤血球が増加し，**血栓症，血液粘稠度亢進**〔☞p.132：過粘稠度症候群〕，皮膚瘙痒（特に風呂あがりに多く，増加した好塩基球からのヒスタミン分泌による），チアノーゼ〔☞p.234〕をみるほか，顆粒球系細胞，血小板も増加する。

MCV低値，NAP高値を示す。顆粒球破壊により，ビタミンB_{12}，LD，尿酸は高値を示す。95％で*JAK2*変異（V617F）がある。

治療は瀉血と抗血小板薬などである。

みかけの赤血球増加症には脱水，利尿薬の使用や，ストレスがある。

二次性多血症をきたす病態として，高地居住，大量喫煙，睡眠時無呼吸症候群〔☞ p.248〕，COPD，エリスロポエチン産生腫瘍，タンパク同化ホルモンがある。

②**骨髄線維症** myelofibrosis　08132／10G55

髄外造血，脾腫があり，末梢血には白赤芽球症（未熟な顆粒球系細胞や赤芽球を末梢血にみる），涙滴状赤血球 tear drop cell，巨大血小板をみる。約半数の症例で JAK2 変異，他に CALR 変異，MPL 変異がある。

骨髄組織は鍍銀染色の線維が増生し，dry tap（骨髄液が吸引不能）となる。

高齢者に多く，症状がなければ経過観察としていたが，ルキソリチニブ（JAK2 阻害薬）が使用される。

癌の転移で起こる二次性骨髄線維症もある。

③**本態性血小板血症** essential thrombocytosis　12A48

血小板が腫瘍性に増加する。約半数の症例で JAK2 変異がある。

(3) 悪性リンパ腫と骨髄腫

1）悪性リンパ腫* malignant lymphoma　08B23／08D12／09A7／09I38／10A33

Hodgkin リンパ腫と非 Hodgkin リンパ腫*に分類される。リンパ節のほか，肝脾も腫大する。可溶性 IL-2 受容体が上昇する。〔☞ p.250〕

診断にはリンパ節生検，リンパ球細胞表面抗原検査，骨髄生検をする。

Hodgkin リンパ腫*は Reed-Sternberg 細胞*（2核で大型核小体をもつ細胞）〔☞図4-6〕が特徴で，頸部リンパ節に好発し，隣接リンパ節に連続性に進展する。4つのサブタイプ（結節性硬化型 NS：nodular sclerosis，リンパ球減少型 LD：lymphocyte depleted，混合細胞型 MC：mixed cellularity，リンパ球優位型 LP：lymphocyte rich）があり，近年新たに，結節性リンパ球優位型 nodular lymphocyte predominant が加わった。NS は最多で，若年成人に多く，予後がよい。MC，LD は年齢とともに増加する。病理組織分類は予後に影響する。

浸潤が横隔膜の上下にまたがるか否かで，病期Ⅰ，Ⅱと病期Ⅲ，Ⅳ（リンパ節外臓器に浸潤）に分けられる。B症状として持続する発熱，Pel-Ebstein 発熱，10％以上の体重減少，盗汗があり，A症状はこれらがない。病期ⅠA，ⅡAは放射線療法，病期ⅢB，Ⅳには化学療法（ABDV）を行う。

非 Hodgkin リンパ腫には以下のものがある。

びまん性大細胞型 B 細胞リンパ腫*DLBCL：diffuse large B cell l. は我が国では最も多く，大型の異型リンパ球のびまん性増殖をみ，化学療法（CHOP）に反応しやすい*。

濾胞性リンパ腫 follicular l. は，B リンパ球由来で*，CD20 に加え CD10 も陽性，t(14;18) がある。

図 4-6　Hodgkin リンパ腫

反応性のリンパ濾胞と異なり濾胞が密に増生し，濾胞間の細胞が濾胞内の細胞と類似している。

マントル細胞リンパ腫 mantle cell l. は，B リンパ球由来で，t(11;14) があり，サイクリン D1 陽性である。

Burkitt リンパ腫 〔☞ p.76〕 は t(8;14) があり，均一な小型細胞（B 細胞）を背景にマクロファージが散在してみられ，夜空の星のようにみえる **starry-sky appearance** を呈する。

近年，B 細胞性のリンパ腫では，以前は経過観察とされていた濾胞性リンパ腫なども，抗 CD20 〔☞ p.93〕抗体の**リツキシマブ***を含む多剤化学療法をするようになってきている。

2）多発性骨髄腫* multiple myeloma　07D58／08A32／08I50／09D40／10D14／12D64

形質細胞*（核が偏在し，核の横に明庭がある）〔☞ p.93〕の腫瘍で，骨痛*，貧血*，感染*，腎障害*を示す。腰背部痛は初発症状として最も多い。骨折*（骨粗鬆症とは考えにくい高度の椎体圧迫骨折など），高 Ca 血症をみることもある。

血清・尿タンパク電気泳動にて **M タンパク***（単クローン性高γグロブリン血症）〔☞図 4-7〕，尿には **Bence-Jones タンパク**をみ，骨 XR 上**骨の打ち抜き像**

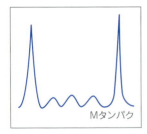

図 4-7　多発性骨髄腫の血清タンパク

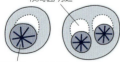

図 4-8　多発性骨髄腫

punched out lesion をみる。M タンパクは IgG であることが多く，次いで IgA，Bence-Jones タンパクである。**血清 β_2 ミクログロブリン**は予後判定に有用である。骨髄には 2 核などの異型を示す形質細胞〔☞図 4-8〕をみる。

尿細管内に円柱形成，巨細胞を伴う。尿定性検査でタンパク尿は検出しにくい。

排泄性腎盂造影は禁忌である。

症状がなければ治療しなかったが，近年長期生存をめざし，プロテアソーム阻害薬（**ボルテゾミブ**）が使用される。

M タンパクがあっても，IgG の spike が 3.0 g/dL 未満と量が少なく，予後が良好のものを **MGUS**：monoclonal gammopathy of undetermined significance と呼び，貧血，溶骨病変はなく，M タンパク以外の免疫グロブリン量は正常である。多発性骨髄腫に移行するが，経過観察とする。

3）（Waldenström）マクログロブリン血症 macroglobulinemia　10D8

リンパ形質細胞の増殖と IgM 〔☞図 4-7〕の増加が観察される。

血液の**過粘稠度症候群** hyperviscosity s.（頭痛，めまい，視力障害，悪心，嘔

吐，眼底網膜静脈のソーセージ様怒張，Raynaud 現象を起こし，赤血球の連銭形成 rouleaux formation をみる），肝脾腫やリンパ節腫大をみる。

（4）出血傾向・紫斑病その他

1）出血傾向　09G20

出血時間の延長は血小板の減少*ないし，Glanzmann 病〈血小板無力症〉thrombasthenia〈糖タンパク GPⅡb/Ⅲa〈フィブリノゲン受容体〉欠損により，血小板間の凝集反応の欠如をみる），Bernard-Soulier 症候群（GpⅠb/Ⅸ〈vWF 受容体〉欠損による。巨大血小板をみる）のような機能異常でみる。

偽性血小板減少症 pseudothrombocytopenia では，症状はなく，血小板が凝集し，血球自動計算機で測定するとみかけ上，血小板は減少して測定される。

プロトロンビン時間〈PT〉の延長は外因系凝固因子（Ⅶ）と内因系，外因系共通のⅠ（フィブリノゲン），Ⅱ（プロトロンビン），Ｖ，Ⅹの異常を反映し，肝不全，ビタミン K 欠乏症〔☞ p.352〕で延長する。外因系のみが延長する疾患には先天性第Ⅶ因子欠損症がある。

活性化部分トロンボプラスチン時間〈APTT〉は内因系凝固の異常を反映し，これのみが延長する疾患には血友病 A（Ⅷ因子欠損），B（Ⅸ因子欠損）がある。

2）免疫性血小板減少性紫斑病 ITP：immunologic thrombocytopenic purpura〈immune thrombocytopenia〉　10A14／11A17／12A11

免疫学的機序（抗 GpⅡb/Ⅲa 抗体）により血小板が破壊される疾患で，骨髄では反応性に巨核球が増加する。皮膚点状出血をみる。

小児ではウイルス感染（風疹が最も多い）後に起こることが多く，通常一過性である。成人では普通慢性の経過をとる。薬物によるものもある*。我が国では HP〔☞ p.267〕との関係が示されている。

AIHA〔☞ p.127〕を合併するものを Evans 症候群と呼ぶ。

治療は副腎皮質ステロイド薬，脾摘，トロンボポエチン受容体作動薬，出血症状が強い場合にはγ-グロブリンの大量投与が適応になる。

3）血友病 hemophilia と von Willebrand 病　07E50／09I56／10B11,17

血友病 A*は第Ⅷ因子の欠乏*によるもので，SR*である。皮下出血もみるが，筋肉内出血，関節内出血など深部出血が特徴的である。APTT が延長する。

治療は第Ⅷ因子補充の他，軽症短時間ならデスモプレシンが使える。

血友病 B は第Ⅸ因子の欠乏によって起こり，血友病 A の 1/5 の頻度である*。

von Willebrand 病は AD で，von Willebrand 因子の欠乏により，血小板機能と凝固経路（第Ⅷ因子活性低下，APTT の延長）の異常があり，鼻出血などの粘膜出血が特徴である。止血にはデスモプレシンを用いる。

第Ⅷ因子に対する自己抗体による後天性血友病もある。

4）播種性血管内凝固（症候群）DIC*：disseminated intravascular coagulation　0711, 62／09I33

種々の基礎疾患（敗血症〈最多〉，悪性腫瘍〈腺癌，APL など〉，産科的合併症〈常位胎盤早期剥離，羊水塞栓症，子癇，弛緩出血など〉のショックが原因となる）の存在下に血液凝固系が活性化され，全身の微小血管内に形成される血栓と，その過程において凝固因子や血小板が消費〔☞ p.123〕され起こる。

血小板数減少*，フィブリノゲン減少*，PT 延長*，APTT 延長，アンチトロンビン〈AT〉Ⅲ低下，トロンビン-アンチトロンビン〈TAT〉Ⅲ複合体増加，FDP 増加*，D-ダイマー増加，血漿プラスミノゲン低下，プラスミン活性上昇を示す。

5）血栓性微小血管症 thrombotic microangiopathy　09D55／12A36

血栓性血小板減少性紫斑病 TTP：thrombotic thrombocytopenic purpura と溶血性尿毒症症候群 HUS：hemolytic uremic s. がある。

ADAMTS13 の減少があり，von Willebrand 因子の非常に大きな多量体が分解されず，血小板凝集が進行し，微小血管の血栓形成，溶血，破砕赤血球 shistocyte. helmet cell をみる。TTP では ADAMTS13 に対する自己抗体をみる。

TTP では神経症状が，HUS では O-157，O-111 などの EHEC 感染〔☞ p.85〕時，その Vero 毒素〔☞ p.85〕で起こることがあり，腎障害が優勢の症状となる。脳の障害が出ることがある。

治療は血漿交換，新鮮凍結血漿 FFP：fresh frozen plasma であり，血小板輸血は禁忌である。

(5) 脾腫をきたす疾患　〔☞ p.258：腹部診察〕　11E22

CML，骨髄線維症，伝染性単核症，溶血性貧血，門脈圧亢進症，マラリアでみる。

(6) 血球貪食症候群 hemophagocytic s.　11I56

二次性血球貪食症候群は感染症（マイコプラズマ，EB ウイルスなど），腫瘍（悪性リンパ腫など）が原因になり，T 細胞やマクロファージが活性化，サイトカインが産生され，発熱，多臓器不全となる疾患である。

LD，フェリチン，血清ビリルビン，トリグリセリドが高値となり，DIC をきたし，マクロファージが赤血球などを貪食する像をみる。

EB 関連血球貪食症候群では副腎皮質ステロイド薬を使う。

第2章　神経系

1　構造と機能

(1) 神経系の一般特性　〔☞ p.50：神経組織の微細構造〕

1) 中枢神経系と末梢神経系

神経系は**中枢神経系**（脳と脊髄）と**末梢神経系**がある。

末梢神経系には体性神経系として運動系〔☞ p.144〕と感覚系〔☞ p.145〕があり、また内臓などを支配し、体内環境を調節する自律神経系〔☞ p.146〕がある。

2) 脳の血管支配　〔☞図4-9〕　07I8／11E24

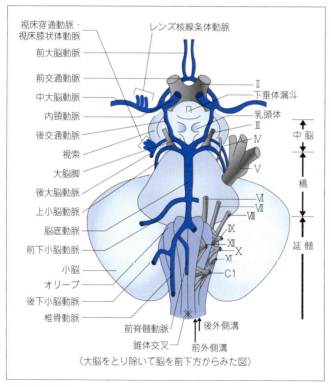

図4-9　脳底部

脳は**内頸動脈** internal carotid artery と**椎骨動脈** vertebral a. から血流を受ける。内頸動脈*は最初の枝として**眼動脈** ophthalmic a. を分枝*した後に**前大脳動脈** anterior cerebral a. を分枝し、**中大脳動脈** middle cerebral a. となる。

鎖骨下動脈から分枝した左右の椎骨動脈は延髄で**後下小脳動脈** PICA：posterior inferior cerebellar a. を

分枝した後，橋延髄境界部で合流し，脳底動脈 basilar a.となり，前下小脳動脈を分枝する。脳底動脈は中脳橋境界部で上小脳動脈を分枝した後，左右の後大脳動脈となり，大脳後下部を栄養する。

左右の後大脳動脈から各左右の内頸動脈との間に後交通動脈 posterior communicating a.があり，これと前述の前大脳動脈，前交通動脈，後大脳動脈が輪状となっており，Willis の動脈輪と呼ぶ。

前大脳動脈は前交通動脈で反対側と交通した後，脳梁に沿って，左右の大脳半球の内面を，中大脳動脈は外側溝に沿い，大脳半球の外側面を栄養する。これらの血管の吻合する部位では，血圧低下時には虚血をきたしやすい。

脳血流の自動調節能は加齢，高血圧，脳卒中例では低下する。

3）主な脳内神経伝達物質（アセチルコリン，ドパミン，ノルアドレナリン，グルタミン酸）

脳内神経伝達物質として，アセチルコリン，ノルアドレナリン，グルタミン酸，ドパミン，γ-アミノ酪酸〈GABA〉[☞ p.56]，セロトニンがある。

GABA はグルタミン酸からグルタミン酸脱炭酸酵素により生成される。

チロシンからドーパ，その後カテコラミン（ドパミン→ノルアドレナリン→アドレナリン）と合成される。モノアミンはカテコラミンに加え，セロトニン，ヒスタミンも含む。

アドレナリン合成に必要な N-メチル転移酵素は，副腎髄質のみにある。

脳内ノルアドレナリンは覚醒レベルの上昇に働き，青斑核 locus cerukus（橋上部にある）に，脳内セロトニンは痛覚路に対して抑制的に働き，縫線核 raphe nuclei に起始する。

4）髄膜・脳室系の構造と脳脊髄液の産生と循環 [☞図4-10]

頭蓋骨内面の骨膜が硬膜* dura mater である。そのすぐ内側にくも膜* arachnoid m.があり，脳

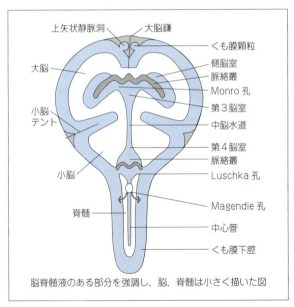

図 4-10 脳脊髄液

の表面の**軟膜***pia m. との間に**くも膜下腔***subarachnoid space をつくる。この3つの膜を**髄膜** meninges という。頭蓋内で痛覚を感受する組織は硬膜である。

1対の**側脳室** lateral ventricle, **第三脳室** third v. は**室間孔**（Monro 孔）で連絡し，その尾側に**中脳水道**（Sylvius 水道），**第四脳室**があり，第四脳室からは1対の **Luschka 孔**, 尾側正中の **Magendie 孔**があり，**くも膜下腔**と連絡している。

（脳脊）髄液 CSF：cerebrospinal fluid は総量 120 mL, **脈絡叢** choroid plexus で1日約 500 mL 産生され，上記の腔を満たし，脳表の**くも膜顆粒** arachnoid granulation で吸収される。

(2) 脊髄と脊髄神経　08B21／10H16／10I32

1）脊髄の構造，機能局在と伝導路　〔☞図4-11〕

脊髄 spinal cord は硬膜に包まれ，前には椎体の後縦靱帯，後には黄色靱帯がある。〔☞ p.185〕

脊髄の下端円錐部の先端は成人では第1, 2腰椎間の椎間板の高さであり，その下方は脊髄神経が束になった**馬尾** cauda equina となっている。

脊髄の断面は H 型で，外側が**白質***white matter, 内側が**灰白質***gray m. である。白質は**前索** anterior column, **側索** lateral c., **後索** posterior c., 灰白質は**前角** anterior horn, **後角，側角**からなる。

側索を下降した**錐体路** pyramidal tract（**外側皮質脊髄路** lateral corticospinal tract, 随意運動）は前角でニューロンを換え，下位〈2次〉運動ニューロン*となり，**前根***から脊髄を出る。脊髄神経は椎間孔 intervertebral foramen から出る。

感覚神経の細胞体は**脊髄神経節** spinal ganglion〈後根神経節〉にあり，**後根***か

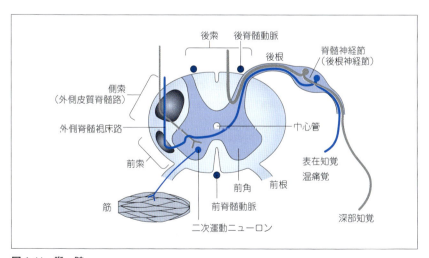

図 4-11　脊　髄

ら入った感覚神経のうち，表在知覚（温痛覚）の神経線維は交叉して，中心管 central canal 周囲を通り，反対側の前索を脊髄視床路 spinothalamic tract として上行する．深部知覚の神経線維は同側の後索を上行するが，頸髄では下肢からの線維は内側の Goll 束〈薄束 gracile fascicle〉，上肢からの線維は Burdach 束〈楔状束 cuneate f.〉を上行する（後索内側毛帯系 dorsal column-medial lemnical pathway）．『前根運動，後根感覚』を Bell-Magendie の法則という．

　脊髄小脳路 spinocerebellar t. は交叉しない．
　膀胱直腸を支配する Onuf 核は仙髄前角にある．
　脊髄は 1 本の前脊髄動脈と 1 対の後脊髄動脈で栄養される．
　解離性感覚障害では表在知覚，深部知覚のうち一方のみ障害される．
　これらを理解した上で以下がわかる．
　Brown-Séquard 症候群〈脊髄半切症候群〉では同側障害レベルの全感覚消失，同側障害レベル以下の運動麻痺，深部知覚障害，反対側障害レベル以下の表在知覚障害が起こる．
　脊髄空洞症 syringomyelia では両側障害レベルの表在知覚障害，深部知覚保持の宙吊り型（前索障害では温痛覚消失が障害分節以下であるのに対して，脊髄空洞症では障害分節のみ）感覚解離が起こる．
　前脊髄動脈症候群では脊髄の前 2/3 が障害されるので，四肢麻痺，表在知覚障害はあるが，深部知覚は保たれる．
　梅毒で起こる脊髄癆では後根，後索障害が起こる．

〔☞ p. 128：亜急性連合性脊髄変性症，☞ p. 159：筋萎縮性側索硬化症〕

2）脊髄反射

　膝蓋腱反射は膝頭の真下（膝蓋腱）を鋭く叩いたとき，足が突然前方にはね上がる反射で，経路は坐骨神経→腰髄→大腿四頭筋である*．つまり筋を伸ばすと筋紡錘 muscle spindle が刺激され*，伸展された筋とその協力筋が収縮（伸張反射），拮抗筋を弛緩させる．

3）脊髄神経と神経叢および主な骨格筋支配と皮膚分布　〔☞図 4-12，図 4-13，p. 194：絞扼性神経障害〕　07I17／10E3／10I3／11B48／11D7

　腕神経叢 brachial plexus は C5〜T1 の神経根から形成される．C5，6 で上神経幹 upper trunk，C7 が中神経幹，C8，T1 が下神経幹を構成する．
　外側神経束 lateral cord は上神経幹と中神経幹から，後神経束は 3 つの神経幹から，内神経束は下神経幹のみから形成される．
　筋皮神経 musculocutaneous nerve は外側神経束から，腋窩神経 axillary n. と橈骨神経 radial n. は後神経束から，正中神経 median n. は外側神経束と内側神経束から，尺骨神経 ulner n. は内側神経束から形成される．
　屈筋群は上腕（上腕二頭筋 biceps など）が筋皮神経，前腕が正中神経，手が尺骨神経，伸筋群は肩（三角筋 deltoid，上腕筋 brachialis）が腋窩神経，上腕以下

(**上腕三頭筋***triceps など）は橈骨神経*が支配する。

腕神経叢の麻痺の原因で多いものはバイク事故である。

手掌の感覚は尺骨神経がⅤ指とⅣ指の尺側半分*，正中神経がⅠ，Ⅱ，Ⅲ指とⅣ指の橈側半分の感覚を支配する*。

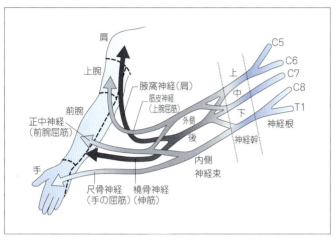

図4-12　腕神経叢と支配筋

大腿神経 femoral n. は**腰神経叢** lumbar plexus に由来し，大腿前側の筋（大腿**四頭筋** quadriceps，**縫工筋** sartorius など）を，**坐骨神経** sciatic n. は**仙骨神経叢** sacral p. に由来し，大腿後面，下腿の筋を支配する*。

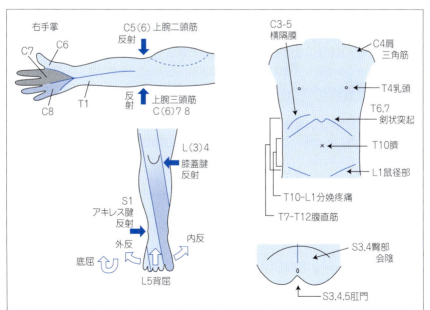

図4-13　脊髄神経の骨格筋支配と皮膚分布（デルマトーム）

デルマトームは皮膚のその部分がどの脊髄神経によって支配されるかを示したもので，頸部から肩 C4，乳頭 T4，剣状突起 T6, 7，臍 T10，鼠径部 L1，膝 L4，大腿下腿背面 S2，臀部会陰部 S3, 4 である*。

Ⅱ，Ⅲ指は C7，Ⅳ，Ⅴ指は C8，上腕は C5 と T2 の領域が，前腕は C6（親指を含む）と T1 が隣接する。足部の皮膚は，感覚は L4 が母趾，L5 がⅡ趾～Ⅳ趾，S1 がⅤ趾を支配する。

筋については，横隔膜は C3-5（呼吸に重要），三角筋 C5（体位変換に必要），上腕二頭筋（反射）C5, 6，上腕三頭筋（反射）C (6) 7, 8（移乗動作に必要），大腿四頭筋（膝蓋腱反射）L (2, 3) 4，下腿三頭筋（アキレス筋反射）(L5) S1 (2) である。足関節は内反〔☞ p.187〕L4，背屈 L5，外反，底屈 S1 となる。

> 膝蓋骨の部分が L4 になり，デルマトームは内側に向かうことを知れば，筋，反射も理解できる。

〔☞ p.148：深部腱反射，☞ p.193：腰椎椎間板ヘルニア，☞ p.194：脊髄損傷，☞ p.194：絞扼性神経障害〕

(3) 脳幹と脳神経

1）脳幹の構造と伝導路　〔☞図4-14〕　07D6／07E32／09E14／12F12

脳幹*brainstem は中脳*midbrain，橋*pons，延髄*medulla oblongata からなる。延髄には生命活動に重要*な中枢がある。

錐体路は前頭葉中心前回に上位（一次）ニューロンがあり，内包後脚 posterior limb of internal capsule を通り，中脳では大脳脚 cerebral peduncle，橋では橋底部にある橋縦束，延髄では腹側の錐体 pyramid を通り，延髄下部で，その多くが交叉し（錐体交叉 pyramidal decussation），脊髄では側索を通る。

脊髄からの後索路は延髄下部背側の楔状束核 nucleus gracilis，薄束核でニューロンを換え，交叉し，錐体背側で，正中部にある内側毛帯を上行する。

脊髄視床路は延髄では外側を通り，橋，中脳に行くにしたがって，内側毛帯の外背側に近づき，ともに，視床 thalamus 後外側腹側核 VPL：ventral posterolateral nucleus に入る。

顔面の感覚は三叉神経神経節 trigeminal ganglion〈半月神経節〉にあり，橋に入ると，筋・関節の知覚は中脳路核 mesencephalic n.，触圧覚は主感覚核 principle sensory n.，温痛覚は脊髄路核 spinal n. に入り，後2者は交叉し，対側の三叉神経視床路を上行し，視床後内側腹側核 VPM：ventral posteromedial n. に入る。

Wallenberg 症候群は延髄外側部を栄養する後下小脳動脈の閉塞でみられ，外側脊髄視床路（反対側四肢体幹の温痛覚障害），三叉神経脊髄路，網様体 reticular formation（交感神経路があり，Horner 症候群〔☞ p.147〕をきたす。また上行性脳幹網様体賦活系の活動が視床を経て大脳皮質を賦活し，覚醒意識に関与す

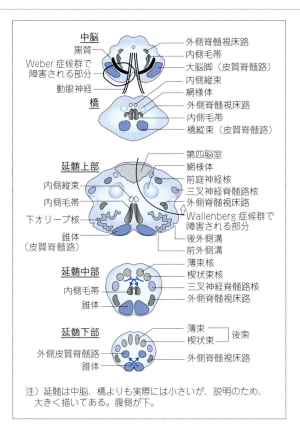

る), 下小脳脚（同側の小脳失調), 前庭神経核（めまい), 疑核（嚥下障害), 迷走神経背側核（嗄声, 嚥下障害）が障害されるが, 錐体路, 内側毛帯は障害されない。

Weber 症候群は大脳脚と動眼神経が障害される。

交代〈交叉〉性片麻痺 alternating hemiplegia は脳幹では片側の三叉神経や顔面神経核と, 同側を走行する錐体路がそれより尾側で交叉（錐体交叉）することにより顔面と体幹四肢で反対側に麻痺が起こることである。交代性感覚障害も同様の機序で説明できる。

図 4-14　脳　幹

2）脳神経　〔☞ p. 147：脳神経の診察, ☞ p. 135：図 4-9, ☞ p. 377：図 4-100〕　09B9／10H9／11D15

Ⅰ〈嗅神経 olfactory nerve〉, Ⅱ〈視神経 optic n.〉〔☞ p. 145：視覚の伝導路〕は発生学的に脳の一部である。したがって, 聴神経に鞘腫ができる〔☞ p. 163〕のと異なり, 視神経には膠腫が発生する〔☞ p. 50；膠細胞, Schwann 細胞〕。Ⅰは篩骨の篩板を貫いて, 頭蓋内に入り, 嗅球に至る。

中脳からはⅢ〈動眼神経 oculomotor n.〉が上丘レベルで前から出る。Ⅳ〈滑車神経 trochlear n.〉は下丘レベルで後ろから出て交差する。

Ⅴ〈三叉神経*trigeminal n.〉：橋から出る太い神経である。運動核は橋にあり, 咀嚼筋などに分布する。ⅤはⅤ1：眼神経*ophthalmic n. (division), Ⅴ2：上顎神経*maxillary n., Ⅴ3：下顎神経*mandibular n. に分岐する。

Ⅴ2 は正円孔 foramen rotundum, Ⅴ3 は卵円孔 f. ovale を通る。

V1とⅢ，Ⅳ，Ⅵ〈**外転神経** abducens n.〉〔☞ p.356：眼球運動〕は**海綿静脈洞** cavernous sinus，**上眼窩裂** superior orbital fissure（蝶形骨にある）を通る。V2も海綿静脈洞を通る。

　　　Ⅶ〈**顔面神経** facial n.〉：Ⅷとともに内耳孔 internal auditory meatus から側頭骨に入り，膝神経節となり，涙腺を支配する大錐体神経，アブミ骨筋神経，舌前2/3の味覚*（温痛覚はV3*）と舌下腺，顎下腺を支配する鼓索神経を出した後，顔面神経管から茎乳突孔を出て，耳下腺内を通り（耳下腺支配は舌咽神経），表情筋に分布する。〔☞ p.166：Bell麻痺，Ramsay Hunt症候群〕

　　　Ⅷ〈**聴〈内耳〉神経*** vestibulocochlear n.〉：**蝸牛神経***および**前庭神経***である。

　　　Ⅵ，Ⅶ，Ⅷは神経核が橋にあり，橋と延髄の境界部から出るが，順に内側から外側に並んでいる。

　　　Ⅸ〈**舌咽神経** glossopharyngeal n.〉：耳下腺を支配し，茎突咽頭筋，咽頭からの感覚，舌後1/3の味覚と温痛覚*，頸動脈小体をつかさどる。

　　　Ⅹ〈**迷走神経** vagus n.〉：喉頭筋や咽頭筋，心臓や食道から小腸までの運動や各部の感覚，舌以外の部位と軟口蓋からの味覚をつかさどる。

　　　Ⅺ〈**副神経** accessory n.〉：**胸鎖乳突筋** sternocleidomastoid（頭部前屈，一側では反対側に回旋）と**僧帽筋** trapezius を支配する。

　　　Ⅸ，Ⅹ，Ⅺは**頸静脈孔** jugular f. を通る。

　　　Ⅻ〈**舌下神経** hypoglossal n.〉：**舌下神経管** hypoglossal canal を通り，舌を動かす筋を支配する。

　　　Ⅵ，Ⅻ（運動性）が錐体とオリーブの間の**前外側溝**から，Ⅶ，Ⅸ，Ⅹ，Ⅺ（混合性（鰓弓由来，発生学的にⅪも））は**後外側溝**から，延髄を出るのも Bell-Magendie の法則〔☞ p.138〕に従っている。

（4）大脳と高次機能

1）大脳の構造　〔☞図4-15，図4-16〕　10B18

　　大脳は**中心溝〈Rolando溝〈裂〉〉**の前が前頭葉，後が頭頂葉，**外側溝〈Sylvius溝〈裂〉〉**の下方が側頭葉である。頭頂葉と後頭葉の境界は外側面では不明瞭であるが，内側面では頭頂後頭溝がある。

　　脳梁 corpus callosum は左右の大脳半球をつなぐ交連線維の太い束である。

　　内包を挟んで，前方に**尾状核** caudate nucleus が，後方に視床がある。

　　扁桃体は尾状核尾部近傍で，側頭葉内側前方にある。〔☞ p.147〕

　　大脳皮質（新皮質）の灰白質は外から分子層，外顆粒細胞層，外錐体細胞層，内顆粒細胞層（一次運動野には **Betzの大錐体細胞**がある），多形細胞層の6層構造をとる。

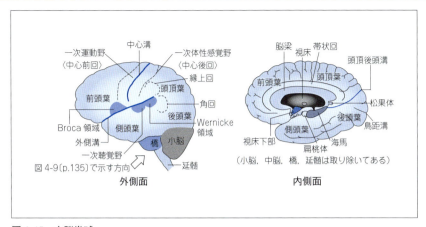

図 4-15　大脳半球

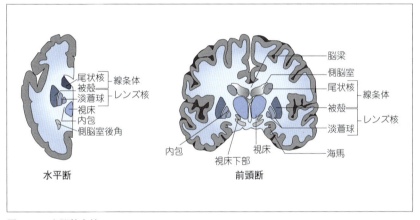

図 4-16　大脳基底核

2）大脳皮質の機能局在（運動野・感覚野・言語野・連合野）　07A2／07G51／07I74／08B9, 44／08G22／09B59, 60／09F6／11A22／11E24／12D40

前頭葉 frontal lobe：**中心前回** precentral gyrus は一次運動野である*。大脳半球の内側面には下肢を支配する領域があり，手や口など細かく，複雑な動きを必要とする部位が脳の広い面積を占める（ホムンクルス）。前頭葉の損傷では情動障害，自発性の低下*，無関心，性格変化，反社会的人格変化*，把握反射，Broca 失語* aphasia〈運動失語〉（言語理解は保たれるが発語が困難，患者とのコミュニケーションは closed question〔☞ p.464〕で行う*）をきたす。

　側頭葉 lateral l.：側頭葉の損傷では記憶障害，人格変化，幻覚，Wernicke 失語*〈感覚失語〉（言語理解が悪く，自発言語は錯語が出現，他者の言葉の復唱は

可能*）をきたす。記憶形成には側頭葉の内側，特に**海馬** hippocampus が関わる。脳梁周囲の**帯状回** cingulare gyrus も学習と記憶に関係が深い。〔☞ p. 154：失語症〕

Papez 回路は海馬―脳弓―乳頭体―視床前核―帯状回―海馬傍回―海馬からなり，興奮により情動が生じ，記憶に関わる。

相貌失認 prosopagnosia（自分も含めよく知っている人の顔を識別できない）は側頭葉・後頭葉の障害でみる。

頭頂葉 parietal l.：**中心後回** postcentral gyrus は一次感覚野である。頭頂葉の損傷では**構成失行** constitutional apraxia（全般的な知能低下がないのにもかかわらず，図形の模写ができない），**Gerstmann 症候群**（優位半球（言語中枢がある側の脳で，通常右利きの人は左脳である）**角回** angular g. の障害により，**失読** alexia，**失書** agraphia，**失算** acalculia，**左右失認** left-right agnosia，**手指失認** finger a.）をきたす。劣位半球の障害では視空間失認，半側（反対側）空間無視する。

後頭葉 occipital l.：**鳥距溝** calcarine sulcus に視覚野がある。後頭葉の損傷では失明をきたしているが，これを否認する（**Anton 症候群**）。

前頭葉が output，その他の部分が input となっているのも，Bell-Magendie の法則〔☞ p. 138〕に従っている。

（5）運動系

1）上位運動ニューロン障害と下位運動ニューロン障害

上位運動ニューロン障害〈錐体路〔☞ p. 137〕障害〉では**痙性麻痺** spastic paralysis となり，深部腱反射 DTR〔☞ p. 148〕は亢進し，病的反射，Babinski 反射，**折りたたみナイフ硬直** clasp-knife rigidity があり，線維束攣縮（筋の一部がピクピクと動くこと），筋萎縮がない。

クローヌスは筋や腱を不意に伸展した時に生じる律動的に筋収縮を反復する運動で上位運動ニューロン障害でみる（ミオクローヌス〔☞ p. 153〕と混同しないこと）。

ただし，脊髄障害（脊髄ショック期）を含む上位運動ニューロンの急性期は，脊髄反射は一時的に低下する。

下位運動ニューロン障害では**弛緩性麻痺** flaccid p. となり，深部反射，病的反射はなく，線維束攣縮，筋萎縮がある。

腹壁反射などの表在反射は上位，下位運動ニューロン障害のいずれでも低下する。

球麻痺 bulbar palsy は延髄にある脳神経運動核が侵される下位運動ニューロンの障害であるが，核上性麻痺（**仮性球麻痺**）は延髄よりも上位運動ニューロンの障害である。

2）小脳の構造と機能　12E12

小脳皮質の**分子層** molecular layer と**顆粒細胞層** granular cell l. の境界には **Purkinje 細胞**（小脳皮質からの出力細胞で，**歯状核** dentate n. などの小脳核を抑制する）がある。姿勢の保持，随意運動の抑制に働く***小脳虫部** vermis の障害では体幹失調，小脳半球の障害では四肢の共同運動障害，**企図振戦** intention tremor があり，**鼻指試験**が異常になる。つぎ足歩行不能となる。針穴に糸を通す*，着衣のボタンのはめはずしなど細かい動作が最初に障害される。

小脳障害では同側性に症状がみられ，筋緊張は低下する。

3）大脳基底核

大脳基底核 basal ganglia のうち尾状核と**被殻** putamen を合わせ**線条体** corpus striatum と呼ぶ。線条体は大脳皮質と黒質からニューロンの投射を受ける。

錐体外路 extrapyramidal tract とは脊髄との直接的の連絡はないが，間接的に運動機能，正確かつ円滑な随意運動に寄与する*経路をいう。

錐体外路障害では**固縮** rigidity となり，**鉛管様硬直** lead-pipe rigidity，**歯車現象** cogwheel rigidity（痙性の折りたたみナイフ硬直とは異なる）をみる。

(6) 感覚系

1）表在感覚と深部感覚の受容機序

自由神経末端は皮膚の温痛覚刺激の受容体である。

触覚は真皮皮下境界部のたまねぎ状の Pacini **小体**で，位置感は真皮乳頭頂部の Meissner **小体**で感知される。表皮基底層の Merkel **板**の Merkel **細胞**は，表皮内にある触覚の受容に関与する細胞である。

2）視覚の伝導路　[☞ p.146：図4-17]　06B16

視覚の伝導路は網膜，視神経，**視交叉** optic chiasma，**視索** optic tract，**外側膝状体** lateral geniculate body，網膜の下半分は側頭葉の Meyer's loop，上半分は**視放線** optic radiation を通り，後頭葉の視覚野に入る。

視交叉の後ろに下垂体漏斗があり，視索は中脳の外側を取り巻く。

水晶体〔☞ p.355〕により，視野と網膜の投影部位は上下左右が**反転**する。視神経の内側の神経束は交叉し，反対側の視索の内側を通る。視放線では視索の上を走行していた線維は頭頂葉を，下を走行していた線維は側頭葉を走行する。これらを理解した上で以下がわかる。

視交叉の病変では**両耳側半盲** bitemporal hemianopsia，右視交叉より中枢の障害では左**同名半盲** homonymous h. をみる*。片方の脳の頭頂葉または側頭葉の病変ではそれぞれ下，上の**四半盲** quadrantic anopia をきたす。視覚野の障害も基本的には視放線の障害と同様であるが，黄斑部の視力が保たれる（**黄斑回避** macular sparing）。

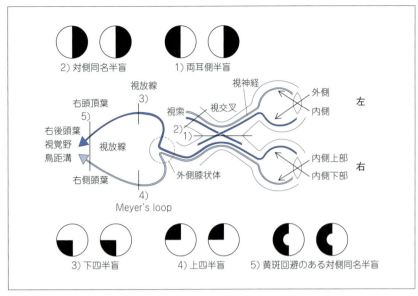

図 4-17　視覚の伝導路の障害と視野障害

3）聴覚・平衡覚の受容のしくみと伝導路　[☞ p. 366]

(7) 自律機能と本能行動

1）自律神経系 autonomic nervous system　[☞ p. 441：自律神経作用薬]　09B10

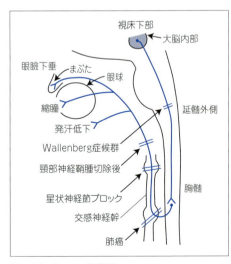

図 4-18　Horner 症候群

自律神経には**交感神経** sympathetic nerve と**副交感神経** parasympathetic n. があり，一方が促進的，他方が抑制的というように，互いに拮抗的に働く。

交感神経の節前神経ニューロンは胸髄および上部腰髄の**側角**にある。

副交感神経の節前線維は脳幹では脳神経（Ⅲ，Ⅶ，Ⅸ，Ⅹ）に混在して，仙髄では骨盤内臓神経となって出る*。

自律神経系の神経伝達物質は交感神経の節後線維のみがノルアドレナリン*であり，副交感神経節前，節後，交感神経節前線維はアセチルコリン*である。

交感神経刺激作用は「驚愕 fright,

闘争 fight，逃走 flight」，つまり興奮や活発に活動しているときにみる作用*で，散瞳*mydriasis（ひとみの拡大），心拍数増加*，血管収縮*，立毛筋収縮，気管支拡張*，消化管機能抑制がある。副交感神経刺激作用は「休息と消化」，つまりリラックスしているときに内臓が動く作用で，唾液分泌亢進*salivation，涙の分泌 lacrimation，排尿 urination，消化 digestion（消化管運動亢進*），排便 defication（頭文字をとり，SLUDD）とともに縮瞳 miosis（ひとみの縮小）を示す。汗腺は交感神経支配だが，アセチルコリン作動性である*。

顔面の交感神経路は視床下部から脳幹網様体を経て，胸髄で，脊髄を出て，胸腔の**交感神経幹**（椎体両側にある）から頸動脈神経叢を経て瞳孔などに向かう。したがって，Wallenberg 症候群，肺癌〔☞ p. 246〕など肺尖部の病変，星状神経節（交感神経幹の一部）ブロック〔☞ p. 451〕，頸部神経鞘腫切除後〔☞ p. 125〕で，縮瞳，眼瞼下垂 ptosis，同側の発汗低下 anhydrosis からなる **Horner 症候群**が出現する。〔☞図 4-18〕

自律神経系の理解は，その作用薬や拮抗薬も含め，抗コリン薬〔☞ p. 442〕，有機リン中毒〔☞ p. 414〕，ショック〔☞ p. 207〕，褐色細胞腫〔☞ p. 344〕，低血糖〔☞ p. 349〕，勃起と射精〔☞ p. 305〕，ダンピング症候群〔☞ p. 267〕など応用範囲は広い。

2）視床下部の構造と機能（内分泌および自律機能）〔☞ p. 57, 58〕

視床下部 hypothalamus は第三脳室の前下部を囲むようにあり，摂食中枢（空腹中枢は背内側核，満腹中枢は腹内側核），口渇中枢がある。視床下部の下には**下垂体** pituitary gland がある。

視床下部は神経性と内分泌性の両方で体温調節に関わっている。

松果体 pineal gland はメラトニンを産生する。

3）ストレス反応と本能・情動行動の発現機序

大脳辺縁系のうち**扁桃体** amygdala は大脳皮質からの感覚情報，海馬からの記憶情報を結合し，視床下部脳幹へ情動表出を出力する。

2 身体診察と検査の基本

(1) 脳神経の診察 〔☞ p. 141：脳神経，☞図 4-19〕 08D10

Ⅰ：タバコでにおいを嗅がせる。
Ⅱ：〔☞ p. 145：視覚の伝導路〕ペンライトで直接，間接反応をみる。視野も調べる。
Ⅲ，Ⅳ，Ⅵ：眼球運動をみる〔☞ p. 356〕。動眼神経麻痺ではさらに散瞳，眼瞼下垂もみる。
Ⅴ：顔面（角膜も）の知覚，咬筋を支配し，開口すると麻痺側に偏位する。

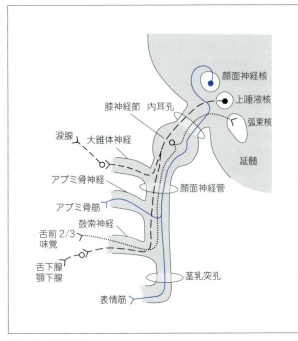

図 4-19　顔面神経

Ⅶ：**表情筋***（前頭筋による額のしわ寄せは両側支配を受けるが，眼輪筋（閉眼不全*），頬筋，**口輪筋**などは片側性），味覚（舌前 2/3*），アブミ骨筋（障害で聴覚過敏）を支配する。**睫毛徴候**は閉眼しても睫毛が十分に閉じない現象で，眼輪筋麻痺による。涙腺の分泌にも関与している。修復過程で食事中に流涙，発汗が起こることがある（**ワニの涙，Frey 症候群**〔☞ p. 377〕）。〔☞ p. 166：Bell 麻痺，Ramsay Hunt 症候群〕

Ⅷ：〔☞ p. 366：聴覚・平衡覚の受容のしくみと伝導路〕

Ⅸ，Ⅹ*：口蓋垂が健側に傾く（**カーテン徴候**），迷走神経麻痺では最長発声持続時間が短縮する。

Ⅺ：胸鎖乳突筋は核上性麻痺では筋力低下はないが，核下性麻痺では首の回転が麻痺する。僧帽筋は肩を上げる。

Ⅻ：舌を突出させると麻痺側に曲がる*。

(2) 深部腱反射*DTR：deep tendon reflex と病的反射　07C9／08G45　〔☞ p. 57：反射弓，p. 144：上位運動ニューロンと下位運動ニューロン〕

腱反射は脊髄病変の高位診断で髄節障害を判定する指標として重要である。**上腕二頭筋反射**（肘関節を軽く屈曲させ，検者が肘を左手でつまみ，親指を二頭筋腱の上に置き，自分の親指上を叩く）は C5，**腕橈骨筋反射**（橈骨茎状突起（手首橈側近位））は C6，**上腕三頭筋反射**（肘伸側）は C7，**膝蓋腱反射**〔☞ p. 138〕は L4，**アキレス腱反射**（下腿三頭筋（腓腹筋とヒラメ筋）が収縮）は S1（，2）の異常をみるのに有用である。〔☞ p. 140〕

病的反射には Babinski（足底外側を踵部から尖ったもので擦ると拇趾が背屈〔☞ p. 426〕*），Chaddock（外顆の外側縁を擦ると拇趾が背屈），Hoffmann（中指を屈曲させて，ポンと離すと母指が屈曲），Trömner（中指の手掌面を叩くと母指

が屈曲）がある。

(3) **感覚系の診察** 〔☞ p. 153：Romberg 徴候〕

振動覚は音叉を使って調べる。

(4) **髄膜刺激所見** 04H3

髄膜刺激症状は髄膜炎，くも膜下出血でみられ，自覚症状としては頭痛，悪心，嘔吐，羞明（しゅうめい，光をまぶしく感じること）がある。項部硬直 nuchal rigidity, neck stifness は仰臥位で患者の頭を挙上させ，前屈させるときに抵抗がある所見で，あれば陽性である。Kernig 徴候*は仰臥位で股関節と膝関節を 90°屈曲させ，膝を伸展させると途中で伸展が妨げられる所見である。Brudzinski 徴候*は仰臥位で，頸部を屈曲させると股関節と膝関節が自動的に屈曲する所見である。Jolt accentuation は患者の頭部を平らにし，1 秒間に 2, 3 回頭を振り，頭痛が増強すれば陽性とし，髄膜炎に対して感度が高い。

(5) **神経系の電気生理学的検査（脳波，筋電図，末梢神経伝導速度）**
07B45／10E44

脳波 EEG：electroencephalograpy は脳の電気的変化を記録する検査で，精神疾患，特にてんかん，肝性脳症（三相波）などの代謝性疾患の診断や治療効果の評価に有効である**。

脳波は周波数により，β 波（14〜25 Hz），α 波（8〜13 Hz），θ 波（4〜7 Hz），δ 波（0.5〜3.5 Hz）に分けられる。成人が覚醒している閉眼時には α 波（後頭部）を優位にみるが，開眼すると α 波が消失し，低振幅の β 波が現れる（α ブロッキング）。

脳波検査では賦活法として睡眠，過呼吸，光刺激がある。

末梢神経障害の確定には末梢神経伝導速度測定が適している*。軸索障害では伝導速度は変化しないが，興奮する神経線維が減少し，髄鞘障害では個々の神経線維の脱髄の差による伝導速度にばらつきをみる。

筋電図 EMG：electromyography では神経原性萎縮は随意収縮時に活動電位の減少と持続時間の長い高振幅電位を，筋原性萎縮では干渉波形はそのままで低振幅になる。針筋電図における安静時誘発電位は神経原性疾患でも筋原性疾患でもみられる。

(6) **脳脊髄液 CSF：cerebrospinal fluid 検査*** 11B1／11C27

腰椎穿刺 lumber puncture は頭蓋内圧亢進症状〔☞ p.154〕のあるときには脳ヘルニアの危険性があり，禁忌*である。したがって腰椎穿刺の前にまず眼底検査をする〔☞ p. 364〕。

両側腸骨稜の最高点を結んだ線（Jacoby 線*）は第 4 棘突起のレベルに相当する。

術者が右利きなら患者を左側臥位とし，穿刺部位を突出させる*ようにし，針先は正中またはやや頭側に向け，通常は第3, 4または第4, 5腰椎間で行い，終了後は約1時間床上安静にする。頸静脈を圧迫すると髄液圧は上昇する。

> 術者が右利きであることから，直腸診〔☞ p. 258〕，浣腸〔☞ p. 471〕，内視鏡〔☞ p. 458〕，誤嚥対策〔☞ p. 414〕，また仰臥位低血圧症候群も左側臥位とする。

血性の場合は順に3本の試験管に分けて採取する。
髄液の糖は血糖により変化する。

3 症候

(1) 意識障害 LOC：loss of consciousness・失神 syncope　07F30, 31／07G60, 62／08C29／10E68／11C2／12E42

意識レベルの観察ではまず患者に呼びかける。
意識レベルの評価にはJCSやGCSを用いる。〔☞表4-1, 表4-2〕

表4-1　JCS*：Japan coma scale　08C28／10F8

Ⅰ：刺激しないでも覚醒している状態
清明ならば　0
だいたい清明であるが，今ひとつはっきりしなければ　1
今日は何月何日かがいえなければ　2
自分の名前，生年月日がいえなければ　3
Ⅱ：刺激で覚醒するが，刺激をやめると眠り込む状態
普通の呼びかけで開眼すれば　10
大きな声や揺さぶりで開眼すれば　20
痛み刺激を加えつつ呼びかけを繰り返して開眼すれば　30
Ⅲ：刺激しても覚醒しない状態
痛みに対して払いのけようとする動作をすれば　100
痛み刺激に対して，少し手足を動かしたり，顔をしかめれば　200
痛み刺激に反応しなければ　300

表4-2　GCS*：Glasgow coma scale　08F20／09C8／10E67／11C26

E（開眼）	E4：開眼あり，E3：呼ぶと開眼，E2：痛みで開眼，E1：開眼しない
V（発語）	V5：見当識あり，V4：意味のない会話，V3：意味のない単語，V2：うめき声，V1：全くなし
M（運動）	M6：命令に従う，M5：疼痛部に手，M4：疼痛から逃避，M3：除皮質硬直，M2：除脳硬直，M1：全く動かない

昏睡 coma は JCS Ⅲ である*。

意識障害の患者の救命処置で最も優先されるのは気道確保である。

閉じ込め症候群 locked in syndrome は橋底部の障害により，随意運動が限られ，眼球運動のみによって意志表示が可能な状態である。〔☞ p. 436：失外套症候群〕

意識障害の原因には梗塞や出血，腫瘍や膿瘍など，脳に解剖学的な異常のある場合と，血液中の物質の異常による代謝的異常のものがある。

解剖学的異常による意識障害では，局所症状（脳の部位による症状）がある事が多く，CT が有用である。

代謝的異常による意識障害は電解質（低 Na，高 Ca），血糖，尿素窒素，アンモニア，血液ガス分析（低酸素血症も原因になる）などの血液検査で調べる。〔☞ p. 382：せん妄〕

除皮質硬直（姿勢）decorticate rigidity*（上肢の屈曲内旋と下肢の伸展）は皮質脊髄路の大脳半球性の損傷と脳幹部の維持を示唆し，**除脳硬直** decerebrate rigidity（四肢の伸展）は上部脳幹の損傷を示唆する*。

意識障害の患者の場合，換気の管理，血管確保をし，検査のための血液を採取した後，すぐに 50%ブドウ糖 50 mL〔☞ p. 349：低血糖症〕，ビタミン B_1 100 mg〔☞ p. 351，384〕，ナロキソン（coma cocktail）〔☞ p. 441〕を静注すべきである。

失神 syncope とは脳血流の低下による意識と姿勢緊張の消失である。

急性ストレスに伴う失神は**血管迷走神経性失神** vasovagal syncope とも呼ばれ，冷汗，徐脈をみる。安静で軽快し，経過観察とする。**Head up tilt テスト**が陽性となる。

起立性低血圧，大動脈弁狭窄症，洞機能不全症候群，肥大型閉塞性心筋症では失神発作を起こしやすいが，僧帽弁閉鎖不全症は失神をきたしにくい。

失神前の胸痛，運動中の失神，突然死の家族歴などがあれば専門医に紹介する。

(2) けいれん convulsion

大脳のニューロンの過剰な放電により由来する発作である。

特発性のけいれん〔☞ p. 167：発作性疾患〕と症候性のけいれんがある。

症候性のけいれんの原因には，代謝性（尿毒症，低血糖，高血糖など），外傷（若年者に多く，特に硬膜を穿通する場合），腫瘍（中高年）やその他の脳の占拠性病変，血管性疾患（高齢者），変性疾患（Alzheimer 病など），感染症（髄膜炎，脳炎，神経梅毒や囊虫症，AIDS 患者でのトキソプラズマ症，クリプトコックス症など）がある。小児科領域のけいれんでは先天異常や周産期の障害，感染症が原因になることが多い。〔☞ p. 169：熱性けいれん〕

(3) 頭　痛 headache　06G59

器質的疾患にはくも膜下出血〔☞ p. 156〕，小脳出血（突然の頭痛とめまい，嘔吐），髄膜炎，脳出血，脳腫瘍などがある。脳腫瘍では起床時に最も強い非拍動

性頭痛が特徴とされる。

機能性頭痛には片頭痛，緊張性頭痛，群発頭痛がある。

頭部外傷後，緑内障，副鼻腔疾患，下顎疾患，咳，髄液穿刺後，一酸化炭素中毒なども頭痛をきたす。眼神経領域の帯状疱疹や，側頭動脈炎の原因も考え，髪をきちんと分けて皮膚をみる。

1）片頭痛 migraine　08F21／09I40

拍動性，片側性で，1回の頭痛が4〜72時間，悪心，嘔吐があり，光過敏や音過敏，閃輝性暗点，羞明，視野障害など視神経症状を前駆症状としてみることがある。強い光や大きな音とともに体動で頭痛が増悪する。

前兆症状がないものを非古典的片頭痛という。

予防薬としてβ遮断薬，Ca拮抗薬，発作時には**トリプタン**（セロトニン受容体刺激薬）とNSAIDsを使用する。

2）緊張型頭痛 tension headache　08H34／11I25

締め付けられるような痛みがある。心理的ストレスや疲労で誘発される。片頭痛に比べ，持続時間が長い。食欲不振があっても嘔吐はなく，生活障害があっても，中断を余儀なくされるほどではない。

3）群発頭痛 cluster headache　12D72

中年男性に多い，一側の眼窩周囲の痛みである。1回の頭痛が30分から3時間続く。短期間に頻発し，連日続くことがある。結膜充血，流涙，鼻閉をみる。夜間に多い。アルコール飲用で誘発される。

トリプタンの皮下注，純酸素吸入が有効である。

（4）筋力低下 muscle weakness　06F10

Barré徴候は両上肢を伸展し，目を閉じさせる。軽度の片麻痺がある場合に患側で陽性になる。

まず上位運動ニューロンの障害か下位運動ニューロンの障害かを理学所見から推定する〔☞ p.144〕。神経根，神経叢，末梢神経の区別には運動障害の分布，感覚障害の有無が重要である。

神経筋接合部の障害では筋力低下はつぎはぎ状で，短い間に変動し，感覚障害はない。筋疾患では近位筋優位（筋強直性ジストロフィーは例外）で，感覚障害や括約筋障害はない。神経原性では遠位筋優位（Werdnig-Hoffmann病，Kugelberg-Welander病は例外）である。

（5）運動失調 ataxia　01D10

運動失調とは随意運動をする際の筋肉の協調ができないことであり，まずRomberg徴候で鑑別する。

Romberg 徴候は，被検者を両足を揃えてつま先を閉じた状態で立たせ，身体が安定しているかどうかをみた後，閉眼させて，身体が大きく動揺すれば陽性とし，末梢神経性障害，後索障害（病側に倒れる），前庭性である．正常では閉眼でも動揺せず，小脳性の失調は開眼でも動揺する．

(6) 振戦と不随意運動　08H13／08I2／09G21／12A26

振戦 tremor は律動的な不随意運動である．

安静時振戦 resting t. は Parkinson 病，多系統萎縮症に，**企図振戦** intention t. は小脳性，**羽ばたき振戦** flapping t./asterixis は肝性脳症，尿毒症，高二酸化炭素血症，低血糖でみる．

羽ばたき振戦をみるときには，前方に腕を伸ばして手を背屈させる．

本態性振戦 essential t. は手，頭部の姿勢振戦（ある位置をとったときにみる）をみ，家族歴を有することが多く，緊張時に悪化，飲酒で改善する．β遮断薬で軽快する．

チックは顔面のすばやい不規則な運動である．

バリスムは**視床下核** subthalamic nucleus〈Luy 体〉〔☞ p.143：図4-16〕の病変で起こることが多く，四肢近位の投げ出すような，すばやい不規則な動きである．

ジストニアは躯幹や四肢のゆっくりとした不規則な持続的運動である．**眼瞼けいれん**やこれに口輪筋の収縮を伴う **Meige 症候群**もジストニアに分類される．

舞踏病 chorea と**アテトーゼ**は，同時に起こることがしばしばあり，舞踏病は四肢遠位や顔面のすばやい不規則な動きで，アテトーゼは四肢遠位や顔面のゆっくりとして不規則な動きである．

ミオクローヌスは四肢の短時間の早い不随意な収縮で，錐体外路障害による．

むずむず脚症候群 restless leg syndrome は足関節の不随意運動が夕方から夜間にみられ，遺伝性，原因不明以外にも鉄欠乏，末梢神経疾患（特に肝，腎不全，糖尿病性），ドパミン不足などで起こる．ドパミンアゴニストを使う．

(7) 歩行障害 gait disturbance　08G51／09B28／11C21

動揺性歩行 wadding gait は体幹を左右に揺らしながらの歩行で，近位筋の筋力低下でみる．

鶏歩 steppage gait は前脛骨筋〔☞ p.186〕の筋力低下で，懸〈下〉垂足〈drop foot〉があるときにみられ[*]，ときに錐体路障害でみる．

失調性歩行 ataxic g. は不安定で，よろめく不規則な歩行で，脊髄性と小脳性がある．

痙性歩行 spastic g. は下肢全体が棒のようにつっぱる歩行で，両側性に錐体路が障害されたときにみる．痙直性脳性小児麻痺の場合はこれに加え，内転筋の緊張も強く，両下肢を交差させながら歩く（**はさみ歩行** scissor g.）．

歩行器は運動麻痺，失調症，重度の感覚障害でも利用することができる．

〔☞ p. 158：Parkinson 病，☞ p. 225, 195：間欠性歩行 intermittend claudication〕

(8) 失語症と構音障害* 07E65／09B59

失語症 aphasia は言語理解や表現の障害に関わる機能異常で，大脳皮質の障害で出現する．〔☞ p. 143：運動失語，感覚失語〕

伝導失語* conduction a. は言葉の理解も表出も比較的良好であるが，音韻性失語（「りんご」を「でんご」のように音を間違える）と聴覚的保持力（聞いた言葉を短時間覚えておく）の低下があり，復唱が困難となる．**超皮質感覚失語*** transcortical sensory a. では言語理解は障害されるが，復唱は良好である．

構音障害 dysarthria は，顔面神経（口唇，パ行），舌下神経（舌，ラ行），反回神経（喉頭，カ行）麻痺や，Parkinson 病（声が小さく，抑揚が乏しい）や小脳障害（言葉が途切れ途切れになる**断綴性言語** scanning speech，**爆発性言語** explosive s.）でみる．

(9) 頭蓋内圧亢進*と脳ヘルニア 07H37／08A33／12A30

脳浮腫は脳実質に体液が貯留する状態をいう．循環障害以外にも外傷，炎症，腫瘍，代謝性疾患，中毒性疾患などが原因になる．

脳浮腫には原疾患の治療とともに，マンニトール，グリセオールを静注する（浸透圧利尿）．

脳浮腫が起こると，頭蓋内圧亢進をきたし，頭痛，意識障害，嘔吐*，徐脈，脈圧増大をみる（**Cushing 現象**）．急性頭蓋内圧亢進では **Cushing の三徴**の血圧上昇，徐脈（血圧上昇に伴う迷走神経反射），緩徐呼吸をみる．〔☞ p. 364：うっ血乳頭〕

便秘に伴う排便時の努責は頭蓋内圧を亢進する*．

腫大した脳が硬い頭蓋骨の中で行き場を求めるため，脳ヘルニアをきたす．

脳ヘルニアには，大脳鎌下〈帯状回〉ヘルニア，鈎〈海馬，テント切痕〉ヘルニア，小脳扁桃〈大孔〉ヘルニアなどがある．〔☞ 図 4-20〕

鈎ヘルニア uncal herniation では反対側の大脳脚圧迫による同側の運動麻痺，同側の動眼神経，後大脳動脈（対側同名半盲〔☞ p. 145〕）の圧迫

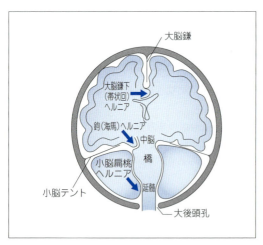

図 4-20　脳ヘルニア

をきたす。
　小脳扁桃ヘルニア cerebellar tonsilar h. では生命維持の中枢である延髄が圧迫され，死亡リスクが高い。
　2歳以下の頭蓋内圧亢進では**水頭症*** hydrocephalus となり，頭囲の拡大*，大泉門膨隆，縫合離開，落陽現象，頭皮静脈怒張をみる。泣くと頭蓋内圧が上昇し，除脳硬直〔☞ p.151〕の姿勢になる。先天性水頭症の閉塞部位は中脳水道が最も多い。脳室腹腔シャント〈**VPシャント**〉をする。

4　疾　患

(1) 脳・脊髄血管障害

1）脳血管障害 cerebrovascular disease〈脳卒中 stroke〉　10G51／10I10

①脳梗塞*　07G57／07I35／08E58／09B61／09I21　〔☞ p.113〕

　中大脳動脈の閉塞では反対側片麻痺，優位半球障害なら失語もみる。

　脳梗塞を疑われたら，脳出血，出血性梗塞を除外するためにCTを行うが，脳梗塞は早期にはCTでは診断できない。MRIは比較的早期に脳梗塞巣が示されるが，出血巣の描出はCTに比べて感度が低い。出血巣の除外は抗血栓療法を行う上で必須である。

　脳梗塞の片麻痺は慢性期には上肢回内屈曲位，下肢伸展位，尖足位（除皮質硬直）のWernicke-Mann肢位をとる。

　頸部血管雑音 carotid bruit の聴取，頸動脈超音波を行う。

　治療は，組織プラスミノゲン・アクチベーター〈t-PA〉は4.5時間以内に使用する。t-PAを使用する前には，頭蓋内出血の既往は確認する。急性期には脳浮腫に注意する。4.5時間を過ぎていれば，抗血小板薬（アスピリンなど）を使用する。頸動脈の狭窄が限局している場合には，内膜剝離術，ステント留置が行われることもある。〔☞ p.213：心房細動〕

　ラクナ梗塞 lacunar infarct は穿通枝の閉塞による1.5 cm以下の梗塞巣をいい，高血圧患者にみる。

②脳出血* cerebral hemorrhage　08I25

　高血圧性脳出血は，細動脈が脂質硝子化やCharcot-Bouchard微小動脈瘤を形成し破綻することで起こる。大脳基底核*の被殻出血が最も多い*。

　被殻出血（中大脳動脈の枝のレンズ核線条体動脈が原因になる）では病巣側へ*，**視床出血**（後大脳動脈の枝の視床穿通動脈，視床膝状体動脈が原因になる）では下方（動眼神経核の障害）へ，**小脳出血**では病巣と反対側への共同偏視〔☞ p.357：図4-89〕を，**橋出血**では著しい縮瞳（網様体），四肢麻痺（橋縦束），**周期性垂直性眼球運動** ocular bobbing をきたす。

　小脳出血はめまいや嘔吐をきたし，明らかな麻痺をきたさず，脳幹圧迫により

急速に意識障害をきたす可能性があり，血腫除去術の適応となる。
　アミロイドアンギオパチーは高血圧との関係は少なく，高齢者の大脳皮質に出血しやすく，再発率は高い。

③くも膜下出血* subarachnoid hemorrhage　07H38／08A35／09B27／09F22／09H25／10F19／11E44／12E36

　原因として囊状動脈瘤*が多く，脳底部のWillis動脈輪の動脈分岐部にみる。
　急激な頭痛*で発症する。髄膜刺激症状*をみる。内頸動脈後交通動脈分岐部ICPCの動脈瘤では動眼神経麻痺をきたしやすい。動眼神経麻痺は，外眼筋麻痺*はあるが，散瞳のみられない内科的動眼神経麻痺（糖尿病でみられ，複視の予後は良好）と区別する。

> 動眼神経は周辺部に副交感神経線維（散瞳）を支配する線維（外からの圧迫で障害されやすい），中心部に外眼筋を支配する線維（糖尿病の血流障害による影響を受けやすい）があることによる。

　CTではトルコ鞍上槽やSylvius裂に高吸収域をみる（ダビデの星）*。くも膜下腔が不明瞭になっていないかどうか注意する。
　動脈瘤 aneurysm の証明にはMRA：magnetic resonance angiography が有用である。
　血圧が高ければ速やかに降圧する*。
　脳動脈瘤は再破裂*をきたしやすく，再破裂は致命的*となる（warning leak）〔☞ p.113〕ので，脳血管造影で動脈瘤を確認し，その予防のためクリッピングや血管内治療（コイル挿入による塞栓術）を行う。脳血管攣縮*，水頭症*も起こる。
　感染性脳動脈瘤の原因にはレンサ球菌が多い。
　脳動静脈奇形*arteriovenous malformation はより若年者にみられ，くも膜下出血の原因になる他，てんかんやTIA症状で発症することもある。血管造影で流入動脈 feeder，流出静脈 drainer を伴う血管網 nidus をみる。頭痛，片麻痺，痙攣をみる。外科摘出の他，流入動脈塞栓術，ガンマナイフによる治療もある。

④もやもや病　11I68

　Willis輪〔☞ p.136〕閉塞，狭窄または閉塞近傍の異常血管網があり，小児では過換気で誘発される意識消失発作（EEGで，全般性連続性徐波を示す），脱力発作，成人ではクモ膜下出血，脳内出血をみる。血行再建術を行う。

2）一過性脳虚血発作 TIA：transient ischemic attack　10B49／10E56

　頸動脈分岐部などの粥腫の一部やその上にできた血栓が，脳を塞栓し，一過性に脳の巣症状（運動，知覚障害，同名半盲），小脳症状や眼動脈分枝の網膜動脈の閉塞による一過性黒内障 amaurosis fugax をきたすが，24時間以内に症状が消失する。意識障害はない。すぐに専門医に紹介する。MRAで診断する。

3）脳血管障害の治療とリハビリテーション　07E27／11B5, 40／12C34

脳梗塞では発病直後から関節可動域訓練，段階的起坐訓練をする。
全失語は片麻痺患者のリハビリテーションの大きな阻害因子となる。
片麻痺患者は健側から脱がせ，患側から着せる*。杖は健側に持ち，患側肢，健側肢の順で前に出す*。

4）脳卒中後遺症

誤嚥性肺炎〔☞ p.239〕，廃用性萎縮〔☞ p.432〕，深部静脈血栓症〔☞ p.225〕がある。

（2）認知症性疾患と変性疾患

1）認知症 dementia　07E64／08B15, 54／08H8／09H29／10A21／11B51

一度獲得した知的機能の衰退である。

認知症の診断には MMSE：Mini-Mental State Examination（30点満点で22点以下が認知症の疑いあり*）や改訂長谷川式簡易知的機能評価スケール HDS-R：Hasegawa's dementia scale for revised，対語記銘力検査が用いられる。

Alzheimer 型認知症と診断する前に，潜在的な可逆性の原因を探すことが重要になる。薬物の影響，難聴（耳垢が原因になることもある），うつ（偽性認知症，記銘力が保たれる），甲状腺疾患，ビタミン B_{12} 欠乏症，高カルシウム血症，硬膜下血腫〔☞ p.164〕，HIV 感染，梅毒，正常圧水頭症が挙げられる。血液検査や MRI で鑑別診断する。

2）認知症をきたす主な病態

①Alzheimer 型認知症*（以下 ATD）　07E66／09D2／09F7／10D41／11E10／11H1／12F74

認知症をきたす代表的疾患である。女性に多い。

記銘力障害*（短期記憶の障害が目立つ（遅延再生「朝ごはんは何を食べましたか」）），見当識障害*（時間，場所，人物に対する認識。問診の例：「今日は何月何日ですか」），遂行機能障害，失語*，失行，失認，物盗られ妄想をみる。病識はない*。取り繕いは初期において特徴的な症状である。

これらの中核症状に加え，周辺症状 BPSD：behavioral and psychological symptoms of dementia とも呼ばれる行動心理症状（うつ*，徘徊*，妄想，暴力）をみる。うつ病と異なり，物忘れに対する深刻さは乏しい。

脳は肉眼的に脳回が狭小化し，脳溝，脳室が拡大する*。側頭葉，海馬に変化が目立ち，組織学的にはアミロイド（タウタンパクからなる）からなる老人斑，Alzheimer 神経原線維変化（神経細胞内の神経細線維が炎状にみえる）をみる。

緩徐進行性，全般性で，進行すると人格障害が高度となる。

SPECT で早期から後部帯状回の血流が低下する。

治療には抗アセチルコリンエステラーゼ薬（ドネペジル），NMDA 受容体阻害薬（メマンチン）を使用するが，効果は限定的である。

周辺症状は関わり方で改善する。認知症の家族には患者が失敗しても叱らな

い，探し物は一緒にしてあげるという助言をする*。思い違いやつじつまの合わない会話は無理に訂正せず，高齢者本人の自尊心を傷つけない対応をする*。

②脳血管性認知症* vascular d.

段階的進行性*，斑障害*（まだら認知症），比較的軽度な人格障害*，感情失禁をきたす。ATDとの合併が多い。

③Lewy小体型認知症 DLB：d. with Lewy bodies　07A23／08A38／10B54

認知機能の変動，Parkinson症状，幻視，自律神経症状，抗精神病薬に対する感受性の亢進を伴い*，脳SPECTで後頭葉の血流低下，PETで基底核のドパミン取り込み低下をみる。〔☞ p.381：RBD〕

ドネペジルがATDよりも効果的とされる。

④前頭側頭型認知症 FTD：frontotemporal d.　07A2／09I43／11A46／11I6

記憶障害で発症することは少なく，初期に無関心をみ，高度の人格変化と言語機能の障害（滞続言語）をきたす。初期に自分や社会に対しての関心が低下する。Pick病も含まれる。

⑤進行性核上性麻痺 PSP：progressive supranuclear palsy　09A11

認知症が主症状となるが，垂直方向の眼球運動障害，頸筋の筋緊張亢進など筋固縮（Parkinson症状）を示す。MRIでは中脳被蓋が萎縮する。

⑥正常圧水頭症 NPH：normal pressure hydrocephalus　07I79／10D46

脳脊髄液の吸収障害で，脳室が拡大し，認知症，歩行障害，排尿障害，小刻み歩行などのParkinson症候群，脳室周囲低吸収域をみ，VPシャントをする。

⑦神経梅毒 neurosyphilis　01A3

人格障害，Argyll-Robertson徴候〔☞ p.358〕，言語蹉跌（音重複，語脱落）をみる。

3）錐体外路系疾患

①Parkinson病　07E55／08A19／10B9／11A45／11I45

錐体外路〔☞ p.145〕の疾患で，中脳黒質緻密層のメラニンをもつドパミン作動性神経細胞の消失があり，その神経終末である線条体でドパミンの不足をきたす。アセチルコリン作動性神経細胞は相対的に機能亢進する。残存した黒質神経細胞にみるLewy小体（α-シヌクレイン陽性）が特徴である。

錐体外路症状を示し，筋固縮，無動，姿勢反射障害，前傾姿勢，小刻み歩行，すくみ足，表情のない仮面様顔貌，脂顔，流涎，嚥下障害，前屈歩行をみる〔☞ p.154：構音障害〕。腕は振らずに歩く*。切迫性尿失禁をきたしやすい*。安静時振戦は特異性が高い。他疾患の振戦にくらべやや遅く（4～6 Hz），初期には左右差がある〔☞ p.381：RBD〕。Yahrの重症度分類がある*。

DLBとともに^{123}I-MIBG心筋シンチグラフィで心筋の集積低下をみる。

治療にはL-dopa（ドパミンの前駆物質である。ドパミンは経口ないし静注しても中枢神経に移行しない），ドパミン作動薬のブロモクリプチン，エンテカポ

ン，ドパ脱炭酸酵素阻害薬（脳以外でのL-dopaのドパミンへの変換を減らすことにより，脳内移行を増やす），モノアミンオキシダーゼB阻害薬（ドパミンの代謝を抑制），抗コリン薬の他，早期ではアマンタジン（ドパミン放出促進）が使用される。L-dopaはせん妄など精神症状をきたすことがあり，長期投与でwearing off 現象（薬効時間の短縮による症状再現），on and off 現象（服薬時間によらない突然の症状の悪化・軽快）を示す。

歩行障害を有するParkinson病患者ではリズム音などの感覚入力などの外的感覚刺激を用いた歩行訓練が有用である*。

②Parkinson症候群　08A19／08D13

Parkinson病に似た症状を有する疾患をいう。

線条体黒質変性症 SND：striatonigral degeneration は MRI で被殻の背側部の低信号化，萎縮をみる。

多発性ラクナ脳梗塞によるものは段階状に進行，Babinski徴候が陽性，L-Dopaで症状の改善がみられない。

フェノチアジン系薬剤〔☞ p.385〕，メトクロプラミドなど胃腸疾患の薬，マンガン〔☞ p.15〕，コバルト中毒もParkinson症候群をきたす。

③Huntington（舞踏）病　08A31／10I21

ADで，認知症，舞踏様の不随意運動障害，感情の不安定化をみる。皮質は萎縮し，尾状核も萎縮し，線条体の側脳室への突出が減るので，側脳室がbox-likeと呼ばれる拡張を示す。〔☞ p.160：3塩基繰り返し病〕

4）運動ニューロン疾患

①筋萎縮性側索硬化症 ALS：amyotrophic lateral sclerosis　07B45／11I48

上位および下位の運動ニューロンが進行性に消失*する疾患で，筋力が低下する。脊髄前角細胞消失，脊髄側索が変性する。40～50歳代に多い。

舌下神経核は障害されるが，眼球運動は障害されず，膀胱直腸障害（仙髄Onuf核は保たれる），感覚障害がないこととあわせ，陰性三徴と呼ばれる。褥瘡も生じない。通常は認知症をきたさない。

診断には針筋電図〔☞ p.149〕を行う。

治療不能であるため，診断には運動ニューロン障害を引き起こす治療可能な原因を除外する。これには頸椎症，造血器疾患に伴った多巣性運動性ニューロパチー，鉛中毒，甲状腺疾患などがある。

②Werdnig-Hoffmann病〈脊髄性筋萎縮症 SMA：spinal muscular atrophy 1型〉

乳児筋力低下の原因の一つで，ARで，floppy infant s. を呈する。脊髄前核の細胞が障害されるが，筋萎縮は近位筋優位である。通常認知症はない。

③球脊髄性筋萎縮症 spinal and bulbar muscular atrophy，Kennedy-Alter-Sung症候群〈Kennedy病〉　08D30／10I15

9歳ごろからの進行性の筋力低下とアンドロゲン遺伝子CAC伸長により受容

体ポリグルタミン部分が伸長され感受性の低下をきたす。舌のクローバー状の萎縮が特徴的である。

5) 脊髄小脳変性症 spinocerebellar degeneration 08A31／09B19

多系統萎縮症 MSA：multiple system atrophy は橋，延髄，小脳の萎縮のある**オリーブ橋小脳萎縮症** OPCA：olivopontocerebellar atrophy（T2強調で十字サインをみる），Parkinson 症状主体の SND〔☞ p.159〕，自律神経症状が主体の **Shy-Drager 症候群**を含むが，これらに錐体路症状が加わることはまれである。

Friedreich 失調症は**フラタキシン遺伝子**の反復 DNA 配列 GAA トリプレットの異常伸長により，小脳，脊髄後索，側索，心筋が障害される。

Machado-Joseph 病は最も多い脊髄小脳変性症で，AD で，*MJD1* 遺伝子の CAG トリプレットの異常伸長により，顔面ミオトニア，びっくり眼をみる。

他の **3 塩基繰り返し病** triplet repeat disease として Huntington 病（CAG），**脆弱 X 症候群**（CGG），筋緊張性ジストロフィー（CTG）があり，リピート数は，遺伝するにしたがって長くなり，症状も重くなる（**世代間促進現象**）。

(3) 感染性・炎症性・脱髄性疾患

1) 髄膜炎・脳炎 meningitis・encephalitis 12B46

脳表面の炎症である髄膜炎と脳実質の炎症である脳炎，脳膿瘍がある。

髄膜炎では，発熱*，頭痛*，嘔吐*，髄膜刺激所見*〔☞ p.149〕をみる。

脳炎では頭痛，発熱，嘔吐に続き，精神症状（異常行動，見当識障害，記銘力障害），けいれん，意識障害など脳実質の障害を示す。ヘルペスの他，エンテロウイルス，日本脳炎ウイルスなどのフラビウイルスが脳炎を起こす。

①髄膜炎 meningitis 07I24／08B50／08D50／08I78／10A32／11A11／11C27／12B47

原因には細菌性（化膿性），結核菌，ウイルス，真菌（クリプトコックス）があり，その区別には眼底検査を行った上，髄液検査*が重要となる。

治療は髄液検査の結果を待たずに速やかに開始する。

細菌性髄膜炎では**膿性，白濁ないし乳白色**で，**好中球が多く，糖が低下する**。

ウイルス性髄膜炎，結核性髄膜炎，真菌性髄膜炎では**リンパ球が多い**が，ウイルス性では**糖は正常**であるのに対して，結核性と真菌性では**糖は低下**する。

ウイルス性ではコクサッキーウイルス，エコーウイルスが 50% を占め，ムンプス，ヘルペス，EB も原因となる*。

結核性では髄液トリプトファン反応陽性となる。

細菌性の起因菌は，新生児では**大腸菌***と **GBS***〔☞ p.328〕と黄色ブドウ球菌，3か月～3歳ではインフルエンザ桿菌*，肺炎球菌*，髄膜炎菌*，成人では肺炎球菌と髄膜炎菌が多い。細菌性髄膜炎では髄液で Gram 染色と細菌培養で細菌を推定し，クリプトコックスは**墨汁試験**で診断する。〔☞ p.88〕

髄膜炎菌は低温で死滅するので，採取した髄液は速やかに孵卵器に入れる。

髄膜炎菌性髄膜炎ではメロペネム，第3世代セフェム系など髄膜移行性のよい抗菌薬とともに，難聴などの合併症を減らす目的で，副腎皮質ステロイド薬を使用する。

新生児の化膿性髄膜炎では，以前は ABPC〈アンピシリン〉＋GM〈ゲンタマイシン〉であったが，近年は ABPC＋CTX〈セフォタキシム〉が第一選択となった。〔☞ p. 372：難聴〕

②単純ヘルペス脳炎 herpes simplex encephalitis　10A22

けいれん，意識障害，側頭葉症状*（感覚失語など）をきたす。血清ウイルス抗体価，脳脊髄液 PCR 法により HSV-1 を検出し診断する。

治療にはアシクロビルを使用する。

③亜急性硬化性全脳炎 SSPE：subacute sclerosing panencephalitis

麻疹感染後または麻疹ワクチン接種後3〜10年の潜伏後発症する。初発症状は性格の変化や成績の低下で起こり，けいれん，進行性の意識障害をきたす。脳波では**周期性同期性放電** PSD：periodic synchronous dischage を示す。

④プリオン病* prion disease　07D42／08D8／09169

正常プリオンタンパクが異常プリオンタンパクに変化し，脳内に蓄積して起こる予後不良の疾患で，1時間の煮沸やホルマリンでは感染性を除去できない。ドデシル酸ナトリウムによる加熱処理を行う。ただし日常的な接触や診療で感染する危険性はなく，入院は一般病棟でよい。

Creutzfeldt Jakob 病* 〈CJD〉は急速に進行する認知症，ミオクローヌスを示し，脳波では PSD，CT では脳の萎縮，MRI で大脳皮質や大脳基底核に高信号領域，組織学的に海綿状変化を認める。角膜移植，脳外科手術（硬膜移植）による感染が報告されているが，医原性のものより，孤発性のものが多い。髄液で 14-3-3 タンパク，タウタンパクが増加し，RT-QUIC：real time quaking-induced conversion 法で異常プリオンタンパクを検出する。

BSE：bovine spongiform encephalitis〈**ウシ海綿状脳症，狂牛病** madcow disease〉のウシからヒトに感染するのは変異型 CJD で，ヨーロッパ，若年者に多い。経過が長く，精神症状をきたす。ウシの食肉処理では脊髄を含む中枢神経等の除去，焼却が法令上義務化されている*。

診断にはウェスタンブロット〔☞ p. 83〕による異常タンパクの検出を行う。

⑤ Reye 症候群

インフルエンザ，水痘などのウイルス性疾患に続発する小滴性の肝脂肪変性（特徴的，診断確定に肝生検は有用）を伴う小児の急性脳症で，アスピリンの使用が危険因子となる。黄疸を伴わないトランスアミナーゼ上昇，血清アンモニア上昇，低血糖を示すが，髄液検査で細胞数正常である。

脳浮腫が起こるので，マンニトールを使用する。

⑥急性小脳失調症 acute cerebellar ataxia

幼児にみられ，運動失調をきたす。発症の数日，数週間前に発熱や感冒症状の

先行を認めることが多い。予後は良好である。

⑦抗 NMDA 受容体関連脳炎 anti-NMDA receptor-associated encephalitis
痙攣，運動障害，精神症状をきたし，卵巣奇形腫〔☞ p.316〕を伴う。

2）多発性硬化症* multiple sclerosis　07I32, 39／08I52／09D13／12C63, 64, 65

慢性，再発性，進行性の，自己免疫による中枢神経の脱髄性*疾患で，増悪・寛解を繰り返す。白人，高緯度の住民，55歳以下に多い。髄鞘のある白質，特に脳室周囲が障害される。MLF〔☞ p.357〕症候群〈核間性眼筋麻痺〉では水平共同運動障害により内転ができない。

脱髄斑（血管支配や神経路と無関係）のある部位により運動能障害，感覚障害や平衡障害が起こる。脱髄斑は視神経にもでき，眼疼痛・運動痛をきたす。MRIは診断に有用*で，T2強調画像で脱髄巣が白く描出される。

脳脊髄液検査でミエリン塩基性タンパクが上昇する。

副腎皮質ステロイド薬は急性発作を短縮させるが，長期的転帰に影響を及ぼさず，再発も防がない。再発防止や進行防止にインターフェロン β，ナタリズマブ（抗 α4 インテグリン抗体），免疫抑制薬を使用する。

急性散在性脳脊髄炎 ADEM：acute disseminated encephalomyelitis も白質が障害され，ウイルス感染後やワクチン接種1～3週後に起こることが多く，副腎皮質ステロイド薬を使用する。

視神経脊髄炎 NMO：neuomyelitis optica〈Devic 病〉は現在は多発性硬化症とは別の疾患と考えられており，血中抗アクアポリン4抗体が陽性になる。MRIで3椎体長以上に連続して脊髄の腫脹をみる。治療には副腎皮質ステロイド薬を使用する。

3）脳膿瘍 brain abscess　05I42

急性副鼻腔炎などの直接波及と，Fallot四徴症，感染性心内膜炎などによる血行性転移が原因になる。造影CT，MRI上，膠芽腫，転移性脳腫瘍，嚢虫症〔☞ p.91〕とともに，リング状増強効果 ring enhancement を示す。

（4）脳・脊髄腫瘍

1）脳腫瘍 brain tumors

脳内にできるものはグリア細胞由来の①，②，神経細胞由来の③，脳外にできる④，⑤，部位により特徴的な⑥，⑦，⑧がある。

頭蓋内圧亢進症状，巣症状，症候性てんかんをきたす*。

①膠　腫 glioma　07I32／08E44

星細胞腫 astrocytoma が多い。進行は遅いが，小脳発生以外のものは完全に摘出できず，予後不良である。

橋にできる星細胞腫では眼球運動障害，顔面神経麻痺をきたす。

小児の脳腫瘍は5～6歳がピークで70％を星細胞腫が占め，テント下に多く，

囊胞を形成しやすく，水頭症，大泉門開大をきたす。

視神経にも膠腫ができる（視神経膠腫）。〔☞ p. 141〕

また乏突起膠細胞腫 oligodendroglioma, 上衣腫 ependymoma も膠腫である。

② 膠芽腫 glioblastoma　09D41

異型が強く，壊死，細血管増生をみ，高悪性で，髄膜播種をきたしやすい。

③ 髄芽腫 medulloblastoma　07I2

未分化な細胞質の少ない類円形の核を有する細胞からなる小児の小脳虫部に発生する悪性腫瘍で，軀幹失調を引き起こし，放射線，化学療法に感受性が高い。髄膜播種をきたしやすい。

④ 髄膜腫 meningioma　06G40

くも膜顆粒細胞に発生する，境界明瞭な良性腫瘍である。女性に多い。細長い髄膜由来の細胞が渦巻き構造をとり，石灰化小体がある。円蓋部，傍矢状部，大脳鎌などにみられ，外頸動脈支配である。血管に富む髄膜腫では摘出手術前に動脈塞栓術が行われることがある。大きさにより経過観察または切除術を行う。

⑤ 神経鞘腫〈Schwann 細胞腫〉　10D36

小脳橋角部，内耳（特に前庭）神経に多く，聴神経腫瘍とも呼ばれる。聴神経腫瘍では歩行時よろめき，同側顔面神経麻痺，Bruns 眼振（病側への大きな眼振）を認める。内耳道が拡大する。神経線維腫症Ⅱ型にも伴う。内耳神経以外の末梢神経にもみられる〔☞ p. 125, 250〕。紡錘形核を有する細胞が柵状増殖を示す。

⑥ 下垂体腺腫*pituitary adenoma　09A56/09G54/11A27

非機能性が多く，両耳側半盲*〔☞ p. 145〕，トルコ鞍拡大をきたす。最も多いPRL 産生腫瘍*にはドパミン作動薬〔☞ p. 336〕で，PRL 分泌低下，腫瘍縮小を図る。外科的には経蝶形骨洞法〈Hardy 手術〉を行う。

⑦ 頭蓋咽頭腫 craniopharyngioma

頭蓋咽頭管の残遺から発生し，石灰化，囊胞をきたしやすい。

⑧ 松果体腫瘍 pineal region tumor　08I77

胚細胞性腫瘍〔☞ p. 316〕（胚腫*germinoma など）が多い。共同上方注視麻痺〈Parinaud 徴候〉，対光反射消失，水頭症をみるが，放射線感受性は高い。

⑨ 血管芽腫 hemangioblastoma　05D30

小脳半球に囊胞状で壁在結節がみられ，von Hippel-Lindau 病（網膜血管腫，腎癌，褐色細胞腫もみる）で多い。

⑩ 悪性リンパ腫　12A40

大量メトトレキサート療法と全脳放射線照射をする。

⑪ 転移性脳腫瘍　06I7

原発巣として肺癌が最も多い。多発性の結節としてみられる他，癌性髄膜症 carcinomatous meningitis, leptomeningeal metastasis として起こることもある。

2）脊髄腫瘍 spinal tumors　07I32

胸髄に最も多く，硬膜外腫瘍では転移性腫瘍（骨転移），硬膜内髄外腫瘍には神経鞘腫，髄膜腫，硬膜内髄内腫瘍では神経膠腫（上衣腫，星細胞腫）が多い。
馬尾腫瘍では神経根症状を示す。

（5）頭部外傷

1）頭部外傷の分類　07A12／10E58／12A31／12D66

脳振盪 brain concussion は，意識消失や無呼吸などの生命機能の一時的な停止はあるが，脳に解剖学的な変化がないものである。これらの機能の停止は可逆性であるが，健忘をきたすことがある。

脳挫傷 brain contusion は脳実質の壊死や出血のある外傷である。衝撃部（皮下出血などをみることがある）直下の脳の coup injury とその対側の脳の contrecoup injury とを生じることがある。

頭蓋骨骨折では気脳症，髄液漏，脳挫傷，硬膜外血腫，硬膜下血腫，くも膜下出血などをみる。

頭蓋骨骨折では皮下出血を示すことが多く，**パンダの目徴候**（前頭蓋底骨折），乳様突起部の **Battle 徴候**（中頭蓋底骨折〔☞ p.377：縦骨折〕），咽頭後壁の溢血斑（後頭蓋底骨折）がある。

頭蓋底から副鼻腔，乳突蜂巣に骨折が及び，CSF〔☞ p.149〕が頭蓋外に漏出すると，CT ではくも膜下腔に空気（**気脳症** pneumocephalus）をみ，サラサラの**髄液鼻漏** CSF rhinorrhea や**髄液耳漏** CSF otorrhea となり，尿試験紙で糖含量が高いことにより診断する。保存的に，抗菌薬を投与し，鼻をかまないように指導し，髄膜炎を防ぐことで治癒するものが多い。

内頚動脈海綿静脈洞〔☞ p.142〕瘻 carotid-cavernous fistula では拍動性眼球突出，複視，眼球結膜充血・浮腫，眼窩付近での拍動性血管雑音聴取を示す。外傷に伴わない特発性もある。治療は瘻孔塞栓術を行う。

びまん性軸索障害 DAI：diffuse axonal injury は脳梁が好発部位で散在する出血巣をみ，高次脳機能障害が生じる。

2）急性硬膜外・硬膜下出血 acute epidural・subdural hemorrhage

〔☞図 4-21〕　07G58／08A33／08G64, 65／09I24／10C22

硬膜外出血は，頭蓋骨の骨折による**中硬膜動脈**からの出血で，硬膜と頭蓋骨の間に短時間に血腫を形成する。外傷後意識清明な時間（**清明期**）があり，その後意識消失をきたす。CT では頭蓋骨下に**凸レンズ状**の高吸収域をみる。数時間以内に急変するので，早急に頭部 CT を再検し，血腫の増大確認，手術を行う。

硬膜下出血では大脳半球と硬膜の静脈洞の間にある**架橋静脈**の断裂による出血で，血腫の形成にはやや時間がかかる。認知症，失禁，歩行障害をきたす。CT では頭蓋骨と脳の間に**三日月状**の低ないし高吸収域を呈する。〔☞ p.429：児童虐待〕

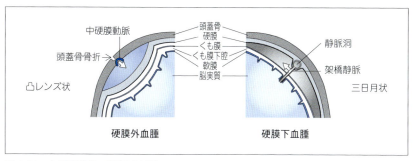

図 4-21　急性硬膜外・硬膜下血腫

3）慢性硬膜下血腫 chronic subdural hematoma　08H26

　高齢者では脳が萎縮するために，架橋静脈が断裂しやすくなっており，軽い外傷でも起こる。症状発現には時間がかかる。男性，アルコール多飲者に多い。認知症，尿失禁，歩行障害をきたす。CT では頭蓋骨と脳の間に三日月状の低ないし高吸収域を呈する。治療は穿頭ドレナージを行う。

（6）末梢神経疾患

1）ニューロパチー neuropathy　09I29

　多発ニューロパチー polyneuropathy，**単ニューロパチー** mononeuropathy〔☞ p.194：絞扼性神経障害〕，**多発単ニューロパチー** mononeuritis multiplex がある。多発単ニューロパチーは血管炎に特異性が高い。

　多発ニューロパチーでの感覚障害は四肢の末端に強く，**手袋・靴下型感覚障害** glove and stocking type という。

　アキレス腱反射は末梢神経の部位で最も長い反射弓で，多発ニューロパチーでは最初に障害されやすい。

　Charcot-Marie-Tooth 病は**遺伝性運動感覚ニューロパチー HMSN**：hereditary motor sensory n. の代表であり，AD を示し，運動神経優位に障害され，10歳前後で垂足，鶏歩で発症する。大腿下 1/3 以下の筋萎縮でシャンパンボトルを逆にした形になる。末梢神経の髄鞘の肥厚をみる。下垂肢にアキレス腱の持続伸張や装具の装着，下肢の関節可動域訓練を行う。

　Dejerine-Sottas 病では神経肥厚が目立つ。

2）Guillain-Barré 症候群　08B59, 60, 61／11D13／11G62

　下痢（*Campylobacter jejuni* など），ウイルス感染や予防接種の後に起こる炎症性脱髄性ニューロパチーで，典型例では下肢から上行する急性，対称性の四肢運動麻痺が優位で，感覚障害，自律神経障害も伴う。脱髄型が多い。

　末梢神経伝導検査では伝導速度の低下，伝導ブロックをみる。

髄液所見で、タンパクは上昇、細胞数正常の<u>タンパク細胞解離</u>をみる。<u>抗ガングリオシド抗体</u>が陽性になる。組織所見では、リンパ球の浸潤と脱髄がある。
治療は免疫グロブリン静注、血漿交換療法を行う。
<u>Fisher 症候群</u>は外眼筋麻痺、運動失調、腱反射消失を示し、<u>抗 GQ1b 抗体</u>高値で、Guillain-Barré 症候群の近縁疾患と考えられている。

3）慢性炎症性脱髄性多発根神経炎 CIDP：chronic inflammatory demyelinating polyneuropathy　07I39／09E50

再発性、緩徐進行性で、運動障害が主体で、感覚障害を伴うことがあるが、自律神経症状をほとんどみない。免疫グロブリン、副腎皮質ステロイド薬を使う。

4）Bell 麻痺

突然に一側性の末梢性顔面麻痺をきたす疾患で、HSV〔☞ p.79〕の再活性化が原因と考えられている。

5）Ramsay Hunt 症候群*　07B22／08I39／10D47

VZV*〔☞ p.79〕によるもので、耳介・外耳道の疱疹、同側の末梢性顔面神経麻痺*（味覚障害も）、同側の内耳神経症状（感音難聴、末梢性めまい）をきたす。治療薬はアシクロビルである。Bell 麻痺より少ないが、予後は悪い。

6）三叉神経痛 trigeminal neuralgia

顔面に発作的な痛みが数秒から数分続き、痛みが神経の走行に沿い、歯磨きをすると瞬間的に激痛が走るなど trigger point を示すことがある。
　カルバマゼピンが有効であるが、神経血管減圧術（<u>Jannetta 手術</u>）も行われる。

（7）筋疾患

1）重症筋無力症 myasthenia gravis　05E61, 62

神経筋接合部における<u>アセチルコリン受容体</u>〔☞ p.56：ニコチン性受容体〕に対する自己抗体により、神経刺激が筋に伝わらない（ブロック）ために起こる。<u>抗筋特異的受容体型チロシンキナーゼ MuSK</u>：muscle-specific receptor tyrosin kinase 抗体が陽性の例もある。神経伝導速度は正常である。
　夕方に悪化する眼瞼下垂、複視、筋力低下をきたす。胸腺腫が合併することがある。呼吸不全をきたすほどの悪化もみる（<u>重症筋無力症クリーゼ</u>）。
　エドロホニウム、テンシロン試験で症状が改善し、診断に有用である。
　抗コリンエステラーゼ阻害薬での治療は、<u>コリン作動性クリーゼ</u>に注意する。
　アミノグリコシド系抗菌薬は神経筋接合部のブロックを促進し、禁忌である。
　<u>Lambert-Eaton 症候群</u>は肺の小細胞癌〔☞ p.246〕でみられ、神経筋接合部でのアセチルコリンの放出が自己抗体 P/Q 型 VGCC：voltage-gated calcium channel で阻害されるために起こる。塩酸グアニジンを使う。

誘発筋電図では重症筋無力症で waning〈漸減反応〉を，Lambert-Eaton 症候群は高頻度刺激で waxing〈漸増反応〉をみる。

2）進行性筋ジストロフィー* progressive muscular dystrophy
09I63 ／ 10I74

進行性の筋の変性と消失をきたす*。Duchenne 型ジストロフィーと Becker 型ジストロフィーは SR*で，ジストロフィンをコードする遺伝子の異常によるが，Becker 型は症状が軽い。〔☞ p. 106：Lyon 現象〕

病理学的に中心核，脂肪浸潤，筋線維の大小不同，筋線維の再生・壊死をみる。

Duchenne 型筋ジストロフィーは 2〜5 歳で発症し，Gowers 徴候（登はん性起立），腓腹筋が脂肪組織で仮性肥大を示し，10〜12 歳で歩行困難になり，胸郭脊柱変形，心筋障害をきたす。

肢帯型筋ジストロフィー limb-girdle d. は下肢近位筋非対称性脱力を示す。

3）筋強直性ジストロフィー myotonic dystrophy 07A46 ／ 12A25

AD で，筋緊張を伴う筋萎縮（遠位筋優位）のほか，知能低下や糖尿病，性腺萎縮，白内障，前頭部禿頭，心筋伝導障害を伴う。針筋電図で筋への針刺入で高頻度発射が振幅とともに増減しながら持続する電気的ミオトニー反応が診断に有用である。

4）周期性四肢麻痺 periodic paralysis 10A60

イオンチャネルの異常により発作的に数時間から数日にわたり，四肢・体幹の筋に弛緩性麻痺をみる。血清カリウムの異常を伴うことが多い。

甲状腺機能亢進症を合併する場合は低カリウム血性となり，10〜20 歳代の男性に発症する場合が多い。

(8) 発作性疾患 10H26 ／ 11D8 ／ 11D23

てんかん epilepsy はけいれん〔☞ p. 151〕が反復するものであり，全般発作と部分発作がある。てんかんでは妄想が出現することがある。

全般発作は，発作症状が大脳半球両側対称性で，ミオクローヌス発作を除いて，通常意識障害があり，原因不明の原発性全般発作と脳の器質的障害に基づく続発性全般発作がある。高齢者は Alzheimer 病によることが多い。

原発性全般発作には 1），2），3）がある。続発性全般発作には 4），5）がある。

部分発作は発作が大脳の一部により起こるもので，意識障害のない単純部分発作である 6），7）と複雑部分発作の 8）がある。

けいれん発作時には患者の周囲にあるものを取り除き気道を確保*し，患者の顔が上を向いた状態を避け，患者の四肢の動きを観察，持続時間を確認する。

てんかんの重積発作 status epileptics にはジアゼパムの静注を行う。長期の管理にはフェニトインが使われる*。

1）大発作 generalized tonic-clonic seizure〈grand mal〉

強直間代発作（全身の硬直に続いて，がくがくとけいれんする）である。バルプロ酸が使用される。

2）欠神発作 absence〈petit mal〉　01F57

突然はじまり，突然終わる意識消失発作である。脳波では 3 Hz の棘徐波複合 spike and wave complex 〔☞図 4-22：欠神発作〕をみる。治療にはバルプロ酸かエトスクシミドを使う。

3）ミオクロニー発作 myoclonic epilepsy

瞬間的に首や肩をピクンとさせる発作である。脳波で 3 Hz 前後の多棘徐波複合 polyspike & w.c.〔☞図 4-22：ミオクロニー発作〕をみる。

4）West 症候群〈点頭てんかん infantile spasm〉　07D45

乳児期に好発し，寝起きの時に頸部の前屈発作，Moro 反射のように左右対称性に上肢の挙上，下肢を投げ出すような姿勢をとり，そのまま動かなくなる発作を示す。発作は群発し，シリーズを形成するのが特徴である。器質的脳障害（結節性硬化症〔☞p.177〕など），知能障害がある。脳波では発作間欠期に hypsarrhythmia（不規則な高振幅徐波）〔☞図 4-22：West 症候群〕を示す。治療は ACTH，ビタミン B_6 多量療法，抗てんかん薬である。

5）Lennox-Gastaut 症候群

3〜5 歳に好発し，多彩なてんかん症状，精神発達遅滞を示す。West 症候群から移行するものが多い。脳波では 2.0〜2.5 Hz の棘徐波複合をみる。
治療にはクロナゼパムを使うが，反応しにくい。

6）Jackson てんかん

身体の一部に起こったけいれんが全身に広がるものである。一過性に運動麻痺をみる（Todd の麻痺）。

7）自律神経発作 autonomic seizure

突然自律神経症状が出現する。

8）複雑部分発作　07165／08D6

部分発作に意識障害が加わったてんかん発作で，前頭葉起源と側頭葉起源がある。精神運動発作（側頭葉てんかん）とも呼ばれ，突然の意識障害と自動症（口をもぐもぐさせるような奇妙な行動），健忘が起こる。治療にはカルバマゼピンを使用する。

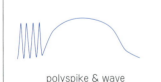

図 4-22　脳波異常波形

9）**熱性けいれん febrile seizure**　08I54
主に6か月時〜3歳以下で，熱上昇時に全般性，左右対称性のけいれんをきたすもので，持続時間は5分以内である。家族集積性がある。診察，血液検査，頭部CTで神経系の感染症や代謝疾患などを除外する*。3人に1人の割合で再発するが，予後は良好である。〔☞ p.80：突発性発疹〕

10）**憤怒けいれん〈泣き入りひきつけ〉breath-holding spell**
1〜2歳に好発し，急に泣きだし，そのまま呼吸がとまり，チアノーゼ，意識消失とともに全身性のけいれんを起こし，持続は1分以内である。

11）**光刺激てんかん**
チカチカする光で発作が誘発される。

12）**Rolandoてんかん〈中心・側頭部に棘波をもつ良性てんかん〉**　10A47
発作は睡眠時に起こる。

(9) 先天性と周産期脳障害

1）**脳性麻痺 cerebral palsy**　04G40
受胎から新生児までに生じた，脳の非進行性病変に基づく，永久的な中枢性の運動障害で，痙直型（錐体路障害）〔☞ p.144〕，アテトーゼ型（錐体外路障害），失調型がある。脳の障害は非進行性だが，症状は3〜4歳まで変化する。
　超低出生体重児では上衣下胚細胞層 subependymal germinal matrix で出血が起こりやすく，これが脳室内出血〔☞ p.424〕や脳室周囲白質軟化症 PVL：periventricular leukomalacia を引き起こし，痙直型脳性麻痺の原因になる。アテトーゼ型は核黄疸〔☞ p.422〕が原因になることが多い。
　脳性麻痺では早期発見による早期介入，理学療法が有用である。

第3章 皮膚系

1 構造と機能

(1) 皮膚の組織構造 〔☞図4-23〕 07B12

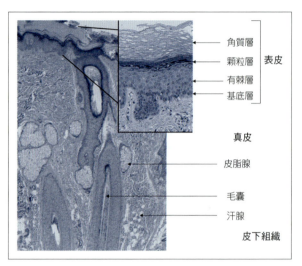

図4-23 皮膚の組織像

手掌、足底を除いた平均的なヒトの表皮の厚さは0.2mmである。

皮膚は、角化重層扁平上皮からなる**表皮***epidermisと、その下にある**真皮***dermisからなる。表皮は最表層から**角質層、顆粒層、有棘層、基底層**がある。

基底層の基底細胞は円柱状の細胞があり、細胞分裂をみる。

表皮角化細胞には**ケラチン**があり、保湿に重要である。皮膚の表面は弱酸性である*。

真皮は密生結合織からなる。加齢により真皮の膠原線維は減少する*。

皮下組織*subcutaneous tissueには疎性結合織、脂肪細胞をみる。

肥満細胞は真皮、皮下組織の血管周囲にみられ、塩基性色素で陽性に染まる*。

(2) 皮膚のメラニン形成の機構

メラノサイトは表皮基底層にあり、樹状突起を有し、チロシンを取り込み、ドーパを経てメラニンを形成する。

人種間でメラノサイトの数、分布に差はないが、メラニン産生量には差がある。

(3) 皮膚の免疫防御能 07E15

Langerhans細胞は骨髄由来で、表皮で増殖する樹枝状細胞で、**Birbeck顆粒**を有し、CD1a陽性で、抗原提示機能がある免疫担当細胞で、リンパ節に入り、

指状嵌入細胞 interdigitating cell と呼ばれ，接触皮膚炎で重要な役割を担う。

(4) 皮脂分泌・発汗　10E15

手掌，足底は脂腺がなく，角層が厚い。
脂腺の多くは毛包に開口している。
エクリン汗腺はほぼ全身に分布し，特に手掌，足底，腋窩に多い。エクリン汗腺は毛嚢〈毛包〉と連続していない。
アポクリン汗腺は毛嚢上部に開口し，腋窩，乳房，外陰，肛門周囲に多い。
アポクリン汗腺は断頭分泌で，乳腺の分泌形式と同じである。

2　診断と検査の基本

(1) 皮膚検査法　07E20／09B23

皮膚描記法*dermatographism はじんま疹やアトピー性皮膚炎の診断に有用で，皮膚を先端の鈍なもので擦る方法である。じんま疹では赤くなったり（紅色皮膚描記症），隆起する（隆起性皮膚描記症）。アトピー性皮膚炎では白くなる（白色皮膚描記症）。
Nikolsky 現象*は，一見正常な皮膚に圧迫，摩擦を加えると，容易に表皮剝脱や水疱を生じることで，SSSS〔☞ p.178〕，先天性表皮水疱症，TEN 型薬疹でみる。
Köbner 現象*は患者の皮膚に非特異的刺激を加えると病変部と同様の変化を生じることで，尋常性乾癬，扁平苔癬でみる。
ダーモスコープ検査は悪性黒色腫や基底細胞癌の診断に有用である。

(2) 皮膚アレルギー検査法　08E13／09I4／10C24

プリックテストはⅠ型アレルギーを，パッチテスト*（貼付試験）は接触皮膚炎などⅣ型アレルギーを確認する方法である。〔☞ p.98：アレルギー発症の機序〕
パッチテストは背部の健常皮膚で行い，48時間後に明らかな紅暈があれば軽度陽性（＋），浮腫性紅斑，丘疹，小水疱なら，中程度陽性（＋＋），水疱，壊死があれば，強陽性（＃）と判定する。
皮内反応*は皮内注射後15分ではⅠ型アレルギーを，48時間後ではⅣ型アレルギーを検出する。皮内反応はプリックテスト（針で刺す）やスクラッチテスト*（針で擦る）に比べ，アナフィラキシー〔☞ p.410〕を誘発する頻度が高い。

(3) 微生物検査法　06I53

KOH 直接鏡検法は採取した角質を苛性カリで加温融解し，顕微鏡で観察する方法である。表皮角質層に病原体のいる白癬菌（糸状菌など），カンジダ菌，癜風菌，疥癬虫の診断に有用である。

3 治療 09E11／11B15

乳剤性軟膏（クリーム剤），**油脂性軟膏（軟膏剤）**，**水溶性軟膏**の順に皮膚に吸収されやすい。乳剤性軟膏はびらん，潰瘍には禁忌で，油脂性軟膏は刺激が少なく，多くの皮疹に使える。

閉鎖密封法 ODT：occlusive dressing technique は経皮吸収を高める。

PUVA：psoralen and ultraviolet A **療法**は，ソレランの内服または外用後にUVA（周波数 320〜380 nm の紫外線）照射を行うものである。尋常性乾癬，尋常性白斑，掌蹠膿疱症，菌状息肉症，アトピー性皮膚炎，円形脱毛症などが適応になる。

円形脱毛症 alopecia areata には副腎皮質ステロイド薬も適応になる。

血管腫にはヘモグロビンに吸収される**ダイ〈V ビーム〉レーザー**を用いる。

多汗症 hyperhidrosis には塩化アンモニウム水を使用する。

4 症候

(1) 皮疹 eruption, rash, exanthema 12C25

斑 macula は色の異なる平坦病変である。

紫斑 purpura は赤血球の血管からの漏出で，ガラス板で圧迫しても消えない。老人性紫斑は血管支持組織脆弱により生じ，治療は必要なく，経過観察でよい。

紅斑 erythema は血管の拡張で，ガラス板による圧迫で消える。

丘疹 papule はわずかに盛り上がった病変で，径が 5 mm 以上を**局面** plaque，限局性の隆起病変を**結節** nodule や**腫瘤** tumor（径 30 mm 以上）という。

液体で満たされた病変を**小水疱** vesicle や**水疱** bulla，膿で満たされたものを**膿疱** pustule と呼ぶ。

膨疹 wheal は真皮の浮腫である。

続発疹は原発疹から，二次的に生じた発疹で以下のものがある。

潰瘍 ulcer は上皮の欠損で，**痂皮**〈かさぶた〉crust は凝固した血漿成分や血液からなる。

鱗屑 scale は病的角質が皮膚表面に付着している様子をいう。

単純性紫斑は若い女性の下肢にみる一過性の紫斑で，血管の脆弱性によるとされている。

自然消失する皮膚病変として**蒙古斑**（日本人のほぼ 100％ にみる），**サーモンパッチ**（前額部や眼瞼部にみる），**ウンナ母斑**（後頸部にみる血管由来の母斑），イチゴ状血管腫，若年性黄色肉芽腫などがある。これらに対して，太田母斑は自然消失しない。

5 疾　患 〔☞ p.174：図4-24：皮膚病理〕

(1) 湿疹・皮膚炎群

1) 湿　疹 eczema　08A14／10D4

湿疹は表皮の炎症であり，組織学的には表皮内浮腫により，細胞間が解離した海綿化 spongiosis から始まるが，紅斑，丘疹，湿潤病変から，痂皮，鱗屑をみるようになる。膿疱はみられない。

慢性皮膚炎 chronic dermatitis は湿疹として知られている。これには，外因性の**刺激性** irritant ないし**アレルギー性** allergic の**接触皮膚炎** contact dermatitis，内因性のアトピー性皮膚炎がある。接触皮膚炎には金属によるものもある。

貨幣状湿疹 nummular eczema は四肢伸側，腰，臀部にみる，強い瘙痒を伴ったコイン状の湿疹病巣で，冬期に多い。

アトピー性皮膚炎 atopic d. は肘と膝の屈側の乾燥肌に多く，強い痒みがある。搔爬（そうは，ひっかくこと）で悪化する。顔面のびまん性白斑，頸部の色素沈着をみることがあり，合併症として白内障，裂孔原性網膜剝離〔☞ p.363〕がある。1歳6か月検診〔☞ p.18〕でみる皮膚疾患で最も頻度が高い。

TARC：thymus and activation-regulated chemokine はアトピー性皮膚炎のマーカーとして有用である。

治療は角質の水分保持に努め，副腎皮質ステロイド薬の外用，抗アレルギー薬の内服であるが，免疫抑制剤のタクロリムスが使用されることもある。

限局性神経皮膚炎 lichen simplex chronicus〈Vidal 苔癬〉は瘙痒に対して繰り返し搔くことにより**苔癬化**（皮膚が厚くなり，表面にしわや溝が深く，くっきりと現れた状態）した湿疹をいう。

脂漏性皮膚炎 seborrheic d. は紅斑上を鱗屑が覆っているのが特徴で，頭皮に多くフケが多くなる。*Malassezia* 属酵母菌が悪化因子となる。

うっ滞性皮膚炎 statis d. は長時間立位を保つ人の下腿 1/3 に多く，静脈瘤や，ときに潰瘍を呈する。

(2) 蕁麻疹，紅斑症，皮膚瘙痒症

1) 蕁麻疹* urticaria　08G13, 47／12C25／12D7

一過性で，短時間で消失する痒みを伴った真皮の浮腫*（膨疹）であり，ラテックス手袋着用後など I 型アレルギー*〔☞ p.98〕のほか，寒冷や物理化学的刺激により起こる。肥満細胞が最も関与し，ヒスタミンが放出される。融合傾向があり，全身に起こりうるが，色素沈着を残さない。

食物アレルギーや食物依存性運動誘発アナフィラキシー〔☞ p.410〕でも蕁麻疹をきたす。

肥満細胞腫 mastocytoma〈**色素性蕁麻疹** urticaria pigmentosum〉も膨疹をき

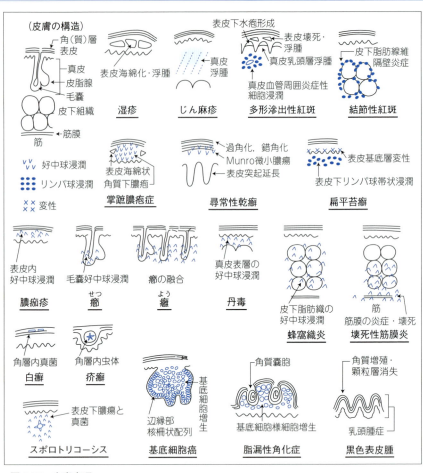

図 4-24　皮膚病理

たす。Darier 徴候は皮疹を擦過すると，その部位に瘙痒性の膨疹をみる現象で，肥満細胞腫に特徴的である。

ACE 阻害薬でブラジキニンが分解されず，血管性浮腫が起こる。

遺伝性血管神経性浮腫 HANE：hereditary angioneurotic edema は C1 インヒビターの欠損により，補体が活性化され，CH50 は低下する。真皮と皮下組織の深い部分も浮腫をきたす。消化器，呼吸器症状をきたし，痒みはあまりない。

2）紅斑症 erythemas　11A6, 29

多形滲出性紅斑 EEM：erythema（exsudativum）multiforme は浮腫・表皮下

水疱形成・表皮破壊を伴う表皮真皮境界層の炎症で，四肢伸側に好発し，中央がやや陥凹し，辺縁が隆起した紅斑（iris-like target lesion）が対称性に出現する。HSV，溶連菌，マイコプラズマ，薬物などが原因になる。その重症型を Stevens-Johnson 症候群（ただし体表面積の 10％以下とする。30％以上は中毒性表皮壊死症 TEN：toxic epidermal necrolysis） という。〔☞ (3) 薬疹・薬物障害〕

結節性紅斑 erythema nodosum は，皮下脂肪織炎（中隔性）で，下肢伸側に，熱感を伴う有痛性皮下結節が左右対称に生じる。〔☞ p. 244, 410〕

硬結性紅斑 erythema induratum は下腿に小型の潰瘍と発赤をみ，組織像で乾酪壊死をみる。

紅皮症 erythroderma は皮膚が紅潮し，落屑を認めるもので，乾癬，扁平苔癬，薬物，アトピー性皮膚炎，悪性リンパ腫などの基礎疾患に起こることが多い。

3） 皮膚瘙痒症

胆汁うっ滞をきたす疾患（肝硬変など），慢性腎不全，糖尿病，悪性リンパ腫や内臓腫瘍などの悪性腫瘍で皮膚瘙痒をきたす。

高齢者では角質のセラミド（角質細胞間脂質）減少により皮膚乾燥が起こり，尿素含有保湿クリームを使用する*。尿失禁パッドの使用で外陰部瘙痒症になっている時には交換頻度を増やす*。

(3) 薬疹・薬物障害　　07A25／07I46／08D37／09H12／12D59

固定薬疹 fixed drug eruption は同一薬剤で同一部位に同様な病変をきたす。皮膚粘膜移行部に生じやすく，水疱を生じることもある。軽快後には色素沈着を生じる。診断にパッチテストを行う。

抗菌薬と抗炎症薬を投与した翌日から皮疹がみられた場合，薬疹を考える。

光過敏性薬疹 drug induced photosensitivity では薬剤の全身投与後に，日光照射部位に皮疹を生じる。

TEN は多形滲出性紅斑型の薬疹で，表皮細胞の壊死による弛緩性水疱，全身の紅斑，粘膜病変，肝機能障害をみる。第 2 度熱傷に準じた局所療法を行う。粘膜病変を伴うのは重症であり，副腎皮質ステロイド薬の全身投与が行われる。

薬剤性過敏症症候群 DIHS：drug-induced h.s. は薬剤に対するアレルギーと HHV6，7〔☞ p. 79〕の再活性化が関与している重症薬疹の一つである。

内服試験は危険を伴うので行われない。

(4) 水疱症と膿疱症

1） 自己免疫性水疱症　　07G48／08I19／09D4／10I36／11A34

尋常性天疱瘡* pemphigus vulgaris は表皮デスモゾームのデスモグレイン 3（表皮下層，粘膜にも分布），1（表皮全層に分布）に対する抗表皮細胞間抗体により基底層直上水疱*，**落葉状天疱瘡*** p. foliaceus はデスモグレイン 1 に対する

抗体*により角質下水疱ができ，細胞間**棘融解** acantholysis（細胞間橋が破壊され，細胞がばらばらになる）をみる。尋常性天疱瘡では口腔粘膜も障害される。

尋常性天疱瘡は Nikolsky 現象陽性になり，5 年以内にほぼ死亡する。副腎皮質ステロイド薬を使用しても効果のない場合には血漿交換療法などが行われる。

水疱性類天疱瘡*bullous pemphigoid はヘミデスモゾーム〔☞ p. 47〕を構成するタンパク（BP180）に対する抗体により表皮下水疱*ができ，緊満性水疱と紅斑をみる。予後はよい。IgG，C3 が表皮基底部に線状に沈着する。

後天性表皮水疱症 epidermolysis bullosa aquisita は表皮基底膜の係留線維のⅦ型コラーゲンに対する自己抗体により，表皮下水疱を生じる。

Duhring 疱疹状皮膚炎 dermatitis herpetiformis では特に肘，膝関節伸側に紅斑と環状小水疱がみられ，瘙痒が激しく，ヨードカリ貼付試験が陽性となる。グルテン過敏症〔☞ p. 273：Celiac 病〕の合併が多い。

2）膿疱症 pustulosis　09A25／11B49

掌蹠膿疱症 pustulosis palmoplantaris は慢性咽頭炎や歯科感染症の病巣感染，薬剤が原因となり，喫煙が増悪因子となる例もある。両手（母指球部，小指球部），足（土踏まずの部分）に無菌性膿疱・水疱・紅斑・鱗屑をみる。組織学的には角質下に膿疱がある。**胸肋鎖骨間骨化症**を合併することがある。

（5）乾癬と角化症

1）尋常性乾癬 psoriasis vulgaris　09B45／11I17

再発性の銀白色の鱗屑をみる。表皮の turnover time が短縮する。Köbner 現象陽性で，鱗屑を剝離すると点状出血を示す **Auspitz 現象**もみる。爪の粗糙化，点状陥凹をみる。組織学的には表皮突起の延長と過角化，**錯角化** parakeratosis（角質層に核が残ること），**Munro 微小膿瘍**，顆粒層の消失をみる。〔☞ p. 192〕

治療は活性化ビタミン D 外用薬と副腎皮質ステロイド外用薬が第一選択で，PUVA 療法も行われる。副腎皮質ステロイド薬の内服はむしろ禁忌である。

2）扁平苔癬 lichen planus　05G51

皮膚では痒みを伴う，光沢のある紫紅色丘湿疹や斑，口腔粘膜や口唇では白色肥厚局面としてみる。丘疹の上に網状の灰色の線（**Wickham 線条**）をみる。

薬剤，HCV，歯科金属が原因になる。

組織学的には表皮基底層の変性と，表皮下の帯状のリンパ球浸潤をみる。

3）Gibert 薔薇色粃糠疹 pityriasis rosea

初発疹の出現後，皮膚割線方向に一致するクリスマスツリー様配列の落屑性紅斑をみるが自然消退する。

4）尋常性魚鱗癬 ichthyosis vulgaris

AD で，**フィラグリン**遺伝子異常による。皮膚の乾燥と鱗屑を特徴とし，組織

学的には角層の肥厚，顆粒層の減少，消失をみる。冬に増悪する。対症的に角質溶解薬（サリチル酸ワセリン，尿素）を使用する。

5）Darier 病

AD で，Ca ポンプをコードする $ATP2A2$ 遺伝子の変異により，脂漏部，間擦部に米粒大の角化性丘疹がみられ，悪臭をきたす。

(6) 母斑，腫瘍と色素異常

1）母斑・母斑症 nevus・phacomatosis

色素性母斑 nevus pigmentosus はいわゆる「ほくろ」で，真皮や表皮真皮境界部に母斑細胞の集簇をみる。

太田母斑 nevus of Ota は小児期からの顔面片側の灰青色〜黒色の局面を呈するが，治療にはメラニンに吸収されるルビーレーザー照射が行われる*。

母斑症は母斑あるいは母斑の範疇に属する病変が全身の諸臓器に生じるものである。

下記の疾患のほか，von Hippel-Lindau 病〔☞ p.163, 300〕，Peutz-Jeghers 症候群〔☞ p.273〕，Klippel-Weber 症候群などがある。

①結節性硬化症 tuberous sclerosis〈Bourneville-Pringle 病〉 09I55／10A15

AD で，葉状白斑，血管線維腫，精神発達遅滞，側脳室壁石灰化，腎血管筋脂肪腫，腎嚢胞，心横紋筋腫，West 症候群〔☞ p.168〕をみる。

②von Recklinghausen 病（神経線維腫症 neurofibromatosis Ⅰ型） 11A2

AD で，原因遺伝子は $NF1$ で，神経線維腫（学童期以降に出現），café au lait 斑，脊椎側弯，虹彩小結節をみる。

③Sturge-Weber 症候群 08B26

三叉神経第 1，2 枝支配領域の血管腫，脳軟膜の血管腫，痙攣発作，知能障害，片麻痺，牛眼〔☞ p.362〕がある。レーザー治療をする際には眼に注意する。

④色素性失調症 incontinentia pigmenti（Bloch-Sulzberger 症候群） 02A36

SD で，男児は致死的（流産），大部分の発症が女児で，出生時には小水疱があり，その後消失し，色素斑となる。生命予後は良好だが，てんかんや精神遅滞をみる。

2）血管腫 hemangioma

①単純性血管腫 port wine stain

海綿状血管腫であり，暗紅色，平坦で生涯持続する。

②イチゴ〈苺〉状血管腫 strawberry mark

毛細血管血管腫であり，鮮紅色，隆起しており，5〜6 歳までに自然消退する。

③Kasabach-Merritt 症候群 10I48

乳幼児に巨大な海綿状血管腫がみられ，DIC を合併しやすい。

3）白　斑 vitiligo

尋常性白斑では自覚症状はない。PUVA療法が行われる。
先天性白斑症には眼皮膚型白皮症がある。

（7）皮膚感染症

1）皮膚細菌感染症

①膿痂疹 impetigo　09I5

溶連菌やブドウ球菌により，小児の顔面や頭部に表在性の膿疱や黄色の痂皮ができることをいう。細菌の外毒素の表皮剥脱酵素による。伝染性膿痂疹は黄色ブドウ球菌が原因の場合は表皮剥脱毒素 exfoliative toxin により水疱が，レンサ球菌が原因のときは痂皮が主体となる。

②癤 furuncle と癰 carbuncle

癤は通常ブドウ球菌による毛囊の膿瘍である。鼻前庭部や外耳道にもできる。癰は癤が融合したものである。

③丹　毒 erysipelas　07I25／10H30

溶連菌による真皮表層の急性感染で，皮膚発赤，著明な圧痛がある。ペニシリン系抗菌薬の内服か点滴を行う。

④蜂巣炎* cellulitis　07D11

黄色ブドウ球菌や溶連菌による真皮深層から皮下組織の感染による。
四肢末端の蜂巣炎を瘭疽 whitlow, felon と呼ぶ。
Vibrio vulnificus は海水での創傷感染，蜂巣炎をみ，慢性肝疾患に伴う。

⑤壊死性筋膜炎 necrotizing fasciitis　08F28, 29／09I71／12E34

劇症型 GABHS により，多臓器不全を併発する。治療はデブリドマン，ペニシリンGを投与する。

Fournier 壊疽は外陰部にみられ，ドレナージ〔☞ p. 115〕をする。

⑥ブドウ球菌性熱傷様皮膚症候群（SSSS：staphylococcal scalded skin s.）　07A45

ブドウ球菌が原因で，発熱とともに口周囲に発赤，水疱，痂皮をみる*。

⑦尋常性痤瘡 acne vulgaris

ニキビであり，アクネ桿菌による。アンドロゲンが多く，皮脂の分泌が亢進する思春期にみる。非炎症性にはアダパレンゲル，炎症性には抗菌薬を使用する。

⑧抗酸菌による皮膚病変　08I43

結核菌による皮膚病変には尋常性狼瘡，皮膚疣状結核，皮膚腺病がある。
Hansen 病は *Mycobacterium leprae* により，獅子面，結節性紅斑などの皮膚病変，発汗低下，感覚・運動・自律神経障害をきたす。潜伏期間が数年から数十年と長く，感染力は極めて弱く，発病はさらにまれであるが，我が国では1996年まで，患者の隔離政策が行われていた。人工培地で発育しない。

Mycobacterium marinum などはプール，熱帯魚の水槽などから感染し，皮膚に潰瘍などの病変をきたす。

2）皮膚ウイルス感染症
①尋常性疣贅 verruca vulgaris
HPV〔☞ p.314〕，特に2型で起こり，四肢末端に小丘疹がみられ，自家感染により多発する。液体窒素による凍結療法などを行う。
②Gianotti 病
HBV〔☞ p.277〕初感染でみられ，融合しない紅色小丘疹が四肢末端に対称性にみられ，予後良好である。
③伝染性軟属腫（水いぼ）molluscum contagiosum
ポックスウイルス感染で，2〜10 mm 程度の半球状で，光沢，中心臍窩のある丘疹が，自家感染により多発する。ピンセットで摘むと白色粥状物を圧出する。

3）皮膚真菌症および疥癬
①白　癬 tinea　11E47／12D33
白癬 tinea, ringworm では，*Dermatophytes, Microsporum* により，足白癬（水虫），頭部白癬（しらくも），股部白癬（いんきんたむし），体部白癬（ぜにたむし），爪白癬がある。脱毛をきたすこともある。足白癬は第4趾間に好発し，毎年夏に出現，冬に改善する。瘙痒が強い。爪白癬では爪甲肥厚をみる。股部白癬は鱗屑を伴い，中心治癒傾向のある環状紅斑をみるが，陰嚢皮膚は侵されにくい。

ペットから感染する白癬があり，家族内でも発症する。

Celsus 禿瘡は頭部に膿瘍を生じ，排膿のある深在性白癬症である。

KOH 直接鏡検法で糸状菌や分節状の菌糸（spaghetti-and-meatballs）をみる。治療はイミダゾール系の抗真菌薬の外用であるが，爪白癬では内服が必要である。副腎皮質ステロイド薬は禁忌である。

②粘膜皮膚カンジダ症 mucocutaneous candidiasis
外陰，肛門，間擦部，爪周囲，指の付け根のびらんをみる。KOH 直接鏡検法で，ぶどうの房状の胞子と仮性菌糸をみる。

③癜　風 tinea versicolor〈pityriasis versicolor〉
癜風は *Malassezia furfur* により，体幹に淡褐色斑をつくり，擦過すると細かな鱗屑をみる。Wood 灯検査で特異的な蛍光を発する。

④疥　癬* scabies　08A40／12A38
表皮角質層に侵入した疥癬虫（ヒゼンダニ*）により下腹部，指間，外陰部などの柔らかい部分に痒みの強い移動性の斑丘疹（線状疹〈疥癬トンネル〉）をみる。KOH 直接鏡検法で診断する。院内感染をきたし，同室の患者や接触した職員に皮疹の有無を確認する。ノルウェー疥癬*は角質増生*をみ，虫体が多い。

⑤スポロトリコーシス sporotrichosis
土壌にある真菌が創部から入り，真皮に結節，肉芽腫を形成したり，リンパ管炎などをきたす。KOH 直接鏡検法では診断できない。ヨウ化カリウム，抗真菌薬の内服や局所温熱療法を行う。

(8) 皮膚の腫瘍および腫瘍様病変

1) 表皮嚢腫〈粉瘤〉epidermal inclusion cyst〈atheroma〉 11E52
内容が粥状で悪臭のある角化物，その周囲には顆粒層のある角化重層扁平上皮からなり，二次感染をきたす。頂点に開口部を黒点としてみる。
炎症性粉瘤はまずドレナージを行い，二期的に切除する。

2) Glomus〈グロムス〉腫瘍
指趾，特に爪下に好発する良性腫瘍で，夜間，寒冷曝露時に疼痛発作をきたす。

3) 脂漏性角化症 seborrheic keratosis〈老人性疣贅〉
疣贅状で皮膚色から黒褐色の良性腫瘍で，基底細胞様細胞の増生と角質嚢胞状構造をみる。

4) ケラトアカントーマ keratoacanthoma
顔面に好発し，ドーム状に隆起するが，自然消退する。

5) Bowen病*と光線角化症* actinic keratosis〈日光角化症，老人性角化症〉 07D23 〔☞ p. 14〕
光線角化症は異形成〔☞ p. 398〕に相当する。Bowen病は上皮内癌で，大型の clumping cell が特徴的である。切除手術，液体窒素による凍結療法を行う。

6) 有棘細胞癌* squamous cell carcinoma 05A41／05D4
扁平上皮癌で，熱傷瘢痕や慢性放射線性皮膚炎に多い。外科的切除を行う。

7) 基底細胞癌* basal cell carcinoma 08I61
顔面正中部に多く，真珠ないし蝋様光沢を伴う黒褐色小結節としてみられ，局所破壊性が高度のことがあるが，転移は極めて稀である。腫瘍細胞巣の周辺部では核の柵状配列を示す。切除断端に病変がなければ経過観察する。

8) 悪性黒色腫* malignant melanoma 09A3／10D51
メラノサイト由来*の悪性度の高い腫瘍である。日本人では末端黒子型が，白人では表層拡大型が多い。日本人では足底の色素性母斑から続発するものが多い。腫瘍細胞は S100，HMB45 陽性である。
病変の特徴として A：asymmetry 非対称，B：border irregularity 辺縁が不整で不明瞭，C：color variegation 色に濃淡がある，D：diameter 直径が 6 mm 以上，E：elevation 隆起するものが多い。予後は深達度で決まる。
ダーモスコピーで皮丘平行パターンをみる。
生検は原則禁忌とされている。pT〔☞ p. 403〕は原発巣の深さで判定する。
治療は広範囲切除をする。センチネルリンパ節生検はリンパ節郭清の適応決定に有用である。ニボルマブ〔☞ p. 99〕が使われる。

9）乳房外 Paget 病　09D24
中高年に起こる，外陰，陰囊，腋窩にできるアポクリン腺由来の表皮内癌である。外科的治療を行う。

10）皮膚悪性リンパ腫　07I14
皮膚 T 細胞リンパ腫 CTCL：cutaneous T cell lymphoma〈菌状息肉症 mycosis fungoides〉は紅斑期，扁平浸潤期，腫瘍期と緩徐に進行する低悪性 CD4 陽性 T 細胞リンパ腫である。表皮内に異型リンパ球の集簇である Pautrier 微小膿瘍をみる。PUVA 療法を行う。

Sézary 症候群は，強い痒みを伴う紅皮症または剥脱性皮膚炎を呈し，Sézary 細胞と呼ばれる分葉傾向のある CD4 陽性 T 細胞をみる。

11）血管肉腫 angiosarcoma　03D47／12A22
内皮細胞由来で，中高年の頭皮にできやすい。肺に転移しやすい。

12）Merkel 細胞癌
高齢者の顔面にできる神経内分泌系腫瘍で，悪性度が高い。

（9）腫瘍関連疾患

1）黒色表皮腫 acanthosis nigricans　03B46
腋窩，頸部，外陰部などの間擦部に好発し，表面が黒褐色調，粗糙で組織学的に乳頭腫症，角質肥厚，色素沈着をみる。糖尿病，悪性腫瘍患者，肥満者に伴う。

2）Sweet 病　10D5
顔面・四肢に圧痛のある浮腫性紅斑が多発し，強い好中球浸潤，発熱，関節痛，末梢血好中球増加をみる。MDS，白血病，内臓腫瘍を 20％の例で合併する。

3）Leser-Trélat 徴候
数か月間に脂漏性角化症が多発し，内臓悪性腫瘍を合併する。

（10）皮膚形成異常

1）Ehlers-Danlos 症候群
コラーゲン（V, Ⅲ, Ⅰ型〔☞ p.50〕）ないしコラーゲン修飾酵素の異常により起こり，皮膚の過伸展，関節の過可動性と易出血性をみる。

2）Werner 症候群
AR，早老症 progeria で，動脈硬化，白内障，糖尿病，悪性腫瘍を合併しやすい。Hutchinson-Gilford 症候群，Rothmund-Thomson 症候群，Cockayne 症候群も早老症ですべて AR である。

3）弾性線維性仮性黄色腫 pseudoxanthoma elasticum

エラスチンの代謝異常で，皮膚，網膜の弾性線維の石灰沈着をみるまれな遺伝性疾患である。

（11）その他の皮膚疾患

1）光線と皮膚疾患 10I27

最小紅斑量 MED：minimal erythema dose は日焼け〈日光皮膚炎〉を生じる中波長紫外線 UVB：ultraviolet B で測定する。

ヒトの皮膚の老化には長波長紫外線 UVA が重要で，深層まで到達し，地表に届く日光エネルギーの多くを占める。

色素性乾皮症 xeroderma pigmentosum は DNA 障害，ピリミジンダイマー（チミンダイマー，☞ p.70）*の修復酵素の先天的欠損による AR で，強い日焼けを生じ，その後色素沈着や皮膚癌を生じる。

光線過敏をみる疾患には色素性乾皮症のほか，全身性エリテマトーデス，種痘様水疱症，晩発性ポルフィリン症がある。

2）抜毛症 trichotillomania 10D15

不自然な形の脱毛斑で，利き手側の頭髪に多く，視診で診断可能である。
抗精神病薬，行動療法が有用である。

第4章　運動器（筋骨格）系

1　構造と機能

(1) 骨・軟骨・関節・靱帯の構造と機能　06B4

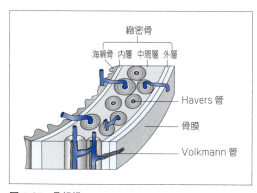

図 4-25　骨組織

骨 bone の主成分はリン酸カルシウムで，その貯蔵部位*である。

骨は外表面の**緻密質***compacta とその中にある**海綿質***spongiosa からなり，海綿質の骨梁の間には骨髄〔☞p.121〕がある。

緻密質は外層，中間層，内層からなり，中間層は同心円状の層板骨が配列した，径 200〜300 mcm の円柱（骨単位）からなり，その中心には**ハバース管** Haversian canal が通っており，ハバース管を横に連結する管を Volkmann 管という。〔☞図 4-25〕

Sharpey 線維は骨膜や腱，靱帯から骨内に入り込む膠原線維である。

骨芽細胞 osteoblast は間葉系幹細胞から分化し，骨表面にシート状に配列する。**骨細胞***osteocyte は骨単位内で同心円状に並ぶ骨小腔にあり，細胞質突起を出しており，この突起が通る細い管が骨細管と呼ばれる。**破骨細胞***osteoclast は造血幹細胞由来，多核細胞で，単球を前駆細胞とする。

RANKL：receptor activator of nuclear factor κB ligand は破骨細胞前駆細胞上にある受容体 RANK と結合し，破骨細胞の分化と骨吸収を刺激する。

長管骨は**骨幹***diaphysis，**骨幹端***metaphysis，**骨端***epiphysis からなり，長軸方向の成長に最も関与するのは骨端軟骨である。

相向かう骨は関節包と靱帯で結ばれている*。関節液は関節包内面を覆う**滑膜細胞** synovial cell から分泌される*。

軟骨 cartilage は半透明で，好塩基性（HE 染色で淡い紫色）の基質の中に 1〜数個の軟骨細胞を含む軟骨小腔をみる。

関節軟骨にはコラーゲン，ヒアルロン酸，グルコサミン（コンドロイチン硫酸など）がある。加齢で硝子軟骨の菲薄化が起こる。

関節軟骨は損傷によって部分的欠損が生じた場合に自然修復〈内因性修復〉が

起こらない。

腱 tendon は筋が骨に付着する部分で，密線維性結合組織からなる*。

人工関節置換術がよく行われるのは股関節と膝関節である。感染性関節疾患，神経病性関節症には適応がない。骨セメント硬化時の一過性の低血圧，合併症では深部静脈血栓症に注意する。

(2) 頭部・顔面の骨の構成　05E39

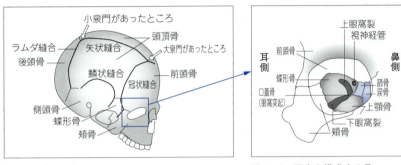

図 4-26　頭蓋骨　　　　　　　　　図 4-27　眼窩を構成する骨

頭蓋骨 cranial bones，bones of skull は一対の**前頭骨** frontal bone，一対の**頭頂骨** parietal b. と一個の**後頭骨** occipital b. があり，乳児では前には**大泉門** anterior fontanel〔☞ p.420〕，後ろには**小泉門** posterior f. がある。蝶形骨体背部には**トルコ鞍** sella turcica がある*。〔☞図 4-26〕

眼窩 orbit を構成する骨には前頭骨，**頬骨** zygomatic b.，**蝶形骨** sphenoid b.，**涙骨** lacrimal b.，**篩骨** ethmoid b.，**口蓋骨** palatine b.，上顎骨がある（側頭骨，鼻骨，下顎骨は構成しない）。〔☞図 4-27〕

顎関節 temporomandibular joint は，側頭骨と下顎骨からなり，上顎骨は関与しない。

Crouzon 病は頭蓋骨早期癒合症で，大泉門早期閉鎖，塔状頭蓋を呈する。

(3) 四肢の骨・関節

上腕は**上腕骨** humerus，前腕は**尺骨***ulna（小指側，内側）と**橈骨***radius からなり，この 3 つの骨で，**肘関節** elbow joint を構成する。

手根骨 carpal bones の近位列には母指側から，**舟状骨***scaphoid，**月状骨** lunate，**三角骨** triquetrum，**豆状骨** pisiform，遠位列には**大菱形骨** trapezium，**小菱形骨** trapezoid，**有頭骨** capitate，**有鈎骨** hamate がある。

手根骨の末梢側には，**中手骨** matacarpals，**基節骨** proximal phalanx，**中節骨** middle p.，**末節骨** distal p. があるが，母指には中節骨がない。

中手骨と基節骨の間には**中手指節間関節** MP：metacarpophalangeal joint，基

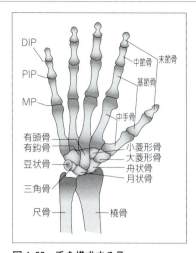

図4-28　手を構成する骨

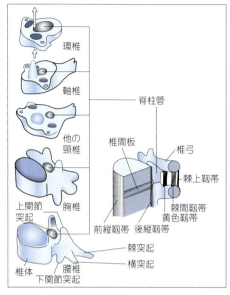

図4-29　脊椎とその靱帯

節骨と中節骨の間には**近位指節間関節** PIP：proximal interphalangeal j.，中節骨と末節骨の間には**遠位指節間関節 DIP**：distal i. j. がある。[☞図4-28]

膝関節 knee joint は**大腿骨** femur，**脛骨** tibia からなるが，この前には**膝蓋骨** patella，外側下には**腓骨** fibula がある。

(4) 椎骨の構造と脊柱の構成 [☞図4-29]

椎骨は**椎体** vertebral body と後方正中の**棘突起** spinous process，椎弓から外側に**横突起** transverse p.，上方に**上関節突起**，下方に**下関節突起**が出る。

椎間関節は**頸椎** cervical vertebrae では水平面に，**胸椎** thoracic v. では前後面に，**腰椎** lumbar v. では矢状面に近い。頸椎前弯，胸椎後弯をみる。

頸椎 C1 は椎体がない**環椎** atlas，C2 は頭側の**歯突起** dens が特徴の**軸椎** axis で，**環軸関節**を形成し，頭蓋骨の回旋運動に関与する。

前縦靱帯 anterior longitudinal ligament は椎骨の前面を，**後縦靱帯** posterior l. l. は椎骨の後面，脊髄の前を縦に走る。**黄色靱帯** ligamentum flavum は上下の椎弓板の間を埋め，**脊柱管** vertebral canal の後壁の一部となる。

椎間板は椎体を連結し，クッションの役割を呈している*。

第1頸椎〈C1〉の上から神経根 C1 が，第7頸椎〈C7〉の下の椎間孔から神経根 C8 が，第1胸椎〈T1〉の下から神経根 T1，以下 T12 まで，さらに腰椎〈L1〜5〉，仙椎〈S1〜5〉は各椎間孔から同名の神経根がでる。脊髄神経はこれに尾骨

神経〈C0〉を加え，31対からなる。

(5) 四肢の主要筋群の運動と神経支配　[☞図4-30]　07H10／08C15,19

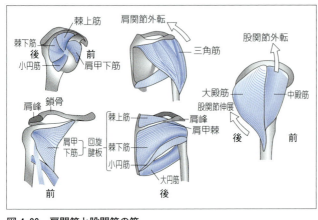

図4-30　肩関節と股関節の筋

回旋腱板 rotator cuff は**肩甲下筋** subscapularis, **棘上筋** supraspinatus, **棘下筋** infraspinatus, **小円筋** teres minor からなる。

主な関節を動かす筋を以下に示す。

肩関節外転：三角筋（中部，前部は屈曲（前方挙上），後部は伸展（後方挙上）に関わる）（腋窩神経）[☞p.134]

肘関節屈曲：上腕二頭筋（筋皮神経）*
肘関節伸展：上腕三頭筋（橈骨神経）*
股関節屈曲：**腸腰筋**＊iliopsoas（腰神経叢，大腿神経）
股関節外転：**中殿筋**＊gluteus medius（中殿神経）
膝関節伸展：大腿四頭筋（大腿神経）[☞p.139]
足関節底屈：**腓腹筋** gastrocnemius（坐骨神経の分枝の脛骨神経）
足関節背屈：**前脛骨筋** tibialis anterior（総腓骨神経）

大胸筋 pectoralis major は上腕骨に付着する。
大円筋 teres major の起始部は肩甲骨で，停止部は上腕骨の小結節稜である。
方形回内筋 pronator quadratus は前腕手掌側深層にある。
中殿筋は腸骨翼外壁に起始し，大腿骨大転子外側に付着する単関節筋で，片足立脚時の骨盤支持に最も重要な筋である。
大腿直筋 rectus femoris は大腿四頭筋の一つで，起始は下前腸骨棘，停止は脛骨粗面で，股関節と膝関節にまたがる二関節筋である。
下腿後面の大腿二頭筋，半膜様筋，半腱様筋を合わせて**ハムストリング**と呼ぶ。

(6) 骨盤の構成　[☞p.187：図4-31]　10B10

骨盤＊pelvis [☞p.438] は**寛骨**＊hip bone，仙骨，尾骨からなり，寛骨は**腸骨**＊ileum，**坐骨**＊ischium，**恥骨** pubis からなる。腸骨前上には**上前腸骨棘** anterior superior iliac spine がある。

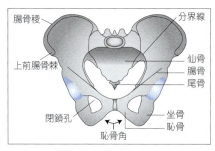

図 4-31　骨盤を構成する骨

(7) 骨の成長

骨の成長には**膜内骨化***intramembranous ossification（頭蓋骨，肩甲骨など）と**内軟骨骨化***endochondral o. がある。後者は骨端軟骨の骨化による長軸方向の発育である。

一次骨化中心は胎生期に長管骨軟骨原基に生じ，軟骨化骨化を行う。ALP〔☞ p.258〕は骨新生の指標になる*。

2　診断と検査の基本

(1) 徒手検査（関節可動域検査，徒手筋力検査）　08126

矢状面 sagittal plane（前後方向の面）の運動では，基本肢位にある 2 つの部位が近づくのが**屈曲** flexion，遠ざかるのが**伸展** extension である。肩関節では腕を前に挙げるのが屈曲となる。

前額面（冠状面） coronal plane（左右方向の面）の運動では，体幹へ近づくのが**内転** adduction，遠ざかるのが**外転** abduction である。

軸を中心として外方へ回旋するのが**外旋** lateral rotation，内方に回旋するのが**内旋** medial rotation である。

前腕において，前腕軸を中心にして内方に回旋する動きを**回内** pronation，外方に回旋するのを**回外** spination 呼ぶ。

足関節については背屈（伸展），底屈（屈曲），外転，内転の他，**外反** eversion，**内反** inversion がある。〔☞ p.139：図 4-13〕

関節可動域検査 ROM：range of motion は基本肢位を 0°として測定する*。他動運動による範囲も含む*。

徒手筋力テスト MMT：manual mus-

表 4-3　徒手筋力テスト　12B4

0：Non	筋収縮なし	
1：Trace	筋収縮はあるが関節は動かない	
2：Poor	重力を除けば運動できる	
3：Fair	重力に抗して運動できる	
4：Good	ちょっとした力に抗して運動できる	
5：Normal	最大の力に抗して運動できる	

cle testing の評価を表に示す〔☞表4-3〕。**良肢位**は日常の動作において不自由のない関節の角度であり，例えば膝関節は屈曲10°である。

Patrick テストは患者を開排位にして上から押すもので，股関節疾患に特異性が高い。

(2) 関節穿刺

関節水腫があれば，**膝蓋跳動**をみる。膝の関節穿刺は上外側から行う。

骨折では脂肪滴，前十字靱帯損傷などの外傷性では血液を関節液にみる。関節リウマチ，化膿性関節炎ではムチンが減少し，粘度は低下する。変形性関節症では関節液は淡黄色透明であるが，関節リウマチ，痛風，偽痛風，感染では混濁している。〔☞ p.350：痛風，偽痛風〕

3 症 候

(1) 関節炎・関節腫脹　09C12／11C12

変形性関節症は DIP，PIP，膝に起こり，関節は冷たく，関節リウマチが手首や MP で起こり，関節は温かいのと異なる。

痛風は通常は第1母趾を主とし単関節に起こる。リウマチ熱は移動性の関節炎をきたす。化膿性関節炎は関節の発赤，熱感，腫張が目立つ。〔☞ p.113：炎症〕

(2) 腰背部痛　07I28

腰仙部の XR は CXR の20倍，斜位ではさらにその倍の被曝を受ける。大部分は筋肉筋膜性腰痛症であり，XR では写らない。40歳以上であれば，退行変性に起因する変形性関節症の変化は多かれ少なかれあるもので，来院の原因となる腰部の主訴とどれだけ関係があるのか疑問である。椎間板ヘルニアについても感度，特異度ともに XR 像は非常に低い。

したがって腰椎の XR が直ちに必要なのは外傷，骨折，感染（骨髄炎），癌（特に転移），強直性脊椎炎などの炎症が疑われる場合（red flag sign：発熱，体重減少，悪性腫瘍の既往，先行感染症，易感染性，外傷歴など），誘因のない腰痛が保存的治療法を 2〜4週間行っても改善しない限られた症例である。**馬尾**〔☞ p.137〕**症候群**も鑑別する。そしてその前にはきちんとした問診が重要である。

腰痛の治療は NSAIDs などによる鎮痛と教育である。日常生活でいかに腰を保護するかを教える。ものを持ち上げるときには腰を下げて，荷物を体幹にぴたりとつけ，腰の前屈を避け，膝を曲げる。椅子から立ち上がるときには肘掛に両手をあて，離床にはまず側臥位になり，腕を伸ばして状態を起こすといったことに注意する。

保存的治療法の中心をなしていた安静と腰部の運動は，現在では急性腰痛に

は効果がないことがわかっている．1週間のベッド上安静，2日間のベッド上安静，腰部の運動よりは耐えうるだけの通常の活動を続けるほうがよりよい結果が得られる．コルセットや腰の牽引の効果も疑わしい．作業により起こるものはその内容を詳細に聴取し，作業時の姿勢・動作を指導する．

4　疾　患

(1) 骨　折 fracture　07G22／07I18／08A48／08D54／09D44／09I61／11F7

骨折を記載する場合には骨折部と外界との交通の有無から皮下〈単純〉骨折，開放〈複雑〉骨折*に，骨折線の走行から横骨折，らせん骨折，斜骨折，粉砕骨折に，骨折の程度から，完全骨折，不完全骨折に，原因により外傷性骨折，病的骨折，**疲労骨折**（一度では骨折が起こらない応力の繰り返しによる．XR上，骨折線と修復像が混在する．行軍骨折は中足骨の疲労骨折である）に分類する．

関節包，靱帯，筋付着部が骨片とともに引き離されると剝離骨折となる．

不全骨折は小児に多く，竹節骨折，若木骨折がある．

骨折の治療は**整復**と固定である．**固定** immobilization には副子や固定包帯（ギプス）による外固定と，手術で体内に固定材を入れる内固定がある．腫脹が著しい場合やギプス固定が困難な時には牽引療法を行う*．**牽引** traction には鋼針を刺入する直達牽引と，包帯を巻き皮膚を介する介達牽引がある．四肢のギプス固定では浮腫と循環障害予防のためギプスの部分は挙上とする．

長幹骨骨折では骨折部位の近位関節，遠位関節の2関節を含めて固定する．

小児では骨折に伴う靱帯損傷が少なく，再生能が高いが，過成長が起こることが多い．骨端部の軟骨を損傷すると治癒後変形が強い．小児骨折では自家矯正力が旺盛であり，解剖学的整復を必ずしも必要としない．

骨折後腫脹が顕著となり，特にギプス装着時に血流障害，神経障害を起こすことがあり，**区画〈コンパートメント〉症候群** compartment s.），下腿では**前脛骨区画症候群**と呼び，**前腕区画症候群**の結果生じたものを Volkmann **拘縮**という．ギプス除去や，場合によっては**筋膜減張切開** fasciotomy を行う．

複合性局所疼痛症候群 CRPS：complex regional pain s. は，交感神経の過剰な活性化によって起こると考えられている疼痛である．骨折などの外傷（重症度とは関係がない）以外でも起こりうる．

骨癒合が得られにくい部位として大腿骨頸部，脛骨遠位1/3，舟状骨がある．

鎖骨骨折 clavicular f. は中外1/3で介達外力により起こり，合併症は稀である．

肋骨骨折 rib f. は整復の必要がないことが多い．［☞ p. 474：flail chest］

上腕骨骨幹部骨折 f. of humeral shaft では橈骨神経，上腕骨外顆骨折では尺骨神経（変形したまま治癒すると，遅発性尺骨神経麻痺となる）が損傷される．肘

頭の脱臼を伴うことがある。
　上腕骨顆上骨折 supracondylar f. は小児が転倒の際に，肘を伸展して手をついた場合に生じ，Volkmann 拘縮，正中・尺骨神経麻痺，内反肘になりやすい。
　Monteggia 脱臼骨折 は尺骨骨幹部骨折に橈骨骨頭脱臼を伴う。
　Colles 骨折 は高齢者や小児が手掌をついて転倒した際に起こり，橈骨遠位端の骨折で，フォーク状変形をきたすが，正中神経麻痺に注意しなければならない。
　脛骨近位外側に骨膜反応がみられた場合，疲労骨折を考える。
　踵骨骨折 f. of calcaneous は急性で有痛性の Sudeck 骨萎縮を起こしやすいが，偽関節形成はまれである。
〔☞ p. 433：大腿骨頸部骨折〕

(2) 骨粗鬆症と骨軟化症 osteoporosis & osteomalacia および関連疾患
07F13／08A49／12A18

　骨粗鬆症*は骨基質の量の減少で，多孔性となり，骨折しやすくなる。
　閉経後の女性*（女性ホルモンの低下），運動不足*，喫煙*，副腎皮質ステロイド薬*〔☞ p.443〕も危険因子になる。
　XP 上，特に胸腰移行部で，縦走する骨梁像，椎体上下縁の硬化像，魚椎状変形，楔状椎をみる。**二重 X 線吸収法** DXA：duel energy X-ray absortiometry で骨密度を測定する。
　椎体の圧迫骨折（身長の低下に関連する，T12，L1 に多い）や大腿骨頸部骨折*〔☞ p.433〕，橈骨遠位端骨折*，上腕骨近位部骨折の原因になる。
　腰椎骨密度測定，胸腰移行部 XR 撮影，血液検査（血清カルシウム，リン，ALP は正常）*をする。
　骨粗鬆症の治療では，栄養（乳製品を摂取），運動・生活療法（日光浴，転倒予防〔☞ p.433〕），薬物療法では主に骨吸収抑制作用をもつ**選択的エストロゲン受容体作動薬** SERM：selective estrogen receptor modulator，**ビスホスホネート***，カルシトニン*，骨吸収抑制作用と骨形成促進作用の両方をもつ活性型ビタミン D$_3$*，ビタミン K$_2$，**デノスマブ**（RANKL の機能抑制），**テリパラチド**（ヒト副甲状腺ホルモン製剤）が使われる。ビスホスホネートでは食道潰瘍，下顎壊死（BRONJ：bisphosphonate-related osteonecrosis of the jaw）に注意する。
　骨軟化症 osteomalacia は，ビタミン D の不足，カルシウムやリンの吸収代謝異常で骨の石灰化が障害される。成長中の小児では骨の変形をきたす（**くる病** rickets）。ALP，副甲状腺ホルモンは高値を示す。ビタミン D を使う。
　FGF：fibroblast growth factor 23 活性亢進による低リン血症性くる病がある。
　大理石病 osteopetrosis は破骨細胞の機能不全により，骨硬化，病的骨折（chalk bone と呼ばれる），造血障害，下顎骨髄炎をきたし，XR で椎体上・下縁の陰影増強（sandwich vertebra）をみる。ALP は正常。
　骨 Paget 病 は骨の turn over が高くなり，びまん性骨硬化症，病的骨折，神経

絞扼，心不全，骨肉腫をきたす。ALP は著増する。

(3) 関節の脱臼，亜脱臼，捻挫，靱帯損傷　09E29／10A5／12D52

　脱臼 dislocation は相互の関節面の接触が全く失われた状態で，**亜脱臼** sub-luxation は一部が接触を保っている場合をいう。病的脱臼は関節包の破壊によらず，関節内出血はみない。人工関節の脱臼も含め，まず徒手整復する。

　肩関節脱臼は前方脱臼が，肘関節や股関節は後方への脱臼が多い。肩関節脱臼は習慣性脱臼になりやすい。

　肩関節後方脱臼では筋皮神経，肩関節前方脱臼と上腕骨近位端骨折では腋窩神経，股関節脱臼では坐骨神経が損傷される。

　肘内障 subluxation of head of radius は小児の手を急に強く引っ張ったときに，橈骨骨頭が輪状靱帯から引き抜け，亜脱臼になった状態である。橈骨頭圧迫，前腕回外，肘関節屈曲し，整復する。

　足関節捻挫 ankle sprain は足関節内反により，足関節外側靱帯（前距腓靱帯，踵腓靱帯，後距腓靱帯からなる），特に前距腓靱帯が損傷して起こるものであり，治療は RICE（rest〈安静，傷害部位を動かさず固定する〉，icing〈冷却〉，compression〈圧迫〉，elevation〈挙上〉）であり，まず冷却である。

　半月板損傷 meniscus injury は，運動時の疼痛，膝のひっかかり，異常音 click がある。McMurray test は膝関節を回旋させながら伸展させた場合に内旋時に疼痛と click があれば，外側半月板，外旋時にあれば，内側半月板損傷と考えられる。診断には MRI が有用である。治療は関節鏡下半月板縫合術，半月板部分切除術などを行う。

　膝の靱帯損傷では，**前十字靱帯損傷**（着地時に起こりやすく，膝崩れをきたす）では前方引き出しテスト，Lachman テスト，**後十字靱帯損傷**（dashboard injury で起こりやすい）では後方引き出しテスト，**内側側副靱帯損傷**では外反ストレステストが陽性になる。

1）アキレス腱断裂

　踵骨に停止するアキレス腱の断裂は下腿三頭筋緊張時の急激な背屈力で起こる。断裂部に陥凹を触知する。完全断裂でも足関節の底屈は可能であるが，患肢でのつま先立ちは不可能となる。

(4) 変形性関節症 OA：osteoarthrosis　10D38／12F81

　高齢肥満者に多く，関節軟骨のびらんとその下の骨の硬化が特徴の変性による関節疾患である。加齢による退行性変化で，荷重関節（膝，股）に好発する。
　DIP に Heberden 結節，PIP に Bouchard 結節をみる。
　変形性膝関節症で日本人の多くは内反変形（いわゆる O 脚）を呈する。
　XR では関節裂隙の狭小化，軟骨下骨の硬化，骨棘，軟骨下骨嚢胞をみる。骨

萎縮はみない。

保存療法として，減量，NSAIDs，関節内ヒアルロン酸注入，大腿筋強化を行う。グルコサミン，ヒアルロン酸の服用は膝・股関節症の痛みの軽減において，偽薬以上の効果はない。〔☞ p.352：サプリメント，p.467：EBM〕

(5) 骨関節炎 osteoarthritis　08F7／09B53, 55／10D25／11A53

化膿性関節炎の原因菌としては黄色ブドウ球菌が多い。人工関節置換の適応にはならない。

Brodie 骨膿瘍は長幹骨の骨幹端に発生する限局性の化膿性骨髄炎である。

乳児化膿性股関節炎では不機嫌，発熱，オムツを替えるときに泣き，患児は患肢を動かさない。治療は抗菌薬の全身投与と関節の持続洗浄を行う。

乳児化膿性股関節炎は壊死性筋膜炎，手の化膿性腱鞘炎とともに緊急手術を要する疾患である。

化膿性脊椎炎は50～60歳代，血行性，脊椎前方に多い。椎間板に波及し，椎間板が狭小化して，治癒する。

腸腰筋膿瘍 iliopsaos abscess は化膿性脊椎炎や虫垂炎からの波及で起こり，黄色ブドウ球菌が原因となることが多く，股関節屈曲位となる。

カリエスは結核菌により起こり，高齢者に多い。腰椎カリエスでは椎体の周囲の腸腰筋内の膿瘍が流注膿瘍，冷膿瘍となる。胸椎痙性対麻痺を **Pott 麻痺**と呼ぶ。**亀背** kyphosis もみる。

強直性脊椎炎 ankylosing spongilitis は20歳前後の男性に多く，安静，夜間時に悪化，活動で軽快する腰痛（仙骨関節炎）をきたし，**Schober 試験**で，腰椎の屈曲制限，腰部XRで**竹状脊椎** bamboo spine を示す。**HLA-B27** の関与が推定され，合併症として，虹彩毛様体炎，大動脈閉鎖不全，房室ブロックがある。**反応性関節炎**〈Reiter 症候群〉（尿道炎，結膜炎，関節炎，アキレス腱付着部炎を示す），乾癬〔☞ p.176〕性関節炎（DIP関節に好発，pencil in cup 変形）も HLA-B27（＋），リウマトイド因子が陰性（seronegative）である。

SAPHO（spondylitis, acne, pustulosis, hyperostosis, osteitis）**症候群**も関連疾患である。

(6) 骨腫瘍　〔☞ p.193：図4-32〕　10D49

原発性骨腫瘍には良性として骨軟骨腫，内軟骨腫，類骨骨腫，骨巨細胞腫があり，悪性として骨肉腫，軟骨肉腫，Ewing肉腫がある。

骨軟骨腫 osteochondroma は10歳代の膝周囲の骨幹端に好発し，軟骨帽の軟骨内骨化で発育し，患者の成長が止まると，腫瘍発育も停止する。

内軟骨腫 enchondroma は手の指節骨，中手骨の骨幹に好発し，透亮像と骨皮質の菲薄化をみる。

類骨骨腫 osteoid osteoma は10～20歳代の長幹骨骨幹部から発生し，

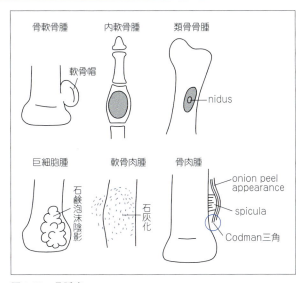

図 4-32　骨腫瘍

NSAIDs が有効な夜間痛が特徴で，XR にて骨硬化像の中心に透明巣 nidus をみる。

巨細胞腫 giant cell tumor は 20〜30 歳代の膝周囲の骨端部に骨融解像，石鹸泡沫状陰影をみ，短紡錘型の核を有する細胞（間質細胞）の増殖と似た核をもつ多核の巨細胞からなる。病巣掻爬，骨移植術を行う。

骨肉腫 osteosarcoma は 10 歳代に好発し，原発性悪性骨腫瘍としては最多である。長幹骨骨幹端（特に大腿骨遠位端）から発生し，骨透亮像と，Codman 三角やスピクラなどの骨膜反応をみる。高率に肺転移をきたす。類骨と異型に富む腫瘍細胞をみる。抗腫瘍化学療法（メトトレキサートなど）後に外科治療を行う。

軟骨肉腫 chondrosarcoma は中高年の骨幹端に多く，XR で石灰化を伴う骨透亮像を示す。多型性を示す腫瘍細胞が軟骨を形成する。

Ewing 肉腫は 10 歳代の骨幹部，骨盤に好発し，疼痛，腫脹のほか，全身症状が強く，外骨膜反応を示すことが多い。t(11;22) を示す。小円形細胞からなり，胞体にグリコーゲンを含む。化学療法，放射線に感受性が高いが予後が悪い。

(7) 腰椎椎間板ヘルニア lumbar disc herniation　06I18

〔☞ p.138：脊髄神経と神経叢および主な骨格筋支配と皮膚分布〕

椎間板の変性で，その中身である髄核が後方ないし，後側方へ突出・脱出する。障害高位椎間より，1 椎下の椎間孔より出る神経が障害されることが多い〔☞ p.194：図 4-33〕。20〜40 歳代男性に多い。

上位椎間板ヘルニア障害神経根 L3, L4 の障害では大腿神経伸展テストが，下位椎間板ヘルニア（L5, S1）では坐骨神経伸展テスト（**Lasègue 徴候**）が陽性になる。

診断には MRI が有用である。

多くは，急性期は安静，その後は間欠的牽引（急性期は禁忌*）といった保存療法で軽快するが，耐え難い下肢痛，進行性麻痺や膀胱直腸障害*を呈する例で

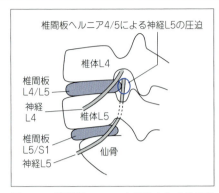

はLove法などの手術が行われる。

図4-33　椎間板ヘルニアと圧迫される神経根

(8) 脊髄損傷　10E3

〔☞ p.138：脊髄神経と神経叢および主な骨格筋支配と皮膚分布〕

頸髄損傷が否定できなければ，頸部硬性カラーで固定し，移動ないしその後の処置中に，損傷部のずれが起こらないようにする。すべての四肢において運動および感覚機能が正常であることを確認してから頸部硬性カラーを外す。

完全頸髄断裂では交感神経障害により副交感神経優位となり，徐脈となる。

(9) 絞扼性神経障害 entrapment neuropathy　09A46／11D7

〔☞ p.138：脊髄神経と神経叢および主な骨格筋支配と皮膚分布〕

絞扼性神経障害では Tinel 徴候（当該神経の叩打で支配領域にしびれをきたす）が陽性となる。

正中神経は上腕腹側のおよそ真ん中を走行し，手根管症候群 carpal tunnel s. で麻痺する。母指球が萎縮し，猿手 ape hand* となる。手根管症候群は中年女性に多く，妊娠時にもみる。治療には手関節の装具固定，副腎皮質ステロイド薬の局注を行うが，母指対立運動麻痺や3か月の保存療法で改善しなければ，屈筋支帯切離の適応となる。

尺骨神経は母指内転筋や骨間筋などを支配し，肘部管症候群や Guyon 管（手根部豆状骨外側）症候群で麻痺する。鷲手 claw hand，Froment 徴候をみる。

橈骨神経麻痺は腋窩や上腕橈骨神経溝での圧迫（Saturday night palsy）が多く，上腕三頭筋，腕橈骨筋，回外筋，手首，手指の伸展，母指外転筋を支配する。下垂手 drop hand をみる。

胸郭出口症候群や前骨間神経麻痺も絞扼性神経障害である。

胸郭出口症候群 thoracic outlet s. はなで肩の若い女性に多く，腕神経叢，鎖骨下動脈が圧迫される。頸肋（頸椎の横突起が伸びたもの）も原因になる。

(10) 頸椎疾患　07H25／11B16,20

頸椎症は頸椎の変形性脊髄症である．脊椎管の狭窄をきたし，頸髄症，下部頸部神経根病変をきたす．

頸椎椎間板ヘルニアでは通常一側性の神経根症状があり，**疼痛誘発試験**（Spurling，Jackson）が陽性である[注]．

頸椎後縦靱帯骨化症 OPLL：ossification of posterior longitudinal ligament は脊髄の前方の骨化である．**黄色靱帯骨化症** OYL：ossification of yellow ligament は脊髄の後方が骨化し，中下位胸椎に多い（脊柱の弯曲により）．

(11) 腰部脊柱管狭窄症*lumbar spinal canal stenosis　07I77

変形性脊椎症，後縦靱帯骨化症，椎間板ヘルニア，黄色靱帯肥厚，椎間関節肥厚が原因となり，腰痛，間欠性跛行*をみる．間欠性跛行は血管性〔☞ p.225〕と異なり，腰痛は前屈位，座位で軽減する（腰部の脊柱は前弯しており，これらの姿位で脊柱が直線に近くなり，脊柱管が広くなるため），立ちどまることで軽快しない．S1，S2 領域〔☞ p.140〕の馬尾神経の障害ではアキレス腱反射が低下ないし消失する．手術療法として椎弓切除術を行う．

(12) 転移性脊椎腫瘍　12F50

高齢者で安静時（夜間時）疼痛があり，XR 上，骨透亮像，椎弓根の不明瞭化（pedicle sign）があれば，骨転移を疑い，全身骨 Ga シンチグラフィーを行う．放射線照射が疼痛に有効である．

(13) その他の運動器疾患——概論

1）神経病性関節症 neuropathic arthropathy〈Charcot 関節〉
脱神経で，著明な関節破壊が特徴である．

2）スポーツと整形外科疾患　00B55
疲労骨折，腰椎分離症，離断性骨軟骨炎，膝前十字靱帯損傷はスポーツが原因になる．

3）腱炎および腱鞘炎
ばね指〈弾発指〉などが含まれ，運動時の痛みと圧痛がある．治療はその部位の安静，NSAIDs，副腎皮質ステロイド薬と局所麻酔薬の局注を行う．

注）間欠性跛行は生じない．

(14) その他の運動器疾患——脊柱疾患

1) 脊椎側弯症 scoliosis 02I16
特発性は女子，右凸胸椎が多く，肋骨突出，肩甲骨左右差に着目して診断する。

2) 脊椎分離症と脊椎すべり症 spondylolysis & spondylolisthesis
脊椎分離症は特に腰椎が直下の椎骨に対して前方にずれた状態で，椎弓が分離して起こるものが多い。20歳代の男性の第5腰椎に多い。小児から思春期に激しいスポーツ活動をした人に多く，腰痛の原因になる。

脊椎すべり症は椎間板の変性により，分離を伴わず，40歳以上の女性に多い。

(15) その他の運動器疾患——上肢の疾患

1) 肩関節周囲炎〈五十肩〉adhesive capsulitis 10E12
結帯，結髪の障害（エプロンが結べない，シャンプーができない）がある。右肩に疼痛がある場合には，Tシャツの着衣は右上肢，頭，左上肢の順でシャツを通すように指導する。

肩関節の運動時痛，夜間痛を訴える時には，他に石灰沈着性腱板炎，腱板断裂なども考える。

2) 離断性骨軟骨炎 osteochondritis dissecans 10I41
同じ部位に繰り返し加わる力のために，軟骨下骨が部分的に壊死し，関節内に遊離する。肘関節に多い。投手にみる**野球肘**も含む。

3) 上腕骨外側上顆炎 lateral epicondylitis
テニス肘とも呼ばれ，手関節背屈時の疼痛が特徴である。回外筋，手指伸筋腱の付着部位である。**ゴルフ肘**は**内側上顆炎**である。

4) de Quervain 病
女性に多く，長母指外転筋と短母指伸筋腱が通る手関節背側の滑膜鞘が慢性の機械的刺激により狭窄性腱鞘炎をきたした状態である。手首を尺側に屈曲すると強い痛みを訴える。

5) Dupuytren 拘縮 10I58
手掌腱膜の瘢痕化による，中指，環指，小指などに屈曲拘縮をきたす。

6) ガングリオン ganglion
関節包，腱鞘から発生した嚢腫で，20歳代女性の手関節背側に多く，壁は薄く内容はゼラチン様粘液である。

(16) その他の運動器疾患――下肢の疾患

1) 大腿骨頭壊死 osteonecrosis of the femoral head　08I53

アルコール多飲，喫煙，潜函病，放射線照射，副腎皮質ステロイド薬大量投与時にみる。内旋，外転の運動障害をみる。膝にも特発性骨壊死は起こる。

2) 大腿骨頭すべり症 SCFE：slipped capital femoral epiphysis　08D31 / 12D32

骨端軟骨の脆弱化により大腿骨頭が頸部に対して後方下に転位する。思春期の成長が旺盛なときに大腿骨頭の骨端部が徐々にすべるもので，肥満の思春期男性に多く，外傷がなくても生じ，スポーツが原因にはならない。股関節持続痛と運動制限がある。Drehmann 徴候（股関節を他動的に屈曲すると，外転外旋をきたす）が陽性となる。多くが変形性関節症に進行する。

3) (Legg-Calvé-) Perthes 病　04D40

4〜8歳の男児に好発する，大腿骨近位骨端部の血行障害により発症する骨端症（原因不明の骨端の壊死）で，XR で骨端核の扁平化，関節裂隙の拡大を示す。

4) Osgood-Schlatter 病

10〜15歳の男子に多い，膝にある脛骨粗面部の骨端症である。

骨端症には他に Kienböck 病（20歳以上，手根骨），Perthes 病（5〜10歳，大腿骨頭）などがある。

5) 膝蓋軟骨軟化症 chondromalacia patella

10〜20歳の女性に多く，膝関節痛の原因になる。膝関節の負担軽減，大腿四頭筋の増強訓練をする。

6) 外反母趾 hallux valgus

拇指 MP 関節が外反したもので，中年女性に多い。

(17) その他の疾患

1) 軟骨無形成症 achondroplasia

AR で，軟骨内骨化障害により，四肢短縮の低身長をみる。知能発達は正常で，脊椎管狭窄症を伴うことがある。胎内診断が可能である。

2) 骨形成不全症 osteogenesis imperfecta　07D46 / 09I22

Ⅰ型コラーゲン合成障害で，膜性骨化障害，易骨折性，難聴，青色強膜をみる。

[☞ p. 427：発育性股関節形成不全]

第5章　循環器系

1　構造と機能

(1) 心臓の構造と分布する血管　〔☞図4-34, p.212：冠動脈〕　07G11／08B31／09B32／10B29／11B18／12C6

> 心臓は左右の**心房** atrium と**心室** ventricle の，4室からなる*。
> 胸骨の裏面は右心室にあたる。<u>心臓の後面は左房で，食道に接している</u>。

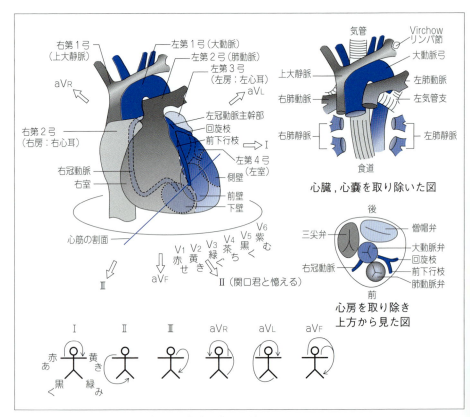

図4-34　心臓の外表，心筋梗塞の部位診断

構造と機能　199

気管は食道の前を走行するが，左房の上で分岐する。
心臓は心膜 pericardium で覆われ，その間を心囊と呼ぶ。
大動脈弁 aortic valve は心臓基部の中央部にあり，肺動脈弁 pulmonary v. はその前上にある。ともに半月弁で3つの弁尖 cusp からなる。
僧帽弁 mitral valve は前尖 anterior leaflet と後尖 posterior l. からなり，前外乳頭筋，後内乳頭筋と腱索で連結している。腱索は心室収縮時には牽引される。僧帽弁は弁が閉鎖している状態で最も高い圧を受ける。
僧帽弁と大動脈弁は線維性連続があるが，三尖弁と肺動脈弁の間には円錐 conus がある。
上大静脈 superior vena cava は上行大動脈の右，右肺動脈の前にある。
心筋の静脈血は冠状静脈洞 coronary sinus を経て右房に入る。
4本の肺静脈には動脈血が流れ，左房に注ぐ。
肺動脈は上行大動脈の左後ろに向かい，左右の肺動脈に分岐する。右肺動脈は右気管支の前を，左肺動脈は左気管支の上を走行し，肺門は左が高い。

(2) 心筋細胞の電気現象と心臓の興奮（刺激）伝導系　[☞図 4-35]
11E63

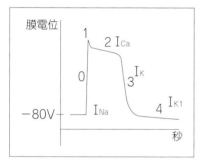

図 4-35　心筋活動電位

心筋では T 細管の膜にある Ca^{2+} チャネル（L 型電位依存性 Ca^{2+} チャネル）による心筋細胞 Ca^{2+} 流入が重要な役割を果たし，第2相〈プラトー相〉の形成となり，活動電位の持続時間が長くなる。高カルシウム血症では Ca^{2+} が第2相で急速に細胞内に流入するので，心電図上 QT が短縮する。
心臓には興奮を伝える刺激伝導系がある*。
洞房結節* sinuatrial node は高位右房に，房室結節* atrioventricular node は心房中隔基底部の右房側にある。
洞房結節では第4相で徐々に脱分極し，閾膜電位に達すると Ca^{2+} チャネルが開口，0相を形成し，ペースメーカーとなる。
His 束*は線維三角（三尖弁，僧帽弁，大動脈弁の間），心室中隔の膜様部を下降し，心室中隔の頂点に至り，Purkinje 線維*として右脚*と左脚*に分かれ，心内膜下を走行し，左脚はさらに前枝*と後枝*に分枝する。
心電図 ECG：electrocardiogram では P 波*は心房筋の興奮を示し，その興奮は房室結節での時間のずれの後，His 束と，それより分枝する右脚，左脚を経て，心筋全体を素早く興奮させ，幅の狭い（0.12秒以内）QRS 波*となる。
Q 波は最初の心室中隔の興奮電位である。R 波は V_1 から V_5 にかけて徐々に

高くなる。

T波*は興奮した心室筋の回復（心室の再分極）を示す。

P波の一部しかQRS波に伝わらない場合には房室結節の異常を考える（**房室ブロック**）。P波が欠落する場合には洞房結節の異常を考える。

高カリウム血症では、細胞内外のK^+濃度差が減る〔☞ p.46〕ので、心筋の活動電位は脱分極が延長し、再分極を起こすK^+は急速に細胞内に流入するので、ECG上T波が高くなる。

(3) 興奮収縮連関

心筋収縮時にCaイオンが結合するのは**トロポニン**である*。カテコラミンはAキナーゼを活性化し、これが筋小胞体上の**ホスホランバン**をリン酸化、Caポンプの放出を増加させるので、細胞内Caは増加し、収縮力が増す。

(4) 血管の解剖　07G12,33／08E24／10B8／11G37　〔☞ 図 4-36〕

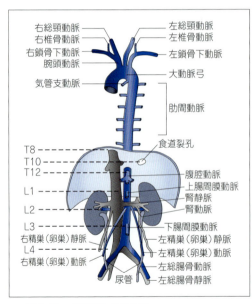

図 4-36　大動脈とその分枝

左右の冠動脈はそれぞれ左右の**大動脈洞〈Valsalva洞〉**から起こる。心筋からの静脈血は**冠状静脈洞**を経て、右心房に戻る。

大動脈 aorta は心臓を出てからは背側、脊柱の左に向かう。これを**弓部** arch と呼び、**腕頭動脈** brochiocephalic a.、左総頸動脈*、左鎖骨下動脈が分岐する。腕頭動脈からは右総頸動脈と右鎖骨下動脈が分岐する。

鎖骨下動脈 subclavian a.、静脈は鎖骨第1肋間隙を走行する。

鎖骨下動脈から椎骨動脈と**内胸動脈** internal thoracic a. が分枝する。〔☞ p.113：気管支動脈〕

椎骨動脈は第1～6頸椎の横突起の中を通る*。

大動脈は腹部では**腹腔動脈** celiac a.（椎体T12の高さ）、**上腸間膜動脈***（L1）、左右の**腎動脈** renal a.（L2）、**下腸間膜動脈**（L3）を分枝する。〔☞ p.252〕

大動脈は椎体の左側を走行し*、腎動脈分岐の高さでは下大静脈の左後ろを走行しているが、次第に前中央にきて、**総腸骨動脈分岐部** bifurcation of common iliac a.（L4）では、総腸骨静脈が合流する部分より左前にくる。このため、右腎

静脈は左腎静脈より短く，精巣（卵巣）静脈，副腎静脈は右では下大静脈に注ぐが，左では腎静脈に注ぐ。左腎静脈は腹部大動脈の前を走行する*。また右総腸骨動脈は左総腸骨静脈をまたいでいるので，左の下肢の静脈に静脈瘤〔☞ p.226〕や血栓〔☞ p.225〕ができやすい。〔☞ p.310：精索静脈瘤，p.321：仰臥位低血圧症候群〕

総腸骨動脈は**外腸骨動脈** external i. a. と内腸骨動脈に分岐し，外腸骨動脈は**大腿動脈** femoral a. となる。

上副腎動脈は下横隔膜動脈から，中副腎動脈は大動脈から，下副腎動脈は腎動脈から分枝する*。

精巣（卵巣）動脈は腹部大動脈から直接分枝する。

鼠径部で外側から**大腿神経** femoral nerve，大腿動脈，大腿静脈の順に並ぶ。

総頸動脈 common carotid a. は**内頸静脈** internal jugular v. の内側に位置する。

全身の静脈血は上大静脈または**下大静脈** inferior v.c. から右心房に入る。

奇静脈 azygous vein は胸椎脊柱の右を走行し，第3胸椎の高さで上大静脈に注ぎ，胸椎脊柱の左には第9胸椎の高さで奇静脈に注ぐ**半奇静脈**と，半奇静脈より上の肋間静脈を集め，第8胸椎の高さで奇静脈に注ぐ**副半奇静脈**があり，これらに肋間静脈が注ぐ。

下腿後面を走行する小伏在静脈は膝窩静脈に，下肢内側を走行する大伏在静脈は大腿静脈に流入する。

肋間動脈 intercostal a., は肋間静脈，肋間神経とともに肋骨の下縁を走行する。

(5) 体循環と肺循環

右心室から肺動脈に入った**静脈血**は肺で**動脈血**となり，4本の肺静脈，左心房，左心室から大動脈，動脈，細動脈，毛細血管で静脈血となり，右心房に戻る。

(6) 胸管を経由するリンパの流れ　00G40

下半身からのリンパ液（小腸から吸収された脂肪を含む）は**乳び槽** chyle cistern に入り，脊柱の前面*，奇静脈に沿って走行する**胸管** thoracic duct を経由し，左内頸静脈と左鎖骨下静脈の合流部である左静脈角に合流する。過剰な組織液はリンパ管に流入する。〔☞ p.265：Virchow リンパ節〕

(7) 心周期　〔☞ p.203：図4-38〕

心周期は等容収縮期，駆出期，等容弛緩期，充満期，心房収縮期からなる。**等容収縮期**は僧帽弁が閉じ，大動脈が開くまで左室容積が変わらず，収縮を続けているときである。

疼痛時，発熱時，低酸素状態，食事中，生理的食塩水静注，吸気時（胸腔が陰圧になり，還流血液量が増加）など，循環血液量増加時には心拍数が増加する（**Bainbridge 反射**）。

(8) 心機能曲線と心拍出量の調節機序 〔☞図4-37〕 10B6

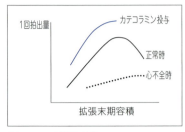

図4-37　心機能曲線

成人の心拍出量は5 L/分である。

血圧＝心拍出量×末梢血管抵抗
（Ohm の法則）
心拍出量＝一回拍出量 70 mL
　　　　　　×心拍数（70 回/分）

末梢血管抵抗低下で心拍出量は増加する。
心臓の拡張末期容積（**前負荷**）が増すと心拍出量が増大する。したがって，輸液により心拍出量は増える。この関係を示した曲線を心機能曲線〈Starling の曲線〉と呼ぶ。

心不全では前負荷に応じた十分な心拍出量が得られないので，心機能曲線は右下に偏位し＊，カテコラミン投与では上方に偏位する。

左室内圧-容量曲線で囲まれたループ内の面積は一拍動で血液を押し出す外的心仕事量に相当する。

(9) 主な臓器（脳，心，肺）の循環血液量　05G35

安静時の血流は脳15％（成人男性臓器の重量が1,300 g），心5％（300 g＊），肝臓30％（1,200 g＊）（門脈20％，肝動脈10％），腎20％（片側の腎120 g），肺97％である。

冠動脈の血流は主に拡張期に流れ，冠循環にも自己調節能があり，冠循環の動静脈酸素較差はほかの臓器循環に比して大きい。

心筋酸素消費量は心拍数×収縮期血圧（×収縮期時間）　で反映される。

(10) 血圧調節の機序

血圧の調節に主要な働きをしているのは**細動脈** arteriole である。

血圧低下時には頸動脈洞や大動脈弓の圧受容体を介し，まず交感神経を刺激し，心および血管に作用し，その後 RAA 系〔☞ p.288〕を介し，血圧を上げる。

生理活性物質と血管との関係では，トロンボキサン A_2 は血管収縮作用が，プロスタグランジン I_2〈プロスタサイクリン〉は血管拡張作用がある。

2　身体診察と検査の基本

(1) 視診，触診，打診と聴診 〔☞図4-38, 略語は弁膜症，先天性心疾患参照〕　08F19／10D19／10E30／10H6／11C15／12E11

正常の心尖拍動は左第5肋間，鎖骨中線上または1 cm 内側で触知する。

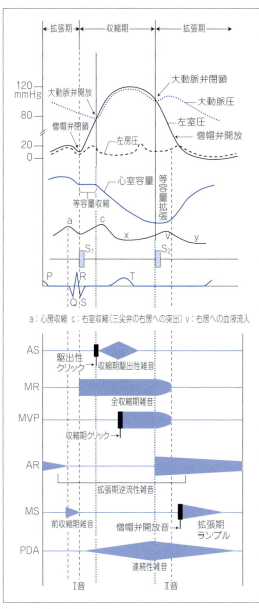

図 4-38 心周期と心雑音

半坐位での頸静脈の怒張は右心不全のみならず，収縮性心内膜炎，心タンポナーデ，上大静脈症候群でもみる。正常静脈圧では坐位では内頸静脈の拍動を認めない。

奇脈* paradoxical pulse は吸気時の血圧が呼気時に比べて 10 mmHg 以上低下するもので，右心血流の増加により，左心が圧迫されることにより，心タンポナーデ*や収縮性心膜炎*などでみる。

打診 percussion は右利きならば，左手中指 DIP 関節を患者に押し当てて，その部位を右手中指の指尖で垂直に，右手関節を支点として叩く。打診では心拡大を知ることができる。〔☞ p.231〕

聴診器の膜型*は皮膚に強めにあて，高調音*（Ⅰ音，Ⅱ音，クリック音，収縮期駆出性雑音，呼吸音）を，ベル型*は低調音*（Ⅲ音，Ⅳ音，MS でのランブル音）を聴取する。

Ⅰ音は房室弁（僧帽弁，三尖弁）閉鎖音*，**Ⅱ音**は大血管弁閉鎖音*で，大動脈弁音〈ⅡA〉と肺動脈弁音〈ⅡP〉からなる。生理的には吸気時の静脈還流増大により，ⅡP が遅れることにより，ⅡA-ⅡP 間隔が拡大する（<u>生理的分裂</u>）。心房中隔欠損症では，還流の増大がシャントによりキャンセルされるので，ⅡA-ⅡP 間隔が固定する（<u>固定性分裂</u>）。高度の大動脈狭窄，左

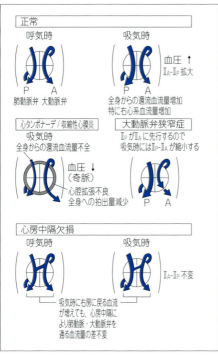

図 4-39　呼気時と吸気時の循環動態

室の収縮が遅れる左脚ブロックではⅡAがⅡPに遅れるため，吸気時にはⅡP-ⅡA 間隔が縮小する（**奇異性分裂**）。〔☞図 4-39〕

Ⅲ音＊は心室に血液が充満する低調音で，Ⅱ音のすぐ後に，心尖部，左側臥位でよく聴取する。Ⅲ音は若年者では生理的に聴取することがあるが，中高年者のⅢ音は常に異常であり，心不全などを疑う。

Ⅳ音＊は心房収縮により心室壁が振動する音で，どの年齢でも異常であり，Ⅲ音，Ⅳ音が続くことにより**奔馬調律** gallop rhythm となる。

大動脈弁雑音は第 2 肋間胸骨右縁＊で聴取し，坐位・前屈位で増強する。肺動脈雑音は第 2 肋間胸骨左縁＊で最強となる。僧帽弁雑音は心尖部（第 5 肋間左鎖骨中線上）で聴取し，左側臥位で増強する。

Ⅰ音は MS で増強する。Ⅱ音は AS で減弱，高血圧で増強する。

収縮期駆出性雑音＊はⅠ音からやや遅れて始まり，収縮期中期に最大となり漸減し，AS＊で聴取する。**全収縮期雑音**はⅠ音からⅡ音まで一定の音量で，房室弁逆流（MR，TR）で聴取する。**拡張早期雑音**＊はⅡ音より始まり漸減し，AR＊で聴取する。**拡張中期雑音**（拡張期ランブル＊）はⅡ音から遅れ，房室弁の開放音から始まり漸減し，房室弁狭窄で聴取する。

心雑音の強さは Levine 分類で示し，4/6 以上では振戦を触れる。

弁の開放に伴い，MS では急激な弁開放の停止による**僧帽弁開放音** opening snap，AS では**駆出性クリック**，MVP では急激な腱索の牽引による**収縮期クリック**を聴取する。

前胸部の**連続性雑音**では PDA，Valsalva 洞瘤の右心系への破裂，冠動静脈瘻などを考える。

(2) 胸部エックス線写真〈CXR〉と断層心エコー図　[☞図4-40]　08E69 / 09G9, 24

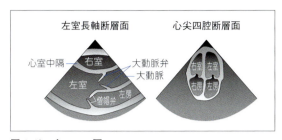

図4-40　心エコー図

CXR正面像で，心陰影と胸郭内側の最大横径の比を**心胸郭比** CTR：cardiothoracic ratio と呼び，50％以上（小児55％以上）あれば*，心拡大，心不全を知る指標となる*。

CXRで，右第1弓は上大静脈，第2弓は右房（右心耳），左は大動脈弓，肺動脈幹，左房（左心耳），左室が各第1，2，3，4弓を形成する。

経食道心エコーは僧帽弁，左房の描出に優れる。

心エコーのBモード長軸像では右室，左室とともに，大動脈，左房，大動脈弁，僧帽弁が観察できる。Mモードでは経時的に心臓の動きを観察できる。

心エコーは病変として，左室肥厚（短軸像，長軸像），腔の拡張，弁口面積，左室内血栓，心室瘤，心囊水，左室駆出率を知ることができる。

心エコーでは冠動脈病変としては川崎病 [☞ p.410] による動脈瘤がわかるが，冠動脈硬化については判定できない。

カラーDoppler法ではプローブに近づく流れが赤く，遠ざかる流れが青く示される。

(3) 心電図検査　05H18　[☞ p.198：図4-34, 図4-41]

胸部誘導はV_1が第4肋間胸骨右縁，V_4は第5肋間鎖骨中線上である。

横軸は 25 mm，1秒（1 mm は 0.04 秒）*で，縦軸は1 mm，0.1 mV*である。

基準となる電極から，測定する側の電極に向かって心筋の収縮のために起きる脱分極（−に荷電していた細胞が＋に荷電）が向かってくると，上（陽性）に触れる。心室の収縮力は心電図上には反映されない。

Ⅰ誘導は右手から左手，Ⅱ誘導は右手から左足（下左30°方向），Ⅲ誘導は左手から左足（下左30°方向）へ脱分極が向かうと陽性に振れる。同様にaV_Rは左手足（二つの電極の真ん中が基準となる）から右手（右上30°方向），aV_Lは右手足から左手（左上30°方向），aV_Fは左右の手から左足（真下）へ脱分極が向かうと陽性に振れる（右足はアース電極である）。

左右の電極を入れ換えても，aV_Fの波形は変わらない*。

電気軸は，ⅠとaV_FでのQRSの平均起電力ベクトルの方向（右方向が0°）で，−30°〜110°なら正常範囲で，その範囲外を左軸偏位，右軸偏位とする。

心房，心室の負荷，肥大はより多くの心筋が脱分極を起こし，電圧は高くなる。

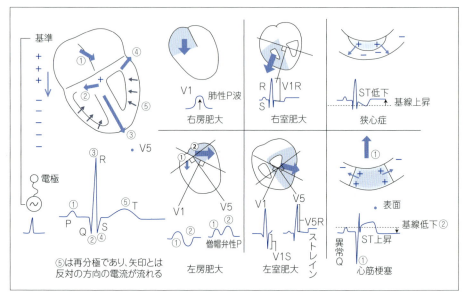

図 4-41　心電図

　誘導と各心房心室の位置関係から，右房負荷では肺性 P 波（V_1 の P 波高が 2.5 mm 以上），左房負荷では僧帽弁性 P 波（V_1 で 2 相性，Ⅱ，Ⅲ，aV_F で M 型），右室肥大では V_1 で R（波の高さ）＞ S（の深さ），左室肥大では V_1 の S と V_5 の R の和が 35 mV を超える。心室肥大ではストレイン型 ST 低下を伴う。
　狭心症では心内膜側の心筋細胞が正常の − 荷電が少なくなるため，外側の心筋に対して相対的に ＋ に荷電し，その部分では心臓の外側に向かう電流が持続的に流れ，基線が上がった状態となるので，ST は同じ高さに偏位しても低くみえる（ST 低下）。心筋梗塞では心筋の全層の心筋が相対的に ＋ に荷電するので，病変の周囲の心筋に向かう電流が持続的に流れ，基線が下がるので，病変のある部位をみる誘導の ST は上昇する。心膜炎では心筋の外側全体が障害され，広い範囲で心筋の外側に向かう電流が流れるので，aV_R を除くすべての誘導で，ST が上昇する。
　また心筋梗塞では病変部分で，脱分極電流が流れないので，陰性に振れる Q 波が深くなる（異常 Q 波）。
　動悸，胸痛発作，不整脈が病院にいないときに起こる場合には Holter 心電図[*]（24 時間心電図）で調べる。

(4) 心カテーテル検査　07D29／08A41／08B38／08D60

　　　右房圧 2〜6 mmHg（≒中心静脈圧[*]，以下単位略），肺動脈圧 10〜18，左房圧

（≒肺動脈楔入圧）4〜12，大動脈圧 75〜105，右心酸素飽和度 70〜75％，左心酸素飽和度 95％以上である。

　Swan-Ganz カテーテルでは右心系の圧のほか，肺動脈楔入圧，心拍出量（熱希釈法で）を測定できる。

　心係数は心拍出量（L/min）を体表面積（m²）で除したもので，2.2未満になると低心拍出の状態である。Forrester 分類は心係数と肺動脈楔入圧 PA（C）WP：pulmonary artery（capillary）wedge pressure（左房圧，左室拡張期圧を反映，18 mmHg 以上で肺うっ血）を用いて，心不全の評価を行う。〔☞図 4-42〕

　Ⅱ群では利尿薬（フロセミド），血管拡張薬として硝酸薬（ニトログリセリン）を使用する。Ⅲ群では補液を行う。Ⅳ群ではカテコラミンなどを使用し，抵抗性の場合には IABP〔☞p. 213〕などの補助循環を行う。

　近年では Swan-Ganz カテーテルを用いずに，臨床所見から判断したうっ血（wet（起坐呼吸や頸静脈圧の上昇），dry）と組織灌流（cold（四肢冷感や傾眠傾向），warm）の有無をもとに，4つに分ける Nohria 分類が用いられる。

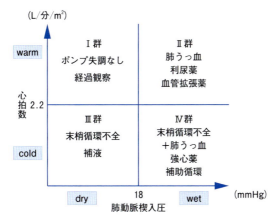

図 4-42　Forrester の分類

3　症　候

(1) ショック shock　〔☞図 4-43〕　07G62／08B51／08C22／08E36,62／08F10／08G34／08H21／09B38／09C10／10B50／10G18／10H35／11C3／11H10／12B33／12C17／12E51

　　ショックは急性かつ全身性の循環不全により起こる重要臓器の機能異常であり，心原性 cardiogenic ショック（心筋梗塞など），循環血液量減少性 hypovo-

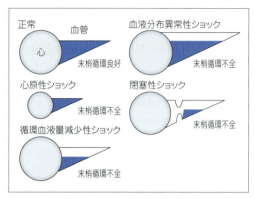

図 4-43　ショックの分類

lemic ショック，血管原性ショック〈血液分布異常性 distributive ショック〉，閉塞性 obstructive ショックに分類される。急性副腎不全〔☞ p.344〕では副腎不全ショックをきたす。

　神経原性ショック以外では急性の代償機能として交感神経〔☞ p.146〕が刺激され，血圧はある程度は保たれるが，ある時点を過ぎると急激に低下する。また血圧が保たれている間でも，起立性低血圧（すでに血管が収縮しているので，立位でさらに血管を収縮させることが困難なため）を示す。また頻脈*，乏尿*，皮膚は冷汗*，湿潤*（緊急性を示す重要な所見）を示し，血管原性ショック以外では末梢血管抵抗は増加*をきたす。〔☞ p.194：頸髄断裂〕

　循環血液量減少性ショックは多量の出血や体液の喪失〔☞ p.393：脱水〕で起こり，頸静脈は虚脱する。

　血管原性ショックの原因には，敗血症性ショック，神経原性ショック，アナフィラキシーショック*〔☞ p.410〕がある。

　神経原性ショックでは交感神経刺激の低下により，末梢血管抵抗の減少，低血圧をきたすが代償性の頻脈はみられない*。

　敗血症性ショック〔☞ p.74〕では病初期は，皮膚は温かく紅潮し*，心拍出量増加，末梢血管抵抗低下をみる（warm shock）。治療には原疾患の治療とともに，ノルアドレナリンの持続静注を行う。

　閉塞性ショックの原因には心タンポナーデ〔☞ p.219〕，緊張性気胸〔☞ p.250〕，広範な肺血栓塞栓症〔☞ p.243〕などがあり，中心静脈圧が上昇，頸静脈が怒張する。

　出血性ショックの際の出血量は，SI：shock index＝脈拍数/収縮期血圧　で計算し，SI 0.5～1.0 なら約 1,000 mL，1.5 前後で約 1,500 mL，2.0 以上で約 2,000 mL 以上と推定される。〔☞ p.459：輸血と移植〕

　ショックでは原因の治療の他，Trendelenburg 体位*（下肢を挙げ，頭を下げる）とし，酸素投与など呼吸管理，留置針でも血管確保と補液（乳酸加リンゲル液や生理的食塩水で，肘正中皮静脈が第一選択となる。〔☞ p.452：輸液療法〕），昇圧薬（ドパミンなど）を使用する。出血性ショックでは輸血〔☞ p.459〕を行う。

　治療により，尿量が確保（0.5～1.0 mL/kg/1 hr）できれば，循環不全が改善されていると判断できる。

> 熱傷や外傷で瀕死の患者には，「水を飲ませるな！」と言われることがある。これは脱水の状態が続くと，血管外も高浸透圧の状態になり，血管内に電解質を含まない水のみが入ると，血管外の浸透圧により漏出し，末梢血管が一気に虚脱するため，死に陥るものと考えられる。〔☞ p.260：脱水〕

(2) 胸　痛 chest pain

緊急性を要する胸痛には急性冠症候群，大動脈解離，肺血栓塞栓症がある。
その他，気胸，胸膜炎，心膜炎とともに，帯状疱疹，胃食道逆流症やパニック障害も鑑別に入れる。

(3) 動　悸 palpitation　06A58

動悸の原因には心臓性（不整脈，それ以外によるもの），精神的なもの（不安とパニック障害），心臓以外の臓器の疾患によるもの（発熱，脱水，低血糖，貧血，甲状腺機能亢進症，褐色細胞腫），薬によるものがある。
治療は対症的にはβ遮断薬（プロプラノロールなど）やCa拮抗薬（ベラパミルなど）を使う。

(4) 浮　腫 edema　07C6／09C7／10G15／11F8

浮腫は血管外*，すなわち細胞，組織に水分が貯留する「むくみ」のことである。
浮腫が起こる原因はStarlingの法則から考える。すなわち，

血管の透過性×[（毛細血管内静水圧）−（血漿膠質浸透圧）]

で示される値が高いほど，毛細血管からの血漿の漏出が起こりやすくなり，浮腫が起こる（組織間質の静水圧と膠質浸透圧が問題になることはほとんどない）。
膠質浸透圧で重要なものはアルブミンである。
うっ血では毛細血管内静水圧の上昇により，ネフローゼ症候群では腎からのアルブミンの漏出，肝硬変，低栄養*ではアルブミンの産生低下により血漿膠質浸透圧が低下し，浮腫や腹水が起こる。
炎症性サイトカインは血管透過性を亢進させる。
下肢静脈血栓症では血栓ができた部位より末梢に浮腫をみる。
妊娠では妊娠子宮により静脈が圧迫され，下肢に浮腫をみる。

4 疾　患

(1) 心不全 heart failure

1）心不全の重症度分類

NYHA：New York Heart Association 分類が用いられる〔☞表4-4〕

表4-4　NYHA分類

Class I	症状なし
Class II	運動時に息切れがある
Class III	日常生活時に息切れがある
Class IV	安静時に息切れがある*

2）心不全の原因疾患と病態生理　08I7／10D19

心筋の収縮障害（収縮不全）や心腔の拡張障害（拡張不全）で起きる。

心腔の拡張不全の原因には高度の左室肥大，心筋の線維化，アミロイドの沈着，収縮性心膜炎がある。〔☞ p.443：NSAID〕

聴診ではⅢ音，Ⅳ音を聴取し，重症心不全では交互脈 pulse alternaus をみる。

高拍出性心不全の原因には貧血，甲状腺機能亢進症，ビタミン B_1 欠乏症，動静脈瘻がある。

Na 利尿ペプチド（ANP：atrial natriuretic peptide〈心房から〉，BNP：brain n. p., N-terminal BNP〈主として心室から〉）分泌が亢進，RAA 系〔☞ p.288〕の亢進，交感神経系の亢進，強力な血管収縮作用があるエンドセリンの上昇をみる。

3）左心不全と右心不全 left-sided heart failure & right-sided heart failure　08H16／09I52

心不全は心原性ショック〔☞ p.207〕と異なり，時間がある程度経過しているため，RAA 系〔☞ p.288〕による代償で，水分が過剰になって，心室が静脈から十分に血液を吸い上げられないことによる症状が出る。体重は増加する*。

左心不全では肺動脈楔入圧が上昇し，肺のうっ血や浮腫（肺水腫）を起こす。

肺水腫では，夜間発作性呼吸困難，起坐呼吸 orthopnea（肺うっ血を緩和し，横隔膜呼吸を助ける），ピンクの泡沫状の痰を喀出し，呼気性喘鳴，肺組織には，ヘモジデリンを含むマクロファージ（心不全細胞）もみる。

聴診では coarse crackle，水泡音，湿性ラ音がみられ，CXR で，両側肺門中心の butterfly shadow，Kerley B line（下肺野の水平の線状影），vanishing tumor（葉間胸水貯留像）をみる。左房が拡張すると気管分岐角の増大をみる。

右心不全では肝腫大（ニクズク〈ナツメグ〉肝，小葉中心の類洞の拡張と赤血球のうっ滞），頸静脈怒張，圧痕を残す浮腫 pitting edema，胸腹水をみる。軽度の浮腫の有無は前脛骨部で調べるが，寝たきり患者では仙骨部で調べる。

4）心不全の治療 07B29／07C21／08B38／09A16／10G66／10I80／11B62／11F20／11G58

半座位（Fowler 位）にし，横隔膜呼吸を助け，呼吸困難を緩和させる。

まず心エコーを行い，左室駆出分画の測定や，原因疾患の検索，左心耳血栓の有無の評価をする。心エコーで心機能を評価しなければ，運動療法は禁忌である。

急性心不全で，wet and warm〔☞ p.207〕の場合，酸素，利尿薬（フロセミド）と血管拡張薬（静脈拡張，前負荷減少により，心仕事量の減少をはかる，ニトログリセリン）を投与する。wet and cold ならば，ドパミンが必要である。

塩分は重症では 3 g/日，軽症では 7 g/日に制限する。

急性心不全の治療には β 遮断薬は禁忌となる。

慢性心不全の治療には利尿薬（フロセミド），ACE 阻害薬，ARB を使用する。β 遮断薬も使用される。ジギタリスは心不全に効果があるが不整脈を増し，生命予後を改善しない。

非代償性うっ血性心不全では安静が必要で，運動負荷は禁忌である。

慢性腎不全の急性増悪によるうっ血性心不全では利尿薬，ジゴキシンの静注のほか，塩酸モルヒネの静注，硝酸薬の舌下，スプレーでの投与も行われる。

(2) 狭心症・心筋梗塞

虚血性心疾患，冠疾患とも呼ばれる。

1）安定狭心症 stable angina pectoris（労作性 effort，冠攣縮性）
07B46／07H33／07I55／08E17／08F4／12D50

慢性安定狭心症 chronic s. a. p. は冠動脈内の安定粥腫による器質的狭窄で起こり，労作により誘発され，安静により 3～5 分で軽快することより，労作性狭心症とも呼ばれる。労作性狭心症では痛みは左頸部や肩に放散する（関連痛）。発作時に ECG は ST 低下を示す。

運動負荷ないし血管拡張薬のアデノシン ATP やジピリダモールを用いると，健常な冠動脈が拡張し，心筋血流 SPECT（一般に ^{201}Tl を用いる）で，病変部は低還流を示す。

トレッドミル運動負荷試験では，負荷中も連続的に ECG をモニターし，ST 低下がみられたら，診断，治療方針決定のための冠動脈造影を行う。

胸痛発作時には亜硝酸薬（ニトログリセリン）を舌下投与する。低血圧に注意し，坐位または臥位で服用する*。

異型狭心症 varint a.〈Prinzmetal 狭心症〉は冠動脈攣縮 vasospasm により，誘因なく，特に朝に起こり，ST の上昇をみる。冠動脈の攣縮は労作により誘発されないが，アセチルコリンや過換気で誘発される。治療は Ca 拮抗薬を用い，β 遮断薬は（相対的に α 作用が優位になるので）禁忌であり，PCI〔☞ p.213〕や冠動脈バイパスの適応はない。

Syndrome X は冠動脈の末梢循環不全で起こるとされている。

2）急性冠症候群 ACS：acute coronary s.（急性心筋梗塞 myocardial infarction，不安定狭心症 unstable angina） [☞ p.112, 207] 07B46／07C26, 27／07D31／07E9／08A42／08B29／08F4／08I76／09A33／09D17／09E66, 67, 68／09I9, 79／10B43／10D12, 23／12A12／12B44／12D53／12E50／12F40, 78, 79, 80

粥腫の破綻，亀裂に伴い，その部分に血栓が形成されることによるもの [☞ p.223] で，ECG 上の ST の上昇のある **ST 上昇心筋梗塞**〈STEMI〉と，ST 上昇のない急性冠症候群に分類され，後者を**不安定狭心症** unstable a. とも呼ぶ。臨床的には不安定狭心症は最近 2 か月以内に発症もしくは増悪したものである。

胸痛のほか，肩への放散痛，悪心，嘔吐，失神，冷汗などをみる。前胸部絞扼感であり，針で刺すような痛みとは異なる。

たこつぼ心筋症は，胸痛，ST 上昇を示すが，ストレスが契機となり，冠動脈に異常はなく，心尖部の収縮障害により左室がたこつぼ状となる。女性に多く，予後良好である。

心筋梗塞と不安定狭心症の病理学的な差は心筋壊死の有無であり，心筋梗塞では**トロポニン I** や**トロポニン T** がそのマーカーになる（迅速検出キット有）。CK（2〜3 時間），AST（6〜12 時間），LD（12〜24 時間）の順にピークがある*。

心筋梗塞では胸痛は 20 分以上続くが，糖尿病患者では**無痛性心筋梗塞**になりやすく，一般的に胸痛の程度は予後判定の指標にはならない。

左冠動脈 left coronary artery から左主幹部 LMT：left main trunk が分岐し，前室間を走行する**前下行枝*** anterior descending a. と僧帽弁周囲の冠状溝を走行する**回旋枝*** circumflex a. に分かれ，前下行枝は前壁 ($V_1〜V_4$)，回旋枝が側壁 (V_5, V_6) の心筋を栄養する。**右冠動脈*** は冠状溝と後室間枝を走行し，下壁 (II, III, aV_F) を栄養する（( ) は異常が出る ECG の誘導を示す）。まず T 波が増高し，ST 上昇，異常 Q 波，冠性（陰性）T 波の順でみる。

心筋梗塞患者では，まず酸素吸入，静脈路確保などバイタルサインの安定化が重要である。その後，冠動脈造影を行う。運動負荷試験は禁忌である。

心筋梗塞の合併症では不整脈，特に梗塞後 3 時間以内の死因では心室細動が最も多く，除細動による治療が必要となる。

房室ブロックは房室結節を栄養する右冠動脈の閉塞で起こることが多いが，前壁梗塞に伴う房室ブロックは，His 束，脚が障害されていることを示唆し，予後が悪く，緊急ペーシングを行う。

心筋梗塞発症後の新たな収縮期雑音は心室中隔穿孔や僧帽弁閉鎖不全症（右冠動脈の閉塞による後内乳頭筋の断裂によることが多い）を考え，心エコーをする。これらは心破裂（自由壁穿孔，ショック，心タンポナーデとなる）とともに**心筋梗塞発症後数日後に多い** [☞ p.108]。緊急開心術の適応となる。

心室瘤は塞栓源，不整脈，奇異性拍動の原因になり，前壁梗塞に多く，ST の上昇が持続する場合に考えなければならない。 [☞ p.219：Dressler 症候群]

長期再発予防にはアスピリン，β遮断薬，ACE 阻害薬/ARB，スタチンを使う。

冠動脈再還流療法として PCI：percutaneous coronary intervention と**血栓溶解療法**がある。

ステント，特に**薬剤溶出ステント** DES：drug-eluting stent の使用で再狭窄が減少する。ステント留置後はアスピリンを投与する。

PCI は左冠動脈主幹部や 2 枝が完全に閉塞している第 3 枝病変には禁忌で，**冠動脈バイパス術 CABG**：coronary artery bypass graft を行う。3 枝病変，糖尿病患者では CABG の予後は PCI よりよい。

大動脈バルーンパンピング IABP：intra-aortic balloon pumping は下行大動脈内に挿入したバルーンを心臓の拡張期に膨張させ，上行大動脈の拡張期圧を上昇させることで，冠血流を増加，収縮期にはバルーンを収縮させ，左室の後負荷を軽減し，大動脈の収縮期圧を低下させる。

3）その他の冠動脈疾患　10A16

冠動脈の疾患には下記の他，川崎病〔☞ p.410〕による冠動脈瘤，左冠動脈肺動脈起始〔☞ p.222〕がある。

Valsalva 洞動脈瘤は先天性に右冠動脈洞から発生するものが多く，右室と瘻を形成すると連続性雑音をみ，短期間に大きくなり，急激に心不全を呈するので発見次第手術する。過半数で VSD を合併する。

冠動静脈瘻は連続性雑音や心カテーテルで心房レベルの O_2 step-up をみる。

(3) 不整脈 arrhythmia　06C11

1）頻脈性不整脈 tachyarrhythmia　〔☞図 4-44〕

上室性（心房細動，心房粗動を含む）では QRS 幅は正常と同じ*で，心室性では QRS 幅が広い。心室内変行伝導を伴えば，上室性でも QRS 幅は広くなる*。電気的除細動は頻脈性不整脈で適応になる。

①心房細動 atrial fibrillation　08C21／09A31／09D7／10A27／11F10／11H2／11I25／12A59／12D19

P 波はなく*，心房からの細かな興奮（f 波）が心室に不規則に伝導し，心室のリズム，R-R 間隔が不規則（絶対性不整脈*）で，頻脈になる。

心房細動は甲状腺機能亢進症，僧帽弁狭窄症*に伴って起こることが多く，脳塞栓の原因になる。〔☞ p.113, 155：脳梗塞，p.298：腎梗塞，p.273：急性腸間膜動脈閉塞症〕

慢性心房細動には脈拍数を減らす*ため，ジギタリス*，β遮断薬*を，薬剤に反応しない例では電気的除細動や**カテーテルアブレーション**が行われることもある。

また脳塞栓の発生予防のため，抗凝固薬（ワルファリン）を使用する。非弁膜症性では**非ビタミン K 阻害経口凝固薬** NOACs：novel/new oral anticoagulants

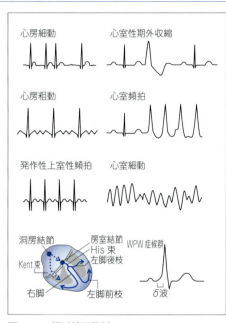

図 4-44　頻脈性不整脈

（ダビガトラン，リバロキサバン，アピキサバン，エドキサバン）も適応になる。

心原性脳塞栓発症リスク評価法として CHADS₂スコアがある（C：congestive heart failure, H：hypertension, A：age（≧75），D：diabetes mellitus, S：stroke or TIA, S：sex）。

②**心房粗動** atrial flutter

心房の脱分極が，三尖弁周囲を旋回し，ノコギリ波（F波）が特徴で，その2〜4回に1回が心室に伝わる。

③**発作性上室性頻拍**＊paroxysmal supraventricular tachycardia　12D65

RR 間隔整＊，QRS 幅が正常＊の脈が100〜250/分でみられ，突然出現し，突然停止する＊。治療は迷走神経刺激〈Valsalva法〉，ATP，ベラパミル，β遮断薬，ジギタリスを使う。カテーテルアブレーションが行われることもある。

④**WPW〈Wolff-Parkinson-White〉症候群**　11D21

心房と心室とを直接連結する副伝導路〈Kent束〉があり，PQは短縮し，δ波をみる。発作性上室性頻拍や発作性心房細動の原因となる。房室伝導を抑制するジギタリス，ベラパミルは心室細動を起こす恐れがあり禁忌となる。

末梢循環不全を伴えば除細動を行う。

⑤**心室性期外収縮** ventricular premature beat　06H24

予期されるより前に，幅の広いQRS波が出現する＊。脈の欠代をみる。関連する心疾患がなく，症状がなければ治療しない。

⑥**心室頻拍** ventricular tachycardia　09D33／11I27

心室で異所性刺激が連続して発生し，頻脈＊となる。QRS 波は幅広い＊。

治療は酸素投与，β遮断薬や抗不整脈薬投与，植え込み型除細動器 ICD：implantable cardioverter-defibrillator 移植術である。意識がなく，ショック状態には除細動を行う。意識があれば，アミオダロンの静注を行う。予防にはリドカインも使用される。

心室性頻拍は心室細動に移行しやすい。

⑦**QT 延長症候群**　07E34／10A10

Torsade de pointes（心室波の振幅が規則的に変動する）と呼ばれる心室頻拍を生じやすく，さらに心室細動に移行して突然死の原因になることがある。

torsade de pointes の停止にはマグネシウム静注をする。ICD の適応になる。

2）徐脈性不整脈　[☞図4-45]

房室ブロックは心房の興奮が心室に正確に伝えられない状態をいう。

①1度房室ブロック* first-degree atrioventricular block　10F7

0.20秒以上の PR の延長がある。

②2度房室ブロック*　08I20／10D54

Wenckebach 型（Mobitz I 型*）は房室結節の障害で，PR が次第に延長して，QRS の脱落を繰り返す。

Mobitz II 型は His 束以下の障害で，PR 波の延長なく，QRS が脱落する。

③3度〈完全〉房室ブロック*　09A32／12F40

P 波と QRS 波が無関係になる。特に，心房と心室の収縮の時相により巨大な I 音（大砲音 cannon sound）を呈し，脈拍を伴わない心拍もある。

不整脈が原因で失神発作をきたすものを Adams-Stokes 症候群という。

Morbitz II 型と3度では人工ペースメーカー（心室ペーシング）の適応となる注）。

④脚ブロック bundle branch block

右脚ブロックと左脚ブロックがあり，ECG は QRS 幅が0.12秒を越える場合には完全脚ブロック，0.10〜0.12秒の場合は不完全脚ブロックと呼ぶ。

右脚ブロックでは右胸部誘導で，左脚ブロックでは左胸部誘導で QRS 波が二峰性を示す。

左脚ブロックでは II 音の奇異性分裂をみるが，左脚ブロック前枝ブロックでは左軸偏位を，左脚後枝ブロックでは右軸偏位を示す。

⑤洞不全症候群 sick sinus syndrome　10D28

高度の洞徐脈（心拍数40/分以下），洞停止，洞房ブロック，徐脈頻脈症候群をきたす疾患の総称で，overdrive suppression test により洞結節回復時間が

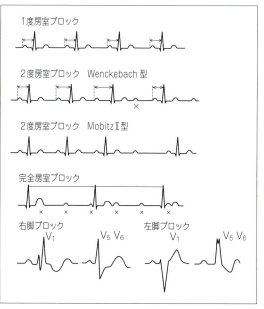

図4-45　徐脈性不整脈

注）抗不整脈薬や ICD の適応にはならない。

1.5秒以上に延長している。洞停止や洞房ブロックにより Adams-Stokes 症候群を生じる。ペースメーカー（心房ペーシング）植え込みや，発作時にはアトロピンやイソプロテレノールの静注を行う。

3）致死的不整脈

①心室細動＊ ventricular fibrillation　07I76／12B45　〔☞ p.109〕

最も危険な不整脈で，不定な鋸歯状波形を呈し，心拍出がなく，緊急除細動（AED，院内なら DC：direct current defibrillator）を行う＊。

心静止では除細動は適応にならず，アドレナリンを投与する。

②心臓振盪 commotio cordis　03G35

胸部の鈍的外力によって心室細動をきたすものである。

③Brugada 症候群　07E34

右脚ブロック様波形と V_1〜V_3 に coved 型または saddle back 型の ST 上昇があり，心室細動を起こしやすい。ICD の適応になる。

(4) 弁膜症とその関連疾患

1）主な弁膜症（僧帽弁疾患，大動脈弁疾患）

心臓弁疾患では，弁が完全閉鎖しないために血液の逆流をきたす場合や，弁が完全に開かず狭窄する場合がある。逆流と狭窄は共存することもある。診断には超音波が有用である＊。

以前には心臓弁膜疾患はリウマチ熱＊〔☞ p.84〕の長期合併症として起こるものが多く，僧帽弁狭窄や閉鎖不全，さらに大動脈弁にも変化があり，連合弁膜症と呼ばれる。

大動脈弁口のカラードップラでは

$$圧較差（mmHg）=（最大血流速度（m/sec））^2 \times 4$$

である。

①大動脈弁狭窄症 AS：aortic stenosis　07D30／07I6／08I63／09A17／09H5／10A20／10D40／11H25

加齢による変性，石灰化により狭窄をきたして起こる。特に先天的に**二尖弁** bicuspid valve の場合には起こりやすく，弁口（正常では 3〜4 cm²）が，0.8 cm² 以下となると症状が出る。左室に圧負荷がかかり，求心性肥大となる。

心不全，狭心症症状，失神発作＊出現後，手術をしなければ，3 年生存率は 50％ である。<u>遅脈，小脈，Ⅱ音の減弱，Ⅱ音の奇異性分裂，駆出性クリック後の収縮期駆出性雑音</u>をみる。

経カテーテル的大動脈弁留置術 TAVI：transcatheter aortic valve implantation や TAVR（R：replacement，置換術）も可能となった。

②**大動脈弁閉鎖不全症***AR：aortic regurgitation　09I36

弁尖の異常のほか，弁輪の拡張でも起こる。左室は拡張し，大量の血液が，大動脈弁を往来するので，脈圧の増大，速脈，大脈，爪床部の毛細管拍動〈Quincke's pulse*〉があり，拡張期雑音または相対的大動脈狭窄の心雑音も伴い to and fro 雑音をみる。狭心痛も伴い，大動脈からの逆流が僧帽弁前尖を圧すため相対的 MS になるので，Austin-Flint 雑音を聴取する。

治療は大動脈弁置換術を行う。Bentall 手術では人工弁，人工血管による置換と冠動脈の吻合を行う。

③**僧帽弁狭窄症** MS：mitral stenosis　06C8

心房細動を合併することが多い。〔☞ p. 113：脳梗塞〕

心尖部での僧帽弁開放音の後の拡張期ランブル（低調性*），Ⅰ音の亢進*，前収縮期雑音（心室拡張期の終わりの心房収縮による）を聴取する。超音波*が診断に有効で*，僧帽弁前尖後退速度の低下をみる。進行すると右室肥大をきたす。XR で左第3弓の突出をみる。ECG で左房負荷を示す。〔☞ p. 205〕

経皮的僧帽弁交連切開術 PTMC：percutaneous trasnsluminal mitral commissurotomy を行う。

④**僧帽弁逸脱症と僧帽弁閉鎖不全症** MVP：mitral valve prolapse & MR：mitral regurgitation　07A31／08A57／08I21／09B48／09G64／12D9

MVP は，僧帽弁の粘液腫様変性があり，弁尖が収縮期に左房にバルーン状に引き込まれる状態で MR〈僧帽弁逆流〉が起こることがあり，若い女性に多い。収縮期中期クリックの後の高調性の逆流性収縮期雑音を聴取する。弁尖の異常のほか，乳頭筋，腱索，心室壁の異常でも逆流が起こる。〔☞ p. 224：Marfan 症候群〕

MR ではⅠ音減弱，高調性の全収縮期雑音，血流増加の相対的 MS による Carey-Coombs 雑音を聴取し，治療は弁形成術を行う。

⑤**三尖弁閉鎖不全症** TS：tricuspid regurgitation

Ⅰ音減弱，高調性の全収縮期逆流性雑音を聴取し，吸気時に収縮期雑音が増強する（Rivero-Carvallo 徴候）。

2）感染性心内膜炎 infective endocarditis　07A32／08H37, 38／09B54／09G24／10A23／10D49

心臓の内膜，特に弁尖に微生物が付着増殖し，これに血栓，好中球が加わり，疣贅 vegetation, verucca を形成する疾患である。

心疾患のある患者に抜歯処置〔☞ p. 448〕などによって，菌血症をきたして起こることが多い。Fallot 四徴症では多いが，心房中隔欠損症では多くない。

通常左心系に起こるが，注射薬物乱用では右心系に起こる。

疣贅は弁や腱索を破壊し，弁の閉鎖不全をきたし，僧帽弁に多く，逆流性収縮期雑音を聴取する。心不全をきたすこともある。

疣贅はもろいので剥離し，菌血症を起こす。全身に塞栓症状をきたしたり，免

疫複合体により糸球体腎炎を起こす。脾腫，手掌，足底のJaneway結節（無痛性），指腹のOsler結節（有痛性小結節），眼底のRoth斑，爪下線状出血，感染性動脈瘤の形成をみる。また脳出血や脳梗塞の原因にもなる。

急性では黄色ブドウ球菌（弁疾患のない患者にも起こりやすく，進行は早く，破壊性が強い），亜急性では緑色レンサ球菌，腸球菌が多い。γ-グロブリンは上昇する。

感染性心内膜炎は心エコーと血液培養で診断する*。経食道心エコーは疣贅を検出する感度が高い。

有効な抗菌薬を長期に投与しなければ完治しない。

非細菌性血栓性心内膜炎 NBTB：nonbacterial thrombotic endocarditis は敗血症や癌の末期に凝固系が亢進されて，無菌性の血栓が弁や心内膜に付着して起こるが，感染性心内膜炎に先行することもある。

3）心臓粘液腫 cardiac myxoma　07I56／08D25／10I43／11A9

左房に多く，体位で変わる心雑音，腫瘍剥離による脳梗塞などの塞栓症状を示す^{注)}。小児では横紋筋腫が多い。心臓の腫瘍の多くは転移によるものである。

(5) 心筋・心膜疾患

1）心筋症 cardiomyopathy と二次性心筋疾患

特発性心筋症は心筋自体に原因不明の一次的異常のある心筋の疾患で，他の心疾患を除外して診断される。拡張型，肥大型，拘束型に大別される。

①肥大型心筋症 hypertrophic c.　06D33／06G58

サルコメアタンパクの遺伝子異常で発生するものが多い。

組織学的には心筋の錯綜配列をみる。

非均等性心室中隔肥厚，左室流出路の狭窄があり，流出路の収縮期圧較差があり，二峰性脈を示す。収縮期雑音が起立やValsalva手技（心腔が狭くなる）で増強，突然死の原因になり，失神の既往は突然死のリスクとなる。蹲踞で減弱することで，心音上大動脈弁狭窄症と鑑別できる。

左心エコーで中隔の突出と収縮期の僧帽弁前尖の前方移動，拡張期弁後退速度低下，大動脈弁の収縮中期半閉鎖がある。

治療にはβ遮断薬（陰性変力作用により狭窄を和らげる），Ca拮抗薬（ベラパミル）を使う。

②拡張型心筋症 dilated c.　07F21／07I7／10I50

駆出率が低下し，うっ血性心不全となり，奔馬調律〔☞ p.204〕を聴取する。

治療はACE阻害薬，ARB，β遮断薬，ワルファリンを使う。心不全があれば利尿薬を使用する。Ca拮抗薬は使わない。心臓移植の最大の適応である。

注）肺塞栓は起こらない。

③二次性心筋疾患

病因にはヘモクロマトーシス〔☞ p. 353〕，サルコイドーシス（心室中隔基部の菲薄化）〔☞ p. 244〕，アミロイドーシス（ECG での低電位）〔☞ p. 351〕，糖原病，アルコール性などがある。

薬剤誘発性心筋症にはアントラサイクリン系薬剤のアドリアマイシン（ドキソルビシン），トラスツズマブによるものがある。

2）心筋炎 myocarditis　10I30／11D44／12A28

感染性心筋炎はウイルス，特にコクサッキーウイルスが原因のことが多い。ウイルス性心筋炎では感冒症状 1～2 週間後に胸痛や ST-T 異常を示す。

突然死の原因になる。急性期にはLD1型が増加する。

3）心膜疾患

①心膜炎 pericarditis　07A33／11I61

心疾患，全身性疾患，他の部位の癌の転移などにより二次的に起こることが多い。感染性の病因にはウイルスが多く，細菌，結核菌，真菌，寄生虫がある。リウマチ熱，SLE，心臓手術，心筋梗塞〔☞③〕，外傷，放射線照射が原因になることもある。

心膜炎での疼痛は胸膜炎と同様に深呼吸時に悪化するが，胸部の中央であり，仰臥位で増強し，聴診で心膜摩擦音を聴取する。ほとんどの誘導で凹型のST上昇をみる。心エコーで，心嚢液の貯留（早期では左室後壁の背側のわずかの echo free space）をみる。

治療は原因の除去と NSAIDs である。

②収縮性心膜炎 constrictive pericarditis　06D18

心膜に線維性肥厚と拘縮をきたし，心臓の拡張不全を生じる。奇脈〔☞ p. 203〕，吸気時の頸静脈の怒張（Kussmaul 徴候），心膜ノック音，CXR で心膜石灰化，右室内圧曲線の dip and plateau をみる。右室と左室の拡張期圧が等しい。

③Dressler 症候群〈心筋梗塞後症候群〉

心筋梗塞または開心術後 2～5 日から数か月後，反応性に起こる心膜炎である。

4）心タンポナーデ cardiac tamponade　07F27／08I41／09I50／10B51／11A40

心嚢に血液などの液体が貯留し，心臓の拡張障害が起こる状態をいう。

心臓外傷，大動脈解離，心筋梗塞での自由壁穿孔，心膜炎（癌性心膜炎を含む*），心臓手術後*〔☞ p. 449〕などが原因になる。

血圧低下*，頸静脈怒張*，心音減弱（Beck の三徴），奇脈，頻脈，CXR できんちゃく型の心陰影拡大，心エコーで心膜腔に echo free space，心膜液貯留による右心房，右心室の虚脱圧迫をみる。原疾患の治療と，急性に循環障害をきたした場合にはエコーガイド下で心膜腔穿刺を行う。

(6) 先天性心疾患

1）先天性心疾患 06I11／12D8

原因として，染色体異常，ウイルス感染，化学物質，放射線照射などが考えられているが，90％以上については，その原因はわかっていない。

先天性心疾患は，シャントをきたす疾患と閉塞をきたす疾患に分類される。**シャント**とは，心室や心房，血管の間の異常な交通のことであり，左心系から右心系に血液が入る**左右シャント***と，右心系から左心系に血液が流れる右左シャントがある。

左右シャント疾患には①，②，③，④がある。右左シャント疾患には⑥，⑦，⑧があり，右心系の低酸素の血液が皮膚や粘膜に流れるので，チアノーゼ*〔☞ p.234〕をみる。チアノーゼ性心疾患ではばち指，二次性多血症〔☞ p.131〕をみる。

閉塞性の先天性心疾患には，⑨，⑩，肺動脈閉鎖症などがある。

①心房中隔欠損症*ASD：atrial septal defect 09D54

卵円窩にできる**二次孔型**が多い。低位置にある**一次孔型**（房室中隔欠損）や静脈洞型も 5％にみられ，特に Down 症候群の患者でみる。

聴診でⅡ音の固定性分裂，三尖弁を通る血流増加による拡張期ランブル，肺動脈弁領域の収縮性駆出性雑音（相対的 PS），ECG で右軸偏位や右室肥大といった右心系負荷，不完全右脚ブロック，胸部 X 線写真で左第 2 弓，右第 2 弓の突出，心エコーで心室中隔の奇異性運動をみる。自然閉鎖は極めて少なく，心内修復術*を行う。

②心内膜床欠損症*ECD：endocushion defect〈**房室中隔欠損***atrioventricular septal defect〉 08I35／09I35

完全型では 4 室の拡張をみる。ECG では左軸変位と不完全右脚ブロック，選択的左室造影で，**僧帽弁前尖の突出**による，**goose neck sign** を示す。肺血流増加なら肺動脈絞扼術をし，後に心内修復術をする。

③心室中隔欠損症 VSD：ventricular septal defect 10D1／11I30

最も多い先天性心疾患であり*，特に膜様部に多い。聴診では**全収縮期雑音**を呈する。3/4 は自然閉鎖（多くは乳児期に）する。

先天性心疾患の中で 1～3 か月時に心不全*をきたす原因として最も多い。

新生児の VSD による心不全では肝腫大を呈し，呼吸困難，努力呼吸，陥没呼吸は必発である。

心不全を起こすほどの多量の左右短絡を伴う VSD では拡張期ランブルを聴取する。

Qp/Qs が 2.0 以上なら手術適応である。肺高血圧がなく，Qp/Qs が 1.5 以下は手術は行わない。

大動脈弁閉鎖不全のない漏斗部心室中隔欠損では経過観察する。

④**動脈管開存症 PDA：patent〈persistent〉ductus arteriosus**　10E45

　正常では生後1, 2日で閉鎖する動脈管*が開いたままとなり, 聴診では連続性雑音を呈する。女児に多い。左室の容量負荷をきたす。超音波で肺動脈内にジェット流をみる。

　胎生期動脈管の開放・維持にはプロスタグランジン（PGE_2）が働いており, 新生児期の治療はインドメタシン*の使用により, 動脈管の閉鎖を促進させる。

⑤**Eisenmenger 症候群***　01G19

　左右シャントが続くと, 肺高血圧症*となり, これが進み右左シャント*を生じ, チアノーゼをきたす状態である。

　肺高血圧によるⅡ音の亢進, 左第2弓の突出, 機能性肺動脈弁逆流により拡張期の Graham-Steell 雑音*（拡張期, 灌水様雑音）をみる。

　予後不良で, 原疾患の手術適応はない。

⑥**Fallot 四徴症***tetralogy of Fallot　07I54／08I8／09F19

　円錐中隔の形成不全により, 大動脈騎乗*, 心室中隔欠損*, 肺動脈狭窄*, 右室肥大*をきたす疾患である。右大動脈弓を1/4に伴う。ほとんどは生後4か月までにチアノーゼが出現する。無酸素発作が起こり, 蹲踞の姿勢（squatting, 胸膝位）を取る。ばち指もみる。乳児期に心不全となることは少ない*。

　CXR では左第2弓の陥凹と心尖の挙上により木靴型心陰影となる。

　チアノーゼの発作予防に β遮断薬, 無酸素発作にモルヒネ, 酸素を使用する。姑息手術として Blalock-Taussig 手術（鎖骨下動脈・肺動脈吻合）がある。

　根治術として肺動脈の発育後に心内修復術として, 肺動脈狭窄解除術と心室中隔欠損閉鎖術を行う。

　感染性心内膜炎予防のため, 歯科処置などでの抗菌薬投与が必要となる。

⑦**完全大血管転位症***transposition of the great arteries　08I35

　大動脈が形態学的右室〔☞p.222〕から出て肺動脈が形態学的左室から出る。

　PDA や卵円孔開存がなければ生存できない（Ⅰ型）。これがなければ, プロスタグランジン E_1 で動脈管を開存させるか, Rashkind 心房中隔裂開術〈Balloon atrial septostomy；BAS〉を行う。VSD がある（Ⅱ型）と肺高血圧から Eisenmenger 化する。VSD に加え, PS がある（Ⅲ型）と肺高血圧がなく, 予後がよい。CXR では心臓は卵型に縦隔は狭くなる。近年 Jatene 手術（大血管レベルで動静脈を入れ替える）が, Mustard 手術と Senning 手術（心房レベル）, Rastelli 手術（心室レベル）にとって変わるようになった。

⑧**左心低形成症（候群）** hypoplastic left heart syndrome

　動脈管が閉鎖するにつれ急速に症状が悪化する。単心室と臨床診断されるものの多くは, 左心低形成症である。

⑨**肺動脈狭窄症 PS：pulmonic stenosis**　07D7

　乳児期に比較的大きな収縮期雑音があるわりに元気である。

　出生後, 動脈管をプロスタグランジン E_1 で開存させる。

Blalock-Taussig 手術やカテーテル治療（経皮的バルーン弁形成術）を行う。カテーテル治療の合併症としての肺動脈穿孔は重篤である。

⑩**大動脈縮窄症 coarctation of aorta**　11G53

動脈管索付着部の前（乳児型）または後（成人型）で，大動脈が細くなっており，上下肢血圧差，CXR で肋骨切痕（肋間動脈が副血行路となる）を示す。〔☞ p. 107：Turner 症候群〕

⑪**三尖弁閉鎖症 tricuspid atresia**　03A59

右室が低形成を示し，心房レベルで短絡がある。チアノーゼがあり，Ⅱ音単一，左室肥大，左軸偏位をきたす。CXR では心拡大がなく，肺血流減少を示す。Fontan 手術で右房・肺動脈を吻合する。

⑫**Epstein 奇形**　09I35

三尖弁の後尖，中隔尖の付着部が下方にあり，右房化右室となる。WPW 症候群を合併，心房中隔欠損を 75％で伴う。四分調律を聴取する。

姑息手術として Glenn 手術（上大静脈・肺動脈吻合），根治手術として Hardy 手術（三尖弁挙上転移術）がある。

⑬**総肺静脈還流異常 TAPVR：total anomalous pulmonary venous return**

共通肺静脈が体循環に還流するもので，卵円孔開存，心房中隔欠損がなければ生存しない。上心臓型では CXR で 8 の字型，雪だるま状の心陰影を示す。下心臓型は肺のうっ血が強く予後が悪い。

scimitar 症候群は部分肺静脈還流異常症で肺静脈が下大静脈に還流する。

⑭**無脾・多脾症（候群）asplenism・polysplenism**

形態学的右室は肉柱が太く，動脈円錐がある。また形態学的右房の心耳は入口部が広い。

形態学的右肺は 3 葉で，主気管支は短く，分岐角が狭い。形態学的左肺は 2 葉で主気管支〔☞ p.228〕は長く，分岐角が広い。形態学的心房と体の左右が一致するものを正位，逆のものを逆位といい，左右ともに形態学的右房ならば右相同，左右ともに形態学的左房ならば，左相同となる。これは形態学的な左右の肺に一致し，また右相同では無脾に，左相同では多脾になる。

⑮**左冠動脈肺動脈起始 ALCAPA：anomalous origin of the left coronary artery from the pulmonary artery〈Bland-White-Garland 症候群〉**

新生時期は無症状だが，その後授乳中の腹痛（狭心症発作）を示し，左心不全，僧帽弁閉鎖不全，心拡張を示す。

(7) 動脈疾患

1）動脈硬化症 atherosclerosis 〔☞図4-46〕 07A60／07D12／07F14／08F25

危険因子には，脂質異常症*，高血圧*，糖尿病*（肥満*〔☞p.27〕はこの3つと程度の差があるが関係する），喫煙*〔☞p.28〕，家族歴がある。飲酒は過度でなければ関係ない。動脈硬化症の危険因子はそのまま虚血性心疾患*，脳梗塞，閉塞性動脈硬化症，大動脈瘤の危険因子となる。

動脈粥状硬化症は脂肪線条，線維脂質斑，複合病変の順で進行する。

脂肪線条 fatty streak では，血管内皮細胞の損傷により，増殖因子の放出，平滑筋の増殖，脂質の沈着が起こり，その脂質（コレステロールエステル）を血中の単球が貪食し，これが変化したマクロファージが泡沫細胞となり内膜に線条（分枝動脈前後の起伏のある部分）に沈着する。

線維脂質斑 fibrofatty plaque は単に**粥腫**（atheromatous）plaque ともいい，最表層の**線維帽** fibrous cap とその下の脂質がコレステリン結晶や壊死物となった**脂質芯** lipid core からなる。これが中膜を圧迫，破壊する。

複合病変 complex lesion では，粥腫の線維帽の**破綻** rupture（破裂）や出血により，その部位に潰瘍を形成してコレステリンが露出したり，**血栓**を形成する。またこれが剝離し脳などの**塞栓源**となる。線維帽が薄く，脂質芯が豊富な不安定粥腫は破綻しやすい。〔☞p.112：心筋梗塞，脳梗塞，p.298：コレステリン塞栓症〕

身体診察では両側頸部，上腹部の聴診，足背動脈の触診，両側上肢の血圧測定で診ることができる。

頸動脈内膜中膜複合体肥厚度 IMT：intima-media thickness，**脈波伝播速度** PWV：pulse wave velocity で評価する。

不安定粥腫はスタチン〔☞p.350〕で安定化する。

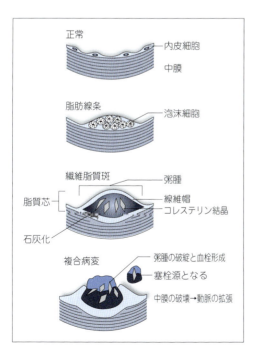

図4-46 動脈粥状硬化症

2）大動脈解離 aortic dissection　〔☞図 4-47〕　07A54／08A12／08H25／09F5／
09I10／10F16, 28, 29／11A13／11E59／11I78／12A67／12B12

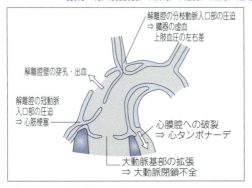

図 4-47　大動脈解離の病態

層状になっている弾性型動脈の中膜が裂け，壁内に血腫を形成するものである。中膜嚢状壊死が原因となっていることがあり，その中には Marfan 症候群と関係する例もある。

解離が上行大動脈にあれば A 型，下行大動脈のみならば B 型と呼ぶ（Stanford 分類）。

突然の激しい胸痛，移動する背部痛をきたす。

解離腔の壁は薄く，破裂出血する危険性がある。心タンポナーデの原因になる。

解離が大動脈より分岐する動脈の入口部に及ぶと，その動脈の閉塞症状をきたす。例えば冠動脈なら心筋梗塞を合併するし，血圧の左右差，下肢のしびれ，対麻痺（Adamkiewicz 動脈閉塞），脳梗塞をきたすこともある。

解離が大動脈弁にまで及ぶと弁輪が拡張し，大動脈弁閉鎖不全となる。

造影 CT が診断に有用である。

治療は酸素，鎮痛薬，降圧薬（β遮断薬〈プロプラノロール〉など）を使用した上で，特に A 型では緊急手術（人工血管置換術，大動脈弁基部置換〈Bentall 手術〉）を考える。

3）Marfan 症候群　09A26／09I53／11I16

AD で，結合織で接着剤の役割をする *fibrillin* 1 の遺伝子変異により，高身長，長い四肢，漏斗胸，脊椎側彎，気胸〔☞ p.249〕，過伸展性関節異常，くも指，水晶体（上方）偏位〈脱臼〉，大動脈弁逆流や僧帽弁逸脱症〔☞ p.217〕をみる。

〔☞ p.353：ホモシスチン尿症〕

4）大動脈瘤　12A45／12D68

粥腫〔☞ p.223〕により中膜が破壊され，大動脈が拡張して起こり，腹部，特に腎動脈分岐部より下に多い。拍動性腫瘤，bruit（動脈性の雑音）があり，超音波，腹部 CT で診断する。

胸部大動脈瘤では嗄声，嚥下困難をきたすことがある。

直径 5～6 cm を越えるもの，急速な拡大傾向のある場合など破裂の危険性のあるときは緊急に人工血管置換術やステントグラフト内挿術を行う。

5) 閉塞性動脈硬化症*occlusive arterial sclerosis, peripheral arterial disease　07I77／09A34／11A42／11F28

動脈硬化により起こり，血管造影で分節性に障害され，虫食い像，屈曲，蛇行をみる．間欠性跛行をきたすが，さらに ED〔☞ p.306〕を示すものを，Leriche 症候群と呼ぶ．重症度評価には Fontaine 分類を用いる．〔☞表 4-5〕

脊柱管狭窄症〔☞ p.195〕も間欠性跛行*をきたすが，下肢の血圧，足背動脈の拍動*などで鑑別する．足関節上腕血圧比 ABI：ankle-brachial pressure index（正常は 0.91～1.30，Fontaine Ⅱ度は 0.41～0.70 に相当する）は有用なスクリーニング検査である．アキレス腱反射の異常はない．脊柱管狭窄症との鑑別のために，腰部 MRI も行う．

表 4-5　Fontaine 分類

Ⅰ度	無症状
Ⅱ度	間欠性跛行
Ⅲ度	安静時疼痛
Ⅳ度	虚血性潰瘍，壊疽

6) 急性動脈閉塞症

疼痛 pain，蒼白 pallor，知覚異常 paresthesia，運動麻痺 paralysis，脈拍消失 pulselessness を示す．

急性期には Fogarty バルーンカテーテルで血栓除去を行う．

血行再建術後には血行再建術後症候群 MNMS：myonephropathic metabolic syndrome が起こることがあり，挫滅症候群〔☞ p.290〕と同様の病態を呈する．

7) Buerger 病〈閉塞性血栓性血管炎 thromboangiitis obliterans〉
01G24

細い動脈に分節性に炎症，閉塞を生じる疾患をみる．静脈や神経も炎症により障害される．喫煙が誘因と考えられている．血管造影で膝以下の動脈が連続性に障害され，先細りがあり，らせん corkscrew 状の副血行路をみる．高齢で起こる動脈硬化性病変と区別する．

治療は禁煙，血管拡張薬，抗血小板薬，腰部交感神経節ブロックを行う．

(8) 静脈・リンパ管疾患

1) 深部静脈血栓症 deep vein thrombosis　〔☞ p.243：肺血栓塞栓症〕
07I41／08H32／10A1／12E31

下肢深部静脈の血栓形成で，急な下肢の腫脹（浮腫）をきたす．潰瘍，色素沈着，点状出血をみることもある．左に多い〔☞ p.200：血管の解剖〕．

下肢深部静脈・膝窩静脈血栓症では，足関節背屈時に腓腹筋部の疼痛をみるが，これを Homans 徴候と呼ぶ．

下肢静脈超音波で血栓の部位診断をする．

治療は血栓溶解療法（ウロキナーゼ，血栓発症直後に有効），抗凝固療法（ヘパリン），血栓除去，弾性ストッキングの着用が行われる．

2）下肢静脈瘤 varicose vein 〔☞図4-48〕 08H31,32

静脈瘤は静脈の局所の拡張，蛇行であり，下肢にできやすい。一次性下肢静脈瘤のほとんどは，表在静脈（大伏在静脈，小伏在静脈およびその分枝）弁機能不全に起因する。立位，妊娠などの下肢静脈圧迫が誘因となる。慢性化すると皮膚に色素沈着，潰瘍をみる。二次性下肢静脈瘤は深部静脈血栓や表在静脈間の交通枝弁機能（周囲の骨格筋の収縮により，表在→深部方向に血液を流す）不全による。

表在静脈を圧迫し，屈伸運動で，静脈瘤が改善しなければ二次性である（Perthes テスト陽性）。

Trendelenburg テストは大伏在静脈の弁機能，穿通枝機能の検査である。陽性なら一次性である。

炎症が静脈に及び二次的に血栓が形成され，血栓性静脈炎となり，また静脈に血栓が形成されると炎症も起こり，静脈血栓症となる。

確定診断には下肢静脈圧迫超音波検査を行う。

下肢静脈瘤の予防治療は下肢挙上，硬化療法，静脈抜去術，弾性ストッキングの着用を行う。血栓性静脈炎の合併があれば抗凝固薬を投与する。

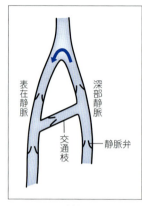

図4-48　下肢静脈

（9）高血圧症

1）本態性高血圧症 essential hypertension 07A58／07E39／08D40,43／
08G55／09G63／09I8／11A41／12A61

WHOは坐位を血圧測定時の標準的な体位としている。

原因が同定できない本態性高血圧が95％を占める*。塩分摂取過多によるものが多い*。喫煙は血圧上昇の一つの要因である。〔☞p.248：睡眠時無呼吸症候群〕

収縮期血圧140〜159 mmHg または拡張期血圧90〜99 mmHg を1度の高血圧（軽症高血圧），収縮期血圧160 mmHg 以上または拡張期血圧100 mmHg 以上を2度の高血圧と呼ぶ。

早朝高血圧，白衣高血圧，仮面高血圧の診断には家庭血圧の測定が有用である。

拡張期血圧130 mmHg 以上の悪性高血圧ではまず眼底検査を行う。

高血圧を治療しないで放置すると，脳卒中や心疾患の危険性が高まり，またさらに血圧が上昇する。拡張期血圧が6 mmHg 増加するごとにこれらの危険性が2倍になるとされている。

高血圧による小葉間動脈，輸入細動脈の硬化を**腎硬化症**という。

治療としてはまず禁煙，減塩（塩分摂取量6 g/日），減量を行う。

降圧薬は低用量から開始する。

降圧薬として使用されるものには3種類の系統があり，以下AはACE阻害

薬*とARB〔☞p.288〕，CはCa拮抗薬*，Dは利尿薬*〈diuretics〉とする。

高齢者はDから使用する。心筋梗塞後ではA，糖尿病性腎症の患者ではAを使用するのがよいとされている。

1剤で効果のない場合，AとCDの各グループから組み合わせる。

妊娠中，両側腎動脈狭窄はACE阻害薬，ARBは禁忌である。CはRaynaud症候群の患者にはよい適応となるが，AVブロックのある患者では使いにくい。ACE阻害薬では咳嗽，血管性浮腫（下口唇浮腫や喉頭浮腫）をきたす。

利尿薬は尿酸，血糖を上げる。ACE阻害薬は両側腎動脈狭窄，高カリウム血症では禁忌である。ACE阻害薬は脱水時やNSAIDsとの併用時に高カリウム血症と急性腎不全を起こす。

利尿薬による降圧治療では脳卒中（特に脳出血）が30～50%，心不全が40～50%減り，血圧上昇の進行も止めることができるとされているが，冠疾患，心血管および全死亡の減少は10～15%程度である。

新しく高価なA，Cと，古くからある安価なDと，心血管系の合併症に効果に差がないこともわかっている。

糖尿病や慢性腎疾患を伴う患者では降圧目標を130/80 mmHgと，低めに設定する。

80歳を超えていても，降圧薬の治療により合併症を減らすことができる。

拡張期血圧が120～130 mmHgを越える高血圧では高血圧性脳症（**可逆性後頭葉白質脳症 RPES**：reversible posterior encephalopathy s. を示す）をみすえ，まず眼底検査〔☞p.358〕を行う。

2）二次性高血圧症　02G46

二次性高血圧の原因にはSAS〔☞p.248〕，腎疾患，腎血管性高血圧〔☞p.298〕，原発性アルドステロン症*〔☞p.342〕，Cushing症候群〔☞p.342〕，褐色細胞腫〔☞p.344〕，大動脈縮窄症〔☞p.222〕などがある。

中年女性の中程度の高血圧と腎障害を認めた場合には妊娠出産を契機とした二次性高血圧を疑う。

第6章 呼吸器系

1 構造と機能

外呼吸は呼吸器系で，**内呼吸**は細胞で酸素と二酸化炭素を交換する。

(1) 気道の構造，肺葉・肺区域　〔☞図4-49〕　07G11／11A59

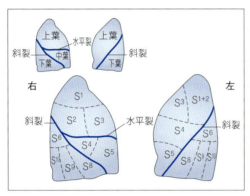

図4-49　肺の分葉・区域（外側面）

肺葉は，右は3葉，**上葉**＊upper lobe が上S1，後S2，前S3，**中葉**＊は後S4，前S5，左は2葉，上葉は上後がS1＋2，前S3，その下が**舌区**＊のS4，5となっている。**下葉**＊は上S6，腹側から背側に向かいS8，9，10がある。右には左の心臓に相当する部分にS7がある。

気管 trachea は食道の前にあり，第4～5胸椎の高さで左右の**気管支** bronchi に分岐する。<u>左気管支は右気管支に比べ，長く太く，分岐の角度が大きい。</u>

上葉気管支が分岐した後の右気管支を中間気管支（幹）と呼ぶ。

気管分岐部 carina には迷走神経が分布し，この部分が刺激されると激しい咳反射をきたす。

気管気管支は軟骨部が馬蹄型で腹側に，膜様部が背側，その後ろに食道がある。

肺区域では気管支と肺動脈が併走する。

気管支は多列線毛上皮，杯細胞で覆われ，さらに分枝し，**細気管支** bronchiole になると軟骨，気管支腺は消失し，単層線毛円柱上皮で覆われる。**終末細気管支** terminal b. は呼吸細気管支に移行する。終末細気管支では杯細胞に代わって，**Clara 細胞**（細胞質が内腔に突出している）をみる。

気管から終末細気管支までを下気道と呼び，ここは無菌に保たれている。

呼吸細気管支 respiratory b. はところどころ肺胞が付着している。呼吸細気管支は肺胞管へと分枝し，**肺胞管** alveolar duct から肺胞に至る。肺胞壁は毛細血管網を基底膜が覆い，その上に**肺胞上皮** alveolar epithelial cell がある。呼吸細気管支より末梢気道では線毛を欠く。肺胞の全面積は $100\,m^2$ である。

肺胞上皮は平坦な**I型上皮**と，立方状の**II型上皮**からなる。気管気管支上皮の

杯細胞，線毛上皮細胞は気道クリアランスに関与し，また神経内分泌細胞もみる。

Ⅱ型上皮は**サーファクタント**（主成分はリン脂質であるレシチン）を分泌し，表面張力の低下に働き，肺胞の虚脱を防ぐ．修復にも関わる．

肺胞中隔にはところどころ**肺胞孔**〈Kohn 孔〉がある．

小葉は中央部に細気管支と肺動脈があり，小葉間隔壁には肺静脈とリンパ管がある．

(2) 肺循環 〔☞ p.201：動脈血，静脈血〕

肺動脈は大動脈に比べ血圧が低く，壁が薄い．

肺の血管はガス交換である機能血管の肺動静脈系と，栄養血管である気管支動脈の2種類がある．

横隔神経 phrenic n. は，右は上大静脈の側方，左は左肺動脈の後，共に心外膜の側方を走行し，迷走神経は気管支の横など，より背側にある．

(3) 縦　隔 mediastinum 〔☞図4-50〕 03G12

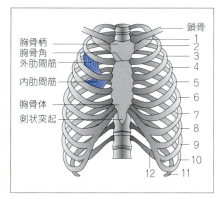

図 4-50　胸　郭

左右の肺を隔てる構造を**縦隔**といい，肺は含まれない．

縦隔は第4胸椎*の高さより上が**上縦隔**である．この高さは気管分岐部*，胸骨角に相当する．胸骨角には第2肋骨*が付着する．第7～10肋軟骨により肋骨弓が形成される．

(4) 胸郭と呼吸筋および呼吸運動の機序 〔☞図4-50〕 07G33／09E12／11D4

胸郭 thorax は胸椎，**肋骨** rib，**胸骨** sternum からなる．肋骨は肋軟骨を介して胸骨に付着する．吸気時には**横隔膜** diaphragma（呼吸運動に最も関与する）と**外肋間筋**が，呼気時には**内肋間筋**，腹壁の筋が収縮する．吸気時胸腔内圧は大気圧より低い．吸気開始時には肺胞内が陰圧になる．

横隔膜は中央部が腱膜で，大静脈裂孔の高さは椎体 T8 の高さ，食道裂孔 T10，大動脈裂孔 T12 である．〔☞ p.200：図 4-36〕

(5) 肺胞におけるガス交換と血流の関係 09H37／10B62／12D27

健康成人では**肺胞換気量**は 4L/分，**換気血流比**は 0.8（心拍出量〔☞ p.202〕で割

る）となる。肺血流は重力の影響を受けるので，換気血流比は肺底部では小さい。

大気酸素分圧 = 160 Torr（= 大気圧 760 Torr × 酸素分圧 21％）

吸入気酸素分圧 P_IO_2（鼻腔〜気管支を通ってくるうちに水蒸気で飽和される）
= 150 Torr（=［760 − 47〈37℃での飽和水蒸気圧〉］× 0.21）

肺胞気酸素分圧 P_AO_2（P_IO_2のうち肺胞で二酸化炭素と交換された酸素部分を差し引く。**呼吸商**はある反応によって消費された酸素量に対する二酸化炭素の生成量の割合で，おおよそ0.8）= 100 Torr（= $P_IO_2 - PaCO_2/0.8$）

動脈血酸素分圧 PaO_2：約 95 Torr

肺胞気-動脈血酸素分圧較差 $A-aDO_2 = P_AO_2 - PaO_2 =$ 正常では 10 Torr 未満

肺胞でのガス交換は，分圧差による**拡散** diffusion で行われ，拡散能（DL_{CO}を用いる）は拡散面積と分圧差に比例し，拡散距離に反比例する。二酸化炭素の拡散は酸素の20倍で，拡散が問題になることはない。

$A-aDO_2$の開大は拡散障害のみでなく，**換気血流不均等，左右シャント**でもみられる。

動脈血 pH：
7.40 ± 0.04〔☞ p.293〕

動脈血二酸化炭素分圧
$PaCO_2$：40 ± 5 Torr

動脈血 HCO_3^-：24 ± 2 mEq/L

混合静脈血酸素分圧
$P\bar{v}O_2$ = 40 Torr

混合静脈血二酸化炭素分圧
$P\bar{v}CO_2$ = 45 Torr

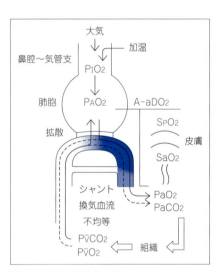

図 4-51　ガス交換と血流

〔☞ p.231：SaO_2，p.232：SpO_2，p.293：アシドーシス・アルカローシス〕

（6）肺の換気と血流（換気血流比）が動脈血ガスに及ぼす影響

肺の上肺野からは$\dot{V}_A/\dot{Q}$が高く，十分酸素化された血液が，下肺野からは$\dot{V}_A/\dot{Q}$が低く，酸素化が少ない血液が肺静脈に戻る。

（7）呼吸中枢を介する呼吸調節の機序

肺が伸展すると迷走神経を介して，延髄*の吸息中枢*を抑制し，呼息となり，肺が縮小するとこの抑制が弱まり，吸息になる（**Hering-Breuer 反射***）。

脳脊髄液のCO_2濃度が高まり，pH が減少すると延髄腹側部の**中枢化学受容体**感知により呼吸が促進する。

血液のPaO_2が低下すると**頸動脈小体**,**大動脈小体**の**末梢化学受容体**が感知し,呼吸を促進する。

(8) 血液による酸素と二酸化炭素の運搬の仕組み　[☞図4-52]　03G10

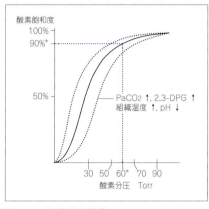

酸素はヘモグロビンと結合し,二酸化炭素の多くは重炭酸イオンとなり,血液中に運搬される。

PaO_2と**動脈血酸素飽和度**〈SaO_2〉の関係を示す曲線は,左上に膨らんだ曲線となるが,$PaCO_2$,2,3-DPG,組織温度の上昇,pHの低下で,右下方にシフトし,O_2利用率が高まる(**Bohr効果**)*。

図4-52　酸素飽和曲線

(9) 気道と肺の防御機構

IgG欠損患者では呼吸器感染症に罹患しやすい。

Kartagener症候群は線毛[☞p.48]のdynein armの欠損により線毛の運動不全があり,気道感染,気管支拡張症,慢性副鼻腔炎をきたす。また,発生時の線毛の運動が左右を決めるため,この運動がなくなると半数に内臓逆位が起こる。

2　身体診察と検査の基本

(1) 視診,触診,打診と聴診　06H1

打診[☞p.203]での鼓音は肺気腫では両側,緊張性気胸では病側である。
聴診は肺尖部から肺底部に向けて,左右を比較しながら下方に進める。
呼吸音の減弱は胸水,気胸でみる。

ラ音(**副雑音**,本来聞こえるはずのない音)には断続性ラ音(**捻髪音**〈fine crackle〉および**水泡音**〈coarse crackle〉)と連続性ラ音*(wheese〈笛音〉および rhonchi〈いびき音〉)がある。

捻髪音は障害された肺胞が開くパリパリという高調音で,吸気時終末に下肺野において聴取し,間質性肺炎,過敏性肺臓炎で聴取する。

coarse crackleはボコボコ,ブツブツという低調な音で,気道分泌物が呼吸で破裂する音*で,吸気末期から呼気初期に聴取し,慢性気管支炎,肺水腫,肺炎,

気管支拡張症で聴取する。
　wheese はヒューヒューという高調音で呼気時に聴取し，下気道狭窄*（気管支喘息，気管支異物）で聴取する。
　rhonchi はグーグー，ゴロゴロという低調音で，呼気，吸気ともに聴取し，気管支喘息，COPD，気管支拡張症で聴取する。
　吸気時に最強となる喘鳴 strider が聴取された場合の病変は気管である。
　<u>声音振盪</u>*vocal fremitus は胸壁に検者の手掌基部を当てて，患者に低い声を出させ，胸壁の振動を触診する方法である。<u>声音振盪の亢進は肺炎で，低下は気胸，肺気腫，胸水，胸膜肥厚でみる。</u>

(2) 呼吸器系の画像検査　06B6

　水平裂は右肺のみにある。横隔膜は右，肺門は左が高位にあり，左右の肺動脈は気管支を前から乗り越え，肺動脈は気管支に併走する。
　CXR では構造物が隣接するとその境界線は消失し，これを<u>シルエットサイン陽性</u>と呼ぶ。例えば<u>左 S5 の充実性病変では心臓と，左 S6, 10 のそれは大動脈とシルエットサイン陽性</u>になる。
　<u>Kerley 線</u>は肺水腫，癌性リンパ管症でみる。
　両肺野のびまん性結節影は肺胞上皮癌，粟粒結核，甲状腺癌の肺転移でみる。
　上肺野優位の異常陰影分布は Langerhans 組織球症，サルコイドーシス，珪肺でみる。下肺野優位の異常陰影分布は慢性間質性肺炎，石綿肺，びまん性汎細気管支炎でみる。空洞病変は肺膿瘍，肺結核，ブドウ球菌性肺炎，肺クリプトコックス症，扁平上皮癌でみる。
　CXR での肺癌のスクリーニングでは，肺尖部，心陰影や横隔膜に隠れた肺野，気管支閉塞による無気肺，肺炎もチェックする。

(3) 動脈血ガス分析　03B32

　<u>パルスオキシメーター</u>は光の原理を応用して，動脈血酸素飽和度を測定する。
　<u>経皮的酸素飽和度モニター</u>は非侵襲的で，連続して酸素化の指標を示すことができる。
　<u>経皮的動脈血酸素飽和度〈SpO_2*〉と SaO_2 が乖離する原因として脱水，低体温，マニキュア*，一酸化炭素中毒，末梢循環不全がある。</u>
　動脈血ガス分析は一酸化炭素中毒と青酸中毒では異常を示さないが，呼吸性アシドーシス，代償性の頻呼吸，心因性の呼吸性アルカローシスが鑑別できる。

(4) 呼吸機能検査　[☞図 4-53, 54]　07B13／07H4／10D60／11G68／12C38

　<u>スパイログラム</u>においては<u>総肺気量 TLC</u>*：total lung capacity は<u>予備吸気量 IRV</u>*：inspiratory reserve volume, <u>1 回換気量 TV</u>*：tidal v., <u>予備呼気量 ERV</u>*：expiratory r. v., <u>残気量 RV</u>：residual v. の合計である。

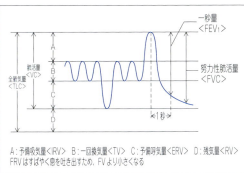

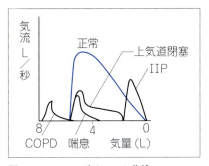

図 4-53　スパイログラム　　　　図 4-54　フローボリューム曲線

肺活量 VC：vital capacity は IRV + TV + ERV，**機能的残気量** FRV：functional residual c. は ERV + RV で，安静呼気位の肺内ガス量である。

　残気量はスパイロメトリーで測定できず，He ガス希釈法で測定する。

　成人の肺活量は男性 3,000〜4,000 mL，女性 2,000〜3,000 mL，1 回換気量は 500 mL，**解剖学的死腔**（鼻腔から肺胞に達しない部分）150 mL，**肺胞換気量** 350 mL である。肺活量はゆっくりと吐いた場合，**努力性肺活量** forced v. c. は一気に吐いた場合の肺活量である。

　1 秒率 $FEV_1\%$：forced expiratory volume % in second
　　＝（1 秒量：FEV_1／努力性肺活量 FVC：forced vital capacity）×100（%）

　呼吸機能検査で**拘束性障害***は**%肺活量***〈% VC〉（性別，年齢，身長からの予測肺活量に対する割合）80%未満，**閉塞性障害***は 1 秒率 70%未満である*。

　closing volume は最大吸気からの呼気時に最後にもう一息強く吐き出された気量で，肺底部の末梢気道の気量を反映し，高齢者で増加する。

　コンプライアンスは肺の膨らみやすさを示し，肺線維症では小さく，肺気腫では大きくなる。

　一酸化炭素肺拡散能 DL_{CO}：diffusing capacity of lung of CO により，閉塞性肺疾患は肺気腫↓，慢性気管支炎→に，拘束性肺疾患は肺実質疾患↓，非肺実質疾患（胸膜，胸壁，神経筋疾患，肥満など）→　に分類できる。

（5）喀痰検査　08F15／10H5

　採痰は気管，気管支，肺胞からの分泌液の検査であり，うがいの後採取し，唾液を入れないようにする。

　無色透明ならば唾液で，不適切検体である。扁平上皮細胞が少なく，マクロファージの多い検体がよい検体である。

(6) 気管支鏡検査

嗄声，原因不明の咳，血痰，無気肺，喀痰細胞診陽性，腫瘍影の原因検索に有用であるが，気管支喘息には禁忌である。

気管支肺胞洗浄 BAL：bronchoalveolar lavage は肺癌，サルコイドーシス，肺結核，間質性肺炎などに適応があるが，肺水腫には危険で得られる情報もない。

3 症 候

(1) 呼吸困難 dyspnea　06H1

表 4-6　MRC：British Medical Research Council スケール

Grade 0：息切れを感じない。
Grade 1：激しい運動で呼吸困難。
Grade 2：平地の急ぎ足や軽い坂道で息切れ。
Grade 3：平地で同世代の人より歩行が遅いか，自分のペースで歩行したときに息切れで止まる。
Grade 4：約 100 ヤード（91.4 m）を歩いた後止まる。
Grade 5：息切れのため家から出られない，着衣時にも息切れ。

呼吸困難とは呼吸努力を増加させる必要性や呼吸の不快感の自覚である。
評価には近年，Hugh-Jones 分類より，MRC スケールを使う。〔☞表4-6〕
原因の診断には CXR が有用である。しかし急性のうっ血性心不全，COPD では異常を示さない場合があり，さらに理学的所見が正常でも，肺塞栓，上気道閉塞，異物，貧血，代謝性アシドーシスなどが呼吸困難の原因となる。
呼気性呼吸困難は末梢気道の閉塞（特に肺気腫）で，吸気性呼吸困難は気管軟骨が柔らかい小児の，喉頭や気管の狭窄でみる。

(2) チアノーゼ cyanosis　07F5／08I46

血中の還元ヘモグロビンが 5 g/dL 以上*で，皮膚や粘膜*が暗紫色*になり，ばち指 clubbed finger（指先が太鼓のばちのように膨らむ）を伴うこともある。
貧血ではチアノーゼになりにくく*，多血症ではなりやすい。また一酸化炭素中毒では COHb ができるためチアノーゼはない。
チアノーゼの視診は口唇*，口腔粘膜，四肢の爪が適している。
メトヘモグロビンは鉄が Fe^{2+} から Fe^{3+} へ酸化されたものであるが，酸素運搬能を持たず，メトヘモグロビン血症ではチアノーゼをみる。
全身の皮膚，粘膜にみる中枢性チアノーゼは右左シャントのある先天性心疾患，肺疾患，異常ヘモグロビン症を，末梢性のチアノーゼは局所の循環障害を考える。末梢性チアノーゼでは動脈血酸素飽和度は正常である。

(3) 咳・痰 cough・sputum　09H24／11G22

急性の咳の原因には急性上気道感染が多い。

肺炎では頻脈，多呼吸，発熱があり，肺炎も含め，肺実質性疾患ならば，CXRが有用である。さらに COPD，百日咳も鑑別に入れる。

CXR が正常で咳が続く場合，後鼻漏（鼻アレルギー〔☞p.374〕など），気管支喘息〔☞p.240〕，胃食道逆流症〔☞p.263〕が考えられ，それぞれ抗ヒスタミン薬，β_2 刺激薬，プロトンポンプ阻害薬を使うことになる。ACE 阻害薬も咳の原因になることがある。

(4) 血痰・喀血 hemoptysis　04E14

<u>喀血</u>は肺・気管支からの出血を吐き出すことで，<u>咳とともに鮮紅色，泡沫状の血液</u>をみる。吐血〔☞p.261〕では<u>嘔吐とともに暗赤色の血液</u>をみる。

血痰・喀血の原因として気道からのものは COPD，気管支拡張症，肺癌が，肺血管からは左心不全，僧帽弁狭窄症，肺塞栓症，肺動静脈奇形，肺実質からは肺炎，自己免疫性疾患（Goodpasture 症候群，GPA〔☞p.408〕）などを考える。

肺水腫〔☞p.210〕，ARDS〔☞p.243〕では泡沫状の血性痰をみる。

喀血に対し IVR〔☞p.457〕として気管支動脈塞栓術を行うこともある。

(5) 胸　水 pleural effusion　06H29,37／12A41

胸水は立位 CXR ではまず，CP：costphrenic angle にみるが，少量で検出されない場合には患側を下にした側臥位（decubitus 撮影）で CXP をとる〔☞図 4-55〕。

診断のため<u>胸水穿刺</u> thoracocentesis をし，タンパク含量（3.0 g/dL 以上），細胞の多い<u>滲出性</u> exudative e.（LDH，比重高く，Rivalta 反応陽性）と，少ない<u>漏出性</u> transudative e. に分類する。滲出性では癌，膿胸，肺炎などを鑑別する。漏出性ではうっ血性心不全などを考える。胸管が断裂されると<u>乳び胸</u> chylothorax をみる。

胸腔は陰圧となるため，膵炎や腎盂腎炎，腎周囲炎などでは後腹膜の液が吸引され，胸水を生じることもある。

大量の胸水貯留があれば，呼吸困難をきたし，胸腔穿刺，ドレナージを行う。

<u>胸腔穿刺</u>*では胸膜痛により血管迷走神経反射が起こり，ショック状態となることがある。穿刺中は深呼吸しないように指示する*。

胸腔ドレナージでは $-10\sim-20\,\mathrm{cmH_2O}$ の閉鎖式陰圧吸引を行う*。

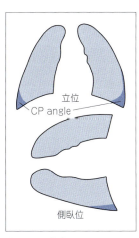

図 4-55　胸水

4 疾　患

(1) 呼吸不全　08I46／09E30, 48／11F24

呼吸不全は PaO_2 が 60 Torr 以下（SaO_2 90％以下）*またはそれに相当する呼吸障害を有するものである。

Ⅰ型呼吸不全は肺拡散能障害, $\dot{V}_A/\dot{Q}$ 不均等分布, 病的**シャント**が原因となり, $PaCO_2$ 45 Torr 未満（換気が行われ, 拡散能が高い CO_2 は呼出される）である。

Ⅱ型呼吸不全は肺胞低換気*が原因で $PaCO_2$ 45 Torr 以上である。

Ⅱ型呼吸不全は慢性になると中枢化学受容体より末梢化学受容体〔☞p.231〕が鋭敏となり, 高濃度酸素投与は **CO_2 ナルコーシス**＊を引き起こし, 呼吸停止が起こるので, 鼻カニューレ 1.5 L/分程度から少量ずつ酸素を増量する*。

低酸素血症では不穏, 興奮, 見当識障害が, 高二酸化炭素血症では頭蓋内圧亢進, 頭痛, 傾眠, 羽ばたき振戦, 乳頭浮腫などをみる。

(2) 呼吸器感染症

1）気管支炎・肺炎 bronchitis, pneumonia　07A14／07B39, 43／07I73／08C27／08D55／09F31／09G41, 65／09I7, 30／10B57／11A52／11I66／12A17

肺炎では病因の検索の結果を待たずに治療する必要がある。そのため, まず**市中肺炎** CAP：community-acquired p. と**院内肺炎** HAP：hospital-acquired p. に分類する。この２つで原因菌が異なり, 治療薬の選択が異なるからである。**医療・介護関連肺炎** NHCAP：nursing and health care associated p. は CAP と HAP の両方の特徴がある。喀痰の Gram 染色は有用である。細菌性肺炎では, 気管支周囲以外でも気管支呼吸音を聴取することがある。

市中肺炎では肺炎球菌 *Streptococcus pneumoniae*, インフルエンザ桿菌のほかマイコプラズマ, クラミジア, レジオネラ *Legionella pneumophila* が原因となる。肺炎球菌とレジオネラは尿中抗原検査が有用である。

肺炎球菌性肺炎は定型肺炎の代表であり, 鉄錆色の喀痰*, 膿性痰をみ, 肺葉性肺炎を示し, β-ラクタム系（ペニシリン系, セフェム系）を使用する。

A-DROP スコアは, A：age, 男性 70 歳, 女性 75 歳以上, D：dehydration, BUN 21 mg/dL 以下または脱水, R：respiration, SpO_2 90％以下, O：orientation, 意識障害, P：pressure, 収縮期血圧 90 mmHg 以下で, 3 項目あれば重症で入院治療となる。

マイコプラズマ肺炎＊はレジオネラ肺炎とともに, 非定型肺炎の代表疾患で, 乾性咳＊で, CXR では両側となることが多い。間質性陰影を呈する。皮疹を伴うこともある。寒冷凝集素の上昇をみる。確定診断にはペア血清（病期と回復期）で, 血清マイコプラズマ抗体価を測定する。マイコプラズマには **PPLO 培地**を用いる。

レジオネラは水冷式空調設備*や24時間風呂の水中*で増殖し，エアロゾルを介して感染するが，ヒトからヒトへの感染はない。重症市中肺炎の原因になる。

Klebsiella による肺炎はアルコール症に多く，肺膿瘍をきたす。

マイコプラズマ（細胞壁を持たない），レジオネラは β-ラクタム系が無効で，マイコプラズマではテトラサイクリン系*，マクロライド系*を，レジオネラにはニューキノロン系，マクロライド系（エリスロマイシン*，アジスロマイシンなど）を使う。マイコプラズマはマクロライド系抗菌薬耐性菌が増加している。

HAP では緑膿菌，黄色ブドウ球菌，Gram 陰性桿菌が原因となるので，第二，第三世代のセファロスポリンや，β-ラクタム系抗菌薬と β-ラクタマーゼ阻害薬の組み合わせが選択される。緑膿菌肺炎は人工呼吸器関連肺炎の原因になり，カルバペネム系を使う。

黄色ブドウ球菌は気管支肺炎の代表的起因菌で，肺化膿症や膿胸をきたす。

抗菌薬は喀痰培養での感受性の結果を待たずに，上記の起因菌の推定に基づきただちに開始する。肺炎球菌にはアンピシリン・スルバクタム合剤を点滴静注する。投与期間は肺炎球菌ならば発熱が，少なくとも72時間なければ中止してもよいが，マイコプラズマやレジオネラでは2週間は必要となる。

治療効果判定が不十分な場合の抗菌薬の変更は推奨されない。

免疫不全患者の肺浸潤影では，肺浮腫，肺胞出血，薬の有害事象，肺血栓塞栓症，悪性腫瘍，放射線肺臓炎の可能性も考え，肺炎ならどのような免疫不全であるかを考え，細胞性免疫低下ならウイルス，真菌，抗酸菌，原虫を，好中球減少なら黄色ブドウ球菌，アスペルギルス，Gram 陰性桿菌が原因と推定する。

〔☞ p.87：オウム病〕

2）肺膿瘍 lung abscess　12E44,45

黄色ブドウ球菌，大腸菌，*Bacteroides fragilis* などの嫌気性菌が原因菌となる。腐敗臭（特に嫌気性菌）のある膿性喀痰，喀血を示す。液面形成を伴う空洞性病変をみる。

3）肺結核症 pulmonary tuberculosis　07B31／07C11／07F17／07I51／08A37／10A2／10D53／11E51／11I70／12C60,61,62　〔☞ p.115：肉芽腫〕

結核菌の初感染（一次結核，肺内リンパ節*）での初期変化群は細胞性免疫の獲得とともに治癒する。臨床で診断される肺結核は感染から長期間経過した後（マクロファージ内で増殖）に発病する二次結核が大部分である。

特有の症状はなく，持続する痰や微熱，体重減少で疑う。副腎皮質ステロイド薬，免疫抑制薬の使用*，血液透析患者，悪性腫瘍*や膠原病などの基礎疾患を有する患者では発生頻度が高い。珪肺にも合併する。

結核は乳児に感染した場合には髄膜炎など重篤な経過をとる危険性が高い。

CXR では融合性浸潤像，気道散布性病変，空洞性病変を示す。空洞性病変のある場合には排菌量は多いとされている。

結核の診断には喀痰の塗抹標本の Ziehl-Neelsen 染色〈抗酸菌染色〉*（細胞壁が染まると酸で脱色されにくくなる）で抗酸菌を検出し，非結核性抗酸菌との鑑別，結核の確定診断のために，まず喀痰の結核菌 PCR を行う。インターフェロン γ 遊離試験 IGRA i. g. releasing assay の QFT〈クォンティフェロン®〉検査も有用である。その抗原は BCG と非結核性抗酸菌にはみられない。痰が出ないときは胃液を採取し，検体とする。

粟粒結核 miliary t. は多量の結核菌が血行性に散布される病態で，CXR では両側肺野にびまん性粒状影や斑状影をみるが，喀痰検査では診断できず，ツベルクリン反応はしばしば陰性化し，肝生検，骨髄生検，気管支鏡下肺生検で肉芽腫，結核菌を証明することで診断する。

結核菌は分裂時間が長く，小川培地で R 型の灰白色のコロニーを形成し，分裂時間は 12〜15 時間で，コロニー形成まで 4〜8 週間を要する。

ツベルクリン反応は接種後 48 時間後に判定するのが基本である。

ツベルクリン反応は結核菌感染後 1〜3 か月で陽性となる。麻疹などの感染，Hodgkin リンパ腫など細胞性免疫が低下する例では陰転化する。

治療は自然耐性菌の存在を考慮し，イソニアジド〈INH〉（副作用として末梢神経障害，肝炎），リファンピシン〈RFP〉，ピラジナミド〈PZA〉（高尿酸血症），エタンブトール〈EB〉（視神経障害），ストレプトマイシン〈SM〉（第Ⅷ脳神経障害）などからなる 3〜4 剤を用いる多剤併用療法を行う。

INH はビタミン B_6 の欠乏による末梢神経障害をきたすので，同時投与する。

不規則な服用は耐性菌の出現を招くので，DOTS：directly observed treatment, short course を行う。

喀痰塗抹染色陽性患者など排菌している結核患者に対して，患者に隔離入院を指示し，外科マスクをさせ，医療従事者は N95 マスクをし，独立した診察室で診察し，部屋を陰圧にする。患者の付き添いの家族も結核を疑わせる症候がなければ，N95 マスクを使用する。診断後は保健所にただちに届け出る〔☞ p.75〕。公費負担は保健所長に申請する。

患者に接触した人に特別な処置を行わなければならないが，環境に付着した菌には感染性がないので消毒の必要はない。

接触者健康診断には IGRA かツベルクリン反応を行い，陽性者を対象に CXR を行う。

喀痰の結核菌塗抹陽性患者は結核病棟への隔離が必要であるが，培養陽性や PCR 陽性でも結核塗抹陰性なら隔離は必要でない。

生後 6 か月に達するまでの間にツベルクリン反応検査を行わずに BCG：Bacille de Calmette et Guérin を接種する。BCG は追加接種の必要がない。

BCG は結核感染を予防するとは信じられていないが，小児の胸腔外結核，特に結核性髄膜炎を減少させる。BCG 接種後，硬結や水疱など強い反応がみられた場合，既感染を疑い，早期にツベルクリン反応を行う（Koch 現象）。

4）非結核性抗酸菌症 NTM：non-tuberculous mycobacteriosis
〔☞ p. 178〕　07D27／08A37

中高年の女性に多い。

肺感染症は MAC：mycobacterium avium-intracellulare complex によるものが最も多い。NTM は塵埃，土壌，水系に由来し，人から人への感染は無視でき，空気感染対策を行う必要はなく，届出も不要である*。中葉，舌区に気管支拡張像を示す。IGRA は陰性。肺 MAC 症には喀痰抗酸菌 PCR 法が有用である。

治療には RFP，EB に加え，クラリスロマイシンを使うが再発は多い。

5）嚥下〈誤嚥〉性肺炎 aspiration pneumonia　08E46／08G26／09G36／09H34／09I48／10F9／10G6,14／11A52／11G66, 67／11I4／12B26／12D54／12E48／12F64

口腔内容物を気道内に吸入することによる*。

高齢者，脳血管障害，寝たきり患者，睡眠薬使用，術後では咳反射の低下によるところが大きい。嫌気性菌，レンサ球菌属，大腸菌やカンジダが原因菌となる。気管支と細気管支中心の炎症，異物，異物巨細胞〔☞ p. 115〕をみる。むせなくても誤嚥は否定できない*。嚥下内視鏡検査で食塊の喉頭侵入をみる。

治療にはβラクタマーゼ阻害薬配合ペニシリンが有効である。

予防には嚥下機能を評価（内視鏡検査とバリウム造影検査）し，口腔内を清潔にする（口腔ケア，経口摂取していなくても*），流動食*は避けてカプサイシン入りゼリーを食べる*，食品にとろみをつける*など食事形態の工夫，食後2時間は座位や Fowler 位*で安静にするなどが勧められている。

嚥下障害を評価する水飲みテストでは，口角からの流出の有無を確認する*。嚥下困難のある患者では頸部前屈位にする*。食事介護では，毎回嚥下を確認する*。寝たきりでは喀痰吸引も予防に有効である。

6）クループ croup〈急性声門下喉頭炎〉　07F22／09E52／10F25

喉頭狭窄によって吸気性喘鳴や犬吠様咳嗽，嗄声，吸気性呼吸困難をきたす疾患群で，3か月から3歳に好発する。

パラインフルエンザウイルスが原因として多く，その他にはインフルエンザウイルス，アデノウイルスが原因になる。

アドレナリン吸入が有効である。

7）急性細気管支炎 acute bronchiolitis　09F23

RS ウイルスやパラインフルエンザウイルスが原因になることが多く，好発年齢は6か月ごろである。呼気性呼吸困難があり，肺は過膨張を示す。治療は加湿酸素投与と輸液など対症療法である。ハイリスク児には抗 RS ウイルスヒト化モノクローナル抗体（パリビズマブ）を投与する。

(3) 閉塞性・拘束性障害 〔☞ p.233〕をきたす肺疾患

1) 慢性気管支炎 chronic bronchitis

慢性閉塞性肺疾患 COPD：chronic obstructive pulmonary disease には肺気腫と慢性気管支炎がある。

慢性気管支炎は少なくとも2年連続して，少なくとも3か月の間，咳と痰が続く患者として臨床的に定義される。%DL_{CO}は低下しない。

2) 肺気腫 emphysema　07A57／08E49／08I79／09A59／09B46／10C28, 29／10I75／12A66／12C32

喫煙と関連するものが大部分である。$α_1$-アンチトリプシン欠損症でも起こる。

肺胞壁が破壊され，気腔が拡張するとともに，呼気時に呼吸細気管支を支える周囲の肺胞壁も減るため，呼気時に腔を保てなくなり，閉塞性障害となる。原則として線維化を伴わない。

息切れ，口すぼめ呼吸，1秒率低下*，呼気の延長，呼吸音の減弱をみる。

肺の過膨張による，ビア樽状胸郭，打診で過共鳴音，肺肝境界の低下，残気量〈RV〉は増し，胸部X線写真で，肺の透過性の亢進，横隔膜平坦化，滴状心をみる。横隔膜，肋間筋が呼吸に関与しにくくなり，補助筋を利用するため胸鎖乳突筋は肥大し，カロリー消費が多くなり，やせが多い。

重症になると，吸気時に肋骨が内方へ移動する奇異性運動（Hoover 徴候）をみる。

静肺コンプライアンスは上昇し，%DL_{CO}は低下する。

喘息では**呼気 NO**が上昇し，鑑別になる。

ばち指をみることは少なく，みられた場合，肺癌の合併を疑う。（注：「COPDではばち指をみる」とする記載，出題もある）

COPDを悪化させるのは感染*で，肺炎球菌，インフルエンザ桿菌，*Moraxella catarrhalis* が原因となる。

治療はまず禁煙である。呼吸訓練として口すぼめ呼吸，腹式呼吸を行う。気管支拡張薬（長時間作用性吸入 $β_2$刺激薬，長時間作用性吸入抗コリン薬）が使われるが，予後を改善できるのは酸素のみである。

インフルエンザワクチンの接種を行う*。

PaO_2 55 Torr 未満の患者では**在宅酸素療法**〈HOT〉を導入する。

気道感染を合併すれば Gram 染色，動脈血ガス分析を行い，治療には抗菌薬，気管支拡張薬の投与を行う。肺容量縮小術 LVRS：lung volume reduction surgery の適応になる。

3) 気管支喘息 bronchial asthma　07H35, 36／08C23／10E47／10H24／11A54／11I73

種々の刺激による気管気管支系の反応性増加*による狭窄で起こる，発作性で

可逆的な過敏性気道として定義されている。

スパイロメトリー〔☞ p.232〕を行い，FEV_1が12％ないし200 mL以上改善する場合を気道狭窄の可逆性ありとしている。

小児喘息の90％以上はⅠ型アレルギー*〔☞ p.98〕が関与するアトピー性素因*であり，2/3は思春期前後に寛解または治癒する。原因抗原はハウスダスト，ダニ*が多い。

呼気性呼吸困難*，喘鳴*をみる。発作は日内変動がみられ，真夜中から明け方に多い。発作が続くと肺過膨脹，皮下気腫をみる。

喀痰には剝離した上皮（Curschmann らせん体），好酸球*，破壊された好酸球顆粒による Charcot-Leyden 結晶をみる。気管支壁には基底膜の肥厚，好酸球の浸潤，杯細胞の増加をみる。

発作時には呼気延長，喘鳴をみる。呼吸困難があれば，まず酸素を投与する。小発作では$β_2$刺激薬の吸入，中・大発作では副腎皮質ステロイド薬の全身投与も行う。

長期管理には吸入ステロイド薬*（口腔カンジダ症予防のため使用後は口をすすぐ）を，増悪時には$β_2$刺激薬*を中心にアミノフィリン（ホスホジエステラーゼ阻害薬で，cAMP 濃度を上昇させる），副腎皮質ステロイド薬などを使用する。口すぼめ呼吸を指導する*。ピークフロー PEF：peak expiratory flow 値の日内ないし日間の変動が20％以上あると，十分に管理できていないことを示す。

ロイコトリエン受容体拮抗薬（モンテルカスト，プランルカスト）は気管支拡張，気道炎症抑制作用がある。

オマリズマブ（抗 IgE 抗体）は副腎皮質ステロイド薬の必要量を減らすことができる。

重症喘息では気管支鏡で平滑筋を減少させる気管支熱形成術も行われる。

アスピリン喘息はアスピリンや NSAIDs で起こり，非アトピー性（原因抗原，IgE が検出されない）で，成人，女性に多く，鼻茸を伴う。

4）間質性肺炎 interstitial pneumonia（pneumonitis） 07B13／07D52／08E51／08I57／09A29／09I49／10I76／12C38

特発性間質性肺炎のなかで最も多く，典型的な**特発性肺線維症** IPF：idiopathic pulmonary fibrosis（組織分類の UIP：usual interstitial pneumonia）は，間質の炎症と線維化が特徴であり，じん肺など間質の線維化を起こす疾患に似るが，その原因を特定できないものである。

CXR では肋骨横隔膜角を中心に網状陰影，蜂窩肺像を示す。

肺機能検査では拘束性障害をきたし，全肺気量減少，％ DL_{CO}低下，肺コンプライアンスは低下する。1秒率は低下しない。PaO_2は低下し，過換気のため$PaCO_2$は低下する。血清生化学的検査で LD が上昇する。KL-6，SP-A が上昇し，マーカーとなる。

労作性呼吸困難，乾性咳，捻髪音をみる．喘鳴はみられない．

時間的空間的に斑状に病変をみ，リンパ球の浸潤は軽く，**線維芽細胞巣** fibroblastic foci をみる．特に肺底部や胸膜直下の肺胞壁に線維化が起こり，最終的には肺は立方上皮ないし円柱上皮で覆われた，拡張した気腔を線維組織が取り囲む像となり，**蜂窩肺** honeycomb lung となる．

同様の組織像は環境因性肺疾患，薬剤誘発性肺障害，膠原病随伴性間質性肺炎でもみる．

肺気腫と肺線維症が併存する**気腫合併肺線維症** CPFE：combined pulmonary fibrosis and emphysema が近年注目され，肺線維症よりも予後が悪い．

治療では副腎皮質ステロイド薬が使用されるが，IPF に対する有効な治療法はない．

非特異性間質性肺炎 NSIP：nonspecific interstitial pneumonia は小葉中心の病変，均質な炎症および線維化があり，UIP の小葉辺縁の病変，不均質性とは対照的で，副腎皮質ステロイド薬で予後良好である．

5）びまん性汎細気管支炎 DPB：diffuse panbronchiolitis 10A40／11G22

慢性副鼻腔炎に合併し（**副鼻腔気管支症候群**），呼吸機能検査では混合性（拘束性＋閉塞性）障害，CXR で肺の過膨張と下肺中心のびまん性粒状影を示す．

病初期はインフルエンザ桿菌，肺炎球菌が多く，緑膿菌への菌交代が起こると，難治性で予後が悪いとされていたが，近年，エリスロマイシン少量長期投与で，予後の著明な改善をみるようになった．

6）放射線肺臓炎 12F47

放射線肺臓炎は，放射線照射の部位に一致して病変*があり，もともと肺の線維化のある例や抗癌剤の使用で増悪する．無症状や軽度なら経過観察する．

7）じん肺 pneumoconiosis* 10E8／11A10

粉塵吸入*による慢性の肺線維化疾患*である．空気力学的直径が 10 mcm 以下になると肺胞に沈着する粉塵が増加する．植物由来原因物質が含まれることもあり，粉塵吸入中止後も肺病変は進行性である．拘束性換気障害をきたす．

珪肺 silicosis は二酸化珪素*の吸入で起こり，多発性の粒状影，肺門リンパ節の石灰化をみる．珪肺では結核を合併しやすい．

石綿肺 asbestosis はアスベストの吸入*で起こり，肺線維症による不整形の線状陰影，胸膜，横隔膜上の胸膜石灰化（プラーク），肺癌*，悪性中皮腫*〔☞ p. 15, 249〕をきたし，喀痰中のアスベスト小体をみる．

じん肺健康診断では職歴調査，自覚症状についての問診，CXR を必ず行う．

(4) 肺循環障害

1）肺性心 cor pulmonale

肺疾患やそれに伴う低酸素血症，肺血管疾患による右室の肥厚と右心不全を肺性心と呼ぶ。

2）急性呼吸窮（促）迫症候群*ARDS：acute respiratory distress syndrome 07I33／10I59／11E57／12B8

敗血症*，誤嚥性肺炎*，外傷*，急性膵炎による肺毛細血管内皮障害により，肺毛細血管の透過性が亢進し，病理学的に**びまん性肺胞障害** DAD：diffuse alveolar damage で，肺浮腫，硝子膜の形成をきたし，死亡率が高い疾患である。

非心原性*であり，肺動脈楔入圧は正常である。PaO_2/P_1O_2（吸入酸素濃度）≦200 となる。

治療には**呼気終末陽圧** PEEP：positive end-expiratory pressure が必要で，**非侵襲的陽圧換気** NIPPV：non-invasive positive pressure ventilation の適応となる。PaO_2 80〜100 mmHg，SpO_2 95％以上を目標に必要最小限の酸素投与を行う。

非心原性肺水腫はほかに，神経原性肺水腫，再膨張性肺水腫〔☞ p.250〕，HAPE〔☞ p.416〕がある。

3）肺血栓塞栓症 pulmonary thromboembolism 〔☞ p.113〕 07A4／08A25／08B58／08E66,67,68／10D13／10I60／11A35／11E14／11G47

下肢や骨盤内の深部静脈血栓〔☞ p.225〕から遊離血栓が肺動脈に塞栓する。

危険因子〔☞ p.111：Virchow の要因〕として，整形外科的手術*（特に下肢*の），骨折後，産褥期（特に帝王切開後），肥満，経口避妊薬，長時間椅子に座る旅行（いわゆるエコノミークラス症候群）などがある。予防は早期離床である。

臨床的には呼吸困難，突然の胸痛を引き起こし，血圧，心拍出量の低下，急性右心不全をきたす。血痰をきたすこともある。

PaO_2低下，$PaCO_2$低下，A-aDO_2の開大，心音でⅡp音の亢進，心エコーで右室負荷所見を示す。左室容量は減少する。D-ダイマーは，感度は高いが特異性が低い。

CXR では一側の肺野の透過性の亢進を示すことがある。

胸部造影 CT で，肺動脈の拡張，肺動脈内で血栓をみれば診断できるが，肺動脈造影をしなければ診断できない場合もある。

骨折後に肺脂肪塞栓が起こることがあるが，遊離した脂肪により，各種メディエーターが関与して，急性肺傷害をきたすことがある。

治療は酸素投与，抗凝固療法，血栓溶解療法を行うが，内科的治療が無効の場合，肺動脈血栓摘除術を行う。予防に弾性ストッキング，間欠空気圧迫法がある。

下大静脈フィルター留置は，短期的には予防効果があるものの，長期的には肺血栓塞栓症を増やすので回収可能型が推奨される。

4）肺高血圧症 pulmonary hypertension 07A30／09A52／09D32／10I4／11D59／11I1／12D15

特発性のもの，左心疾患によるもの，肺疾患または低酸素によるもの，慢性血栓塞栓性肺高血圧などに分類されている．

特発性肺動脈性高血圧症 idiopathic pulmonary arterial hypertension は 20〜40 歳の若い女性に多く，呼吸困難，チアノーゼ，右心不全をきたす．Ⅱp 音の亢進がある．LAM とともに肺移植の適応として優先順位が高い．PaO₂値にかかわらず，在宅酸素療法の適応がある．

5）肺動静脈瘻 pulmonary arteriovenous fistula 07E26

肺動脈と肺静脈の異常吻合で，血流シャントにより，拡散の効率が低下する．CXR で結節影を示す．合併症として喀血，脳膿瘍，脳梗塞をきたす．

手術のほか，コイル塞栓術も行われる．

Osler-Weber-Rendu 病〈遺伝性出血性毛細血管拡張症 HHT：hereditary hemorrhagic telangiectasia〉を背景とするものがあり，AD で，粘膜出血をみるが，出血，凝固系に異常はなく，治療は対症的である．

（5）免疫学的機序による肺疾患

1）過敏性肺臓炎 hypersensitivity pneumonitis 09D29／10I54

我が国では住居の真菌（*Trichosporon*）抗原の反復吸入が原因となる夏型過敏性肺臓炎が最も多い．Ⅲ型，Ⅳ型アレルギー反応が関与する．

抗原曝露後 4〜8 時間で呼吸困難，発熱をきたす急性型と，亜急性型がある．

拘束性障害，胞隔炎と類上皮細胞肉芽腫，Masson 体（末梢気道，肺胞内の淡い線維化），BAL にてリンパ球が増え，CD4/CD8 比低下[注]をみる．

CXR は末梢優位である．

帰宅誘発試験が陽性になる．尿中トリコスポロンが陽性になることもある．原因抗原に対する特異的沈降抗体が検出される．

治療は軽症では抗原からの回避，これで改善しない場合には副腎皮質ステロイド薬を使用する．

2）サルコイドーシス sarcoidosis 〔☞ p.115：肉芽腫〕 07A16／07D32／08D3／10D31／11I50／12F40

原因不明の全身性非乾酪性肉芽腫性疾患である．肺門部のリンパ節腫大 BHL：bilateral hilar lymphadenopathy のほか，間質性肺病変，眼のぶどう膜炎（羞明，霧視），網膜静脈周囲炎，結節性紅斑，刺激伝導系障害，耳下腺腫大をみる．しばしば顔面神経麻痺をきたす．

注）過敏性肺臓炎は hyper ハイパーで 8，BAL 液中に CD8↑，したがって，CD4/CD8↓，これに対してサルコイドーシスは CD4↑，したがって，CD4/CD8↑．

ACE，γグロブリン高値，高カルシウム血症を示す．BAL 中のリンパ球，特にT 細胞が増え，CD4/CD8 比上昇をみる[注：p.244]．細胞性免疫の低下がみられ，ツベルクリン反応は陰性となる．気管支鏡で粘膜下血管の網目形成所見をみる．^{67}Ga シンチグラフィーも有用である．

BHL のみ（副腎皮質ステロイド薬の適応にはならない）ならば約 90％は診断後最初の 2 年以内に自然寛解する．約 30％が慢性化，約 10〜20％で永続的な障害を残す．

3）肺好酸球症 eosinophilic pulmonary disease   0816

肺局所に好酸球浸潤を認める疾患の総称である．

原因が分かっているものには薬物，蠕虫 [☞ p.89]，ABPA [☞ p.246] や EGPA [☞ p.409] などの全身性疾患があり，特発性のものには急性と慢性がある．

慢性好酸球性肺炎 chronic eosinophilic pneumonia は CXR では肺末梢優位で，反復する移動性の浸潤影を示し，末梢血好酸球増多をみることも多い．IgG と IgE が関与する．拘束性障害を示す．副腎皮質ステロイド薬が有効である．

急性好酸球性肺炎では BAL 液中に好酸球増多をみるが，末梢血の好酸球増加はない．喫煙と関係するものがある．副腎皮質ステロイド薬が有効である．

(6) その他の肺疾患

1）肺胞微石症 pulmonary alveolar microlithiasis

AR で，肺胞内にリン酸カルシウムを主成分とする微石が形成される．
CXR で 1 mm 程度の濃厚な点状影を全肺野対称性にみる．

2）肺胞タンパク症 pulmonary alveolar proteinosis   05I63

抗 GM-CSF [☞ p.122, M はマクロファージ] 抗体陽性で，マクロファージのサーファクタント処理障害により，肺胞内に PAS 染色陽性のサーファクタントタンパク，脂質が過剰に蓄積する．MDS に続発することが多い．

両側中下肺野に蝶形に広がる陰影を示す．CT ではメロンの皮状の網状陰影 crazy-paving appearance を示す．

治療に BAL [☞ p.234] で肺胞洗浄を行い，乳白色混濁液が得られる．

3）リンパ脈管筋腫症 LAM：lymphangiomyomatosis   06I37

妊娠可能な女性に多く，CXR で両側網状陰影，CT でびまん性の壁の薄い嚢胞構造をみ，気胸 [☞ p.249]，乳び胸を合併しやすい．拘束性および check valve による閉塞性障害となる．結節性硬化症 [☞ p.177] に合併することがある．

mTOR 阻害薬の**シロリムス**を使う．

4）肺 Langerhans 組織球症 Langerhans cell histiocytosis

肺好酸球肉芽腫と呼ばれていたものを含み，喫煙者に多く，気胸，尿崩症などをきたす．

5）囊胞性線維症 cystic fibrosis

CFTR：cystic fibrosis transmembrane conductance regualor の変異による AR で，慢性閉塞性肺疾患と膵外分泌機能不全，汗の Cl⁻ 濃度高値をみる。

6）アレルギー性気管支肺真菌症〈アスペルギルス症〉ABPM〈A〉: allergic bronchopulmonary mycosis〈aspergillosis〉 09A4／11D45

アレルギーⅠ, Ⅲ型により，喘息発作，粘稠痰があり，閉塞性換気障害を示し，好酸球増加，IgE 高値を示し，IgG も関与する。CXR は移動する浸潤影をみる。
　拡張した中枢気管支（中心性囊胞状気管支拡張）に粘液栓をみる。沈降抗体陽性。治療に副腎皮質ステロイド薬を使用する。

7）肺分画症 pulmonary sequestration

気管・気管支から交通のない肺組織で，左下肺に多く，囊胞状を呈し，肺炎を繰り返す。下行大動脈からの太い流入動脈があることが多い。

(7) 肺　癌 primary lung cancer

1）原発性肺癌 〔☞ p.397：扁平上皮癌，腺癌の細胞像〕 07A29／07B55, 56, 57／07D53／07E53／07F16／08G48／08H27／09A30／09C20／09D6／09E58／10A34／10B44／10D43, 57／10E26／10I11／11A51／11I15／12B38／12D31

我が国の男性の癌死の原因としては最も多い。扁平上皮癌，腺癌（最も多い*）のほか，小細胞癌，大細胞癌がある。扁平上皮癌（上皮に）と小細胞癌*（上皮下に）は肺門部（中枢領域*）に発生し，喫煙との関係が強く，男性に多く，喀痰細胞診で診断しやすい*。腺癌は末梢に孤立性陰影をきたす。
　扁平上皮癌は無気肺や空洞を形成しやすい。腫瘍マーカーは SCC, CYFRA である。PTHrP による高カルシウム血症〔☞ p.292〕をきたすことがある。
　腺癌は胸膜陥凹，切痕形成，棘形成，血管気管支の集束像を示す〔☞ p.397：漿潤〕。CT で小さなスリガラス状陰影 GGO：grand glass opacity としてみることもある。腫瘍マーカーには CEA, SLX がある。腺癌の一型として気管支肺胞壁に沿って癌細胞が拡がる細気管支肺胞上皮癌 bronchioloalveolar carcinoma があり，肺炎様の像を呈することがある。
　小細胞癌 small cell carcinoma は悪性度が高い神経内分泌腫瘍で，組織学的には胞体の少ないリンパ球様の細胞または燕麦様の細胞が特徴である。ただしリンパ球と異なり，大きさが 2〜3 倍で，切れ込み細工状の細胞間結合がある。Lambert-Eaton 症候群〔☞ p.166〕，ADH，ACTH〔☞ p.335〕上昇などの腫瘍随伴症候群 paraneoplastic syndrome が起こることがある。腫瘍マーカーは NSE，ProGRP（神経芽腫のマーカーにもなる）である。
　大細胞癌 large cell carcinoma は異型が目立ち，他の組織型の除外診断によるが，おそらくは分化度が低い腺癌ないし扁平上皮癌であろう。
　原発巣や転移したリンパ節が上大静脈を圧迫，狭窄，閉塞することにより上大

静脈症候群（閉塞した上大静脈血は胸腹壁を下方に流れ，下大静脈に還流する）をきたし，顔面浮腫を伴う*。肺尖部に浸潤したものを Pancoast 腫瘍*と呼び，Horner 症候群〔☞ p.147〕や腕神経叢障害，横隔膜神経麻痺，嗄声*をきたす。

転移は肺内と骨に多い。

診断には肺門部の癌には経気管支肺生検（X 線透視下で行うこともある），胸膜直下の腫瘍には CT ガイド下肺生検，胸腔鏡下生検を行う。PET は診断に有用ではあるが，確定診断はできない。

治療法，予後などの観点から小細胞癌 SCLC：small cell lung cancer と非小細胞癌 NSCLC：non-SCLC に大別される。

NSCLC は Ⅰ，Ⅱ期は肺葉切除とリンパ節郭清が第一選択となる。縦隔リンパ節転移があればⅢa 期で，進行例は抗癌剤と放射線療法を行う。手術可能例でも 5 年生存率は 50％以下である。肺門部早期肺癌にはレーザー療法が行われることもある。肺や骨に転移していても，全身状態が良好なら，抗癌化学療法が適応になるが，全身状態が不良ならば緩和ケア〔☞ p.462〕を行う。*EGFR*：epidermal growth factor receptor 変異例（日本人の女性に多い）ではゲフィチニブやエルロチニブなどの EGFR-TK：tyrosine kinase 阻害薬も使用されているが，間質性肺炎に注意する。*ALK*：anaplastic lymphoma kinase 転座陽性ならクリゾチニブが適応となる。ニボルマブ（オプジーボ®）〔☞ p.180〕も使われる。

SCLC は早期に血行性転移をしているので，化学療法が第一選択になり，多くの例で反応し，放射線感受性も高く，画像上消失することも少なくない。しかし 6〜8 か月で再発し，再発後は平均生存期間が 3〜4 か月となる。

腫瘍により，気管の高度狭窄をきたした場合，ステント挿入を行うこともある。

2）転移性肺腫瘍 metastatic lung cancer　12A62

辺縁が比較的明瞭な類円形陰影〔☞ p.397〕で，多発性のことが多い。

重篤な合併症がなく，多発転移でなければ手術適応となる場合もある。

癌性リンパ管症 lymphangiosis carcinomatosa は肺のリンパ管（気管支，血管周囲，臓側胸膜にある）に癌細胞が広がり，リンパ管を閉塞する状態である。CXR で間質影，Kerley 線をみる。原発は胃癌が多い。

3）肺孤立結節影 solitary pulmonary nodule　10I55

感染性，非感染性の肉芽腫が多い。〔☞ p.91：犬糸状虫症〕

過誤腫 hamartoma は成熟細胞の異常な集まりで，肺では主として軟骨成分が多く，CXR でポップコーン状の形を示す。

4）気管腫瘍

悪性腫瘍が圧倒的に多く，転移性が多い。原発性では腺様嚢胞癌，扁平上皮癌の順に多い。

カルチノイドは Kultschitzky 細胞由来で，ほとんどが主気管支に発生する。

発育は一般に緩慢である。〔☞ p. 275〕

(8) 異常呼吸

1）過換気症候群 hyperventilation s.*　09I51／12B15

心身のストレス*により，空気飢餓感から，過呼吸をきたすもので，女性に多い*。呼吸回数は増加するが，呼吸の深さは変わらない。

$PaCO_2$ が低下*し，呼吸性アルカローシスをきたし*，緩衝作用のある血中アルブミンが，水素イオンを放出し，カルシウムイオンをひきつけるため，イオン化カルシウムは低下*し，四肢末端，口唇のしびれ*，テタニー〔☞ p. 342〕をきたす。

胸腔内圧の上昇により心拍出量が低下することもある*。

低酸素血症はなく，HCO_3^- は変化せず，急性呼吸不全の原因にはならない。

治療は紙袋による再呼吸法（呼気吸入）である。

2）睡眠時無呼吸症候群 SAS：sleep apnea s.*　08A60／09H38／10B28／10C17／11B9／11D58

閉塞性無呼吸と中枢性無呼吸がある。睡眠中のいびき*と呼吸停止，日中の傾眠傾向*，多血症，高血圧，頭痛がみられ，肥満男性に多い。咽頭扁桃肥大などが原因になる。高度の肥満によるものを Pickwick 症候群 という。

終夜睡眠 PSG：polysomnography（脳波測定，筋電図，心電図，SpO_2 を含むが血圧は含まない）を行う。睡眠薬の内服は慎むべきである。減量，禁酒，長時間の運転の禁止を指導する。仰臥位では舌根沈下をきたすので，側臥位で就眠する。

治療は 経鼻持続陽圧呼吸 nasal CPAP：continuous positive airway pressure，外科的には 口蓋垂・軟口蓋・咽頭形成術 UPPP：uvulo-palato-pharyngoplasty がある。

(9) 気管支拡張症と無気肺

1）気管支拡張症 bronchiectasia　10A40／10I25

気管支の慢性炎症を伴う不可逆性の拡張で，多量の膿性喀痰や喀血をみる。

治療は抗菌薬，PaO_2 が低い場合には在宅酸素療法を行う。マクロライドの長期投与が気道炎症の軽減をもたらす（抗菌薬としての効果ではない）。

2）無気肺 atelectasis　10C21／11H28

気管支の閉塞，周囲からの圧迫などにより起こる。全身麻酔術後の呼吸器合併症として起こることもある。呼吸音は減弱する。

一葉の無気肺では他葉が代償性に拡大し，縦隔が病側に寄ることで，大量胸水と鑑別する。

円形無気肺 rounded a. は胸膜炎に伴ってみられ，腫瘤状となる。

肺癌の気管支閉塞によるものが考えられる場合には胸部 CT，気管支内視鏡で診断する。

（10）胸膜・縦隔疾患（胸水 [☞ p.235]）

1）胸膜炎 pleuritis 09E27

悪性腫瘍や感染が原因になることが多い。
発熱, 深呼吸で増強する胸痛, 咳をみる。聴診で胸膜摩擦音を聴取する。
結核性胸膜炎では胸水中の**アデノシンデアミナーゼ**〈ADA〉が高値を示す。
癌性胸膜炎は放射線治療の適応にはならない。

2）膿　胸 pyothorax 07D15／07G39

胸腔内に膿性胸水が貯留した状態をいう。
肺炎に続発することが多い。急性膿胸は嫌気性菌, Gram 陽性菌（黄色ブドウ球菌, 肺炎球菌など）および Gram 陰性菌（緑膿菌, 大腸菌など）, 慢性膿胸は結核菌が原因になることが多い。胸腔穿刺で診断する。
治療は抗菌薬とともにドレナージを行う。胸腔ドレナージは, 血気胸や乳び尿でも行われる。

3）胸膜中皮腫 pleural mesothelioma 07I53／10E64,65／11A37／12D10

特に職業性の石綿〈アスベスト〉[☞ p.15, 242] 曝露で発症し, 胸膜に沿った腫瘤をみる。胸水の**ヒアルロン酸**は高値を示す。上皮型が多い。腫瘍細胞は**カルレチニン**の免疫染色で陽性である。予後は悪い。

4）気　胸 pneumothorax 07F28,29／07G67／08C30,31／08F6／09D31／10B52／10I18／11A39／11G39／11H37,38／12A41／12D5

臓側胸膜と壁側胸膜の間に空気が貯留し, 肺が虚脱したものである。
特発性気胸は 20 歳代のやせ型の男性に多く, ブレブ（臓側胸膜内の気腔）, ブラ（臓側胸膜直下の気腔）の破裂が原因になる。ブラやブレブは肺尖部や上葉にみることが多い。外傷*や鎖骨下静脈穿刺の合併症（医原性*）[☞ p.453] としてみることもある。若い女性の気胸には子宮内膜症 [☞ p.313] による**月経随伴性気胸** catamenial pneumothorax や肺リンパ脈管筋腫症 [☞ p.245] に伴うものもある。
病側は打診で鼓音*, 呼吸音減弱, 声音振盪の低下, 肺肝境界の低下があり, CXR で診断する。
虚脱が軽度のときには経過観察ないし脱気処置をする。虚脱が高度の場合には胸腔ドレナージで, 持続吸引をする*。気漏の持続, 再発, 両側, 血胸の合併は手術適応である。

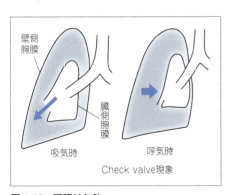

図 4-56　緊張性気胸

緊張性気胸* tension pneumothorax は check valve 機序により，吸気時に入った空気が，呼気時に排気されない*〔☞図 4-56〕。胸腔内圧が上昇し，循環不全となるので，緊急の胸腔ドレナージによる脱気を行う。〔☞ p. 454：人工呼吸器〕

治療で肺を急速に拡張させると肺水腫が起こることがある（再膨張性肺水腫）。

5）縦隔腫瘍 mediastinal tumor　07D28／07I52／08A4／08D52／08I45／09D30／10D29／12D48

縦隔の解剖学の視点から何が発生するかを考える。

前縦隔には胸腺腫，縦隔内甲状腺腫，奇形腫（石灰化があったり，膵組織により炎症，穿孔をきたすこともある）などの胚細胞腫瘍ができる。胸腺腫は上皮細胞成分にリンパ球が混じた像を示し，重症筋無力症〔☞ p.166〕，赤芽球癆〔☞ p.126〕を合併する。

中縦隔には悪性リンパ腫，心膜嚢胞，気管支嚢胞が，後縦隔には神経鞘腫（von Recklinghausen 病に合併することがある〔☞ p. 177〕）など神経原性腫瘍，消化管嚢胞が発生する。

鑑別のため，可溶性 IL-2 受容体〔☞ p. 131〕，hCG〔☞ p. 317，318〕，抗アセチルコリン受容体抗体〔☞ p. 166〕の検査を行う。

浸潤性胸腺腫では上大静脈症候群をきたす。

6）縦隔炎 mediastinitis，縦隔膿瘍　07B48／11I39／12A64

急性縦隔炎は外傷性，術後の他，咽後膿瘍，歯根炎から波及する。縦隔の拡大があり，治療は縦隔ドレナージである。

7）縦隔気腫 pneumomediastinum　11A54／11G66

強い咳嗽や胸部外傷で起こり，前胸部皮膚に握雪音（皮下気腫）や心拍に一致した捻髪音（Hamman 徴候）を認める。

XR で気道食道の輪郭がみえる。

第7章 消化器系

1 構造と機能

(1) 各消化器官の位置，形態と血管分布　〔☞図4-57〕　07B34／07E7／08E21, 31／09E13, 56／11D35／12F49

　消化管は**食道** esophagus，**胃** stomach，**小腸** small intestine，**大腸** large intestine，**肛門** anus からなる。小腸は**十二指腸*** duodenum（約25 cm長），**空腸*** jejunum，**回腸*** ileum からなる。大腸は**盲腸*** cecum，**結腸*** colon，**直腸*** rectum からなり，盲腸には**虫垂*** appendix がついている。結腸は**上行結腸** ascending colon，**横行結腸** transverse c.，**下行結腸** descending c.，**S状結腸** sigmoid c. からなる。

　食道は縦隔内で，気管の後方を走行し，咽頭部，気管狭窄部，横隔膜貫通部の3か所に生理的狭窄部がある。食道胃境界部は腹腔内にあり，**食道括約筋**が逆流を防ぐ。**食道裂孔**は上門歯裂から約40 cm（鼻孔から胃内までは50 cm，うち食道35 cm）の位置にある。

　食道は腹腔内で肝左葉に接する。十二指腸上部は肝右葉と接する。膵臓の頭部は十二指腸に，尾部は脾臓に接するが，肝臓に接しない。右腎臓は肝右葉と接し，

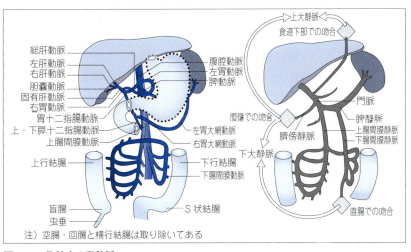

図4-57　腹腔内の動静脈

脾臓は肝左葉と接する。

結腸には3本の**結腸ヒモ** taenia（固有筋層の外縦層）があり，それを盲腸に向かってたどると虫垂に行きあたる。

腹腔動脈 celiac artery はまず**左胃動脈** left gastric a., **脾動脈**[*]splenic a., **総肝動脈** common hepatic a. に分岐する。

総肝動脈は幽門部の小弯側で**胃十二指腸動脈**[*]gastrodeudenal a., **右胃動脈** right gastric a. を分岐したあと**固有肝動脈** proper hepatic a. となる。

固有肝動脈は左右肝動脈に分岐し，胆嚢動脈は右肝動脈から分枝する。胃十二指腸動脈は幽門部大弯側で，**右胃大網動脈** right gastroepiploic a. と**前，後上膵十二指腸動脈** anterior, posterior superior pancreaticoduodenal a. に分岐する。

胃は小弯では左右の胃動脈が，大弯では脾動脈から分枝した左胃大網動脈と右胃大弯動脈が吻合し，ループを形成している。上腸間膜動脈は十二指腸水平脚前方を縦走するので，同部で十二指腸を圧迫することがある。

上腸間膜動脈 superior mesenteric a. は小腸と横行結腸口側を栄養する[*]。

中・下直腸動脈は内腸骨動脈から分岐する。

門脈 portal vein は腹腔内の消化器と脾臓からの血液を肝臓に送り込む静脈系の血管である。

脾静脈が下腸間膜静脈と合流し，その後上腸間膜静脈，左胃静脈と合流して門脈となる。

門脈（最も背側にある），**総胆管** common bile duct，肝動脈を含む肝十二指腸間膜（肝胃間膜と合わせ**小網** lesser omentum）と下大静脈の間には **Winslow 孔**〈**網嚢孔**〉がある。**網嚢**omental bursa は上部消化管の回転により，腹側胃間膜と背側胃間膜に取り囲まれた腔である〔☞ p.60〕。

Calot 三角は右肝管・総肝管，肝下面，**胆嚢管** cystic duct からなる三角形で，この中に胆嚢動脈がある。

(2) 腹膜と臓器の関係 〔☞図 4-58〕 03G13

十二指腸と膵臓，上行結腸と下行結腸は**後腹膜** retroperitoneum に固定されており，間膜はない。腎臓も後腹膜臓器である。

十二指腸空腸曲には横隔膜右脚につながる **Treitz 靱帯**がある。

胃，小腸，横行結腸，S状結腸には間膜がある。横行結腸は腹膜によって完全に覆われている。

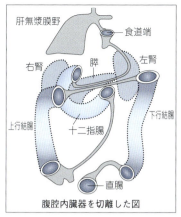

図 4-58　後腹膜臓器

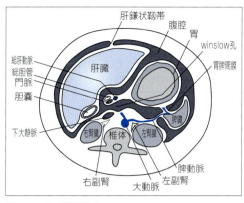

図 4-59　腹部横断図

(3) 食道・胃・小腸・大腸の基本構造と部位による違い　〔☞図4-60〕

消化管の基本構造は内腔側から，**粘膜層**＊mucosa，**粘膜筋板** muscularis mucosae，**粘膜下層〈組織〉**submucosa，**固有筋層**＊muscularis propria（内輪層と外

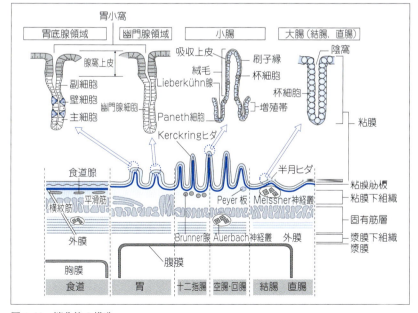

図 4-60　消化管の構造

縦層がある）からなり，固有筋層の外側は腹膜で覆われている部位では**漿膜下層〈組織〉** subserosa，**漿膜**＊ serosa（腹膜）となる。

> 食材の「もつ」や「ホルモン」の代表的な部位は腸壁であるが，これは厚い固有筋層と，粘膜層（およびそれに付着する粘膜筋板）の2つの層（その間が粘膜下層）からなり，固有筋層，特に外縦層の収縮により，粘膜面を外側にして丸まっていることがわかる。

腹膜で覆われていない部位，すなわち食道，直腸では**外膜** adventitia＊（膜状物があるわけではなく，固有筋層の周囲の結合組織をいう）となっている。

食道と肛門では重層扁平上皮＊，胃から直腸までは単層円柱上皮が覆う。

食道の固有筋層は，上部は横紋筋，中部は混合性，下部は平滑筋である。食道では粘膜固有層の幅が広く，リンパ管や血管が豊富である。

胃では皺襞，組織学的には腺窩上皮でその下は口側から3つの領域に分けられ，それぞれ**噴門腺** cardiac gland，**胃底腺** fundic g.，**幽門腺** pyloric g. がある。

小腸では**輪状〈Kerckring〉ヒダ**，**絨毛**（毛細血管と乳び管を含む）と **Lieberkühn 腺**，結腸直腸は**半月ヒダ**，**陰窩** crypt をみる。小腸吸収上皮にはさらに**微絨毛**［☞ p.347］があり，吸収面積を広くする。十二指腸では **Brunner 腺**がある。小腸上皮には吸収上皮，**杯細胞** Goblet cell があり，Lieberkühn 腺底部には **Paneth 細胞**をみる。回腸ではリンパ小節が数個集まり，**Peyer 板**を形成する。

回盲部には **Bauhin 弁**をみる。

結腸直腸の陰窩には杯細胞が多い。

粘膜下組織には腺分泌に関わる **Meissner 神経叢**，固有筋層の内輪層と外輪層の間に消化管運動に関わる **Auerbach 神経叢**がある。

（4）消化管運動の仕組み

嚥下の**咽頭相**では軟口蓋で鼻腔と咽頭が，喉頭蓋で咽頭と気管が遮断される。
消化管平滑筋の収縮・弛緩による蠕動で，内容物撹拌と肛門側への輸送を行う。

（5）消化器官に対する自律神経の作用 ［☞ p.146］

（6）肝の構造と機能 ［☞図 4-61, 62, 63］ 08D5／10D11／11B24

解剖学的には**肝鎌状靱帯** falciform ligament により，臨床的には下大静脈と胆嚢を結ぶ **Cantlie 線**により，右葉と左葉に分ける。

尾状葉 caudate lobe S1，左外側区 S2，S3（上から），左葉内側区 S4，右葉前区 S5，S8（下から），右葉後区 S6，S7（下から）に分けられる。右肝静脈は機能的右葉の前区域と後区域の境を走行する。

組織学的には小葉構造を示し，その辺縁にある **Glisson 鞘〈門脈域〉**には**小葉間胆管**，小葉間動脈（栄養血管），小葉間門脈（機能血管）を含む。

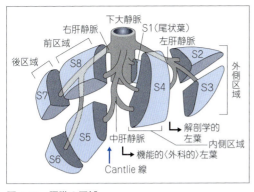

図 4-61　肝臓の区域

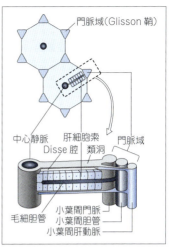

図 4-62　肝の組織像

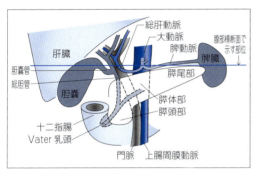

図 4-63　肝門部と膵臓

　　肝細胞は索状に配列し，その間に**類洞** sinusoid がある。類洞は小葉間動脈と小葉間門脈の血液を小葉の中心にある**中心静脈**に注ぐ*。類洞壁（類洞内皮）と肝細胞の間には Disse 腔がある。

　　肝細胞は胆汁酸を産生し，胆汁は肝細胞の間の**毛細胆管** bile canaliculus を通り，小葉間胆管*に注ぐ。

　　類洞にはマクロファージである **Kupffer 細胞**，NK 細胞である **Pit 細胞**がある。Disse 腔にはビタミン A を含む脂肪滴を貯留し，コラーゲンを合成する**伊東細胞〈星細胞〉**がある。

　　鍍銀染色〔☞ p. 43〕では肝細胞と類洞の間が明瞭となる。

　　肝臓の機能には 1) グリコーゲンの合成・貯蔵，分解，2) アルブミン*，グロブリン（免疫グロブリンを除く），コレステロール*，凝固因子*などの合成，3) アンモニアから尿素の合成*，4) ヘムからのビリルビンの合成*，5) 解毒*などがある。

(7) 胃液の作用と分泌機序　10I17

　　　胃底腺の**主細胞** chief cell（細胞質は好塩基性で円柱状）からペプシノーゲンが，副細胞から粘液が分泌される。**壁細胞** parietal cell（細胞質が好酸性で，腔側を頂点とした三角形で大型）からはヒスタミン，**ガストリン**＊（胃 G 細胞から分泌される）が，さらにアセチルコリンの刺激により**プロトンポンプ**（H^+-K^+-ATPase）が働くことで胃酸が分泌され〔☞ p.128〕，胃液の pH は 2.0＊で，ペプシンの至適環境を形成する。

　　　胃酸の機能として，食物の殺菌もある。

(8) 胆汁の作用と胆嚢収縮の調節機序　03E9

　　　胆嚢 gall bladder は粘膜，筋層，漿膜で構成され，粘膜筋板，粘膜下層はない。
　　　胆汁酸の主成分のコール酸はステロイドである。
　　　胆汁は，摂食時以外は Vater 乳頭内の Oddi **括約筋**が収縮しているので，十二指腸へ流出せず，胆嚢に入り濃縮後，分泌されるので，胆嚢管には 2 方向性の流れがある。
　　　肝内でコレステロール〔☞ p.66〕から合成された**一次胆汁酸**には，**コール酸，デオキシコール酸**があり，一次胆汁酸が消化管内に排泄後，腸内細菌により，代謝されると**二次胆汁酸**となり，90％以上は回腸で吸収され，肝臓に取り込まれる（**腸肝循環**）。
　　　胆汁酸と**レシチン**は水中の脂肪粒子を**乳化** emulsification させる作用があり，胆汁うっ滞では脂質，脂溶性ビタミンの吸収が障害される。
　　　コレシストキニン（胆嚢収縮の主な調節因子）やセクレチン，迷走神経刺激は胆嚢を収縮させ，Oddi 括約筋を弛緩させる。〔☞ p.257〕

(9) 膵外分泌系の構造と膵液の作用

　　　膵臓 pancreas は外分泌系と Langerhans **島**＊からなる内分泌系からなる。
　　　主膵管〈Wirsung 管〉は総胆管とともに**主乳頭**〈Vater 乳頭〉に，**副膵管**〈Santorini 管〉は副乳頭を介し十二指腸に開口する。10％で，主膵管と副膵管に交通がない（**分離膵** pancreas divisum〔☞ p.60〕）。
　　　アミラーゼは糖質＊を，リパーゼ〔☞ p.349〕は胆汁酸により活性化される。**トリプシン，キモトリプシン**＊，エラスターゼはタンパクを分解する。重炭酸イオンの存在下で活性が高まる。
　　　トリプシンは自身がトリプシノーゲンから活性化されると同時に種々の酵素を活性化させる。急性膵炎では何らかの機序によりトリプシンが活性化され，膵の自己消化が起こる。

　　　　〔☞ p.337：膵島〕

(10) 小腸における消化・吸収　06D56

小腸の運動には蠕動の他，分節，振子がある。

1日経口摂取 1.5〜2 L，唾液 1.5 L，胃液 2 L，胆汁 0.5 L，膵液 1.5 L，小腸からの分泌が 3 L あり，小腸で 8.5 L，大腸で 1 L 吸収される。糞便量は 100 mL であり，200 mL 以上が下痢である。

小腸刷子縁のマルターゼによりマルトース〈麦芽糖〉が2つのグルコースに，ラクターゼによりラクトース〈乳糖〉はガラクトースとグルコースに，スクラーゼによりスクロース〈蔗糖，ショ糖〉がグルコースとフルクトース〈果糖〉にそれぞれ二糖類が単糖類に分解され吸収される。

糖，アミノ酸は門脈に，脂質はリンパ管を経て乳び槽，胸管に入る。

アミノ酸，糖，脂肪，葉酸，鉄は十二指腸，空腸で，胆汁酸とビタミン B_{12} は回腸で吸収される。胃切除術後では鉄とビタミン B_{12} が欠乏する。

胆汁酸の吸収障害は下痢をきたす。

脂肪消化吸収能評価に，便の Sudan III 染色がある。　〔☞ p.349：トリグリセリド〕

(11) 大腸における糞便形成と排便の仕組み　06E33

糞便がS状結腸から直腸に移行すると直腸壁を伸展し，内肛門括約筋（不随意筋）が弛緩し，この刺激が骨盤内臓神経，仙髄排便中枢を経て，大脳皮質に伝わり，便意をもよおす。外肛門括約筋は便をもたらさないために収縮する。排便時には腹筋，横隔膜が緊張し，声門閉鎖が起こり，直腸内圧が上昇し，肛門括約筋，骨盤底筋（恥骨直腸筋を含む）が弛緩，肛門管と直腸が直線化する。

(12) 主な消化管ホルモンの作用　03E2

ソマトスタチン* は胃の D 細胞から分泌（膵からも）され，胃酸分泌，消化管運動が抑制される。視床下部でも合成分泌される。〔☞ p.336, 337〕

セクレチン* は胃内容が十二指腸に入ると，十二指腸粘膜 S 細胞から放出され，膵導管細胞からの重炭酸イオンの分泌を刺激し，中和する。

コレシストキニン* 〈パンクレオザイミン〉は上部小腸粘膜 I 細胞〈M 細胞〉から分泌され，膵腺房細胞からの消化酵素分泌を刺激する。

モチリン* は小腸粘膜から空腹時に分泌され，腸管運動を促す。

(13) 唾液腺 salivary gland の構造と機能　06H17

耳下腺 parotid g. は漿液腺で，分泌液は Stensen 管を，顎下腺 submandibular g. は漿液腺の多い混合腺で，Wharton 管を通る。舌下腺 sublingual g. は粘液腺の多い混合腺である。唾液にはα-アミラーゼ（デンプンを分解），殺菌作用のあるリゾチーム，IgA が含まれている。

2 身体診察と検査の基本

(1) 腹部の区分

腹部を肋骨弓下縁，上前腸骨棘，左右の鎖骨中線で9つの部位，すなわち右上から，右季肋部，心窩部，左季肋部，右側腹部，臍部，左側腹部，回盲部，恥骨上部，左下腹部に分ける。側腹部腹壁は外腹斜筋，内腹斜筋，腹横筋からなる。

(2) 腹部診察　07G61／08H6／10C14／11C10

視診，聴診，打診，触診の順で行い，触診は痛みのない部位を先にする*。
腹部の触診では膝関節を曲げて*，腹部の筋肉の緊張を緩める。
打診で肝濁音界をみる。肝臓，胆嚢，腎臓，脾臓は吸気時に触知しやすい。
脾臓は左上腹部にあり，右側臥位でも，正常では触知せず，触知する場合はやせた人でも脾腫があると判断する。Traube 腔（左季肋下半月）は胃泡の共鳴により鼓音を呈するが，これが右に偏位していれば，脾腫を考える。

直腸診は側臥位ないし Sims 位（左側臥位やや前傾で，片膝を曲げ，下側の腕を伸ばした体位）で手袋をつけ示指に潤滑剤を塗って肛門内に挿入する。直腸診は血便の有無を調べるのにも有用である。肛門を正面から見て，腹側を 12 時として表記する。

(3) 血清生化学的検査　07C23／08H36／09I14／12C53

ALT〈GPT〉，AST〈GOT〉は肝細胞の炎症や壊死を示し，肝炎では活動性の指標となる。
AST は心筋梗塞や筋疾患でも上昇する。ALT は肝臓に特異性が高い。
AST は中心静脈周囲の病変で，ALT は門脈域周囲の病変で優位に上昇する。
ALP*は胆汁うっ滞や肝の浸潤性疾患を示す。γ-GTP*も胆汁うっ帯で上昇するほか，アルコール摂取量を反映する。
血清コリンエステラーゼは劇症肝炎，肝硬変のほか，有機リン中毒〔☞ p.414〕でも低下する。

Child-Pugh 肝硬変重症度分類は，ビリルビン（2.0〜3.0 mg/dL），アルブミン（3.0〜3.5 g/dL），プロトロンビン時間（INR：international normalized ratio 1.7〜2.3）といった肝予備能と腹水（容易に制御可能），脳症（軽度）を指標とする（各項目の（　）内の基準なら2点とし，それより悪い値なら3点，良い値なら1点とし，その合計点が，7〜9点ならB，これより少なければ，A，多ければCとする）。

マクロアミラーゼ血症では高アミラーゼ血症で，尿中アミラーゼ排泄が正常もしくは低下する。

(4) 消化器関連の代表的なマーカー　〔☞ p. 403：腫瘍マーカー〕　07E33

AFP：α-fetoprotein は胎児肝細胞の正常な産物で，胎児血中では高値であるが，出生後では，肝細胞癌，肝芽腫，卵黄嚢腫瘍，卵巣や精巣の胎児性腫瘍の血中にもみる。

CEA*：carcinoembryonic antigen〈癌胎児性抗原〉は正常な胎児の腸，膵，肝に存在するタンパク多糖体複合体であるが，大腸癌*でみる。血中レベルは大腸癌患者で上昇するが，喫煙者，肝硬変，潰瘍性大腸炎や胃癌などその他の癌でも上昇するので，疾患特異性は比較的低い。

CA19-9 は特に膵臓，胆管癌やその他の消化器癌の血中で上昇する。

3　症　候

(1) 腹　痛 abdominal pain　11D48

その発生機序から内臓痛（腸管の急激な過伸展，収縮による），体性痛（腹膜で知覚），関連痛がある。

多いものはウイルス性胃腸炎と過敏性腸症候群である。痛みは腹部全体で，反跳痛はない。

急性腹症 acute abdomen は緊急に手術をする可能性のある腹痛で，**反跳痛** rebound tenderness〈Blumberg 徴候〉などの腹膜刺激症状をみる。急性虫垂炎，胃・十二指腸穿孔，急性胆嚢炎，絞扼性イレウスがこれに相当する。

ただし，腸間膜動脈閉塞症では痛みの訴えが強い割には，反跳痛が少ない。

急性胆嚢炎では Murphy 徴候，急性膵炎では背屈で悪化し，前屈で軽快する腹痛，尿路結石は肋骨脊椎角部叩打痛があるなど，理学所見を注意しながらとり，検査を進める。

帯状疱疹は頭痛，胸痛の他，腹痛でも鑑別に挙がるため，皮膚もよく観察する。鼠径ヘルニア，大腿ヘルニアが腸閉塞の原因になるので，パンツもきちんと下げて診察する。閉鎖孔ヘルニアは表面からわからないので CT をとる。

大動脈瘤や大動脈解離，肺炎，糖尿病性ケトアシドーシス，上腹部痛では特に下壁の急性心筋梗塞も鑑別に入れる。

(2) 悪心・嘔吐 nausea・vomiting

悪心は延髄の嘔吐中枢に対するドパミン受容体刺激作用により生じ，ドパミン受容体拮抗薬が有用である。

悪心・嘔吐の原因には消化管由来（消化管閉塞，急性胃腸炎，消化性潰瘍，急性腹症，薬物や食中毒など）以外にも，中枢神経系由来（頭蓋内圧亢進症，髄膜炎，片頭痛，精神疾患など），その他の部位に由来するもの（内耳疾患，妊娠，

放射線照射，尿毒症などの代謝障害など）がある。

(3) 嚥下困難 dysphagia

口腔性では食物が口から漏れ，噛んだり，飲み込んだりができず，咽頭性ではのどから何度も飲み込まなければならない。

食道性では食道癌などの機械的なものでは，主に固形物の嚥下が困難で症状が起こることがある程度予測できるが，アカラシアなどの機能性では固体，液体ともに嚥下が困難で，予測できない。

(4) 便　秘 constipation　06C11

機能性便秘には**弛緩性，けいれん性**（副交感神経の過緊張），**直腸性**（直腸の感受性の低下）がある*。弛緩性便秘は高齢者，女性，長期臥床者に多い*。

50歳以上では結腸直腸癌の除外が必要になる。薬によるもの，甲状腺機能低下症，直腸脱，Hirschsprung病も鑑別する。

(5) 下　痢 diarrhea　07172／10A53

下痢は急性と慢性に分ける。

急性の下痢の医療面接では，過去数日間の飲食物，同じものを食べた者に同様の症状があるか，最近の薬，特に抗菌薬の内服歴，海外渡航歴などをたずねる。

急性の下痢は多くが感染性で，炎症性か非炎症性かの鑑別をする。臍周囲の痙攣様の痛みで，腹部膨満感，嘔気，嘔吐がある場合は小腸由来の下痢で非炎症性である。嘔吐が強い場合にはウイルス性か黄色ブドウ球菌による食中毒を考える。

高熱があり，下痢が血性で，全身状態が悪く，便の検査で白血球がみられた場合は，結腸粘膜が浸潤性に障害され，炎症性で，サルモネラ，赤痢，侵襲性大腸菌，エルシニア，赤痢アメーバが疑われる。

炎症性の下痢では止痢薬は禁忌となる。

下痢の治療では脱水の補正が重要であり，**ORS**：oral rehydration solution として，ひとつまみの塩（ティースプーン0.5杯，3.5g），ひとすくいの砂糖（テーブルスプーン4杯，グルコース40g）を安全な水に溶かし，1Lとしたものが，簡単にできてよいとされている。〔☞ p.46：共輸送〕

慢性下痢は，薬によるもの，浸透圧性下痢，分泌性下痢，炎症性下痢，吸収不良性下痢，消化管運動性下痢，慢性感染，人為的下痢に分けられる。

浸透圧性下痢は乳糖不耐症などの二糖類分解酵素の欠乏で起こる。ガム，キャンディ，ある種の薬剤に使われているソルビトールやマグネシウム，リンを含んだ薬なども慢性の下痢の原因になる。

分泌性下痢は腸の分泌増加ないし吸収の減少により浸透圧ギャップのない水様下痢をきたすもので，腸や膵の分泌を促進する内分泌腫瘍や結腸の分泌を増加させる胆汁の吸収不良，下剤の乱用が

これにあたる。
　炎症性の下痢としては，炎症性腸疾患である潰瘍性大腸炎，Crohn病，顕微鏡的腸炎がある。
　消化管運動性の下痢では全身性の疾患，外科手術などが原因で腸運動の異常が起こるが，慢性の下痢で最も多い過敏性腸症候群もこれに入る。
　慢性感染としては寄生虫によるものが多く，ランブル鞭毛虫，赤痢アメーバ，クリプトスポリジウムやシクロスポーラが原因になる。

(6) 吐血と下血　07G55／08B17／08G38／11B59／11F30／12F54

　吐血 hematemesis〔☞ p.235〕の原因には急性胃粘膜病変，消化性潰瘍，食道静脈瘤，Mallory-Weiss症候群が多く，胃癌などもある。診断には上部消化管内視鏡を行う。
　腹部大動脈バイパス術後の患者では**大動脈十二指腸瘻**で吐血している可能性がある〔☞ p.113：出血〕ので，十二指腸水平部もよく調べる。
　下血 hematochezia は肛門から血液を排泄することである。
　排便時の出血は痔核のことも多いが，直腸潰瘍，直腸癌も考え，まず直腸診をする。潰瘍性大腸炎，結腸癌，結腸憩室が下血の原因になることもある。
　上部消化管の出血ではタール便になり（**メレナ**），吐血で示した疾患の可能性がある。
　大量出血ではまず静脈路を確保する。出血直後ではヘモグロビン値の低下をみないこともあるので注意する。吐血では上部消化管内視鏡を行う。上部消化管造影は禁忌である。緊急塞栓術が適応になることもある。
　新生児期の下血の原因には母体の血液を飲み込んだもの（**仮性メレナ**）やビタミンK欠乏によるもの（**真性メレナ**）（PIVKA-Ⅱを測定する）が，乳児期では腸重積，メッケル憩室によるものが代表的である。

(7) 腹部膨満および腹部腫瘤　〔☞ p.284：腹膜炎〕　07C7／08A28／08F30

　腹部膨隆で，鼓音ならば，腸閉塞を考える。腸閉塞の原因には腹部の手術歴があれば，癒着性イレウスであり，また開腹術創部や鼠径部のヘルニアや，S状結腸軸捻転がなりうる。ヘルニアでは限局性の膨隆をきたす。
　多発性囊胞腎（血尿），卵巣囊腫，卵巣腫瘍，Krukenberg腫瘍〔☞ p.205〕，腹部大動脈瘤（拍動性腫瘤），胆囊腫大（Courvoisier徴候〔☞ p.276〕）も腹部膨隆の原因になる。
　腹部腫瘤で，腹壁を緊張させると疼痛と圧痛が増強（**Carnett徴候**）すれば，腹壁腫瘤，さらにアスピリンを服用していれば，腹壁血腫を考える。
　腹水 ascites では臍窩が浅くなり，波動を触れ，濁音界の体位変換現象をみる。
　腹水の性状で，漏出性では肝硬変，膿性では化膿性腹膜炎，血性では癌性腹膜炎，粘液性では腹膜偽粘液腫や腹膜中皮腫，胆汁性では急性胆囊炎による胆囊穿

孔，乳び性ではリンパ管閉塞などを考える。

悪性腫瘍，卵巣過剰刺激症候群〔☞ p.313〕と Meigs 症候群〔☞ p.316〕は多量の腹水をきたす。

腹腔穿刺は半坐位*とし，左腹直筋外側の左 McBurney 点〔☞ p.269〕で行うのが最適であるが，腹部超音波検査を用い，腹腔内臓器を損傷しないように穿刺するのが確実である。

腹水貯留時には Fowler 位にすると横隔膜が下降し，呼吸が楽になる*。腹水穿刺中にショックを疑う症状がみられたら，排液を中止する*。

(8) 黄　疸 jaundice, icterus　07A7／07E49／09E35／09I62／10D34／11H16

赤血球が脾臓で破壊されると，ヘムとグロビンに分解され，ヘムはマクロファージでビリベルジンとなり，さらに還元され，脂溶性の**間接ビリルビン***〔☞ p.134〕となり，肝で**グルクロン酸抱合***されて，水溶性の**直接ビリルビン***になる。

黄疸では皮膚黄染，皮膚瘙痒がある。総ビリルビンが 2〜3 mg/dL を超えると眼球結膜*が黄染*する。

直接型優位の高ビリルビン血症であれば，肝細胞機能不全や胆管閉塞など**閉塞性黄疸** obstructive j. を考える。

閉塞性黄疸ではビリルビンは尿に排泄され，褐色尿となり，便は灰白色となる。また閉塞性黄疸では血清 ALP，血中胆汁酸も増加する。

腸管に排泄されたビリルビンは腸管から再吸収され，**ウロビリノーゲン***として腎で排泄されるので，閉塞性黄疸では尿中ウロビリノーゲンは陰性となる。

先天性体質の間接ビリルビン血症には Gilbert **症候群**（人口の 3〜7％），**Crigler-Najjar Ⅰ型**，**Ⅱ型**がある。Gilbert 症候群では絶食で黄疸が悪化する。Crigler-Najjar Ⅰ型以外は予後良好である。

先天性体質の直接ビリルビン血症には Dubin-Johnson **症候群**と Rotor **病**がある。Dubin-Johnson 症候群では肝は黒色である。治療は必要ない。Rotor 病では ICG の排泄障害がある。

突然の黄疸で，特に発熱，全身倦怠感を伴っていれば急性肝炎を考える。

肝内胆管の拡張があり，胆嚢の萎縮があれば上部胆管閉塞を，胆嚢の拡張があれば下部胆管閉塞を考える〔☞ p.276：Courvoisier 徴候〕。

超音波で胆管の拡張で閉塞性黄疸*と診断後，**経皮経肝胆管造影** PTC：percutaneous transhepatic cholangiography あるいは**内視鏡的逆行性胆管膵管造影** ERCP：endoscopic retrograde cholangiopancreatography にて，減黄術を行う。閉塞性黄疸ではプロトロンビン時間が延長する。

総ビリルビン 5 mg/dL 以上では静脈性胆道造影を行っても胆管像を得られない。

4 疾 患

(1) 食道疾患

1) 食道癌 esophageal cancer* 07D2／08B12／09I11／10A12／10I61／11D5

扁平上皮癌*が95%で，中部食道*に多い。男性*，飲酒*，喫煙*が危険因子である*。

進行すると嚥下困難と体重減少をきたす。咳嗽，嗄声や誤嚥や気管気管支との瘻孔形成による肺炎をきたすこともある。食道造影では辺縁不正な狭窄をみるが，閉塞が高度のときは誤嚥をきたすため，また気管食道瘻があるときは特に上部消化管造影が禁忌になる。食道は粘膜筋板より表層に脈管が多く，早期に転移する*。

内視鏡で腫瘍，潰瘍，狭窄をみ，生検で診断する。早期食道癌の検索には癌細胞はグリコーゲンが少ないことを利用し，ルゴール（ヨード*）染色を使う*（ヨードアレルギーに注意）。リンパ節転移や遠隔転移にはCTが有用である。

治療は粘膜にとどまる早期癌では**内視鏡的粘膜切除術***EMR：endoscopic mucosa resection や**内視鏡的粘膜下層剝離術** ESD*：endoscopic submucosal dissection，粘膜下層以深であれば，リンパ節郭清を伴う手術（右開胸）や放射線療法，化学療法が行われる。食道切除後の再建には胃が最も多く用いられる*。姑息的治療として胃瘻造設，気管内ステント，中心静脈栄養が行われる。

2) 食道静脈瘤 esophageal varix 09A18／10I12

門脈圧亢進症〔☞p.279〕により，門脈からの血液が肝臓，肝静脈を経由し，下大静脈に還流しないで，バイパスである胃静脈，食道静脈を経ることによる食道静脈の拡張である。食道下部に多い。上部消化管出血，吐血の原因になる。

破裂の止血目的には Sengstaken-Blakemore チューブ*を使う。

破裂の危険性があるので，**内視鏡的結紮術***EVL：endoscopic variceal ligation，**硬化療法***EIS：e. injection sclerotherapy を行う。

予防的 EIS は赤色静脈瘤，青色静脈瘤で適応があり，白色静脈瘤は適応ではない。

胃静脈瘤など側副血行路からの出血を防ぐために，**バルーン閉塞下経静脈的静脈瘤閉塞** BRTO：balloon-occluded retrograde transvenous obliteration（左腎静脈にバルーンカテーテルを挿入する）も行われる。

3) 胃食道逆流症 GERD：gastroesophageal reflux disease 〈逆流性食道炎 reflux esophagitis〉 07D16／08D56／12E19

食事や仰臥位で悪化する胸焼け*，呑酸（どんさん，酸っぱい液体が口まで上がってきてゲップが出ること）があり，咳や嗄声の原因になる（咽頭喉頭逆流）。内視鏡では下部食道に長軸方向の線状ないし地図状のびらんや浅い潰瘍をみる。

重度心身障害児で多くみる。HP の除菌療法後には胃酸分泌増加で増悪する。

Barrett 食道は胃食道逆流により，重層扁平上皮が傷害され，びらんになったあと，胃の円柱上皮が食道粘膜に拡がるもので腺癌*になりやすい。

食道 pH 測定により，酸逆流を証明する（pH 4.0 以下になる時間が 4% 以上）。プロトンポンプ阻害薬が有効で，消化管運動促進薬も使用される。

一般療法（減量や上半身を少し高くして寝る，固い食物，香辛料などは控える），薬物療法（プロトンポンプ阻害薬）で改善しない場合 Nissen の逆流防止手術を行う。

4）Mallory-Weiss 症候群　07G55／11D16／12A5

強い嘔吐後に食道胃境界部の裂傷で吐血するものである。多くは早期に治癒するが，出血が続いている場合にはクリッピングなどの内視鏡的止血術を行う。

同様の機序での食道破裂を Boerhaave 症候群〈特発性食道破裂〉という。

5）食道アカラシア achalasia　09F20

食道下部の Auerbach 神経叢〔☞ p.254〕の変性・消失により，嚥下障害と就寝中の嘔吐をきたす疾患である。扁平上皮癌になりやすい。

嚥下後も食道胃移行部 LES：lower esophageal sphincter 圧が高い。

Ca 拮抗薬による薬物療法，ボツリヌストキシン注入，バルーンやブジーを用いた強制的噴門拡張術，Heller 法（下部食道筋層切開術）などが行われる。

6）感染性食道炎 infectious esophagitis

糖尿病や HIV〔☞ p.82〕などの免疫不全状態で起こることが多く，白苔があればカンジダ〔☞ p.88〕，多数の水疱ないし小さな深い潰瘍なら HSV〔☞ p.79〕，大きな浅い潰瘍ならば CMV〔☞ p.79〕を考える。

7）横隔膜ヘルニア　07A21

ヘルニアとは臓器の一部，あるいは構造体の一部が正常ではそれらを含む組織を通過して突出することである。

①食道裂孔ヘルニア hernia through the esophageal hiatus

滑脱型ヘルニアが多く，胃食道逆流症，食道潰瘍を合併する。亀背の高齢者に多い。主な手術法は Nissen 手術である。

②Bochdalek 孔ヘルニア　08D15

胸腹裂孔の閉鎖不全により起こり，腹腔内臓器が胸腔内に脱出する仮性（ヘルニア嚢がない）ヘルニアで，肺低形成となり，新生児呼吸困難の原因になり，左に多い。生後早期に発症するものは肺低形成が強く，肺高血圧もきたし，予後不良である。治療は脱出臓器の整復およびヘルニア門の閉鎖を行うが，腸回転異常症を合併することが多く，そのため手術は経腹的に行われることが多い。

胎児超音波検査でも診断でき，三次医療機関に母体搬送する。

③Morgagni 孔ヘルニア

横隔膜の前，胸骨に接して左右に存在する抵抗の弱い部位のヘルニアで，壁側腹膜に包まれた真性ヘルニアである。

④外傷性ヘルニア

腹膜（ヘルニア嚢）に包まれていない仮性ヘルニアが多い。左に多い。

(2) 胃・十二指腸疾患

1）胃　癌 stomach (gastric) cancer　07B2／07D39／07I57／08A5／08I9／09A6／10E36／10G60, 62／12D60

高食塩食はリスク要因である。

早期癌は浸潤が粘膜下組織までの癌である*〔☞図4-64，表4-7，表4-8〕。リンパ節転移の有無は問わない*。

早期癌では0-Ⅱc型，進行癌では3型（Borrman 分類）が多い（大腸より低分化）。

4型は，腫瘤や潰瘍を形成せず，皺襞の肥厚をもたらすことがあり，スキルス癌と呼ばれている。内視鏡下で生検し診断する。

分化型（腸型で，管状腺癌など）は1，2型が多く，肝転移をきたしやすい。未分化型（印環細胞癌を含むびまん性に浸潤する低分化癌）は3，4型が多く，腹膜播種をきたしやすい。印環細胞癌 signet ring cell carcinoma は癌細胞の中に粘液が空胞状に貯留し，この粘液により辺縁に押しやられた核をみる。

内視鏡検査や造影検査では早期癌では粘膜ひだの先細りや集中像をみる。〔☞p.397：浸潤〕

転移はリンパ節（左鎖骨上窩リンパ節の転移を Virchow 転移*と呼ぶ）や骨髄，卵巣（Krukenberg 腫瘍*）にもみる。腹水が貯留すれば癌性腹膜炎を考える。

Douglas 窩に転移（Schnitzler 転移*）し，直腸狭窄をきたした場合には人工肛門造設を考える。末期には DIC〔☞p.134〕をきたす。

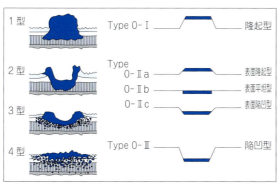

図 4-64　胃癌の分類

粘膜癌*で，潰瘍，瘢痕*がなく，高分化のものは EMR（2cm 以下）*，ESD を行う。適応は拡大しつつある。癌の部位は適応決定に影響しない。

より進行した例では，部位と大きさにより，胃全摘，噴門側胃切除術，幽門側胃切除術などを行う。〔☞p.267：胃切除後〕。

切除不能進行癌，再発癌，

表4-7 胃癌の分類　08E45

型	分類
0型	表在型
1型	腫瘤型
2型	潰瘍限局型
3型	潰瘍浸潤型
4型	びまん浸潤型

表4-8 早期胃癌分類　06D8

型	分類
0-Ⅰ	隆起型
0-Ⅱa	表面隆起型
0-Ⅱb	表面平坦型
0-Ⅱc	表面陥凹型
0-Ⅲ	陥凹型

混合型の表在型は，より広い病変から順に「+」記号でつないで記載する（例：0-Ⅱa+Ⅱc）

非治療切除例に対しては，化学療法，トラスツズマブや抗VEGFR-2抗体のラムシルマブも使用される．

2) 胃癌以外の胃の腫瘍　08A43／10I65／12C11

GIST：gastrointestinal stromal tumor は平滑筋腫や平滑筋肉腫と呼ばれていたもので，紡錘形核を有する細胞の増殖からなり，正常粘膜に覆われ，bridging fold や中心臍窩 delle を伴うこともある粘膜下腫瘍をみる．小腸にも胃の1/3程度発生する．血行転移をきたし，リンパ節転移は少ない．Cajal 細胞由来で，免疫組織化学染色で CD117（*c-kit*），CD34 が陽性である．超音波内視鏡が有効．外科的局所切除を行い，切除不能例や転移例ではイマチニブを使用する．

MALT〔☞ p.93〕**リンパ腫**，リンパ球が粘膜に密に浸潤し，腫瘍性増殖のため上皮内に侵入する像（LEL：lymphoepithelial lesion）が特徴である．**辺縁帯リンパ腫** marginal zone lymphoma に相当するものが多いが，DLBCL〔☞ p.131〕もある．HP の除菌で軽快するものがある．

迷入膵も胃粘膜下腫瘍となる．

3) 消化性潰瘍 peptic ulcer　07I10／08G67, 68, 69／10H33, 34／11B60, 61／11I22

潰瘍は粘膜筋板を越える欠落で，**びらん** erosion は粘膜内にとどまる．

消化性潰瘍（胃，十二指腸潰瘍）の原因は HP と NSAIDs がある．〔☞ p.417：Curling 潰瘍〕

胃潰瘍は胃底腺幽門部境界の幽門腺側，つまり胃角部に，十二指腸潰瘍では球部に，吻合部潰瘍は胃との吻合部のすぐ隣の小腸にできやすい．

空腹時に心窩部痛をみる．

診断は内視鏡で行う．出血部位が明らかなら内視鏡的止血術を行う．治療は HP の除菌と禁煙をする．

合併症には穿孔（十二指腸の後壁に起これば穿通となる），出血，狭窄がある．

穿孔すると**筋性防御**，打診で肺肝境界の消失，胸腹部 XR（立位），腹部 CT で**横隔膜下遊離ガス像**〈free air〉を見る〔☞ p.455：バリウムによる消化管造影〕．手術や腹腔鏡下大網充填などが行われる．

出血に対してクリッピングなど内視鏡的止血術を行う．

NSAIDs による活動期消化性潰瘍の治療薬として最も適切なものはプロトンポンプ阻害薬である．

4）ヘリコバクター・ピロリ Helicobacter pylori〈HP〉菌感染症
07E52／07I34／09D34／10A19

Gram 陰性のらせん菌で，潰瘍のほか，びらん，慢性胃炎，過形成性ポリープ（びらん後の腺窩上皮過形成による），胃癌，胃 MALT リンパ腫の原因になる。

診断は生検組織標本での検出，生検検体での**迅速ウレアーゼ試験**のほか内視鏡検査を必要としない^{13}**C 尿素呼気試験**などがある。

治療法は一次除菌として**プロトンポンプ**［☞ p.256］**阻害薬（オメプラゾール，ランソプラゾール）**，アモキシシリン，クラリスロマイシンを使う。

除菌に成功すれば，胃酸分泌抑制療法は不要となるが，胃内視鏡検査は定期的に行う。

5）慢性胃炎 chronic gastritis と機能性ディスペプシア FD：functional dyspepsia　10D21

慢性胃炎には HP 感染で，前庭部から胃体部へひろがり，炎症性細胞の浸潤と固有胃腺の萎縮のある B 型胃炎と，自己免疫による胃体部優位の萎縮のある A 型胃炎がある。内視鏡では粘膜面の褪色と血管の透見をみる。

機能性ディスペプシアとは胃もたれや胃の痛みがあっても，内視鏡検査で胃には異常が認められないものをいう。胃もたれ感にはコリンエステラーゼ阻害薬のアコチアミドを使用する。

6）胃ポリープ　09G67, 68, 69／12D56

ポリープは粘膜が突出した病変の総称である。

過形成性ポリープ hyperplastic polyp，胃底腺ポリープ，腺腫がある。

胃底腺ポリープ fundic gland polyp は胃底腺に多発する，径 5 mm 以内，無茎性で，組織学的には胃底腺の過形成と小囊胞形成をみる。経過観察とする。

7）急性胃粘膜病変 AGML：acute gastric mucosal lesion

急性胃炎は粘膜の病変である。薬剤（特に NSAIDs），アルコール，ストレスが原因になる。治療は原因の除去とプロトンポンプ阻害薬である。

8）胃切除後の病態生理　07A35／08I47／10A36／12A19

術後数か月で鉄*が，術後 5〜7 年でビタミン B_{12}* が欠乏する。胆石も生じやすい。

吻合部潰瘍は，Billroth Ⅰ法（残胃十二指腸吻合）に比べ，Billroth Ⅱ法（残胃空腸吻合）で多く，残胃の胃酸分泌機能残存が原因である。

Ⅱ法ではⅠ法と異なり，再建した輸入脚内に貯留した胆汁・膵液が一気に逆流し，胆汁性嘔吐をきたし，**輸入脚症候群**と呼ぶ。

早期ダンピング症候群は食後 30 分に水分が血液から腸管内に移動*して起こり，発汗，動悸などが起こる。治療には消化管運動抑制の目的で，副交感神経遮断薬が用いられる。

後期〈晩期〉ダンピング症候群は食後2~3時間後に，一過性の高血糖によるインスリンの分泌過剰*による低血糖で起こり，間食により症状は改善する。1回の食事量6~8回に分けて食べることを勧める。

(3) 小腸・大腸疾患

1) 大腸癌 colorectal cancer の病理と分類（肉眼，進行度，病期）

05A22

その多くが管状構造の明瞭な分化型腺癌で，直腸，S状結腸に多い。〔☞ p.401：悪性腫瘍の予防〕

遺伝性非ポリポーシス大腸癌 HNPCC：hereditary nonpolyposis colorectal cancer は AD で，DNAミスマッチ修復遺伝子の異常によるミクロサテライト不安定性に起因し，若年で大腸癌を発症する（Lynch症候群）。〔☞ p.273：FAP〕

肉眼的形態分類は胃癌とほとんど似ているが，1型は隆起腫瘍型としている。0型はIで Ip：有茎性，Isp：亜有茎性，Is：無茎型 に分けている以外は同じである。2型が80%で最も多い。

進行度は TNM 分類〔☞ p.403〕に従い，まずリンパ節転移のないもの（N0）で，T1, T2をⅠ期，T3, T4をⅡ期とし，リンパ節転移のあるもの（N1）はⅢ期，遠隔転移のあるもの（M1）はⅣ期とする。〔☞表4-9〕

長期生存率はⅠ期90%以上，Ⅱ期70~80%，Ⅲでリンパ節転移が3個以下では67%，Ⅲ期でリンパ節転移が4個以上なら33%，Ⅳ期5~7%である。同じ病期では直腸癌は結腸癌より予後が悪い。

Dukes分類＊では，深達度が固有筋層までならDukes A，固有筋層を越えればDukes B，リンパ節転移があればDukes Cとなる。

2) 大腸癌の症候と治療　07H28／08G27／08I64／09C22／11D48／11I11／12F2

〔☞ p.441：免疫学的便潜血〕

特に直腸癌は排便時出血＊で気付かれることが多い。大腸癌のスクリーニングは血便を検出することで行う。〔☞ p.447〕

左側結腸では便が半固形状であり，癌の存在により，疝痛性の腹痛を伴う部分ないし完全閉塞を認める。便秘，または貯留した便が，時間が経過すると液状となることを繰り返すために，便秘と下痢を繰り返す＊ことがある。

右側結腸では腸内容が液状であるため，癌が大きくならないと，閉塞症状をきたさず，癌からの出血による貧血症状のみが唯一の訴えのことがある。

大腸癌が進行すれば，肝転移＊や腹水，腹膜播種をみる。

肛門に近い部位の直腸癌は直腸診で腫瘤を触知する。注腸検査では apple

表4-9　T（壁深達度）

T1：癌が粘膜下組織にとどまる
T2：癌が固有筋層にとどまる
T3：癌が漿膜下層または外膜にとどまる
T4：癌が臓側腹膜を越えるか，多臓器に直接浸潤

core 像*を呈する。確定診断は内視鏡を行い，生検組織を病理診断する。転移の有無をみるために CT を行う。

治療は，癌が粘膜内にとどまる場合には内視鏡的切除術であるポリペクトミーや EMR，ESD を行う。遠隔転移のない患者では根治手術（腸管分節切除，肛門縁から近い直腸癌では，**人工肛門造設術**（腹直筋を貫く位置に*）を伴う**腹会陰式切除術**（Hartmann 手術），肛門縁からやや離れている直腸癌では，**低位前方切除術**とリンパ節郭清）を試みる。直腸癌の術後は排尿障害をきたしうる*。

肝転移があっても切除可能であれば，肝切除を同時に行う。

人工肛門は，随意排泄は不可能で，合併症として最も多いものは皮膚障害である*。人工肛門のパウチを装着する際は，患者の腹部を膨らませてもらう*。

補助療法として化学療法と放射線療法がある。

3） 大腸ポリープ colorectal polyp　　07B58, 59, 60／08B43

腺腫 [☞ p.398] **性ポリープ**が多い。欧米化した食習慣のため，近年我が国でも増えている。腺腫は大きいものほど癌を合併しやすい。

内視鏡的切除術を行うが，その後の腹痛をきたしたときには穿孔を疑い，腹部単純 XP で free air を確認する。

4） 急性虫垂炎 acute appendicitis　　07A44／07H26／09A35／10D7／10E54

通常は心窩部ないし上腹部痛（内臓神経を逆伝導）で始まり，その後，痛みは右下腹部に移動する。糞石が原因になることもある。

McBurney 点（臍と右上前腸骨棘を結ぶ線の外側 1/3 の点），**Lanz 点**（両上前腸骨棘を結ぶ線上の右 1/3 の点）に圧痛がある。

右下腹部に限局した圧痛，反跳痛をみる。つま先立ちから踵を落とすと腹部に痛みを感じる（**踵下ろし試験**）。腸雑音は低下する。血便はない。超音波診断が有用である。

小児では診断が遅れ穿孔を生じる例が多い。

鑑別診断として急性胃腸炎が挙げられ，この場合下痢を伴い，圧痛の範囲が広く，反跳痛はない。女性では異所性妊娠 [☞ p.326]，中間痛（排卵出血）[☞ p.306：排卵]，骨盤内炎症性疾患〈PID〉[☞ p.317]，卵巣嚢腫（特に成熟嚢胞性奇形腫 [☞ p.316]）の茎捻転も鑑別する。

手術可能な医療機関に紹介し，虫垂切除術を行う。

5） 腸閉塞 intestinal obstruction〈イレウス ileus〉　[☞図 4-65, 66]　07A8／08I23／09A37／09H13／10I31／11D6／11I28／12D30

腸管の通過障害があると，嘔吐，排ガス・排便の停止，腹痛，腹部膨満，鼓音，振水音 splash sound があり，腹部 XR で，多数の腸管ガス像，腸管内のガスと内容物による**鏡面像** niveau をみる。

腸管通過障害は機械性イレウス，麻痺性〈機能性〉イレウスに分類される。

（注意：英語圏では ileus は麻痺性のみに使用し，機械性イレウスは obstruction としている。）

麻痺性 paralytic **イレウス**＊は機能，つまり腸管の蠕動運動が起こらないことによる通過障害で，その原因には外科手術，腹膜炎，電解質異常，薬物，重篤な内科疾患があり，腸蠕動音が聴取されない＊（正常な腸蠕動音は4～12回/分＊）。

機械性 mechanical **イレウス**は腸管の物理的障害による通過障害で，腸管の血流障害のない**単純性** simple〈**閉塞性**〉**イレウス**と，血流障害のある**絞扼性** strangulation〈**複雑性**〉**イレウス**がある。原因には術後の癒着が最も多く，他に，ヘルニア嵌頓［☞ p.284］，腫瘍，腸軸捻転症，腸重積などがある。

単純性イレウスでは腸管蠕動運動の亢進による金属音＊を聴取する。

絞扼性イレウスでは腸管が壊死に陥り，腸雑音は減少し，組織の血行障害を示唆する白血球，CK，LD の増加，アシドーシスをみ，腹膜炎，敗血症をきたしやすく，開腹手術＊を行う。

麻痺性イレウスと単純性イレウスでは絶飲食，イレウス管（鼻胃管＊）を使った腸管内容の吸引，消化管内圧間欠的減圧，輸液（乳酸加リンゲル液＊）を行う。下剤，緩下薬は禁忌である。改善のみられない単純閉塞では，開腹手術を行う。

大腸の閉塞の原因には癌やS状結腸軸捻転症がある。

S状結腸軸捻転症 sigmoid colon volvulus では coffee-bean sign をみる。まず内視鏡治療を行う。胃でも捻転が起こることがある。

直腸癌による閉塞では人工肛門造設をする。

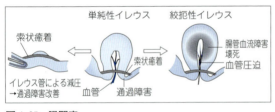

図4-65 腸閉塞

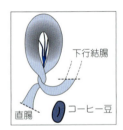

図4-66 S状結腸捻転

6）炎症性腸疾患

潰瘍性大腸炎は主に若年成人＊の粘膜内の炎症，Crohn病は若年成人の全層性の肉芽腫性炎症をきたし，寛解，増悪を繰り返し，根治療法はない。

腸管外合併症として，口内炎，関節炎，ぶどう膜炎，壊疽性膿皮症（無菌性の穿掘性潰瘍で，真皮全層に好中球浸潤をみる），結節性紅斑を伴うこともある。

① **潰瘍性大腸炎** ulcerative colitis　07E47／08I22／10A59／10G58／11I19

固有筋層以下に病変をみることはまれである。病変は直腸，S状結腸から始まり，連続性に全結腸に及ぶことがある。陰窩膿瘍は特徴的な所見である。炎症で

粘膜が剥離すると偽ポリポーシスとなる。
　粘血便，血性下痢をきたす。下痢の回数は重症度判定に重要である。
　注腸造影では鉛管 lead pipe 状にみえ，内視鏡では血管透見像消失をみる。
　合併症として，巨大結腸症があり，10 年以上経過したものでは大腸癌が好発する。硬化性胆管炎〔☞ p.282〕，壊死性膿皮症 pyoderma gangrenosum（MDS, 大動脈炎症候群でもみる）を伴うこともある。
　治療はサラゾスルファピリジン，メサラジン，副腎皮質ステロイド薬である。ステロイド抵抗性の重症例では CMV の検索を行う。

② **Crohn 病**　07A5／08A16／09E47

　回盲部に病変が起こりやすい。微熱，下痢，右下腹部痛，吸収不良をきたす。
　病変はとびとびにでき（skip lesion），縦走潰瘍（腸結核では輪状潰瘍を呈する），敷石状病変を示し，小腸の病変（狭窄など），瘻孔形成，難治性の痔瘻，痔瘻癌，肛門周囲膿瘍もみる。
　治療は潰瘍性大腸炎と同様に薬物療法として，副腎皮質ステロイド薬も使われるが，腸管の安静を保つ栄養療法が重要とされる。近年では抗 TNF-α キメラモノクローナル抗体（インフリキシマブ）も使われる。インフリキシマブは活動性の結核のある患者では禁忌である。
　腸結核（回盲部に輪状帯状潰瘍），腸管 Behçet 病（回盲部に近い円形潰瘍，全身症状）を鑑別する。

7）肛門疾患　07I9／08D11／10A31

　痔核 hemorrhoid は肛門の静脈叢の静脈瘤で，歯状線より上の内痔核と下の外痔核に分ける。内痔核は出血，脱出をみるが痛みは軽い。好発部位は 3 時，7 時，11 時である〔☞ p.258：直腸診〕。外痔核では痛みが強く，痔核脱出を認めることがある。
　成人の痔瘻 anal fistula は自然治癒することが少ない。
　痔瘻，外痔核は肛門痛をきたすが，直腸脱は肛門痛の原因になりにくい。
　裂肛 anal fissure は 6 時，12 時に多い。
　肛門管癌は痔瘻に合併し，扁平上皮癌が多い。鼠径部リンパ節に転移する。
　肛門周囲膿瘍 perirectal abscess は 20～30 歳台の男性に多い。発赤，腫脹，疼痛が強ければ，切開，排膿を行う。
　粘膜逸脱症候群 mucosal prolapse s. は排便時の繰り返す刺激により，潰瘍性病変や腫瘍性病変をみる。病理所見で fibromuscular obliteration が特徴である。排便時のいきみを軽減させることで改善する。

8）過敏性腸症候群 IBS：irritable bowel s.　07H15／08C4／08E22／09I54

　ストレスが原因となり[*]，下痢や便秘を起こし，腹痛は排便で軽快する。器質的異常がみられない機能的疾患で，水様便や兎糞状便をみるが，血便はない。

9）消化管憩室 diverticular disease〔☞図 4-67〕

憩室は消化管などから突出した袋である。

①食道憩室

Zenker 憩室は上部食道で上食道括約筋上の後下咽頭からの内圧性憩室であり，固有筋層を欠く仮性憩室となる。

Rokitansky 憩室は中部食道では気管分岐部の結核などの炎症による牽引憩室で，固有筋層のある真性憩室である。

また下部食道では横隔膜の上で内圧性憩室ができる。

②Meckel 憩室〔☞ p. 60〕

先天性の真性憩室で，回盲弁の約 50 cm 口側の腸間膜の反対側に発生する。腸重積の原因になる。異所性胃粘膜があると，周囲の粘膜に潰瘍をきたす。$^{99m}TcO_4^-$ シンチグラムが異所性粘膜に集積する。

③結腸憩室　08D27／09D56／09I12／11A48／11C17

内輪筋束間の血管通過部から，腸管内圧により粘膜が脱出してできる仮性憩室である。複数できることも多く，憩室症と呼ばれ，特に高齢者では多い。

憩室に異物が貯留すると，憩室炎が起こり，抗菌薬で治療する。憩室の粘膜直下には前述の理由で，太めの血管が接しているので出血しやすい。また穿孔をきたすこともある。穿孔により膿瘍を形成すれば，穿刺ドレナージと抗菌薬投与をする。

合併症がなければ，経過観察とする。憩室炎では抗菌薬投与する。

④十二指腸憩室　09D9

乳頭部に仮性憩室をみ，胆管，膵管の通過障害をきたす（Lemmel 症候群）。

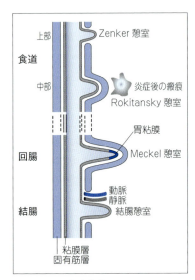

図 4-67　消化管憩室

10）抗菌薬関連大腸炎 antibiotics-associated colitis　08D48／08G35／09I13／10H36／11G57／11H35

抗菌領域の広い抗菌薬を使用した場合に，菌交代現象で起こる。

偽膜性腸炎 pseudomembranous colitis はクリンダマイシンが原因になることが多く，*Clostridium difficile* が増殖し，粘膜にフィブリンと炎症性細胞からなる噴火状の偽膜ができる。診断には内視鏡検査を行う。

MRSA 腸炎は第 3 世代セフェム系投与後に発生することが多い。

偽膜性腸炎も MRSA 腸炎もバンコマイシン，メトロニダゾールの経口投与を行う。

薬剤性出血性腸炎は主に若年者，横行結腸に多く，合成ペニシリンが原因になり，*Klebsiella oxytoca* が増殖する。

11) **虚血性腸炎 ischemic colitis**　07A49／10A48／11A31／12A33

動脈硬化の強い高齢者で下剤の使用が引き金になり，突然の下血で発症することが多い。脾彎曲部に好発する。注腸造影で母指圧痕像をみる。
治療法は特になく，絶食，経過観察となる。

12) **腸間膜動脈閉塞症・狭窄 occlusion/stenosis of mesenteric artery**
08D24／09I37

急性では心房細動や心筋梗塞の経過中に発症し，塞栓による〔☞ p.259〕。
診断は腹部血管造影や造影 CT を行い，緊急手術で壊死腸管を切除する。
腸間膜動脈狭窄では食後に腹痛が起こり，**腹部アンギーナ**と呼ばれる。

13) **上腸間膜動脈（性十二指腸）症候群 superior mesenteric artery s.**
06I10

上腸間膜動脈と腹部大動脈による十二指腸第 3 部（水平部）の圧迫による。

14) **消化管ポリポーシス**　07B42

Peutz-Jeghers 症候群は AD で，多発の過誤腫性のポリープと粘膜の色素斑が特徴であるが，癌に変化する可能性のある腺腫性のポリープもできる。ポリープは腸重積〔☞ p.275〕，腸閉塞や消化管出血の原因になる。
Cronkheit-Canada 症候群は多発の過誤腫性のポリープに，脱毛，爪甲萎縮，色素沈着を伴う。
家族性大腸腺腫症 FAP：familial adenomatous polyposis〔☞ p.105〕も AD で，多発の腺腫性のポリープのほか，十二指腸乳頭部の腺腫もみられ，これらが癌化する。胃底腺ポリープも多発し，網膜色素上皮肥大もみる。これに骨腫，上皮嚢胞，線維腫を合併するものを **Gardner 症候群**，また中枢神経腫瘍をきたすものを **Turcot 症候群**と呼ぶ。

15) **タンパク漏出性胃腸症・吸収不良症候群 protein-losing enteropathy・malabsorption syndrome**　11I36／12C3

タンパク漏出性胃腸症の原因には Ménétrier 病（胃粘膜に巨大な皺襞をみる），炎症性腸疾患，偽膜性腸炎，アミロイドーシス，Whipple 病（*Tropheryma whipplei* の感染による疾患），Celiac 病（グルテンに対する免疫反応による〔☞ p.176〕），肝硬変があり，低タンパク血症，浮腫をきたす。
吸収不良症候群では，脂肪便，カルシウムやビタミン D 吸収障害によるテタニー，骨形成異常，ビタミン B_{12} 吸収障害による貧血，舌炎などをきたす。
盲係蹄 blind loop **症候群**は開口しない一端をもつ管腔である blind loop で腸内容の異常停滞，腸内細菌の増殖により，脂肪，ビタミン B_{12}，脂溶性ビタミンや

カルシウムの吸収障害をきたす病態である。

16) 消化管の主な先天性疾患　[☞図4-68]

①先天性食道閉鎖症 congenital esophageal atresia　03D21

　上部食道が閉鎖し盲端となり，下部食道が気管と瘻を形成し，気管食道瘻となっているもの（Gross 分類 C 型）が多い．母体に羊水過多があり，児は泡沫状の唾液が口から出る．ネラトンカテーテルを経鼻挿入し診断する（coil up sign）．合併する心奇形が予後に影響する．

②（肥厚性）幽門狭窄症 hypertrophic pyloric stenosis　08I49／09A9／10G53／12D42

　胃幽門部の通過障害により嘔吐（非胆汁性噴水状*）し，生後4〜6週目の男児に多い．胃蠕動は亢進する．超音波で，doughnut sign，造影で string sign をみる．胃液が体外に喪失するため，低クロール性代謝性アルカローシスになる．治療はまず脱水，電解質を補正（生理的食塩水＋5％グルコースを1：1で調整した初期輸液）し，外科的に粘膜外幽門筋切開術〈Ramstedt 手術〉を行う*．アトロピンの内服・静注も行われる．

③先天性十二指腸閉鎖症 c. duodenal a.　06I2

　原因には，輪状膵 annular pancreas［☞ p.60：膵臓の発生］がある．

　胆汁（緑色）を含む嘔吐を繰り返し，腹部X線単純写真で2つの液面形成（double bubble 像）を示す．Down症候群に多い．まず経鼻胃管を挿入して，吸引減圧を行い，十二指腸・十二指腸吻合を行う．

④腸回転異常症 malrotation　07160／11133

　腸回転異常症［☞ p.60：中腸］も十二指腸下行脚上に Ladd 靱帯が形成され，小腸閉塞の原因となり，また腸管の絞扼をきたす危険性がある．Ladd 手術を行う．胃破裂とともに緊急開腹手術を必要とする．

⑤先天性小腸閉鎖症 c. jejunoileal a.　07160

　胆汁性嘔吐があり，腹部 XR で多数の液面形成をみる．緊急手術が必要である．

⑥Hirschsprung 病　06D55

　Auerbach 神経叢の先天性欠如による疾患で，aganglionic segment の狭窄*とそれより口側部の拡張*の caliber change をみる．

　直腸診で指を抜くと大量の排便をみる．

　注腸検査では直腸内ガスを認めず，小腸結腸にガスの充満をみる．

　直腸肛門内圧検査を行い，直腸生検で神経節細胞の欠如，アセチルコリンエステラーゼ活性の亢進をみる．

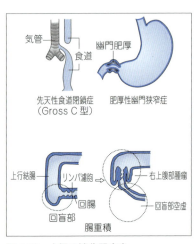

図4-68　小児の消化器疾患

⑦鎖　肛 anal a.　08A44／09E25

発生異常により，肛門ないし直腸の内腔に閉鎖狭窄をきたした状態である。まず人工肛門造設を行う。胎児超音波での診断は困難である。高位鎖肛は合併奇形*が多い。

⑧**先天性胆道閉鎖症**〔☞ p. 423〕

17）腸重積症*intussusception 〔☞ p. 274：図 4-68〕 09C23

腸の一部分が腸の他の部分に嵌入することである。生後4か月から2歳までの小児に多い。ウイルス感染による回腸末端のリンパ濾胞過形成が原因となることが多いとされている。

イチゴゼリー状の粘血便*があり，右上腹部に有痛性可動性腫瘤*を触知し，回盲部は空虚（Dance 兆候）となる。便が出ていないときにはまず浣腸を行い，血便を確認する。

超音波では target sign を呈し，発症後 24 時間以内は高圧浣腸（注腸，カニの爪状の像をみる）等で，非観血的整復をする。外科的には開腹して内筒を押し出す整復法である Hutchinson 手技*を行う。

成人では腫瘍，ポリープが原因になる。

18）消化管カルチノイド gastrointestinal carcinoid，神経内分泌腫瘍 NET：neuroendocrine tumor 01G27

カルチノイドは神経内分泌顆粒を有する低悪性度の腫瘍で，胃，小腸，虫垂，結腸，直腸（我が国では最も多い，欧米では虫垂，小腸の順に多い）にできる。

黄色にみえるのが特徴で，組織学的に腫瘍細胞はリボン状，索状，巣状の細胞集塊が線維性間質に取り囲まれる。免疫染色ではクロモグラニンAやシナプトフィジンが陽性になる。

尿中 5-HIAA（セロトニン分解産物）が増加する。

肝転移をきたすと，気管支喘息様症状，皮膚紅潮，下痢，右心不全をみる（カルチノイド症候群）。

（4）胆道疾患

1）胆石症 cholelithiasis 08D26／12D6

コレステロール結石は胆嚢に多くみられ，肥満，脂質異常症，中心静脈栄養，妊娠などが原因となり，女性に多い。腹部 XR で ring 状の影の中に星型の透亮像をみ，Mercedes-Benz 徴候という。

ビリルビン結石は黒色石で，胆管内に多くみられ，溶血性貧血，肝硬変の患者に多く，胆汁うっ滞下に細菌感染をきたしたときに出現しやすい。

発作は胆石の胆嚢管への嵌頓（かんとん，入り込むこと）で起こり，右季肋部痛を食後（特に脂肪分の多い食事）にみることが多く，右肩への放散痛，ALT，AST，LD，ALP，白血球数，血糖の上昇をみる。

総胆管に結石が嵌頓すると黄疸をきたす。

超音波*では強エコー造影と音響陰影をみる。

治療は胆嚢結石では**腹腔鏡下胆嚢摘除術**（LAPC：laparoscopic cholecystectomy）。総胆管結石では**内視鏡的乳頭括約筋切開術** EST：endoscopic sphincterotomy，**内視鏡的結石除去術**も行われる。

胆摘術後は胆汁瘻の合併に注意する*。

内科的治療として発作時に鎮痙薬や鎮痛薬を使用するが，モルヒネは Oddi 括約筋の収縮をもたらすので禁忌である。コレステロール結石では経口胆石溶解療法の適応があり，ウルソデオキシコール酸〈UDCA〉を使う。

2）胆嚢炎と胆管炎 cholecystitis & cholangitis 07A36／08H35／08I31／09E28／09H7／09I80／10G12／10I5／11D57／11H13／12A70／12C19

急性胆嚢炎は胆石症のある患者に起こることが多い。起因菌は Gram 陰性桿菌（*E. coli*, Klebsiella spp. など）や嫌気性菌が多い。胆石がない胆嚢炎は重症疾患に伴うことが多い。

発熱，右上腹部痛，右肩甲部の関連痛，**Murphy 徴候**（右季肋部を圧迫したまま患者に深呼吸をさせると，痛みのために呼吸が途中で止まる）を示す。

胆嚢頸部に嵌頓した結石による部分的胆道拡張を **Mirizzi 症候群**と呼ぶ。

治療は胆摘術が基本であるが，胆嚢結石嵌頓に伴う急性胆嚢炎では経皮経肝胆嚢ドレナージをする。

経皮経肝胆嚢ドレナージ PTGBD：percutaneous transhepatic gallbladder drainage では肝床部を経由して，胆嚢内腔が広い胆嚢体部を穿刺する。

胆管炎では **Charcot の三徴**（発熱，黄疸，腹痛*）をきたす。急性閉塞性化膿性胆管炎ではこれにショック，意識障害が加わり（**Reynolds の五徴**），死亡率が高く，緊急胆管ドレナージ*が必要で，EST を行う。

3）胆嚢・胆管癌 gallbladder & bile duct cancer 07C8／07D3／09D9／09I15／12C39／12F60

腺癌が多い。胆道結石，原発性硬化性胆管炎，膵・胆管合流異常（総胆管と主膵管が十二指腸壁外で合流し，Oddi 括約筋が合流後の部位で作用する〔☞図4-63〕。総胆管拡張症を合併する），印刷業〔☞ p. 15〕は危険因子となる。

胆嚢癌では超音波で腫瘤は呼吸に応じて移動し，胆嚢内に突出する腫瘍と肝への浸潤像をみる。

胆管癌では黄疸をみるが，**内視鏡的経鼻胆管ドレナージ** ENBD：endoscopic nasobiliary drainage で減黄し，肝機能を改善させてから手術を行う。下部胆管癌では **Courvoisier 徴候**（腫大した胆嚢を無痛性に触知する。膵頭部癌でもみるが，胆嚢癌ではみない）をみる。

4）胆嚢ポリープと胆嚢腺筋腫症 gallbladder polyp & adenomyomatosis　07I58

コレステロールポリープは直径数 mm までで多発し，体位変化で移動しないことで胆石症と鑑別し，経過観察とする。

胆嚢腺筋腫症は Rokitansky-Aschoff 洞が胆嚢壁内で増殖したもので，超音波で肥厚した壁があり，comet-like echo をみる。

（5）肝疾患　〔☞ p.473：肝損傷〕

1）肝炎ウイルス　10A4

肝炎ウイルスは，それ自体は肝細胞を障害しないが，感染した細胞に対して細胞障害性 T 細胞による免疫反応〔☞ p.93〕により，肝細胞腫大化，アポトーシス，肝細胞破壊，肝細胞索の乱れをみ，原因ウイルスにかかわらず，病理像は類似する。EB ウイルス〔☞ p.79, 375〕なども急性肝炎の原因になる。

① A 型肝炎　11I31

A 型肝炎ウイルス〈HAV〉は RNA ウイルスで*，経口感染*する。生カキを食べた後に起こることがある。潜伏期 2～4 週で，急性肝炎を起こし，そのうち劇症肝炎は 1％以下である。慢性化はない*。IgM 型抗 HA 抗体の証明で診断する。ワクチン*がある。

② B 型肝炎　〔☞図 4-69〕　07I11／11D31／11G55／12A50　〔☞ p.8：針刺し事故〕

HBV は DNA ウイルス*で，非経口感染し，感染力が強い。潜伏期 6 週～6 か月で急性肝炎を起こし，そのうち劇症肝炎になる率は 4％に及び，慢性肝炎 5％，無症候性キャリア 5～10％となる。劇症肝炎の原因として最も多い*。

3 歳以下や免疫能が不十分な場合には感染は慢性化することが多く，特に HBe 抗原陽性妊婦の出産*により児の 95％以上が HBs 抗原キャリアになる。その予防のため児には抗 HB ヒト免疫グロブリン〈HBIG〉と HB ワクチンを投与する*。

B 型急性肝炎では HBe 抗原が発症 1 か月前から出現し，発症後 3 か月で治癒とともに消失する。HBs 抗原は HBV の存在を意味する。

中和抗体〔☞ p.78〕である抗 HBs 抗体は HBs 抗原が排除されたか，ワクチンによる免疫の成立で，今後 HBV 感染の危険性がないことを意味する。

抗 HBc 抗体は急性肝炎時に HBs 抗原が排除されつつあるが，抗 HBs 抗体がまだ出現しない時期にみられ，IgM 型抗 HBc 抗体の存在で，急性肝炎が診断できる。HBe 抗体陽性になることを seroconversion という。

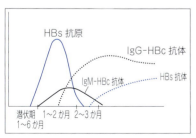

図 4-69　急性 B 型肝炎におけるウイルスマーカー

③C型肝炎　11I10

　HCVは1本鎖RNAウイルス*で，非経口感染（特に輸血*）し，多くが慢性肝炎*となる。我が国の慢性肝炎，肝細胞癌の原因として最も多い。

　我が国では以前帝王切開術時など，産婦人科領域で血液製剤であるフィブリノゲンが使用された時期があり，これによりHCVに感染した患者がいる。垂直感染はHBVに比べて少ない。ワクチン，グロブリン製剤は開発されていない。

　抗HCV抗体は中和抗体ではなく，急性および慢性肝炎時の抗HCV抗体の存在は，それが原因であることを意味する。輸血後肝炎の原因として多い。

　HCV-RNA定量検査で検出されなければ，既感染で，感染の危険性はないと考える。

　B型肝炎，C型肝炎の慢性化で，肝硬変*，肝細胞癌*が発生しやすくなる。

④D型肝炎

　非経口感染で，B型肝炎に合併すると重症化しやすい。

⑤E型肝炎　11I31／12B34

　潜伏期約6週間で経口感染し*，生肉の摂取，健康食品などが原因になる。劇症肝炎の原因になり，妊婦が感染すると劇症化しやすい。

2）急性肝炎，劇症肝炎と慢性肝炎

①急性肝炎 acute hepatitis

　主にウイルスで肝細胞にびまん性に急性炎症が起こる疾患である。〔☞ p.115〕

　原因にかかわらず風邪様の症状，悪心，発熱，食思不振，全身倦怠感，黄疸，肝腫大*，トランスアミナーゼの上昇をみる。

②劇症肝炎 fulminant hepatitis　07C23

　肝炎のうち，症状発現後8週間以内に高度の肝機能障害によって，羽ばたき振戦*〔☞ p.153〕のあるⅡ度以上*の脳症をきたし，プロトロンビン時間が40％以下を示したものとされている。

　亜急性型（初発症状か脳症発症までが10日を超える）は急性型より予後が悪い。

　肝性昏睡*では脳波で徐波化，三相波をみる。肝は萎縮する。

　消化管出血，腎不全，肺感染症，DIC，利尿薬投与は肝性昏睡の誘因となる。

　肝性脳症では胆汁の排泄障害を反映して，総ビリルビン，胆汁酸の血中濃度上昇，肝の異化障害を反映して，アンモニア*，メルカプタン，α-ケトグルタル酸，γ-アミノブチル酸，芳香族アミノ酸，短鎖〈低級〉脂肪酸，ヒアルロン酸などの血中濃度が増加し，分枝鎖アミノ酸，Fischer比（分枝鎖アミノ酸/芳香族アミノ酸比），LCAT〈レシチン：コレステロールアシルトランスフェラーゼ〉は減少する。肝細胞逸脱酵素のALTは上昇するが，悪化に伴い著明に減少する。

　脳症に対して，その原因となるアンモニアの減少のための低タンパク食，非吸収性二糖類のラクツロース（難消化性オリゴ糖で，下痢となる），非吸収性抗菌

薬のリファキシミン，カナマイシン*，分枝鎖アミノ酸の投与などを行う。

③慢性肝炎 chronic hepatitis 07I23／08C9

肝の持続的炎症が6か月以上持続する病態をいう。

原因にかかわらず，Glisson鞘にリンパ球の浸潤をみる。Glisson鞘からのpiecemeal necrosisから，bridging fibrosisを経て，肝硬変に進展する。

ALTは活動性の指標となる。

C型慢性肝炎*はソホスブビル／レジパスビル（ハーボニー®）で治療を行うが，genotype 2型（我が国では1型が多い），HCV-RNA量の少ない例，肝臓線維化の軽い例はウイルス排除効果が高い。ペグインターフェロンはうつ，間質性肺炎の副作用があり，近年使用されない。

B型慢性肝炎ではペグインターフェロンとラミブジン，エンテカビルで治療する。

3）肝硬変 cirrhosis 08D18／08G16／09I14／10C20／10F30, 31／11A3／11D52／12C51, 52／12D43

あらゆる慢性進行性肝疾患の終末像で，肝細胞の再生による再生結節を線維性隔壁が取り囲む。肝右葉は萎縮し，左葉は腫大する。

肝硬変の合併症には，門脈圧亢進症*〔☞ 4）〕，代謝障害による過剰なエストロゲンの影響*による**くも状血管腫** vascular spider，**手掌紅斑** palmer erythema，**女性化乳房***〔☞ p.334〕や，高アンモニア血症*による精神症状，昏睡もみる。短鎖脂肪酸，メルカプタンもアンモニアとならぶ中毒因子である。進行すると肝性脳症，肝性昏睡もきたす。

検査では肝予備能が低下し，総ビリルビン上昇*，血清アルブミン*，コレステロール，血中コリンエステラーゼ低下，γ-グロブリン上昇，プロトロンビン時間延長*（肝機能の指標として最も鋭敏），ヘパプラスチンテスト低下を示す。

ICG 15分値は排泄障害の指標となり，正常では10%以下で，肝硬変では20%以上となる。肝癌切除術の治療方針決定にICG試験は有用である。血小板は脾腫により減少する。

非代償期の治療は，腹水に対して，減塩食*，タンパク摂取制限，利尿薬，腹水穿刺，前述した脳症の治療を行う。腹水貯留，低ナトリウム血症を示す場合，水分貯留が顕著なため，体内ナトリウムは過剰になっており，輸液は低ナトリウムとする。

肝硬変患者では腹部ダイナミックCTと上部内視鏡検査を定期的に行う。

4）門脈圧亢進症 portal hypertension 00G81

食道静脈瘤*〔☞ p.263〕，脾腫*（汎血球減少*も示す），腹水*，腹壁静脈怒張（**メズサの頭**，臍を中心とし放射状），痔核を示す。〔☞ p.251：図4-57〕

腹水に対してK^+保持性利尿薬（スピロノラクトン）を使う。

門脈圧亢進症は肝後性（Budd-Chiari症候群や収縮性心膜炎など右心不全を

きたす病態)，後類洞性（肝硬変），前類洞性（特発性門脈圧亢進症や住血吸虫症など），肝前性（先天性，門脈塞栓など）がある。肝後性と後類洞性では腹水量が多く，閉塞肝静脈圧が高い。

遠位脾腎静脈吻合術では腸管からの門脈血を体循環系へシャントしないので，肝性脳症は少ない。

①Budd-Chiari 症候群

肝静脈の主幹や肝部下大静脈の閉塞により，肝静脈圧が上昇し，上行性の腹壁静脈怒張（肝硬変では臍部より遠心性），下肢静脈瘤をみ，しばしば肝硬変を合併する。

下大静脈・肝静脈造影では膜状やくもの巣状の閉塞〔☞ p.116：再疎通〕をみる。

②特発性門脈圧亢進症

肝硬変がなく，肝外門脈および肝静脈の閉塞や狭窄を認めないのにかかわらず，門脈圧亢進を示す疾患である。女性に多い。Glisson 鞘には炎症細胞を伴わない線維化がある。肝小葉構造は保たれている。

③先天性門脈圧亢進症

出生時の臍静脈，Arantius 静脈管〔☞ p.418〕とともに，肝外門脈も閉塞するもので，門脈周囲海綿状血管増生をみる。肝機能は正常で，黄疸，腹水をみることはなく，閉塞肝静脈圧は正常であるが，食道静脈瘤は破裂しやすい。同様の病態は成人にも起こる。

5）肝の腫瘍性病変　07D34／07I80／08A15／10A3／10E22／11E8

原発性肝癌には肝細胞癌，胆管細胞癌（腺癌）がある。

肝細胞癌 hepatocellular carcinoma は C 型，B 型慢性肝炎から進行した肝硬変のある患者に発生することが多い。HCV によるものが最も多い。アフラトキシンが原因になることもある。肝細胞癌では AFP が高値を示す。PIVKA Ⅱはビタミン K 欠乏で上昇するが，肝癌の腫瘍マーカーになる。

超音波では辺縁低エコー帯と内部のモザイクパターンを示す*。造影 CT では造影早期で濃染する（early wash-out）。組織標本では核の腫大，異型とともに，腫瘍細胞は類洞構造，索状構造をとる。

治療は外科切除（コントロール不能な腹水，総ビリルビン値 2.0 mg/dL 以上，腫瘍数 4 個以上は適応外）の他，3 cm 以下なら，穿刺局所療法（**エタノール注入療法** PEIT：percutaneous ethanol injection therapy，**ラジオ波凝固療法** RFA：radio frequency ablation など）の適応もある。**経カテーテル化学動注塞栓療法** TACE：transcatheter arterial chemoembolization は根治療法が適応にならない場合に我が国で行われていることが多い。**経カテーテル動脈塞栓療法** TAE：t.a. embolization は破裂肝細胞癌などに適応があるが，門脈本幹が閉塞している場合は正常細胞も肝動脈のみから血流を受けるので TAE は避ける。

経口栄養は肝切除後に残存肝の再生を促す。

胆管細胞癌 cholangiocarcinoma〈肝内胆管癌*〉は肝内結石は危険因子で，肝移植の適応にはならない。
　転移性肝癌は胃癌*や大腸癌*が原発の，門脈を介する血行性で，多発性にみることが多い。特に大腸癌では，転移が少数で，切除可能，耐術可能な場合，肝部分切除をすることがあるが，多くは抗癌剤治療となる。胆管細胞癌や転移性肝癌は単純CTで低吸収を示す。エコーでbull's eye signを示す
　肝の腫瘍にはほかに血管腫や囊胞もあり，これらは経過観察とする。
　肝血管腫 hemangiomaでは造影剤のwash outが著しく遅い。
　肝囊胞は境界明瞭な内部エコーのない像となる。

6) アルコール性肝障害*と脂肪肝　08D41／10I6／11A5

　アルコール性肝障害では，肝腫大，脂肪変性（肝細胞にトリグリセリドが沈着し，脂肪滴をみる〔☞ p.66：脂質の合成と分解〕）と細胞周囲や中心静脈周囲の線維化，Mallory 小体, 好中球浸潤をみる。血液検査でγ-GTP，トランスアミナーゼ（AST＞ALT），トリグリセリド，コリンエステラーゼは上昇，ALPは増加しない。
　全く飲酒しない人で同様の像を呈する患者がいることがわかってきて，これを**非アルコール性脂肪肝炎** NASH：non-alcoholic steatohepatitis と呼ぶ。
　肝の脂肪変性は，アルコール*のほか，肥満*，糖尿病*，副腎皮質ステロイド薬*，高カロリー輸液でもみる（**非アルコール性脂肪性肝障害** NAFLD：non alcoholic fatty liver disease）。栄養不足でも起こる。〔☞ p.395：クワシオルコル〕
　インスリンの感受性の低下がある。脂肪肝では黄疸を起こすことはまずない。近年，NASH由来の肝硬変，肝癌が多くなっている。
　脂肪肝は超音波では肝腎コントラストが目立ち，肝は高エコー像となり，相対的に脈管構造が明瞭になる。CTではlow density（CT値低下）となる。
　アルコールによる脂肪肝は禁酒によりγ-GTPが速やかに改善する。
　肥満を伴う非アルコール性脂肪肝にはまず食生活の改善を行う。

7) 薬物性肝障害 DILI：drug induced liver injury　02D34

　健康食品などによるものが少なくない。
　肝細胞障害型*にはアセトアミノフェン*，イソニアジド，テトラサイクリン*によるもの，胆汁うっ滞型*にはタンパク同化ステロイド*，クロルプロマジン*によるものがある。

8) 自己免疫性肝炎 autoimmune hepatitis　09A36

　自己免疫機序により，持続性の肝細胞壊死が起こる。抗核抗体*や**抗平滑筋抗体**が陽性になる。中年以降の女性に多い。副腎皮質ステロイド薬が有効である。

9) 原発性胆汁性胆管炎〈肝硬変症〉　PBC：primary biliary cholangitis〈cirrhosis〉　12A68

　Sjögren症候群などの自己免疫を合併する。中年女性に多く，瘙痒感と黄疸を

みる．IgM，LDL コレステロールの上昇，**抗ミトコンドリア抗体**陽性である．Glisson 鞘にリンパ球の浸潤があるが，慢性肝炎と異なり，胆管への細胞浸潤，変性，**慢性非化膿性破壊性胆管炎** CNSDC：c. nonsuppurative destructive cholangitis から肉芽腫を形成し，その後小葉間胆管は減少し，線維化をきたす．

進行すると肝硬変になる．ビタミン D 吸収不良により骨粗鬆症を合併する．治療には**ウルソデオキシコール酸**を使うが，根治的には肝移植を行う．

10）原発性硬化性胆管炎 primary sclerosing cholangitis　09I15

胆管に多発性の線維化，狭窄（beaded appearance）をきたす．潰瘍性大腸炎との合併がある．抗核抗体陽性である．胆管癌になりやすい．

11）肝膿瘍 liver abscess　08G61, 62, 63／10E61, 62／11I60／12D62

大腸菌が原因の細菌性肝膿瘍が多い．肝腫大，叩打痛をみる．エコー下穿刺，抗菌薬の投与とドレナージを行う．アメーバ症〔☞ p. 89〕を除外診断する．

12）その他の肝疾患

ヘモクロマトーシス〔☞ p. 353〕，Wilson 病〔☞ p. 354〕．

（6）膵臓疾患

1）急性膵炎 acute pancreatitis　07D35／08I75／10D52／11I79／12D51

膵臓の消化酵素*が放出される膵組織が消化され，炎症を起こす疾患である．

アルコール*，胆石症*，高トリグリセリド血症，分離膵〔☞ p. 60, 256〕が原因になるほか，原因不明（特発性）の発症も多い．

内視鏡的逆行性胆管膵管造影 ERCP：endoscopic retrograde cholangiopancreatography 後に起こることがある．

膵実質の壊死，出血，浮腫，好中球浸潤，脂肪壊死が起こる．

上腹部痛をみ，腹痛は前屈位で軽快*し，重症では皮下出血（Cullen 徴候（臍周囲），Grey-Turner 徴候（側腹部）），高血糖，血管透過性亢進による胸腹水，ARDS〔☞ p. 243〕，循環血液量減少*を伴うこともある．カルシウムは低値*を示す〔☞ p. 109：けん化〕．

血清・尿中アミラーゼ*，血清エラスターゼⅠ*，血清リパーゼ上昇*をみる．アミラーゼは早期に正常化し，重症度の指標にはならない．

腹部 XR では麻痺性イレウス*〔☞ p. 270〕による sentinel loop sign，結腸ガスの中断像である colon cut off sign をみる．

腹部単純 CT で，膵臓の腫大，腎周囲や膵周囲の液貯留をみる．後期には膵仮性囊胞（内面に上皮を有さない）をきたすこともある．

治療は輸液，絶食，胃管留置，酸素，H_2受容体拮抗薬，抗菌薬の投与を行う．膵炎の原因が胆石であると診断されれば，速やかに胆道ドレナージを行う．壊死巣の感染による膿瘍が菌血症を起こせば，ドレナージの適応となる．

2）慢性膵炎*chronic pancreatitis　07A59／11A8／12A73

繰り返す急性膵炎の結果として起こる。原因としてアルコールが最も多い。

合併症として膵嚢胞，膵の石灰化，糖尿病*が起こる。末期には脂肪便*（大量で悪臭のある下痢便）をきたす。

慢性膵炎の診断には磁気共鳴胆管膵管造影 MRCP：magnetic resonance cholangiopancreatography が有用である。

膵外分泌機能をみるセクレチン試験では膵液量，最高重炭酸塩濃度，アミラーゼ分泌量を測定項目としている。

〔☞ p. 383：アルコール依存症〕

自己免疫性膵炎は中高年に好発し，IgG₄の増加，IgG₄陽性形質細胞浸潤，その後線維化し，ERCP で主膵管の広範な不整狭窄をみ，Mikulicz 病〔☞ p. 409〕など他の自己免疫疾患とも関係する。副腎皮質ステロイド薬を使用する。

3）膵腫瘍

外分泌系の腫瘍と Langerhans 島由来の内分泌系の腫瘍に分類される。

①膵　癌*pancreatic cancer　07I59／08A27／08G37／11A43

導管由来の腺癌*である。膵頭部に多く，Vater 乳頭部にも癌ができやすい（乳頭部癌）。乳頭部癌では動揺性の黄疸*をみる。腹痛のほか，背部痛*もきたす。膵頭部の癌は閉塞性黄疸で発見されることが多く，Courvoisier 徴候，灰白色便をみる。

超音波，CT で膵臓の腫瘍とその末梢の膵管の拡張で診断する。CA19-9，DUPAN-2 が腫瘍マーカーになる。

膵体尾部*の癌は発見が遅れることが多く，予後は悪く*，進行したものでは抗癌化学療法，放射線治療を行う。

開腹手術をしても，肝や腹膜に転移，播種を認めれば，非切除とする。

②嚢胞性膵疾患　08I65／09I16／11A43／12D25

多房性の膵嚢胞性病変では嚢胞性膵疾患を考える。

膵管内乳頭粘液性腫瘍 IPMN：intraductal papillary mucinous neoplasm は高齢男性に多く，Vater 乳頭口の開口，膵管の拡張，ブドウの房状の形態，イクラ状上皮をみる。

粘液性嚢胞腫瘍 MCN：mucinous cystic neoplasm は中年女性の体尾部に多く，多房性で，卵巣様間質をみる。他の膵内分泌腫瘍と比べ良性が多い。

③膵内分泌腫瘍 p. NET：neuroendocrine tumor　06I16

〔☞ p. 337：膵島から分泌されるホルモン〕

血管造影で多血管性を示すものが多い。

インスリン産生腫瘍*insulinoma〈B 細胞腫瘍〉（精神疾患やてんかんとして治療されていることがある）でみる，いわゆる Whipple の三徴とは，①空腹時血糖 50 mg/dL 以下，②中枢神経症状を伴う低血糖，③ブドウ糖による症状の回復

である。肥満をきたす*。

ガストリン産生腫瘍 gastrinoma〈Zollinger-Ellison 症候群〉は十二指腸壁に多く，膵臓にもできる。胃液の過剰分泌，多発性，再発性の消化性潰瘍，難治性の水様性下痢があり，多くが悪性である。セクレチン負荷試験で血中ガストリンの著明な上昇をみる。非切除例ではプロトンポンプ阻害薬を使用する。

血管作動性腸ポリペプチド VIP：vasoactive intestinal polypeptide **産生腫瘍**では高度の水様下痢，低カリウム血症，無胃酸症をきたす（WDHA：watery diarrhea, hypokalemia, achlorhydria 症候群）。

グルカゴン産生腫瘍 glucagonoma では耐糖能異常，**壊死性遊走性紅斑**をみる。

ソマトスタチン産生腫瘍 somatostatinoma では胆石症，脂肪便，耐糖能異常をきたす。

(7) 腹膜・腹壁・横隔膜疾患

1）腹膜炎 peritonitis 〔☞ p.261：腹部膨満〕 07159／10A30

大部分は消化管穿孔による続発性である。腹痛，発熱，圧痛，反跳痛，筋性防御がある。板状硬は最も陽性尤度比が高い。

特発性細菌性腹膜炎は非代償性肝硬変患者にみる。再発率が高い。

腹膜偽粘液腫 pseudomyxoma peritonei は穿刺でゼリー状の液を吸引し，虫垂や卵巣に原発性の腫瘍があることが多い。

癌性腹膜症 peritoneal carcinomatosis は胃癌が原因になることが多く，6 か月生存率が 10％であるが，卵巣癌が原発の場合はこの例外で，腫瘍摘除と化学療法で長期予後が期待できる。**結核性腹膜炎**も似た CT 像をみる。

2）ヘルニア hernia 〔☞ p.264, 図 4-70〕 09A8, 37／11H15

臍ヘルニア以外は自然治癒することは少なく，全例手術の適応である。

ヘルニア**嵌頓** incarceration はヘルニア内容が元に戻らなくなった状態で，嵌頓後 2〜3 時間以内であれば用手還納を試みてもよいが，絞扼性イレウス状態を呈する場合は緊急手術の適応である。

内ヘルニアは腸間膜や大網の裂孔部，陥凹部などに腹腔内臓器が侵入した状態である。

①**臍ヘルニア** umbilical hernia

いわゆる「でべそ」で，2 歳までに 90％が自然治癒する。

②**臍帯ヘルニア** hernia of umbilical cord, omphalocele　09B21／09E17／12C46

臍帯内に腸管や肝臓などの腹腔内臓器が突出する新生児の疾患で，染色体異常や他の重症奇形の合併が多く，死亡率が高い。ただし妊娠 10 週ころまでは生理的に臍帯内に小腸が存在する。

③**外鼠径ヘルニア** indirect inguinal h.　08I48

小児にみる腹膜鞘状突起（精巣が腹腔から降りてくる通路である）の残遺によ

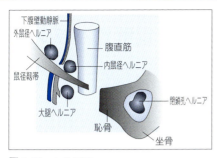

図 4-70　ヘルニア

る*深鼠径輪（「内」鼠径輪と呼ばれる。ヘルニア門となり，下腹壁動脈の「外」側にある）から鼠径管を通り，浅鼠径輪に出る*間接ヘルニアである。silk sign をみる。

鼠径ヘルニアは立位で診断する。

疑われた場合にはまず鼠径部超音波検査を行う。

④**内鼠径ヘルニア** direct inguinal h.　04H32

中高年に多く，加齢に伴う組織の脆弱化により，腹壁の脆弱な部分から浅鼠径輪に出る直接ヘルニアである。

⑤**腹壁瘢痕ヘルニア** abdominal incisional h.　00F32

手術瘢痕に一致して膨瘤をみ，腹壁修復を行う。

⑥**大腿ヘルニア** femoral h.　07E10／12A13

高齢女性に多く，大腿静脈の内側の膨瘤をみ，ヘルニア門が小さいため，特に嵌頓しやすい。

⑦**閉鎖孔ヘルニア** obturator h.　07D36／10A18

高齢女性に多い。大腿内側から膝にかけての疼痛をみる。視診触診では診断できず，CT で診断する。腸管壊死の危険があり，緊急手術が必要である。

第8章　腎・尿路系（体液・電解質バランスを含む）

1　構造と機能

(1) 体液の量と組成

　体内総水分量は体重の60%（胎児90%，新生児80%，高齢者50%以下，女性は同年齢の男性より5%ほど少ない，骨格筋（水分＞75%），脂肪（＜50%）の量による）*，細胞外液量は体重の20%ある。細胞内外の浸透圧は同じである。
　総体液量は重水 D_2O で，細胞外液量はイヌリン（細胞内に移行しない）で測定する。生理食塩水を静脈内投与すると細胞外液のみが増加する。

(2) 腎・尿路系の位置　〔☞ p.200：図4-36〕　00G45

　腎はソラマメ形で，右は肝があるので左より 1.5 cm 低い位置にある*。
　腎門部では前から，腎静脈，腎動脈，尿管の順に並んでいる。
　尿管 ureter は後腹膜を通り，総腸骨動脈の前面を走行し，腎盂尿管移行部，総腸骨動静脈交叉部（尿管はその前を走る），膀胱尿管移行部の3か所に狭窄部がある。
　Gerota 筋膜は腎と副腎の両者，脂肪を包む。
　膀胱筋層は3層である。左右の**尿管口**と**内尿道口**で，**膀胱三角**を形成する。

(3) 腎の機能の全体像やネフロン各部の構造と機能　〔☞図4-71, p.442：利尿薬〕
07G13／08B32／09E33

　ネフロンは腎小体（糸球体と Bowman 嚢）と尿細管（近位尿細管，Henle のループ（細い下行脚と上行脚で**対向流交換系**となる），遠位直尿細管（Henle の太い上行脚），遠位曲尿細管，集合管），傍糸球体装置からなり，腎小体は腎皮質にある。1つの腎にネフロンは100万個ある。
　糸球体＊ glomerulus は毛細血管がループとなり糸球体係蹄を形成し，このループを**メサンギウム**（メサンギウム細胞とメサンギウム基質）が支えている。
　係蹄は血管内腔側を有窓性の内皮細胞が覆い，Bowman 嚢側（尿腔側）を糸球体上皮細胞〈足細胞 podocyte〉の足突起が外面を覆い，その間に基底膜がある。
　輸入細動脈が糸球体に入る直前部にレニンを分泌する**傍糸球体装置**がある。
　糸球体濾過*を推進するのは糸球体係蹄*，すなわち毛細血管の静水圧である。
　糸球体から濾過される原尿は1日約 150 L（糸球体濾過量 100 mL/分×24時間×60分）であり，尿細管を通り，1～2 L の尿*となる。この多量の原尿から少

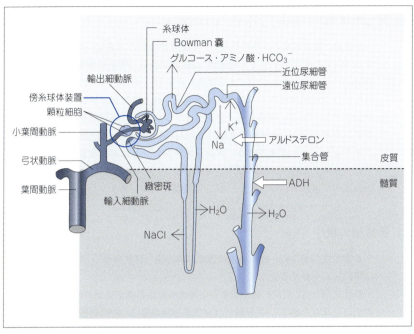

図4-71 ネフロンの構造

量の尿を作るという機構により，水・電解質・酸塩基平衡を調節している。

水分を摂取したときの分時尿量の増加の機序は糸球体濾過量増加による。

近位尿細管* proximal tubule ではグルコース，アミノ酸のほぼすべて，HCO_3^- が吸収される*。Na^+ は近位尿細管で 60％，Henle の上行脚 ascending limb で 30％ほどが吸収される*。近位尿細管の細胞は遠位尿細管の細胞と比べ，丈が高く，細胞質好酸性である。

Henle の下行脚 descending l. では水のみ吸収され，尿浸透圧は増加する。

遠位直尿細管 distal straight t. は水に非透過性で Na^+，K^+，Cl^- 共輸送体があり，これらが再吸収される。

遠位曲尿細管 d. convoluted t. の最初の部分では Na^+-Cl^- 共輸送体により，NaCl が再吸収される。

遠位曲尿細管の終わりの部分と皮質集合管ではアルドステロンの影響で Na^+，Cl^- の再吸収，K^+ の分泌が起こる。

集合管 collecting duct ではバソプレシン〔☞ p.335〕の存在下で，アクアポリン2 の管腔側細胞膜への移動により，水透過性が亢進し，髄質の高い浸透圧により，水が再吸収され，尿浸透圧が増加する。ADH が働かなければ，低張尿となる。尿の酸性化は集合管で行われる。

〔☞ p.442：利尿薬，p.342：アルドステロン過剰症とその関連疾患〕

(4) 腎とホルモン　09G39　〔☞ p. 121：エリスロポエチン〕

　　体液量，腎血流量の減少を感知し，尿細管再吸収が亢進し，遠位尿細管に到達する NaCl 濃度が低下すると**緻密斑** macula densa（**傍糸球体装置** JGA：juxta-glomerular apparatus の中にある細胞）を介し，JGA の中の顆粒細胞で分泌された**レニン**は酵素活性を示し，肝臓で合成された**アンジオテンシノーゲン**をアンジオテンシンⅠに変換する。**アンジオテンシンⅠ**は肺胞血管内皮細胞膜にあるアンジオテンシン変換酵素 **ACE**：angiotensin converting enzyme によりアンジオテンシンⅡに変換される。**アンジオテンシンⅡ**は副腎皮質からのアルドステロン分泌を促進（**レニン-アンジオテンシン-アルドステロン系**：RAA 系）し，細動脈の平滑筋を収縮させる。**ACE 阻害薬**や**アンジオテンシンⅡ受容体拮抗薬** ARB：a. Ⅱ receptor blocker は降圧薬として用いられる。

(5) 蓄排尿の機序　06B5

　　正常男性の通常の一回排尿量は 300～500 mL（膀胱容量*）である。膀胱内圧は階段式に上昇する。
　　膀胱に 300 mL 程度の尿が溜まると膀胱の伸展刺激が仙骨の排尿中枢〈S_{2-4}*〉に伝わり尿意を感じ*，排尿時には副交感神経が働き，排尿筋収縮*（骨盤内臓神経支配），外尿道括約筋弛緩*（陰部神経支配）が起こる。

2　診断と検査の基本

(1) 尿検査　07C20／09G23／10E13／10G16／11D26／12E39

　　採尿は**中間尿**をとるが，尿道炎の診断には**初尿**をとる。女性では外陰部を清拭する。尿比重は 1.005～1.030 である。
　　試験紙法により，タンパク（アルブミン），糖（ブドウ糖），潜血，ウロビリノーゲン〔☞ p.262〕，ビリルビン，亜硝酸塩（細菌の指標となる），白血球反応，ケトン体，pH，比重が検査できる。
　　糸球体腎炎では変形赤血球，**赤血球円柱**＊，腎盂腎炎では白血球円柱，ネフローゼ症候群では脂肪円柱，卵円形脂肪体，慢性腎不全ではろう状円柱をみる。硝子円柱は健常者でも数個はみる。
　　尿沈渣の検鏡時，400 倍で血球成分の個数を観察する。

(2) 腎・尿路系の画像診断

　　小骨盤を含む腹部単純撮影を **KUB**：kidney, ureter and bladder という。
　　分腎機能検査として，静脈性腎盂造影，分腎尿検査，RI レノグラフィがある。
　　静脈性尿路造影は血清クレアチニン値が高いと造影困難で，腎機能低下時は

禁忌であるが，分腎機能検査としても利用できる。
逆行性腎盂造影はヨードアレルギーの患者にも行える。
膀胱鏡は局所（尿道）麻酔を行う。

(3) 糸球体濾過値の測定と尿細管機能検査　07E19／09C6／10D9／11C11

$$腎クリアランス（mL/min）= 尿中濃度（mg/dL） \times 尿量（mL/min）/血漿濃度（mg/dL）$$

糸球体濾過値 glomerular filtration rate：GFR の測定には糸球体で濾過され尿細管で再吸収も分泌もされない物質を使う。**イヌリン**を点滴投与し，イヌリンクリアランスを算出するのが理想的であるが，煩雑なため，内因性物質である**クレアチニン**を利用した，24 時間クレアチニンクリアランスを用いる*。

Na や尿酸などの排泄率はクレアチニンクリアランスに対する比である。

糸球体濾過値と血清クレアチニン Cr は反比例する。ただし，クレアチニンは筋肉量と相関するので，女性，高齢者では低くなる。eGFR [☞ p.444] は年齢と性別から算出する。**血液尿素窒素** BUN：blood urea nitrogen はクレアチニンに比べ，タンパク異化作用（手術，外傷），消化管出血でも上昇する。

1 回の腎循環でほぼ 100% 排泄されるパラアミノ馬尿酸のクリアランスは腎血流量を示す。

近位尿細管障害では尿中 β_2 ミクログロブリン，N-アセチルグルコサミニダーゼが上昇する。

Fishberg 濃縮試験は近位尿細管機能を反映する。

3　症　候

(1) タンパク尿 proteinuria

タンパク尿があると尿の泡立ちが消えにくい。

タンパク尿には生理的タンパク尿（立位，運動，発熱など），オーバーフロータンパク尿（多発性骨髄腫など），糸球体性タンパク尿，尿細管性タンパク尿などがある。

(2) 血　尿 hematuria　07F18／10F17／12F45, 67

試験紙法で潜血が陽性の場合，血尿のみでなく，ミオグロビン尿，ヘモグロビン尿でも陽性になり，尿沈渣で赤血球の有無を確認する。ビリルビン尿，薬物による着色尿のこともある。また尿潜血はアスコルビン酸の摂取で偽陰性になる。

尿沈渣で，尿中赤血球が 0〜4 個/1 視野は正常であり，5〜9 個は顕微鏡的血尿，10 個以上が肉眼的血尿である。

腎疾患では糸球体疾患以外にも間質性腎炎，囊胞，腎癌が血尿の原因になる。泌尿器科疾患では結石，腎盂腎炎や膀胱炎，腎癌，腎盂癌，尿管癌，膀胱癌などを考える。

挫滅〈圧挫〉症候群 crush syndrome は筋組織の崩壊と腫脹，筋区画内圧の上昇により，高ミオグロビン血症を起こし，それが腎に出てミオグロビン尿としてポートワイン色尿となる。血清カリウム（緊急に対応する必要あり〔☞ p.292〕），血清クレアチニンキナーゼ〈CK〉は上昇し，腎性急性腎不全をきたす。治療は生理的食塩水の輸液，血液透析を行う。

横紋筋融解症 rhabdomyolysis は非外傷性で起こる病態も含み，過激な運動，薬剤〔☞ p.350：スタチン〕，低カリウム血症などが原因になる。

(3) 尿量・排尿の異常　07A37／07F12／08D46／09D57／09E57／10C7／10E49／10H7／11I47／12E46

1日の尿量が 100 mL 以下を**無尿**＊ anuria，400 mL 以下を**乏尿**＊ oliguria と呼ぶ。**尿閉**＊ urinary retention は膀胱から尿の排泄ができない状態である。尿閉と無尿の鑑別には下腹部の触診を行い，尿閉では下腹部の膨隆をみる。まず超音波で膀胱を確認する。両側尿管結石では無尿をきたす。

高齢男性〔☞ p.309：前立腺肥大症〕では抗コリン薬〔☞ p.442〕，抗ヒスタミン薬〔☞ p.374〕，三環系抗うつ薬〔☞ p.386〕で尿閉をきたすことがある。導尿を行う〔☞ p.471〕。尿閉で経尿道的にカテーテルを挿入できない場合は膀胱穿刺，膀胱瘻造設を行う。せん妄で尿道カテーテルを自己抜去し，再挿入不可のときなどでは，膀胱瘻造設を行う。

頻尿 pollaki(s)uria の原因には尿量の増加（尿崩症，心因性多尿，糖尿病など），下部尿路の異常（膀胱炎，前立腺肥大症）がある。

排尿障害ではまず残尿量〔☞ p.147：排尿〕測定が必要である。

尿失禁 incontinece は尿が不随意に排泄する状態で，一過性尿失禁と恒常性尿失禁に分ける。

> 一過性の原因 transient causes は DIAPPERS として知られる，せん妄 delirium，感染 infection，萎縮性膀胱炎と腟炎 atrophic cystitis and vaginitis，薬 phamaceuticals（特に利尿薬，抗コリン薬，抗ヒスタミン薬，鎮静薬など），精神疾患 psychiatric disorders，多尿 excess urine output，可動性の制限 restricted mobility，宿便 stool impaction がある。

恒常性の原因 established causes には①腹圧性尿失禁，②溢流性尿失禁，③切迫性尿失禁，④混合性尿失禁がある。頻度は腹圧性尿失禁が多く，次いで溢流性尿失禁，切迫性尿失禁である。これらの混合性もある。

腹圧性〈緊張性〉尿失禁＊ stress i. は膀胱頸部機能不全で，出産後に女性に主に発症することが多く，咳やくしゃみ＊などの軽い腹圧加重＊により，尿の一部が

漏れる状態である。治療は骨盤底筋体操*を行う。

溢流性尿失禁*overflow i. は膀胱頸部閉塞として前立腺肥大症*，排尿筋活動低下として神経因性膀胱などがあり，膀胱から尿が排泄できず，膀胱内に多量に貯留し，ついには尿道抵抗を超えて，ちょろちょろ漏れる状態である。

切迫性尿失禁*urge i. は排尿筋過活動で，膀胱の過敏状態*のため，尿意が起こるとすぐに排尿筋が収縮する状態である。排尿筋反射に抑制作用をもつ大脳基底核の障害（脳血管障害や Parkinson 病など）により起こることもある。排尿筋過活動には抗コリン薬の投与が第一選択である。

反射性尿失禁 reflex i. で尿意はなく，突然失禁する。

糖尿病，脳血管障害，Parkinson 病が原因になる神経因性膀胱は在宅自己導尿法の適応である。在宅自己導尿は自然排尿がない場合，通常1日数回行う。

神経因性膀胱 neurogenic bladder には無抑制膀胱（脳血管障害など），無緊張性〈弛緩性〉膀胱（脊髄損傷直後），反射性膀胱（脊髄排尿中枢より上位の脊髄障害），自律性膀胱（骨盤内手術など，求心路と遠心路の損傷），知覚麻痺性膀胱（糖尿病など，求心路の損傷），運動麻痺性膀胱（遠心路の損傷）がある。神経因性膀胱では VUR〔☞ p.300〕をきたすことが多い。

(4) 電解質代謝異常

1）高・低ナトリウム血症　07B36／08E27／08G25／10D45

通常では口渇を自覚し水分を摂取するため，高ナトリウム血症は補正されるが，意識障害患者では，水分摂取ができない場合には高ナトリウム血症が起こりうる。

高ナトリウム血症の原因として尿浸透圧が 400 mOsm/kg 以上の場合発汗，呼吸器，肺からの水分喪失と浸透圧性グルコース尿症など腎からの喪失があり，尿浸透圧が 250 mOsm/kg 以下の場合は尿崩症〔☞ p.339〕である。

低ナトリウム血症はまず浸透圧で分類する。

高浸透圧ならば高血糖や浸透圧物質（マンニトールや造影剤）投与によるものを，正浸透圧ならば，高蛋白血症や脂質異常症（カイロミクロンやトリグリセリド，まれにコレステロール）によるものを考える。偽性低ナトリウム血症とも言われ，血漿浸透圧が正常範囲内なら意識は清明である。

低浸透圧で細胞外液増加（浮腫，頸静脈怒張などを示す）ならばうっ血性心不全，肝硬変，ネフローゼ症候群，進行した腎不全を考える。

低浸透圧で細胞外液減少（血圧低下，起立性低血圧）ならば Na 喪失であり，腎性（UNa^+ ＞10 mEq/L，利尿薬，副腎不全など）か，腎外性（UNa^+ ＜10 mEq/L，脱水，下痢，嘔吐）を考える。

低浸透圧で細胞外液量が正常ならば，**バソプレシン分泌過剰症** SIADH：syndrome of inappropriate ADH secretion を中心に鑑別する。

SIADH では血漿浸透圧（正常では 290 $mOsm/kgH_2O$）が低く，低ナトリウム

血症，もしくは体液量が多いにもかかわらず，ADHの分泌増加がみられ，尿浸透圧，尿Na濃度が高くなる状態である*。中枢神経疾患，胸腔内病変，薬物（抗うつ薬，抗精神病薬，カルバマゼピンなど）が原因で起こることが多い。治療は水制限である。

低ナトリウム血症を急激に補正すると，橋中心部の脱髄をきたす（Osmotic demyelination s. central pontine myelinolysis）。

2）高・低カリウム血症　09D12／09E20／09G61,62,63

高カリウム血症の原因には過剰投与，細胞内から細胞外への移動（代謝性アシドーシス，β-アドレナリン受容体遮断，細胞崩壊，血管内溶血，高浸透圧），腎からの排泄障害（腎不全，低アルドステロン血症，ACE阻害薬，ARB，スピロノラクトンなどの薬剤による分泌低下）がある。

6.5 mEq/Lを越えるような高カリウム血症では脱力，四肢のしびれ，重篤な不整脈，ECGでT波が高く〔☞p.200〕，テント状となり，QT時間は短縮，QRS幅は広くなり，P波は消失する。意識障害の直接の原因にはならない。

高カリウム血症の治療にはグルクロン酸カルシウムの静注，ブドウ糖・インスリンの静脈注射，緊急透析がある。

低カリウム血症の原因には摂取不足，細胞外から細胞内への移動（代謝性アルカローシス，インスリン投与，β-アドレナリン受容体刺激），腎からの排泄増加（アルドステロン過剰，ループ系利尿薬，サイアザイド系利尿薬，甘草，尿細管性アシドーシス）がある。2.5 mEq/L以下の低カリウム血症では四肢近位筋の筋力低下や腸管蠕動運動の低下，ECGでU波をみる。

3）高・低カルシウム血症　08G9／10C26, 27／10F7／11A55／11D46

血清カルシウムの約40％がタンパク，主にアルブミンと結合しており，残りの半分がCa^{2+}として生理活性がある。

低アルブミン血症（Alb＜4 g/dL）の患者では以下の式により補正する。

$$補正 Ca = 血清 Ca - 血清 Alb + 4 \;(mg/dL)$$

高カルシウム血症の原因には原発性甲状腺機能亢進症〔☞p.339〕，悪性腫瘍の骨転移，副甲状腺ホルモン関連タンパク〈PTHrP〉〔☞p.246〕によるもの，ビタミンD過剰，サルコイドーシスなどがあり，多尿，せん妄，易疲労感などをみる。

多発性骨髄腫の高カルシウム血症には生理食塩水の点滴静注，カルシトニン，ビスホスホネートを投与する。

低カルシウム血症ではけいれん，テタニーが起こり，ECGでQTが延長する（心筋内へのCa^{2+}流入に時間がかかるため）。〔☞p.342〕

4）アシドーシス・アルカローシス　07G68

細胞外液の水素イオン濃度（H^+）は正常では緩衝作用により正確に調節され，

pHは7.4である。緩衝系で最も重要なものが炭酸・重炭酸緩衝系であり血液中の二酸化炭素と重炭酸イオンによる。細胞内は弱酸性になっている。

$$\mathrm{pH} = \log \frac{1}{[\mathrm{H}^+]} = 6.1 + \log \frac{\mathrm{HCO_3^-}}{0.03 \times \mathrm{PaCO_2}}$$

(Henderson-Hasselbalchの式)

$\mathrm{HCO_3^-} = 24$,$\mathrm{PaCO_2} = 40$を代入すると,pH=7.4になる〔☞ p.230〕。ただし,log 2 = 0.3010。

細胞外液の水素イオン濃度が増加し,pHが7.35より低い場合をアシデミア,水素イオン濃度が減少し,pHが7.45より高い場合をアルカレミアと呼び,これらを引き起こす病態をそれぞれ**アシドーシス** acidosis,**アルカローシス** alkalosisと呼ぶ。

pHが低下するような一次的な原因が$\mathrm{HCO_3^-}$の低下による場合を**代謝性** metabolic **アシドーシス**,$\mathrm{PaCO_2}$の増加による場合を**呼吸性** respiratory **アシドーシス**という。

代謝性アシドーシスは酸の過剰産生や摂取の増加または塩基の喪失により起こる。

代謝性アシドーシスではまず**アニオンギャップ**(AG:anion gap)を計算する(基準値12±2 mEq/L)。

$$\mathrm{AG} = \mathrm{Na}^+ - (\mathrm{HCO_3^-} + \mathrm{Cl}^-)$$

AGが増加するアシドーシスには乳酸アシドーシス[*](組織低酸素などが原因になる),糖尿病性ケトアシドーシス[*],アルコール,薬物(サリチル酸など),腎不全がある。新生児期ではAGの増加は高アンモニア血症や有機酸といった代謝異常を疑う所見となる。

AGが正常のアシドーシスでは下痢[*]での小腸と膵液の喪失[*]による消化管からの$\mathrm{HCO_3^-}$の喪失[*]や尿細管性アシドーシスがある。

代謝性アルカローシスは細胞外液が減少する生理食塩水反応性アルカローシスと生理食塩水不応性アルカローシスに分けられる。

生理食塩水反応性アルカローシスは嘔吐などで生じる胃からのH^+喪失[*]に細胞外液減少も伴い,腎での$\mathrm{HCO_3^-}$の再吸収増加が起こり,アルカローシスは悪化する。利尿薬投与でも生理食塩水反応性アルカローシスをみる。

生理食塩水不応性アルカローシスにはアルドステロン症[*](K^+とともにH^+排泄増加)や糸球体濾過率の減少を伴ったアルカリの負荷がある。

呼吸性アシドーシスは呼吸換気の減少により,$\mathrm{CO_2}$が貯留することによる[*]。

呼吸性アルカローシスは呼吸換気の増加により,$\mathrm{CO_2}$が減少することによる[*]。

〔☞ 248:過換気症候群〕

呼吸性では腎による代償,すなわちアシドーシスならば腎尿細管での水素イ

オンの排泄，重炭酸の再吸収が起こり（Cl^-は排泄される），アルカローシスではこれらが抑制される（長時間で）．代謝性では腎による代償，肺での代償呼吸数の増減が起こる（短時間で）．

4 疾　患

(1) 腎不全

1） 急性腎障害 AKI：acute kidney injury〈急性腎不全 acute renal failure〉 07B23／10E5／11E37／11F15／12A39／12E17

腎不全では尿素窒素の排泄障害により，BUN*と Cr*値が上昇する．

腎不全が進むと尿毒症 uremia となり，悪心，嘔吐，頭痛，けいれん，意識障害，さらに体液貯留により，肺水腫，浮腫をみる．急性腎不全では乏尿をみる．

まず，腹部超音波検査を行い，腎盂が拡大（水腎症 hydronephrosis）していれば腫瘍や結石，稀だが後腹膜線維症など腎後性*を考え，腎が小さく，貧血を伴っていれば，慢性腎不全で不可逆性である．ただし，糖尿病性腎症とアミロイドーシスでは腎は小さくならない．腎が正常大または腫大しているときには，急性腎性または腎前性腎不全を考える．腎後性腎不全では尿管ステント留置などが行われる．

出血など腎血流の低下による腎前性*では尿細管機能が残り，Na 保持，クレアチニン排泄ができるので，尿浸透圧が 400 mOsm/L 以上（尿／血漿浸透圧比 1.5 以上），尿中 Na 20 mEq/L 以下（FENa，Na 排泄率 1.0％以下），尿／血清クレアチニン比 40 以上となる．

急性腎性腎不全では尿細管障害が多く，その原因にはショック，挫滅症候群などがある．乏尿期の水分摂取量は前日の尿量＋不感蒸泄量 500 mL である*．

急性腎不全の透析導入の目安は Cr 7.0 mg/dL，K 6.0 mEq/L，HCO_3^- 15 mEq/L である．

2） 慢性腎臓病 CKD：chronic kidney disease 08E37／09A40／09D19／09H6／10I14／12D14

夜間尿 nocturia（初期症状として重要），尿が出ていても等張尿，尿毒症，高カリウム血症，代謝性アシドーシス*，高リン酸血症，エリスロポエチン低下による正球性正色素性貧血，腎性骨異栄養症 renal osteodystrophy があり，心血管疾患のリスクも高まる*．

ナトリウムは正常ないし希釈性の低ナトリウム血症をきたす．

リン酸の貯留と低カルシウム血症により，PTH〔☞ p. 336〕の合成が亢進する．さらに腎での 25 (OH) D_3 から 1, 25 (OH)$_2D_3$ への合成低下が，小腸でのカルシウムの吸収低下をもたらす．PTH 合成の増加で副甲状腺では，特に主細胞がびま

ん性ないし結節性の過形成を示し，脂肪が減る．頸部超音波検査と手指 X 線撮影が診断に有用である．

GFR 90，60，30，15（mL/分/1.73 mm²〈体表面積〉）未満で病期を各，2，3，4，5 期とし，4 期で腎代替療法の準備*を行う［☞ p.453：人工臓器，☞ p.460：臓器移植］．ヒートマップ分類では 2 つの独立したリスク因子の，GFR を G1～G5 に，タンパク尿の程度を A1～A3 に分類している．

保存的治療として食事療法（減塩，低タンパク食），降圧治療，エリスロポエチンの皮下注射が行われる．

(2) 糸球体疾患　［☞ p.296：図 4-72］

糸球体疾患は腎炎症候群とネフローゼ症候群，およびその両者の病態を伴う疾患がある．

1）腎炎症候群*nephritis s.

腎炎症候群は糸球体由来の血尿*があり，浮腫*，高血圧*を伴うことをいう．これには急性（感染後）糸球体腎炎，IgA 腎症，急速進行性糸球体腎炎症候群として分類されていた疾患と遺伝性腎炎④⑤がある．

①急性（感染後）糸球体腎炎 acute glomerulonephritis　07C20／09I77／12E39

A 群 β 溶連菌*の感染後 1～3 週後に免疫複合体の沈着*で起こり，低補体血症，抗ストレプトリジン O 抗体〈ASLO〉上昇をみる．

糸球体が富核となり（管内増殖性），好中球も多く，hump（上皮下の半月状沈着物）もある．数日の経過で，腎炎の症状が急性に起こり，さらに糸球体濾過量の減少，尿量減少がみる．

治療にフロセミドを使うこともあるが，90％以上は完全に回復するので経過観察とする．

② IgA 腎症 IgA nephropathy　07D10／08A45／09A39／09D59／11B46／11D26／12B21

慢性糸球体腎炎の多くは，メサンギウム増殖性腎炎であり，正常では中央部を除いてほとんどないメサンギウムが，係蹄の間に増生する．蛍光免疫標本ではその部分の IgA が染まり，IgA 腎症と呼ばれる．C3 も沈着する．

上気道感染の 1～2 日後に肉眼的血尿をみる．学校検診などで，顕微鏡的血尿で発見されることも多い．血清 IgA の高値をみることもある．扁桃腫大は尿所見の増悪期に一致していることが多い．

軽度のものでは生活指導と経過観察を行う．タンパク尿，高血圧があると予後が悪く，腎生検を行う．治療として扁桃摘出＋ステロイドパルス治療や抗血小板薬投与が行われている．

IgA 血管炎〈アレルギー性紫斑病，Schönlein-Henoch 紫斑病〉による腎炎も IgA 腎症の像をとる．下肢に紫斑［皮膚小血管の白血球破砕性血管炎（IgA が沈着する）］，腎炎のほかに腹痛，嘔吐，下血など消化器症状，関節症状もみる．第

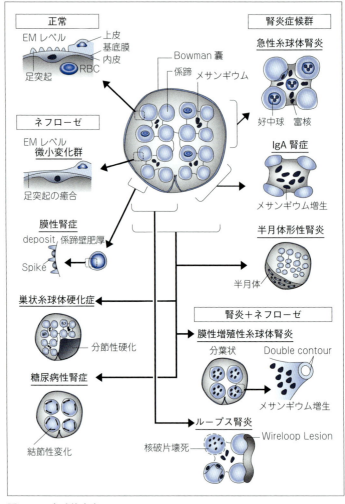

図 4-72　糸球体疾患

XIII因子の低下をみることもある。

③急速進行性糸球体腎炎症候群 RPGN：rapidly progressive glomerulonephritis **として分類されていた疾患**　07A50／08I24／09D38／09I76／10B20／12A23

糸球体の分節性壊死に伴う**半月体** crescent 形成（性糸球体腎炎）（管外増殖性）であり，臨床的経過からこのように分類されていた。高齢者に多い。

pauci-immune（蛍光抗体で免疫複合体や補体が証明されないもの）として，ANCA関連糸球体腎炎（GPA，AGA，顕微鏡的多発血管炎 [☞ p. 409]），抗基底膜

によるGoodpasture症候群（肺出血〈喀血〉を伴う。正常ヒト糸球体組織に患者血清と標識抗ヒトIgG抗体を反応させると糸球体係蹄基底膜に沿ってびまん性に染まる）のほか，免疫複合体による急性糸球体腎炎やループス腎炎も原因となる。

ANCA関連腎炎は副腎皮質ステロイド薬とシクロホスファミドで治療する。

④**Alport症候群** 02A43

X連鎖型遺伝の進行性遺伝性腎炎で，Ⅳ型コラーゲンの形成異常が原因で両側感音性難聴を伴い，糸球体基底膜緻密層の多層化をみる。

⑤**基底膜菲薄化症候群〈良性家族性血尿症候群〉** thin basement membrane s.

ADで予後は良好である。

〔☞ p.353：Fabry病〕

2）ネフローゼ症候群 nephrotic s. 08A17／10A43

タンパク尿（3.5 g/日以上*），それに伴う低アルブミン血症（3.0 g/dL以下），浮腫，高コレステロール血症のあることをいう。凝固能は亢進し，血栓症をきたすことがある。〔☞ p.288：尿検査〕

①**微小変化群** minimal change disease 07A39／07G47／12D61

光顕的には正常だが，電子顕微鏡的には糸球体係蹄足突起の癒合がある。小児（5歳までに多い*）や若年者に好発する。尿タンパクの選択性は高く，アルブミンのみである。副腎皮質ステロイド薬による反応は特に小児では良好である。

②**巣状糸球体硬化症** focal segmental glomerulosclerosis 10A52／12D61

微小変化群と以前診断されたが副腎皮質ステロイド薬抵抗性の例にみられ，予後は悪い。皮質の深い部分の糸球体から硬化が始まる。硬化部にIgM，C3の沈着がある。尿タンパクの選択性が低下し，IgGクリアランスが増加する。

HIVによって起こるものがある。

③**膜性腎症** membranous glomerulopathy 07A19／09I73／12D73

30歳以降，50歳から60歳代に多い。膜性腎症は，HE染色ではびまん性に基底膜が肥厚，PAM（-MT）染色ではspike and deposit，蛍光免疫標本ではIgGが糸球体係蹄に沿って染まる。成人のネフローゼ症候群の原因として最も多く，悪性腫瘍，HBVや梅毒感染，SLEに合併したり，関節リウマチでペニシラミンや金製剤の投与を受けたときにみる。抗PLA2R：phospholipase A2 receptor抗体を70％にみる。腎静脈血栓症を合併することがある。

④**二次性のネフローゼ症候群** 06A38

糖尿病性腎症〔☞ p.299〕やアミロイドーシス〔☞ p.351〕がある。

3）腎炎症候群とネフローゼ症候群の両者の特徴をもつ病態

①**膜性増殖性糸球体腎炎** membranoproliferative glomerulonephritis 05D13

18〜30歳に多く，HE染色では分葉状，PAM（-MT）染色ではdouble contour（tram track，mesangial interposition）を示す。HCV感染，クリオグロブリン血症に伴って起こるものがある。C3，CH50の低下をみる。

②ループス腎炎 lupus nephritis　07D54／08I24／11A25

SLE〔☞ p.405〕に伴う腎炎で，wire loop lesion（内皮下沈着），管内性細胞増殖，核破砕などからなる活動性・壊死病変をはじめ，いろいろな糸球体病変が起こる。半月体をみることもある。

副腎皮質ステロイド薬，免疫抑制薬で治療し，効果の指標には尿タンパクや補体価がある。

(3) 腎血管障害

1）腎血管性高血圧症 renovascular hypertension　08D28

腎動脈の狭窄により虚血に陥った傍糸球体細胞からRAA系〔☞ p.288〕の亢進によりレニンが増加，副腎からアルドステロンが分泌され，高血圧，高ナトリウム血症，低カリウム血症をみる。

粥状動脈硬化症〔☞ p.223〕，若年女性に多い**線維筋性異形成** fibromuscular dysplasia，大動脈炎症候群〔☞ p.408〕が原因となる。上腹部，第 2 腰椎の高さ〔☞ p.200〕で連続性血管雑音を聴取することがある。

診断にはレノグラムや腎動脈造影，左右腎静脈レニン活性〈PRA〉比の測定，CT，腹部動脈 3D 造影 CT をする。

腎動脈主幹部に狭窄のある線維筋性異形成は経皮経管血管形成術のよい適応である。

〔☞ p.342：原発性アルドステロン症〕

2）腎梗塞 renal infarction　10A27

心房細動のある患者が腰痛を訴えた場合に考え，造影 CT を行う。
1 か月後の単純 CT では腎表面の不規則な陥凹をみる。

3）コレステロール塞栓症 cholesterol embolization　11D42

大動脈の粥腫が塞栓源になり，血管カテーテル操作などで起こることが多く，多発塞栓症，網状 livedo 皮疹，四肢の虚血（足底の境界明瞭なチアノーゼ，blue toe 症候群）をきたし，血清補体低下，好酸球増加を示す。皮膚生検でコレステリン塞栓をみる。

(4) 尿細管機能異常　〔☞ p.343：Bartter 症候群，Gitelman 症候群〕

1）尿細管性アシドーシス renal tubular acidosis　10I71

尿の酸性化障害を生じ，AG 正常の高 Cl 性代謝性アシドーシスをきたすものである。

Ⅰ型は集合管における H^+ の分泌（排泄）障害で，低カリウム血症のものと高カリウム血症のものがあり，前者は，Sjögren 症候群が原因となることがあり，NH_4Cl 負荷で尿 pH＞5.5 となる。尿管結石をきたしやすい。

Ⅱ型は近位尿細管における HCO_3^- の再吸収障害で，多発性骨髄腫などが原因

となることがあり，NH_4Cl 負荷で尿 pH<4.5 となる．

2）Fanconi 症候群　07D4／12A3

近位尿細管でのアミノ酸，ブドウ糖，重炭酸，リン酸等の再吸収障害があり，これらの血中低値を示し，くる病，骨軟化症をきたす．

3）特発性尿細管性タンパク尿〈Dent 病〉

SR の近位尿細管障害で，タンパク尿，腎結石をきたす．

(5) 間質性腎疾患

1）急性腎盂腎炎*acute pyelonephritis　07H9／08A46／09F8／10C30, 31／10D20／11F6

膀胱炎に続いて起こることが多く，発熱*，病変側の**肋骨脊柱角部叩打痛***（片方の手掌を当ててその上から他方の拳で叩く）があり，膿尿をみる．大腸菌が原因になることが多い．セフェム系抗菌薬を投与する．尿管結石により発症し，水腎症をきたした急性腎盂腎炎では尿管ステントを留置し，水腎症の回復を図る．

2）間質性腎炎 interstitial nephritis　08I71／09I57／10A13

薬物，特に鎮痛薬（NSAIDs など）や漢方薬，鉛やカドミウム，慢性腎盂腎炎などが原因となる．間質性腎炎では，間質のリンパ球の浸潤がみられ，尿中 β_2 ミクログロブリン高値を示す．膀胱尿管逆流も原因として考えられている．鎮痛薬によるものは腎髄質の**乳頭壊死** papillary necrosis をきたすこともある．

(6) 全身性疾患による腎障害

1）糖尿病性腎症 diabetic nephropathy　07D60／08A54／09A40／09D46

結節性変化（Kimmelstiel-Wilson 症候群）が特徴的な所見である．

微量アルブミン尿*（30～299 mg/日）の時期（第2期）があった後，タンパク尿は持続性となる．

治療には血糖のコントロールを行うが，血圧のコントロールがより重要で，130/80 mmHg を目指し，ACE 阻害薬，ARB の投与を行う．

慢性血液透析の原因は，糖尿病性腎症が第1位，慢性糸球体腎炎*（以前は1位）が2位である．

〔☞ p.348：糖尿病の治療〕

(7) 先天異常，腫瘍と外傷

1）腎尿路の主な先天異常

①**多発性嚢胞腎** PKD：polycystic kidney disease　07A42／09E60, 61, 62／11G44

多くは AD であり，両側腎が多数の嚢胞で腫大し，腎盂造影で，spider leg deformity を示し，肝嚢胞，脳動脈瘤，大腸憩室，僧帽弁逸脱症，高血圧を伴う．

ARのものは出生時から新生児にみられ，腎は腫大し，小囊胞が多発する。

②**海綿腎** medullary sponge kidney
両側の腎錐体部に小囊胞を多発する先天異常で，乳頭部に花房状陰影（brushing），多発性結石をみる。

③**膀胱尿管逆流 VUR**：vesicoureteral reflux　07F19／08E59
膀胱内尿管は膀胱壁を斜めに貫き，逆流防止機構となっているが，これが弱いことにより，繰り返す尿路感染や水腎症，腎機能低下の原因になる。乳幼児期に発症することが多く，発熱の原因となる。排尿時膀胱造影で診断する。乳児例は保存的療法で治癒する。

④**馬蹄腎** horseshoe kidney
融合腎の一種で，腎長軸線が下方で交叉し，尿管は腎の前面を通り水腎症の原因になる。狭部は下腸間膜動脈より下にある。背屈で痛みが増す。

⑤**その他の尿路奇形**　12A32
重複腎盂尿管 duplication anomalies では下腎盂から出た尿管が膀胱の上方に，上腎盂から出た尿管が下方に開口する（Weigert-Meyer の法則）。VURを合併する。

尿管異所開口 ectopic orifice は尿管が正常膀胱開口部以外の部位（尿道など）に開口するもので，女性に多く，しばしば通過障害をみる。

尿管瘤 ureterocele は尿管下端が囊状に拡張して膀胱内に突出したもので，尿路造影で，cobra head sign をみる。

尿道下裂 hypospadias は外尿道口が陰茎腹側で正常位置より近位で開口する先天異常である。しばしば陰茎索 chordae を伴う。

2）腎癌・膀胱癌

①**腎　癌** renal cell carcinoma　07I78／08D57／09A41／11I62／12D23
長期透析患者の後天性腎囊胞からも発生する。進行すると，血尿，疼痛，腫瘤触知をみるが，近年では超音波，CT で偶然発見されることが多い。明細胞癌が多い。VHL 遺伝子（von Hippel-Lindau 病〔☞ p.163〕の原因遺伝子）の変異と関連したものがある。生検は禁忌である。

下大静脈に進展し，血行性転移をきたし，肺に転移すると，IL-2 や INFα といったサイトカイン療法のほか，分子標的薬ソラフェニブ（Raf キナーゼ阻害薬）も使用される。

化学放射線療法に抵抗性であり，転移があっても腎摘術を行う。径4 cm 以下なら部分切除も行われる。

②**Wilms 腫瘍**〈腎芽細胞腫 nephroblastoma〉
小児にみられ，虹彩欠損，半身肥大，尿道下裂などの合併奇形を伴うことが多く，腫瘤は正中を超えることが少ない。肺転移が多い。
治癒率はアクチノマイシンDの使用などにより，近年向上し，80%を超える。

③**膀胱癌 bladder cancer**　07B1／07I27,63／08B35／08D44／09D39,58／10A35／12F67

　無症候性肉眼的血尿*を主訴とし，尿細胞診では陽性とならないこともあるが，膀胱鏡で，多発性*の乳頭状有茎性の腫瘍として発見されることが多い。上皮内癌は尿細胞診で陽性になるが，膀胱鏡では発見しにくい。尿路上皮癌〈移行上皮癌〉がほとんどである。膀胱，腎盂，尿管に多発することも多い。

　膀胱癌は染料*（2-ナフチルアミン，ベンチジン，4-アミノビフェニール，オーラミンなどアゾ色素），シクロホスファミドと関係しているものがあり，喫煙も危険因子になる。

　膀胱頂部にできる尿膜管〔☞ p. 61〕癌は腺癌である。〔☞ p. 401：ビルハルツ住血吸虫，p. 445：シクロホスファミド〕

　診断には尿細胞診*，膀胱鏡*，壁内深達度の判定には骨盤部 MRI をする。

　多くは表在性であるため，経尿道的切除術 TUR：transurethral resection で根治的治療が可能である。抗癌剤や BCG の膀胱内注入療法も行われる。筋層に浸潤すれば，膀胱摘出術，尿路変向術を行う。

　尿管口近傍の癌で水腎症になっている場合には腎瘻造設術の適応となる。

④**腎盂癌・尿管癌 renal pelvic and ureteral cancers**　11D50

　ともに尿路上皮癌で，多発しやすく，尿管癌は下 1/3 に多い。

3）腎尿路および男性生殖器の損傷　07D59／10C16／10I51

　腎は外傷で出血しやすいが，止血もしやすい。血圧が管理でき，CT で経過観察できれば，保存的に治療する。腎動脈塞栓術を行うこともあるが，腎摘出となることはあまりなくなった。

　腎動静脈瘻は腎外傷のほか，腎実質腫瘍が原因になることもある。

　骨盤骨折では尿道膜様部（恥骨の近く）断裂を，騎乗型尿道損傷では尿道球部（膜様部と振子部の間）断裂を合併しやすい。排尿や血尿の有無をみ，直腸診をする。

　結腸膀胱瘻，直腸膀胱瘻では糞尿，気尿をみる。

　精巣損傷で白膜の断裂が強度で修復が不可能な場合や，精巣内の損傷がひどい場合には精巣を摘出しなければならない。

(8) 尿路疾患

1）尿路結石*urinary stone disease　07I16／08A46／09F25／09G38／09I74／10D35／11A30／11I32／12D20

　カルシウム結石（シュウ酸カルシウム）が多く，次に尿酸結石が多い。

　危険因子には，尿が停滞しやすい状態，副甲状腺機能亢進症*，Cushing 症候群*などの結石の成分が過剰な状態や長期臥床*がある。膀胱結石は経尿道的にカテーテルを長期留置した場合にみる。カルシウム摂取制限も原因となる。ビタミン C はシュウ酸結石の原因になる。

カルシウム結石はXRで大きさ，位置を確認できる。
　尿酸〔☞ p.350：核酸代謝異常〕結石*やシスチン結石*はX線透過性であるが，CTでは診断可能であり，酸性尿でできやすいので，治療では尿のアルカリ化（重炭酸ナトリウムによる）を図る。
　シュウ酸カルシウム結石はコンペイトウのように表面がギザギザである。
　遺伝性の尿細管のアミノ酸転送障害で起こる**シスチン尿症**はARで，シスチン結石がみられ，尿沈渣で六角型扁平な結晶をみる。治療にはD-ペニシラミンを使う。
　腫瘍崩壊症候群〔☞ p.129〕では尿酸結石をみる。
　尿管結石では腰痛，血尿を示し，病側の肋骨脊柱角部叩打痛がある。尿管結石の多くが自然排石する。水分を十分摂取し，尿量を増やすように指導する。排石がなくても痛みは治まることがあるが，再度出現するので，車の運転などは危険である。尿路感染症の危険因子になる。
　長径が10 mmの尿管結石は自然排石が望めず，**体外衝撃波結石破砕術**ESWL：extracorporeal shock wave lithotripsyの適応となる。骨盤に重なる位置にある結石では，経尿道的尿管砕石術が適応となる。ESWLの合併症として破砕結石尿管嵌頓，皮下出血，血尿がある。

2）尿路の炎症（膀胱炎・前立腺炎・尿道炎）〔☞ p.299：急性腎盂腎炎〕

①急性膀胱炎*acute cystitis　06C4
　女性に多く*，主に大腸菌*が原因で，頻尿，尿混濁*，排尿時痛はあるが発熱はない。

②間質性膀胱炎 interstitial cystitis　06B24
　尿貯留で膀胱痛をきたし，膀胱鏡で，水を膀胱に注入するとHunter病変と呼ばれる粘膜の亀裂，出血をみる。

③急性前立腺炎 acute prostatitis　06I65
　細菌が原因になることが多く，発熱，会陰部痛があり，直腸診（注意深くしなければ菌血症になることがある）で激痛がある。

④慢性前立腺炎 chronic prostatitis
　排尿刺激症状，会陰部不快感がある。無菌性も多く，前立腺結石の原因になる。

⑤急性精巣上体炎 acute epididymitis　07I37
　若い人ではSTI〔☞ p.91〕として，高齢者では大腸菌が原因となることが多い。発熱と陰嚢部腫脹，疼痛をみる。睾丸を挙上すると痛みは軽快する（Prehn徴候陰性）。

⑥尿道炎 urethritis　07I37／08I28／09A12
　男性では大部分がSTI*であり，淋菌性と非淋菌性（*Chlamydia trachomatis, Ureaplasma urealyticum, Mycoplasma genitalium*）に分ける。性器クラミジア感染症は性感染症で最も多い。淋菌は潜伏期が1〜5日で症状が強く，非淋菌性は

潜伏期が 14〜21 日で症状が軽く*，尿道口からの分泌物も軽い。
　尿道分泌物や初尿沈渣検査で淋菌性では白血球内に Gram 陰性双球菌をみるが，クラミジアでは菌は見えないので，分泌物クラミジア DNA 診断を行う。尿の PCR も有用である。
　クラミジアは精巣上体炎，前立腺炎も原因となる。
　淋菌はセフェム系の単回静脈投与で，クラミジアを含む非淋菌性にはテトラサイクリンかマクロライドを 2 週間使用する。淋菌のニューキノロン耐性が増加している。パートナーの治癒もする*。

⑦尿路結核 urinary tuberculosis
　無菌性膿尿をみ，尿管狭窄，漆喰腎をきたす。

第9章　生殖機能

1　構造と機能

(1) 生殖腺の発生と性分化　02E5

精巣は腹腔内に発生しその後，陰嚢内に下降する。

精巣への分化には Y 染色体上の SRY：sex determinating region of Y chromosome 領域にある精巣決定因子が必要である。

アンドロゲン不応症 androgen insensitivity〈**精巣性女性化症候群** testicular feminization syndrome〉は染色体が 46XY* にもかかわらず，アンドロゲンに対する受容体欠損があり，女性化を呈する。腟は盲端で停留精巣がある。血中テストステロンは正常ないし高値を示す。

真性半陰陽 true hermaphrotidisum とは1つの個体に精巣組織と卵巣組織の両方を有する疾患である。

〔☞ p.430：性徴およびその異常〕

(2) 男性生殖器　12C21

男性生殖器には**精巣**〈睾丸〉testis，**精巣上体**〈副睾丸〉epididymis，**精管** vas deferens〔☞ p.311：図4-77〕（鼠径管を通る），**精嚢** seminal vesicle，**前立腺** prostate〔☞ p.310：図4-76〕がある。**射精管** ejaculatory duct は尿道に開口する。

精子形成には 74 時間かかる*。精子は精巣上体，精管に蓄えられる*。

(3) 精巣の組織構造と精子形成の過程　〔☞図4-73〕　09G33

精巣は白膜に覆われ，後上半部で陥入し，精巣縦隔を形成し，精巣縦隔から出る精巣中隔，精巣実質を小葉に分け，小葉内に径 150 mcm の精細管が密にある。

精細管* seminiferous tubule の中には基底膜に近い部分から精祖細胞，精母細胞，精子細胞，精子があり，精子は基底膜に接しない。

精祖細胞 spermatogonium は体細胞分裂により増殖可能である。**一次精母細胞** primary spermatocyte は DNA を複製し，減数分裂を開始し，染色体交叉を起こし，第二分裂を起こす。**二次精母細胞（精娘細胞）**は DNA を複製せず，すぐに第二分裂で**精子細胞** spermatid を作る。精子細胞は1倍体である。精子は精巣上体で成熟し，運動性が高まる。

Sertoli 細胞は精細管の中の細胞に栄養を供給し，血液精巣関門を構成する。**インヒビン**を分泌し，FSH〔☞ p.335〕を抑制する。

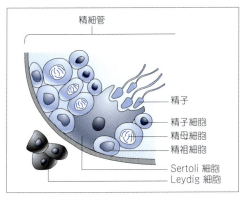

図 4-73　精細管と間質

Leydig 細胞は精細管の間にあり，LH の作用でテストステロンを分泌する。テストステロンは二次性徴の発現に必要であり，タンパク合成を促進する。

LH〔☞ p.335〕は Leydig 細胞に，FSH は Sertoli 細胞に作用する。

(4) 陰茎の組織構造と勃起・射精の機序　12C21／12D24

陰茎 penis は，薄い皮膚と平滑筋を豊富に含む皮下組織，および**陰茎海綿体*** corpus cavernosum と**尿道海綿体*** c. spongiosum という 2 種類の勃起組織からなる。尿道は陰茎の腹側を通る。陰茎海綿体動脈は内陰部動脈の分枝である。

勃起 erection はその中枢が仙髄にあり，骨盤神経の副交感神経支配である。

射精 ejaculation の高位中枢は視床下部，下位中枢は胸腰髄で交感神経支配である（後腹膜リンパ節郭清では勃起障害よりも射精障害が起こる）。

(5) 女性生殖器の形態　〔☞図 4-74〕　08G32

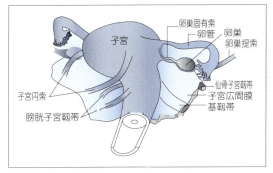

図 4-74　子宮および付属器とその支持組織

子宮 uterus は鶏卵大で前傾*（腟と子宮頸部の関係）前屈*（子宮頸部と体部の関係）である。成熟子宮の子宮腔長は 7 cm である。

子宮内膜は内膜腺と，内膜間質細胞がある広い固有層からなり，筋層に接する**基底層** basal layer と子宮内腔の**機能層** functional l. に分かれるが，機能層は周期的変化を示す。

卵巣 ovary と**卵管** ovarian (fallopian) tube を合わせて，**付属器** adnexa と呼ぶ。

卵管は**卵管采** fimbriae，**膨大部***ampulla，**峡部** isthmus，**間質部** interstitial (intramural) portion（子宮壁を貫く部分で，2～3 cm）からなり，7～12 cm 長で

ある。卵管では蠕動運動をみる。
　子宮円索 round ligament は子宮前側壁から鼠径管を通り，恥骨上縁に付着する。
　卵巣提索〈骨盤漏斗靱帯〉 suspensory l. of ovary は卵巣と骨盤壁を結び，その中を卵巣動・静脈が通る。
　固有卵巣索〈卵巣子宮索〉 l. of ovary は子宮底側角と卵巣を結ぶ。
　子宮広間膜 borad l. は子宮と付属器を覆う腹膜であり，卵巣はその後葉に付着している。
　骨盤底は骨盤底筋群と尿生殖隔膜および骨盤隔膜からなる。
　子宮頸部や腟に付着する靱帯には**基靱帯** cardinal ligament，**膀胱子宮靱帯** vesicouterine l.，**仙骨子宮靱帯** uterosacral l. がある。
　子宮頸部後壁と直腸の間は Douglas 窩〈子宮直腸窩〉があり，両者を隔てる。
　子宮動脈と内陰部動脈は内腸骨動脈から分枝し，卵巣動脈は卵巣提索を通り，大動脈から分枝する。
　小陰唇 labia minus は静脈叢が発達し，**大陰唇** l. majus は皮脂腺に富む。**陰核** clitoris は内陰部動脈から血液の供給を受ける。
　外陰部のリンパ液は浅鼠径リンパ節に流れる。
　Bartholin 腺〈大前庭腺〉は，尿生殖洞から発生し，腟前庭に開口する。Bartholin 腺は男性の **Cowper 腺**〈尿道球腺〉に相当し，性的興奮によりアルカリ性で粘稠な液を分泌する。**Skene 腺**〈小前庭腺〉は男性の前立腺に相当する。

(6) 性ホルモン　06E20

　卵胞はエストロゲンを，黄体はプロゲステロンを分泌する*。
　エストロゲンは末梢では子宮内膜の増殖，乳腺の腫大，中枢では視床下部・下垂体・性腺へのフィードバックが起こる*。
　エストロゲン上昇後，LH サージ*が起こり，その半日後に排卵が起こる。プロゲステロンは卵胞期には低く，黄体期で高く，子宮内膜脱落膜化を起こす*。
　卵巣ではプロゲステロン→アンドロステンジオン→テストステロン→エストラジオールと代謝合成される。
　顆粒膜細胞で産生されるインヒビンは下垂体に作用し，FSH 分泌は低下する。

(7) 性周期発現と排卵　[☞図4-75]　07E11／08E56／09F9

　生殖期の女性では増殖期，排卵，分泌期，月経を繰り返す。
　基礎体温は早朝覚醒時に寝たままの状態*で，口腔内*で検温する。排卵性周期の場合には**低温相**と，低温相より 0.3〜0.5℃高い，36.7〜37.2℃の**高温相***の 2 相性を示す。
　低温相が（卵巣の）**卵胞期***，（子宮内膜の）**増殖期***，高温相が**黄体期***，**分泌期***に相当する。

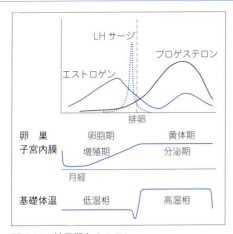

図4-75　性周期とホルモン

低温相は14日前後で個人差，周期差があるが，高温相は14日で一定である。高温相が10日以下の場合，黄体機能不全を疑う。一相性なら無排卵であり，黄体機能不全では無排卵にならない。

各月経周期で**原始卵胞** primordial follicle の1つが，**一次卵胞** primary f.（一次卵母細胞の周囲の卵胞上皮細胞が**顆粒膜細胞** granular cell〈卵胞細胞〉に分化し，卵母細胞との間に**透明帯**ができる。顆粒膜細胞の周囲には**莢膜細胞** theca cell をみる）→**二次卵胞** secondary f.（卵胞液分泌，卵胞腔形成）→**成熟卵胞** mature f., graafian f.（二次卵母細胞と大きな卵胞洞，卵母細胞の取り巻く一層の顆粒膜細胞が放線冠を形成）と分化し，排卵後，顆粒膜細胞は**黄体** corpus luteum となり，受精が起きないと**白体** corpus albicans となる。

LHは莢膜細胞に，FSHは顆粒膜細胞に作用し，LH，hCGは黄体を維持する。

低温相から高温相へ移行するときに排卵する*。排卵時には**頸管粘液**が増量，牽糸性を増し，乾燥させるとシダ状結晶形成をみる。排卵前数日の性交が最も妊娠しやすい。

増殖期の子宮内膜**脱落膜化**（内膜間質細胞が，胞体が好酸性で広い上皮様の細胞になる）はプロゲステロンの作用で起こる。分泌期の末期には子宮内膜の**らせん動脈** spiral arteriole がけいれん性収縮を起こし，その後月経開始となる*。

生検による子宮内膜日付診は分泌期に行う。

2　身体診察と検査の基本

(1) 泌尿生殖器の診察　10H13

前立腺は，患者を**砕石位***（仰臥位で膝を曲げ，足を上げた体位）にし，手袋をはめ，潤滑油をつけた指を直腸に挿入して調べる。

婦人科診察では患者には排尿させておき，砕石位とし，**腟鏡**〈コルポスコピー〉診を先に行い，腟に挿入した内診指と腹壁上の手で，**双合診**を行う。正常では子宮は鶏卵大に触れ，付属器は触れない。Douglas窩は内診指で触診する。必要に応じて**子宮鏡**〈ヒステロスコピー〉診を行う。

3 症候

(1) 男性生殖器

1) 勃起不全と射精障害 07A11／09A2

らせん動脈は海綿体の平滑筋を栄養している。

勃起不全 ED：electile dysfunction の原因には糖尿病が多く，その他，前立腺全摘除術後などで起こる骨盤神経損傷，精巣機能不全，腎不全，エストロゲンなどの薬剤がある。心因性では夜間勃起回数は減少しない。妻に対してだけ勃起しないのも心因性である。治療として患者とパートナーのカウンセリング，禁煙，テストステロンや PDE：phosphodiesterase 5 阻害薬（シルデナフィル〈バイアグラ®〉）の投与がある*。ニトログリセリン〔☞ p.211〕との併用は禁忌である。

持続勃起症 priapism は原因として白血病が多く，疼痛を伴う(注)。

(2) 女性生殖器

1) 月経異常 07A15／07I64／09A24,56／10D42

原発性無月経 primary amenorrhea（18 歳になっても一度も月経がない*）の原因として**処女膜閉鎖症** hymenal atresia があり，毎月数日間の下腹部痛があり，超音波検査で，腟，子宮，卵管内に月経血の貯留をみる。**Mayer-Rokitansky-Küster (-Hauser) 症候群**は，腟はなく，子宮は痕跡的である。子宮・腟の異常での無月経では基礎体温は二相性を示し，卵管異常では無月経はみない。

思春期の続発性無月経はストレスや急激な体重減少が原因となる*。

まず PRL〔☞ p.335〕，LH，FSH，エストラジオール，TSH を測定する。

PRL 高値では乳汁漏出と無月経をきたす。無月経性乳汁漏出の原因には Chiari-Frommel 症候群（分娩後長期にわたる乳汁漏出と無月経）がある。両耳側半盲があれば，PRL 産生腫瘍など下垂体腫瘍を考える。

抗精神病薬（スルピリド〈胃潰瘍でも使用される〉），制吐薬（メトクロプラミド）でも高 PRL 血症をきたし，無月経になる。

FSH が高ければ卵巣性，低ければ視床下部下垂体性，LH/FSH 比が高ければ多嚢胞卵巣症候群〔☞ p.312〕を考える。体重減少性無月経は視床下部性である。

プロゲステロン負荷試験で出血すれば第 1 度無月経である。**エストロゲン・プロゲステロン負荷試験**〈Kaufmann 療法〉で出血すれば第 2 度無月経である。

月経困難症 dysmenorrhea は月経に随伴して起こる病的状態で，月経の直前あるいは開始とともに発現し，終了とともに消失する。器質性疾患のない原発性と，子宮内膜症〔☞ p.313〕や子宮筋腫などによる続発性がある。

機能性出血 functional bleeding は，器質性でない，性ホルモンの分泌の乱れな

注）排尿障害はない。

どで起こる子宮内膜からの出血であり，思春期や閉経前後に多い。

月経前症候群 premeustrual s. は月経前3〜10日で起こる精神的あるいは身体的症状で，月経開始とともに減退または消失するものをいう。

4　疾　患

(1) 男性生殖器疾患

1) 男性不妊症 male infertility　10A11

不妊の原因の1/3は男性にあり，男性不妊は精子の状態のみにかかる。正常では精液1.5 mL以上，精子濃度 $15×10^6$/mL以上，総運動率40%以上である。

2) 前立腺肥大症〈良性前立腺過形成*〉prostatic hyperplasia
07B37,49／07C28,29／08168／09E57／10B33／10H37／11D53／12E47

特に内腺（尿道周囲腺）の腺と間質が過形成を示し，排尿障害*を起こす。膀胱に憩室，肉柱をみる。前癌病変ではない。

夜間頻尿（就床後起床時までに1回以上トイレに行くこと），溢流性尿失禁〔☞ p.291〕，排尿困難，尿線途絶，排尿後滴下，残尿感，尿閉をきたす。尿閉時には導尿をする。前立腺は直腸診でくるみ大より大きく，弾性硬である。

診断には国際前立腺症状スコアによる問診を行う。腹部超音波検査で，前立腺の大きさ，尿閉，水腎症の状態を知ることができる。排尿障害の患者では残尿量の測定が必要である。

進行と合併症の危険性に関しては実はあまりよくわかっておらず，本当に悪化するかどうかの判断は困難であるため，軽症の場合には何も治療しないで経過を観察する（watchful waiting）のが賢明である。中等症ないし高度のものでも，その選択が可能であるが，$α_1$-遮断薬*（起立性低血圧，白内障手術中の虹彩緊張低下症候群 floppy iris s. に注意*），$5α$-還元酵素阻害薬*（抗男性ホルモン），PDE 5阻害薬〔☞ p.308〕や TUR〔☞ p.301〕が行われることが多い。

TUR では高周波電流を通電するため，還流液に電解質を含んではならず，そのため，術後に低ナトリウム血症が起こることがある。術中合併症として外科被膜穿孔，晩期合併症として尿道狭窄がある。

3) 前立腺癌 prostatic cancer〔☞図4-76〕　07B38／08A47／08C7／09A42／09D42／10D58／10H11／11E50／12A8

腺癌がほとんどで，外腺*（後葉，被膜下，辺縁領域とも呼ぶ）に多い。男性ホルモン依存性である。

50歳以上の病理解剖例では40%に前立腺癌がみつかり*，多くの癌が進行しないと考えられている。

PSA*：prostate-specific antigen はセリンプロテアーゼというタンパク分解

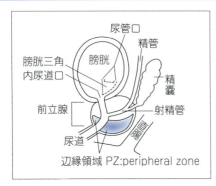

図 4-76　前立腺

酵素で，前立腺癌の腫瘍マーカーであり，検診でのPSA高値（4 ng/mL以上）で受診することが多い。PSAは前立腺癌に特異的でないが，PSA 4.1〜10.0 ng/mLでは18〜30％にみつかる。

直腸診で石様硬である。進行すると尿閉，腎盂腎炎*を併発する。骨に転移*しやすく，他の癌と異なり造骨性である。

経直腸前立腺超音波を行い，経直腸生検での病理診断による。多発することが多く，硬結部のみでなく，前立腺全体から6〜12か所の針生検を行う。

癌では組織学的に腺は基底細胞との2層〈相〉性が消失する。

治療には前立腺全摘除術*（術後，排尿障害，EDをきたす），放射線療法（密封小線源治療，IMRT〔☞ p.457〕），内分泌療法（LH-RH アゴニスト*，抗男性ホルモン）がある。椎体転移*にはホルモン療法のほか去勢術，椎弓切除術も行われるが，抗癌化学療法は普通行わない。

4）精巣腫瘍 testicular cancer　08I80／09I75／10D27／12A56

20〜40歳に原発性の腫瘍が多く，胚細胞腫瘍（精上皮腫と非精上皮腫）〔☞ p.316〕が最も多く，悪性リンパ腫や転移性腫瘍もある。無痛性陰嚢内容腫大をみる。

セミノーマ〈精上皮腫〉seminomaは最も多く，未熟な胚細胞とリンパ球からなる two cell pattern を示す。手術と放射線治療により予後は良い。

非セミノーマの胚細胞腫瘍には胎児性癌，奇形癌，絨毛癌（β-hCG高値），卵黄嚢腫瘍がある。

卵黄嚢腫瘍（AFP高値）は小児に，悪性リンパ腫は成人に多い。

精巣生検は禁忌である。まず超音波を行い，高位精巣摘除術をする。

5）陰嚢内腫瘤　〔☞図4-77〕

陰嚢腫大では，前述した精巣腫瘍や精巣上体炎の他に，下記も考える。

①陰嚢水腫 hydrocele　07I61／09E49／12A34

精巣鞘膜腔（腹膜鞘状突起由来）に漿液成分が貯留したものである〔☞ p.285：外鼠径ヘルニア〕。透光性がある。幼児の例は自然吸収を待つ。学童では学校の休みなどの予定手術とする。

②精巣炎 orchitis　11A23

流行性耳下腺炎〔☞ p.81〕に罹患した後に起こることがある。

③精索静脈瘤 varicocele　11A33

男性不妊症の原因となることがあり，左に多い〔☞ p.200：血管の解剖〕。左腎細胞癌やナットクラッカー〈クルミ割り〉現象（大動脈と上腸間膜動脈による左腎静

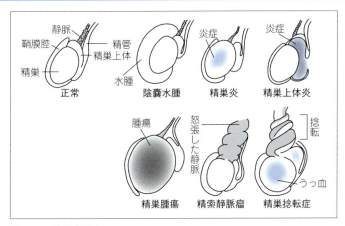

図 4-77　陰嚢内腫瘤

脈の圧迫）によることもある。

④**精巣捻転症** testicular torsion　07D41

突発的に激しい痛みが起こり，精巣は腫大し，精巣を挙上すると疼痛が増強（Prehn 徴候陽性）する〔☞ p.111：うっ血〕。超音波 Doppler で病側精索の血流が確認できなければ，緊急手術を行う。Müller 管遺残の精巣垂も捻転する。

6）**停留精巣（停留睾丸）** undescended testis〈cryptorchidism〉　07D43

精巣が下降〔☞ p.61〕途中で停止し*，陰嚢に達していない先天異常である。右に多い。低出生体重児に多い。男性不妊や精巣腫瘍になりやすく，鼠径ヘルニアを合併することが多い。1歳前後から2歳までに精巣固定術を行うが，それでも不妊率はなお高い。

7）**陰茎癌** penile cancer　11D29

HPV〔☞ p.314〕関連の扁平上皮癌で高分化が多く，包茎にできやすく，鼠径部リンパ節に転移する。

(2) 女性生殖器疾患〔☞ p.314：図 4-78〕

1）**内外生殖器の先天異常**　09B47

性分化異常，処女膜閉鎖，腟欠損症，双角子宮などの子宮奇形などがある。

双角子宮 bicornuate uterus は Müller 管形成不全で，これらの子宮奇形では泌尿器系の奇形を伴うことがあるので，腹部超音波，静脈性尿路造影で検査し，治療として子宮形成術を行う。

2）卵巣機能障害

①多嚢胞卵巣症候群 PCOS：polycystic ovary s.〈Stein-Leventhal 症候群〉
08D29／11B22

卵胞に多数の嚢胞をみる。

卵巣が視床下部からの刺激に反応できないために，エストロゲン，アンドロゲンが過剰に分泌され，無月経や月経の不規則化，多毛などの男性化をみる。LHは増加し，インスリン抵抗性を示す。

肥満者にはまず減量を指導する。アンドロゲン過剰状態なら，副腎皮質ステロイド薬が有効である。メトフォルミン〔☞ p.348〕も有効である。

半数例では中枢の GnRH 分泌を促進するクロミフェン（エストロゲンの負のフィードバックを阻害）で排卵するが，排卵しない場合にはゴナドトロピン〈Gn〉で排卵させる。排卵周期の回復のために腹腔鏡下卵巣多孔術が行われる。

挙児希望がなければ，黄体ホルモン療法，Kaufmann 療法，低容量エストロゲン・プロゲステロン療法を行う。

②閉　経 menopause　09F9／09I39／10D17／11A18／12D36

通常は 50 歳前後で閉経する。

更年期障害 PMS：postmenopausal s. とは加齢による生理的な卵巣機能低下と，それに伴う急激なエストロゲンの低下*，ゴナドトロピン（LH，FSH）の上昇により，顔面紅潮，ほてり hot flush*，のぼせ，多汗，手足の冷え*，不眠*，めまい，頭痛をきたすことである。

治療にはエストロゲンとプロゲステロンの投与を行う。乳癌，深部静脈血栓症は，ホルモン補充療法は禁忌となる。

中高年女性に対するホルモン補充療法は骨粗鬆症の予防に有効である。

閉経後には高脂血症（血清総コレステロール増加*），骨粗鬆症*，子宮体癌，腹圧性尿失禁が増加する。

3）不妊症 infertility （我が国では不育症と区別するため sterility とされる場合もあるが，欧米では広義の不妊として infertility を使う） 07A10／08D29／09I20,59／11A4／11D12／12C20

1 年間避妊せずに性交しても妊娠しない状態である*。一方，不育症は妊娠の成立は可能であるが，その妊娠を完遂できないものである。

①精子側要因〔☞ p.309：男性不妊症〕，②卵子側要因，③性器通路障害がある。まず基礎体温を測定する*。

卵管水腫 hydrosalpinx〔☞ p.317〕，Asherman 症候群（人工妊娠中絶後などにより，子宮腔内が癒着したもの），双角子宮〔☞ p.311〕が不妊症の原因になる。

卵管通気法〈Rubin テスト〉は子宮卵管造影 HSG：hysterosalpingography を上回る情報は得られない。

Huhner テストは排卵日に合わせて性交を行い，一定時間後の腟内貯留液と頸管内粘液を採取し，精子の運動性や通過性などを観察する。Huhner テストが陰

性の場合，抗精子抗体の存在が疑われる。

高 PRL 血症〔☞ p.308：月経異常〕は無月経，排卵障害の原因となり不妊の検査として一般的である。

ゴナドトロピン（hMG〈ヒト閉経後ゴナドトロピン〉など）による治療は複数の排卵をもたらし，多胎妊娠となったり，卵巣腫大や血管透過性亢進により，腹水貯留，血液濃縮，低タンパク血症を生じる卵巣過剰刺激症候群 OHSS：ovarian hyperstimulation syndrome をきたす。治療には輸液，ドパミン投与を行う。

乏精子症，卵管閉塞では体外受精・胚移植 IVF-ET：in vitro fertilization and embryo transfer の適応となる。体外受精の流産率は自然妊娠のそれと同じである。一周期につき1つの胚を移植することが推奨される。

40歳代の正常の女性では不妊症の頻度が50％を越え，女性の加齢とともに体外受精による妊娠率も低下する。

原因が不明の不妊症はその後3年で60％が妊娠する。

特定不妊治療費助成事業により，一定条件での公的助成がある*。

4）避妊法 contraception　07F13／12D2

経口避妊薬（ピル），避妊手術，コンドーム（我が国で最も使用される），ペッサリー，子宮内避妊器具 IUD：intrauterine device，周期法（荻野式）がある。

経口避妊薬は失敗率が低いが，血栓形成傾向があり，高血圧，35歳以上の喫煙者，またエストロゲン依存症の癌を有する患者では禁忌となる。低用量ピルはエストロゲンとプロゲステロンの合剤である。

性交後72時間以内に服用する緊急避妊薬もある（アフターピル）。

IUDもピルに次ぐ効果があり，一度の挿入で長期間有効である。

5）子宮筋腫 uterine leiomyoma　08A13／09I58〔☞ p.314：図4-78〕

平滑筋腫で，エストロゲンに依存*して増殖する。体部に好発し*，複数の腫瘤で子宮が腫大する。粘膜下筋腫が子宮口から娩出することもある（筋腫分娩）。

組織学的に紡錘形核を有する細胞が束状となり，交錯する。

内膜面が広くなり，過多月経，貧血*，月経困難症を主訴とする。

治療は GnRH アゴニスト療法*，子宮摘出，筋腫核摘出，有茎性粘膜下筋腫では子宮鏡下腫瘍摘出術が行われる。

6）子宮内膜症 endometriosis　07D5／08I36／09D60／10A49／12A43／12F31
〔☞ p.314：図4-78〕

子宮内膜（内膜腺と内膜間質）が異所性，つまり子宮内膜以外で増殖する状態をいう。異所内膜腺も月経時に出血し，その後癒着をきたす。卵巣には子宮内膜囊胞 endometrial cyst〈チョコレート囊胞，ヘモジデリン沈着による〉，Douglas 窩にはブルーベリー斑をみる。仙骨子宮靱帯にも好発する。

子宮腺筋症 adenomyosis は子宮内膜症を子宮壁にみるものをいう。結節を形

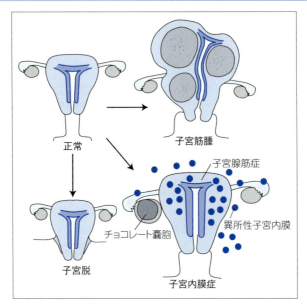

図 4-78　女性生殖器疾患

成せずに，子宮体部を主に，子宮壁全体が肥厚する。
　<u>月経痛（月経困難症），性交時痛，不妊，排便痛の原因となる。子宮は後傾後屈となり移動痛を伴う</u>。CA 125 が上昇する。
　診断には直腸指診，経腟超音波検査，骨盤部 MRI を行う。
　治療は痛みのコントロールには NSAIDs を使う。低用量ピル，月経を起こさないために偽閉経療法としてダナゾール（テストステロン誘導体），Gn-RH アゴニスト，偽妊娠療法としてゲスターゲン（プロゲステロン），腹腔鏡下手術として腹腔鏡下卵巣囊胞摘出術，焼灼術を行う。

7）骨盤臓器下垂 pelvic organ prolapse（子宮脱 prolapse uteri）
07I70／12A65　〔☞図 4-78〕
　多産，分娩時障害などによる子宮支持組織脆弱化（骨盤筋群の筋力低下）による。排尿障害をきたす。骨盤筋体操〈Kegel 体操〉，ペッサリーの挿入をする。

8）子宮頸癌 cervical cancer　08E41／09D37／10I62／11G41／12B7
　<u>ヒト乳頭腫ウイルス</u> HPV：human papilloma virus*，特に 16 型，18 型が子宮頸部の扁平上皮円柱上皮境界 SCJ：squamocolumnar junction に感染して起こる（99％以上）。多くは扁平上皮癌*で，一部腺癌もある。接触出血をきたす。10 歳代では SCJ が腟に露出しており，感染の危険性が高い。
　20 歳以上ががん検診の対象となっているが，<u>性体験のない女性，パートナー

が他の女性と性体験がない女性は受診する必要はない。近年6, 11〔☞ p. 317〕, 16, 18型に対するHPVワクチンが使用され，近年9価ワクチンも開発されたが，他の型のものは防げず，HPV感染の機会があれば，検診は必要である。

診断は腟部，頸部の擦過細胞診*，コルポスコピー下の狙い組織診*をする。

上皮内癌〔☞ p. 400〕ではコルポスコピーで白斑，赤点斑，モザイクをみる。妊娠中ならば経腟超音波を行う。

治療は上皮内癌（0期）ないし微小浸潤癌（Ia期，浸潤の深さが5 mm以内かつ，縦方向の拡がりが7 mm以内）なら，円錐切除術で子宮を温存できる。Ib期，II期（癌が子宮頸部を超えているが，腟壁下1/3，骨盤壁には達していない）は広汎子宮全摘術，進行例では（化学）放射線治療をする。

9） 子宮体〈内膜〉癌 uterine corpus〈endometrial〉cancer　08I11／09I19, 58／10D59

90％が腺癌で，I型（最多）はエストロゲン依存性で，大半が類内膜腺癌，II型は漿液性腺癌で高齢者の萎縮内膜に発生し，予後が悪い。閉経後に好発し，肥満，少妊少産，多嚢胞卵巣症候群，タモキシフェンの内服，大腸癌などの家族歴などが危険因子となる。不正性器出血をきたす。癌による子宮口の閉塞での陣痛様の下腹部痛（Simpson徴候）がある。超音波で子宮内膜の肥厚をみる。ヒステロスコピー，子宮内膜吸引スメア，子宮内膜生検をする。

治療は癌が子宮体部に限局しているI期は単純子宮全摘術または準広汎子宮全摘術，癌が子宮頸部に及ぶII期では広汎子宮全摘術を行う。

放射線感受性は子宮頸癌に比べて低い。

10） 卵巣腫瘍 ovarian tumor　07A41／07D39／08A30／09A43, 44／10A6／10D39／12A27

初期は無症状のものが多い。卵巣癌の腫瘍マーカーとしてCA125がある。

上皮性，胚細胞（性），性索間質性に分類される。卵巣腫瘍は超音波画像で嚢胞性（袋状）か，充実性かが区別でき，充実性のものは悪性が多い。

上皮性には嚢胞性が多く，漿液性嚢胞腺腫，漿液性癌，粘液性嚢胞腺腫，粘液性癌，類内膜腺癌，明細胞腺癌，Brenner腫瘍がある。

粘液性嚢胞腺腫 mucinous cystadenoma では腺腔，細胞質に粘液がある。

漿液性癌 serous carcinoma は卵巣癌では最多で，乳頭状の増殖，石灰化小体をみ，低異型度，高異型度に分ける。

明細胞腺癌では胞体は明るく，hobnail（頭の大きな鋲）pattern を示す。

上皮性腫瘍は，卵巣の表層の中皮細胞が化生〔☞ p. 396〕した上皮，ないし排卵で破れた部分にそれが取り込まれた表層上皮封入嚢胞由来であり，粘液性は子宮頸管粘液上皮に関係している。漿液性癌は卵管采由来と考えられており，卵巣に腫瘤がなく，主に腹膜に拡がるものもある。明細胞癌は類内膜腺癌と関係し，Brenner腫瘍は尿路上皮に近似する。

胚細胞性で最も多いものは成熟囊胞性奇形腫で，その他未分化胚細胞腫，**胎児性癌** embryonal c.（組織学的に上皮様を示す），**卵黄囊腫瘍** yolk sac tumor（AFP高値，組織学的に内皮様を示し，Schiller-Duval 小体をみる），絨毛癌〔☞ p.317〕がある。
　成熟囊胞性奇形腫 mature cystic teratoma は**皮様囊腫** dermoid cyst とも呼ばれ，毛髪とべっとりした脂肪物をいれ，組織学的には毛囊，皮脂腺，皮膚，歯，中枢神経などの各胚葉由来の組織がみえる。捻転を起こし，急激な腹痛の原因になる。若年者では腫瘍核出術が行われる。成熟囊胞性奇形腫で SCC が高値の場合扁平上皮癌が合併していることがある。〔☞ p.162：抗 NMDA 受容体関連脳炎〕
　未分化胚細胞腫 dysgerminoma は精巣のセミノーマ〔☞ p.310〕に相当する（中枢神経にできるものを胚腫〔☞ p.163〕と呼ぶ）。

> 胚細胞性腫瘍は発生学〔☞ p.58〕の視点から，未分化胚細胞腫がもっとも未分化であり，これが胎児，卵黄囊，絨毛に分化してそれぞれ，胎児性癌，卵黄囊腫瘍，絨毛癌となり，胎児性部分がさらに分化し，奇形腫となると考えられる。

　性索間質性として以下の 3 つの他，**莢膜細胞腫** thecoma がある。
　顆粒膜細胞腫 granulosa cell tumor は境界悪性で，コーヒー豆状の核，Call-Exner 小体（腫瘍細胞間に液体が充満している像）が特徴的で，エストロゲンを産生することがある。
　Sertoli-Leydig 細胞腫では男性化を示す。
　線維腫 fibroma で大量の胸腹水をきたすものを **Meigs 症候群**という。

> 卵胞の発達過程で，胚細胞の周囲にある顆粒膜細胞，莢膜細胞や卵巣間質の細胞（線維腫のもとと考えられる），さらに本来は精巣にある Sertoli 細胞〔☞ p.304〕や Leydig 細胞〔☞ p.305〕も腫瘍になると考えると良い。なお，Sertoli 細胞は顆粒膜細胞に，Leydig 細胞は莢膜細胞に相当する。

　さらに卵巣には，子宮内膜囊胞〔☞ p.313〕，**卵胞囊胞** follicular cyst，**黄体〈ルテイン〉囊胞** corpus luteum cyst（妊娠初期にみる）を腫瘍としてみることがある。
〔☞ p.265：Krukenberg 腫瘍〕

11）外陰，腟と骨盤内感染症　12F31

　腟内は乳酸菌 *Lactobacillus*（Döderlein 桿菌*）がグリコーゲンを分解してできる乳酸により酸性環境を保ち，病原微生物の増殖を抑えている。閉経後*エストロゲン低下でこの自浄作用は低下する（**萎縮性腟炎** atrophic vaginitis）。

①外陰腟炎 vulvovaginitis　08A6／09B36

　トリコモナス（瘙痒，帯下は悪臭が強く，黄色，泡沫状*）〔☞ p.91：図 3-31：トリコモナス〕，カンジダ（帯下は白色，ヨーグルト状*，抗菌薬服用後に多い）などによるものがあり，萎縮性腟炎，接触皮膚炎とともに瘙痒感をきたす。外陰部ヘル

ペス〔☞ p.79〕は有痛性びらん，潰瘍を示し，再発を繰り返す*。細菌性腟炎ではアミン臭をきたし，clue cell をみる。

②**尖圭コンジローマ** condyloma acuminatum　　08I73／10I28

　HPV 6，11 型で起こる乳頭状ないし鶏冠状の隆起で**核周囲明庭（コイロサイトーシス）**をみ，性感染し，妊娠や免疫不全で急速に増大し，産道感染で児に**喉頭乳頭腫症** laryngeal papillomatosis を引き起こす。結膜乳頭腫もできる。

　治療は抗癌剤を含むイミキモド軟膏塗布，電気凝固，レーザー蒸散術を行う。

③**骨盤内炎症性疾患 PID**＊：pelvic inflammatory disease　　07A17／09D50／12E30

　子宮，卵管，骨盤腹膜に及ぶ慢性炎症で，多くの場合，繰り返し，外陰炎，腟炎，子宮頸管炎からの上行性である。性感染，特にクラミジア，淋菌が原因となるが，その後大腸菌などが混合感染する。

　女性では男性〔☞ p.302：尿道炎〕に比べ感染初期には症状が出にくく，症状が出た時点で，感染が広がっていることが多い＊。

　慢性の炎症，膿瘍，卵管水腫，腹膜の癒着，肝周囲炎（Fitz-Hugh-Curtis 症候群），不妊症（卵管不妊＊）や子宮外妊娠＊をきたす。

　治療は抗菌薬の投与である。

12）絨毛性疾患（胞状奇胎，絨毛癌）　07D40／08I33／11A21

　胞状奇胎＊ hydatidiform mole は胎盤絨毛の発育異常で，核のない卵子に精子由来の 23X が倍化してできる 46XX からなる。子宮腔には胎盤，胎児はなく，多数の小囊胞をみる。一部の絨毛の囊胞化または胎芽・胎児・臍帯を認めるものを**部分胞状奇胎**（卵子に 2 個の精子を受精した三倍体。全胞状奇胎と異なり，免疫染色で p57^{kip2} が陽性になる）という。超音波で子宮内に snow storm をみる。卵巣には黄体囊胞をみる。不正性器出血があり，悪阻が強い。5〜10％が破壊性奇胎や絨毛癌になる。

　子宮内容除去術や子宮摘出後の再発では尿中 hCG の上昇をみる。

　絨毛癌 choriocarcinoma は絨毛形態は認めず，悪性で，肺に血行性転移しやすく，CXR を取る。転移があっても化学療法（メトトレキサート，アクチノマイシン D）の効果が高い。

第10章　妊娠と分娩

1　診断と検査の基本

(1) 妊娠の診断法　07B44／07G50／07H27／08E40／08G54／09H26／10E60／10G21／12B36／12C14

　月経が整順な女性では<u>最終月経初日を0週0日とし，月齢は1から始まる。週数は満で表現</u>する。したがって，月経周期が28日ならば，<u>受精は妊娠2週0日（胎生0週0日），着床は妊娠3週0日*</u>となり，妊娠2週末に服用した薬物では<u>胎児奇形出現率は増加しない</u>。〔☞ p. 58〕

　正常妊娠持続日数は最終月経初日から280日*で，分娩予定日は最終月経開始日がM月N日の場合，M+9（または-3）月N+7日*となる。

　妊娠反応は尿中 hCG〈<u>ヒト絨毛性ゴナドトロピン</u>，胎盤で分泌される〉を反映したもので，4週で陽性となり，妊娠8～10週まで上昇し，10万～50万 IU/Lのピークに達したあと減少する*。高温相〔☞ p. 306〕は2週間以上続く。

　胎盤は15～16週で完成する。

　妊娠可能な女性のいろいろな訴えには最終月経を尋ね，妊娠反応をする。画像検査としては腹部超音波検査をする。

　妊婦健診では体重，血圧，尿タンパクは毎回検査する。妊娠早期に血糖を測定する。

　プロゲステロンの主な産生部位は12週ころから胎盤になる。

　母体血漿ヒト胎盤ラクトーゲン〈hPL〉，尿中エストロゲン総量，分画中エストラジオール〈E_2〉，エストリオール〈E_3〉は妊娠末期まで増加する。

　<u>経腟超音波検査</u>では妊娠4週には胎嚢*を，妊娠5週半には妊娠の確徴である胎児心拍を<u>ドプラ法</u>でみる*。胎児心拍は妊娠9週で160～180/分で最も多い。

　経腹超音波検査でも8週で，全例で胎児心拍が確認可能となる。

　妊娠8～10週では超音波で，軀幹と四肢の動きが観察される。性別は14～17週で判別できる*。呼吸運動は妊娠20週以降*である。

　妊娠20週前後と妊娠30週前後に超音波検査で先天異常のスクリーニングを行うことが推奨されている。

　<u>Leopold 診察法</u>は第1段で子宮底，第2段で子宮の左右にある児背や手足，第3段で下向部の性状，第4段で下向部の骨盤内進入度をみる。

(2) 妊娠に伴う身体的変化　07E13／08F2／11B4

妊娠全期間での平均的体重増加は 10 kg である。

母体の循環血液量は血漿が 8～9 か月をピークに約 40％増加する。赤血球も 20％増加するが，<u>赤血球数，Hb，Ht はみかけ上低下</u>する。妊娠後半期には鉄が欠乏しやすい*。白血球数は増加する。

フィブリノゲンは増加するため，<u>赤沈は亢進，血漿タンパク</u>［☞ p.122］は増加するが血清タンパクは減少する。空腹時血糖は妊娠後期に低下する。

心拍数，心拍出量は増加するが，拡張期血圧，平均動脈圧は低下する。

糸球体濾過率，クレアチニンクリアランスは増加し，血中尿素窒素，クレアチニンは低下する。

インスリン抵抗性は増す。子宮の圧迫，腸管蠕動運動低下で，便秘となる。

乳房は腫大し，顔面に妊娠性肝斑，腹部に妊娠線，皮膚の瘙痒*，乳頭，乳輪，外陰部に色素沈着，腟にリビド着色，充血，下肢に静脈の怒張*をみる。両下腿浮腫は妊娠後期では正常でもみられる*。帯下は増量する*。腟内 pH は低下する。

妊娠後半期の必要摂取エネルギー付加量は 450（授乳期 350）kcal/日である。

妊娠初期の卵巣囊腫は黄体囊胞が多く，妊娠 4 週～8 週ころまで増大し，以後は自然に退縮する。

(3) 胎児モニタリング　［☞図 4-79］　07B47／07E21／07G43, 52／08E23／08G53／09A22／09D21／09G14／09I42／10B47／10G33, 38, 42／11E45／11G31／11I74, 80／12A53

分娩開始時には内診のあと，**胎児心拍数陣痛計** CTG：cardiotocogram〈**分娩監視装置**〉を装着する*。

胎児モニタリングには胎児の状態が良好 well being なことを確認するために胎動-胎児心拍をみる NST：non stress test と，胎児良好と確認できない場合に，子宮収縮-胎児心拍をみる ST：stress test がある。NST は特異度が高い検査である。

心拍数基線は 110～160 bpm*〈/分〉（妊娠後期の心拍数）が正常で，基線細変動は 6～25 bpm*で，睡眠パターンに関連して多い時間と少ない時間を 20～30 分で繰り返す。

CST：contraction stress test はオキシトシン点滴静注，または自然陣痛による子宮収縮と胎児心拍との関係をみるが，子宮収縮の誘

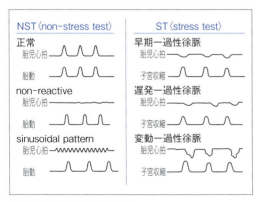

図 4-79　胎児モニタリング

発に伴い，早産，子宮破裂，胎児機能不全の増悪などを起こす危険性があり，CSTの禁忌例では超音波検査（BPS：biophysical profile score）で代用する。

妊娠末期の胎児管理の指標としてのBPSの測定項目には胎動，羊水量[☞(5)]，胎児の呼吸様運動，胎児筋緊張，NSTがある。BPSで8～10点は胎児の状態がよいことを示す。

NSTは正常では胎動に伴う一過性頻脈があればreactive，なければnon reactiveと判定する。sinusoidal patternは胎児仮死で危険な状態である。

STでは児頭圧迫による早発一過性徐脈 early deceleration，子宮胎盤機能不全による遅発一過性徐脈 late d.，臍帯圧迫（羊水が少なくなると圧迫されやすい）による変動一過性徐脈 variable d. がある。

頻発する一過性徐脈，高度変動一過性徐脈，sinusoidal pattern，遷延一過性徐脈，基線細変動の消失を伴った徐脈，などが発生すればNRFS：non-ressuring fetal status として，子宮口全開大時なら鉗子分娩 forceps deilveryや吸引分娩 suction d. が行えるが，分娩第1期では帝王切開 cesarian section 以外に急速遂娩 forced d. 法はない。

胎盤機能低下では血流再配分により，脳，心臓，副腎の血流は増加するが，肝臓，腎臓への血流は減少する。

胎児中大脳動脈血流速度では血液粘稠度低下，心拍出量増加により，胎児の貧血を，胎児超音波では水頭症，腹水，小腸閉鎖，横隔膜ヘルニアを診断できる。

羊水量の減少は胎児 well being の指標となる。

胎児発育不全では臍帯動脈の血管抵抗は高まる。

(4) 胎児・胎盤検査法

妊婦尿中エストリオール〈E_3〉は胎盤→胎児副腎→胎児肝臓また母体肝臓→胎盤を経て排泄されるので，胎児・胎盤機能のよい指標となる。

(5) 羊水検査法　08D15／09B24／09E43／10B45／11G17／11I74

羊水量は妊娠7～8か月で最も多く，約800 mLとなり，その後は減少する。

羊水指数 AFI：amniotic fluid index は子宮腔を4分割し，それぞれの最大羊水深度を合計し，正常は5～24 cmである。羊水ポケット〈最大羊水深度 MVP：maximum vertical pocket〉は羊水腔が最も広くなる断面における，子宮内腔から胎児部分までの距離で，正常は2～8 cmである。

羊水検査は妊娠15～18週が最も安全に行え，採取する羊水量は10～20 mLである。羊水は弱アルカリ性*で，BTB：bromothymol blue 試験紙で青変し，IGFBP：insulin-like growth factor-binding protein-1 が陽性になる。

絨毛採取は妊娠10～13週に行う。

羊水は妊娠16週ころから，胎児腎から産生された尿が主要な部分を占めるようになる。羊水は嚥下され，腸管から吸収される。

羊水過小症 oligohydramnios は腎の形成不良，尿路閉塞，胎盤機能不全症でみられ，肺低形成，内反足，関節拘縮をきたす（Potter 症候群）。早期破水でも胎児肺低形成をきたす。

羊水過多症*polyhydramnios は胎便性イレウスや小腸閉鎖，無脳児や水頭症では羊水の嚥下困難により，二分脊椎*〔☞ p.419〕では体液の漏出により，また糖尿病合併症妊娠でみられ，早産をきたしやすい。羊水除去を行うこともある。

33 週を過ぎていて，母体が羊水過多で呼吸困難を訴える場合，帝王切開を行う。それ以前ならば経腹的羊水除去を行う。

羊水中のサーファクタント〔☞ p.229, 423〕の濃度は妊娠 32 週以降に急激に増加し，34 週ころに十分となる*。

2　正常妊娠・分娩・産褥

(1) 正常妊娠の経過　〔☞ p.322：図 4-80〕　09A21／10F22／11G4

5～6 週でつわり出現，8 週でつわりは最大となり，18 週で胎動を知覚する。

超音波エコーで，第 2 月（4 週から 7 週）では胎囊 GS*：gestational sac（cm，以下同様）+4，第 3 月では頭殿長 CRL*：crown rump length +7，第 4 月以降は**児頭大横径** BPD*：biparietal diameter×4　で週数を推定する。

超音波画像下では心拍動は妊娠 10 週，四肢運動 15 週，呼吸様運動，排尿行動は 20 週，嚥下運動 30 週で観察できる。

肺胞が形成されるのは妊娠 28 週で，完成は 36 週以後である。

妊娠中期以降には BPD，軀幹前後径 APTD：antero-posterior trunk d.，軀幹横径 TTD：transverse trunk d.，大腿骨長 FL：femur length から推定体重 EFW：estimated fetal weight を算出する。

胎児の平均体重は妊娠第 6 か月で 500 g，第 7 月末（27 週）で 1,000 g，第 8 月末で 1,500 g となる。1,000 g でも NICU で適切に保育すればほぼ 100％生存する。したがって，ハイリスク妊娠ではこの時期までの維持が目標になる。

子宮底の高さは妊娠 3 か月で恥骨結合，6 か月で臍，9 か月で最高となり，剣状突起下 2～3 横指に達する。子宮底長は，妊娠前半期は妊娠月数×3，妊娠後半期は妊娠月数×3＋3 cm である。

妊娠の後半期ではカンジダが膣炎の原因になりやすい。

仰臥位低血圧症候群*supine hypotensive s. は妊娠子宮により下大静脈が圧迫され，静脈還流量が低下して，起こるもので，妊婦を左側臥位*にすることで軽快する。脊髄麻酔穿刺後，下腹部の筋肉が弛緩して起こりやすく，胎盤血流低下を避けるためにも，手術台を左に傾ける。〔☞ p.200：血管の解剖〕

妊娠 22 週以降の死産と生後 7 日未満の**早期新生児死亡***を合わせたものを**周産期死亡***と呼ぶ。

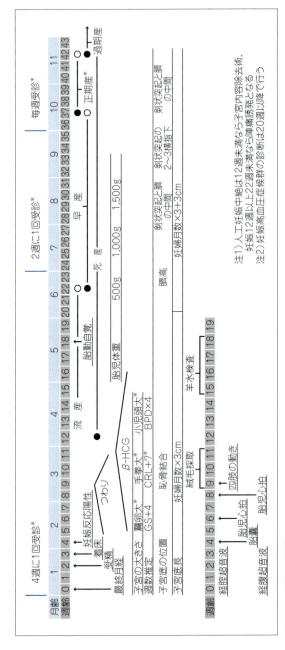

図 4-80　妊娠の経過

(2) 正常分娩の経過　[☞図4-81]　07B18, 24／07G36, 43／08B22／08E43, 52／09E16／09G47／11B7, 23／11E55／12F7

分娩 labor, delivery の 3 要素は**娩出力**＊expulsive force（陣痛および腹圧），**産道**＊birth canal（骨産道および軟産道），**娩出物**＊（胎児および胎盤）である。

産科的真結合線 true obstetric conjugate は仙骨岬中央と恥骨結合後面の最短距離で，骨盤入口部で最も狭い。

パルトグラムでは陣痛周期，子宮口開大度，児頭下降度，児頭回旋などを記載する。分娩開始からの時間経過と子宮開大度，児頭下降度との標準的な関係をグラフ化したものを **Friedman 曲線**といい，潜伏期 latent phase と活動期 active phase からなる。

胎向 fetal position は胎児の背中が，母体の左側を向いているときを第一胎向，右側を第二胎向＊という。**分娩経過に影響しない**＊。

胎位 fetal presentation は胎児の長軸と母体の縦軸との位置関係で，縦位，横位があり，**縦位** longitudinal presentation には児頭が下となる**頭位**＊cephalic (head) p.（最も多い＊）と，児の骨盤が下となる**骨盤位** breech p. がある。

骨盤位では単臀位が多い。足位は臍帯脱出をきたしやすく，内診で診断する。

横位 transverse p. では経腟分娩不可能で，帝王切開の適応となる。

胎勢 fetal attitude は胎児の姿勢を指す。正常は**屈位** flexion a. で，胎児は小泉門が先進＊し（**後頭位**＊occipital p.），小斜径周囲が骨盤を通過し，娩出後に児頭は長頭形に変形する。

先進部が大泉門なら**前頭位** bregmatic p., 前額なら**額位** brow p., 頤部ならば**顔位** face p. となるが，額位が最も難産となり，後方額位なら，分娩は完全に停止する。

分娩の前駆症状には胎動の減少，子宮底の下降，子宮頸管の熟化，胎児先進部の固定，血性粘液性の腟分泌がある。狭骨盤や頸部筋腫は児頭の固定を妨げる。

胎児の下降度の基準は坐骨棘であり，この位置に児頭の先進部があるときを station 0 とし，これより上なら（－），下なら（＋）となる。

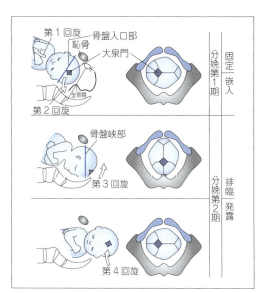

図 4-81　第一前方後頭位での児の回旋

分娩第 1 期（開口期＊）は分娩

表 4-10　Bishop score　12F55

	0 点	1 点	2 点	3 点
子宮頸管開大度	0 cm	1〜2	3〜4	5〜6
展退度	0〜30%	40〜50	60〜70	80〜
児頭位置	−3	−2	−1〜0	+1
子宮頸部の硬度	硬	中	軟	
子宮口の位置	後	中	前	

※展退は子宮頸管の短縮度として表現される。判定には使い捨ての手袋を使用する。

　開始から子宮口全開大までで，初産婦で10〜12時間，経産婦で4〜5時間である。
　膀胱充満は微弱陣痛を招きやすく，2〜3時間ごとに排尿を促す*。
　分娩開始*は陣痛の周期が10分間になったときを，**子宮口全開大**とは子宮口が10 cmになったとき*で，子宮口全開大時の破水が**適時破水***である。分娩開始後で子宮口開大前の破水は**早期破水**である〔☞ p.328：前期破水〕。内診所見の進行があれば陣痛は有効である。破水後は通常陣痛は増強する。
　分娩第2期（娩出期***）**は子宮口全開大から胎児娩出まで*をいい，初産婦で2時間以内，経産婦で1時間である。
　分娩第3期（後産期***）**は胎児娩出後から胎盤の剥離，娩出まで*をいい，通常10分前後である。
　胎児は児頭の最大通過面が骨盤入口部を通過（**固定** engagement）した後，**屈曲** flexion〈第1回旋〉，**内回旋** internal rotation〈第2回旋〉，**反屈** extension〈第3回旋〉，**外回旋** external rotation〈第4回旋〉する。これは，児頭は前後径が長く，これを骨盤入口部では横径が長く，その先の濶部では広いが，峡部は前後径の方が長いことにより起こる。
　児頭の固定を妨げる原因には狭骨盤，頸部筋腫などがある。
　内回旋は分娩第2期に起こり，通常は小泉門のある後頭部*が母体の前方，つまり恥骨結合に向かう（前方後頭位）。児頭が陣痛発作時に陰裂から見え，間欠時に隠れる状態（**排臨** appearing*）から，常に見える状態（**発露** crowning）となり，反屈し，児頭は骨産道を出る。
　外回旋では肩の向きが横径から縦径に向かうように回転する。
　胎盤が剥離すると臍帯が児娩出直後と比べて下降する。
　分娩進行評価に不可欠な内診結果を点数化した客観的な指標を Bishop score という。〔☞表4-10〕

(3) 産褥の過程　08B11, 45／09G13, 55／10E52／10F13／11H3／12F10

　子宮底は，分娩直後は臍下3横指*，12時間後には臍高*に達したあとは下行し，2〜3日で分娩直後と同じ高さになる。

後陣痛（分娩後の子宮収縮に伴う疼痛）は3日間まで認める*。

子宮は分娩1か月後にはもとの大きさ〔☞ p.305〕に戻る。非授乳婦では産後11週までに，授乳婦でも20週までに約50％は排卵する。

循環血液量や体重が非妊時に戻るのには約6週間を要する。

悪露 lochia は産褥の2～3日までは赤色，7日目ころには褐色，1か月には黄色（白血球が主成分）～白色*となる。

血栓塞栓症は産褥期のほうが，妊娠期よりも多い。

産褥3～10日にはうつ状態になりやすく（マタニティーブルー），産後うつ病は産後2～3週ころに発症する*。

産褥2日ころから初乳*colostrum が分泌され，3日目ころから移行し，10日目ころに成乳となる。初乳は淡黄色で免疫グロブリン，分泌型 IgA*（感染防御効果がある），タンパク，ラクトアルブミン*，塩類が多く，糖分（乳糖を含む），脂肪，熱量は少ない。胎便の排泄を促す。母乳の授乳は子宮復古を促進し，母児相互作用の確立に役立つ*。〔☞ p.427：母乳〕

PRL〔☞ p.335〕は産褥期も高いが，妊娠末期よりは低下する。産褥期から授乳期は生理的無月経になるが，授乳により PRL の分泌は増加し，無月経の期間は延長する。

3 疾　患

(1) 主な異常妊娠　12B24

妊婦が下腹部痛や性器出血を訴えた場合，母体，胎児，胎盤などの情報を得るためにまず腹部超音波検査を行う。

1）妊娠悪阻 hyperemesis gravidarum　09C11／09F4／10I46／11G23／12E23／12F59

つわりは妊娠5～6週で始まり8週で最大となり，悪心，嘔吐，食欲不振があり，12週～16週には自然治癒する。

悪心と食欲不振で嘔吐がなければ，経過観察とする。

妊娠悪阻は朝に強い悪心，嘔吐で，尿ケトン体陽性となる。食事は何回かに分けて食べる様に指導する。嘔吐があれば，脱水に注意する。安静臥床とともに，深部静脈血栓症の高リスク因子となる。

嘔吐が強くなれば，輸液療法が必要で，経静脈的にブドウ糖を補充する場合にはビタミン B_1〔☞ p.351〕の補充を行う。

1990年ころに，妊娠悪阻で点滴治療がされ，Wernicke症候群による不可逆な神経合併症を残した妊婦がみられた。それ以前は，点滴治療といえば，常にビタミン薬を加えていたのだが，保険審査でその使用が厳しくなり，躊躇するようになったためである。これは，あまり考えないで行っていたことが，ある疾患の予防ないし治療になっていたという点で，1980年代のツツガムシ病〔☞ p.87〕の発生と類似している。

2）流　産 abortion　09C21

妊娠22週未満の中絶で受精卵の染色体異常がその原因の半数を占める。主症状は下腹痛と性器出血である。

自然妊娠 spontaneous a. における流産率は10～15％である。

習慣性流産 habitual a. は連続3回以上の流産をいう。習慣性流産では遺伝カウンセリング，精神的ケア，子宮卵管造影，次回妊娠時の羊水検査を行う。

切迫流産* threatened a. は流産発生の危険がある状態，**進行流産*** inevitable a. は流産が進行している状態である。進行流産では破水，陣痛様の激しい下腹痛，頸管の開大がある。

完全流産 complete a. は胎児およびその付属物が完全に排泄された状態，**不全流産** incomplete a. は絨毛組織が残存した状態，**稽留流産** missed a. は胎児が子宮内で死亡し，子宮内に停滞しているが，母体に自覚症状がない状態である。稽留流産では胎児・胎盤組織からトロンボプラスチンが母体循環系に流入し，DIC〔☞ p.134〕が発生する**死胎児（稽留）症候群** dead fetus s. が起こりうる可能性があり，フィブリノゲンなどの凝固線溶系検査を直ちに行う。

切迫早産の診断にも超音波が有効である*。

進行流産，不全流産，稽留流産では子宮内容除去術を行う注）。

3）異所性妊娠* ectopic pregnancy 〈子宮外妊娠*〉　12B32

子宮腔以外に受精卵が着床した状態で，卵管，特にその膨大部*に多い。無月経，少量の性器出血*，下腹部痛*があり，破裂の場合には腹腔内出血があり，Douglas窩に液貯留（穿刺は砕石位で行う*）をみ，出血性ショック*になりうる。

まず輸液をし，緊急に腹腔鏡下卵管切除術を行う。未破裂の場合にはメトトレキサート投与や腹腔鏡下手術が行われる。

4）頸管妊娠 cervical pregnancy　05H8

超音波検査が診断に有用である。頸管妊娠で容易に止血できない場合には単純子宮全摘術または，子宮を温存する方法として子宮動脈塞栓術を行う。

注）切迫流産には禁忌。

5） 子宮内発育遅延 IUGR：intrauterine growth retardation　02A4

均衡型＊SFD：symmetrical small for date は身長・頭部のサイズが，均衡がとれており，**不均衡型**＊SFD は頭の大きさの割に体重が少ないものである。均衡型は染色体異常や先天奇形＊が，不均衡型は胎盤機能不全＊などを考える。

6） 妊娠高血圧症候群 PIH：pregnancy-induced hypertension
07D13／07G15／08D51／10D18

妊娠 20 週以降に初めて高血圧が発症し，分娩後 12 週までに正常に戻るものである。肥満は危険因子となり＊，胎児発育不全の原因になる＊。

妊娠高血圧腎症〈子癇前症 preeclampsia〉は妊娠高血圧症候群にタンパク尿を合併したものである。収縮期血圧が 160 mmHg または拡張期血圧が 110 mmHg 以上，タンパク尿が 2 g/日以上のものは重症である。

子癇 eclampsia は初産婦，20 歳未満に多く，妊娠 20 週以降に起こるけいれん発作で，てんかんや脳出血などの二次性のけいれんが否定できるもので，MRI で脳浮腫をみる〔☞ p.227：RPES〕。産褥期に起こる産褥子癇もある。発作後にはアシドーシスになる。発作の予防には硫酸マグネシウムを使用する。

過重型妊娠高血圧腎症は妊娠前あるいは妊娠 20 週前に高血圧症，タンパク尿のいずれかが存在し，妊娠 20 週以降に増悪をみるものである。

妊娠高血圧には塩酸ヒドララジン，α-メチルドパ，Ca 拮抗薬を使用し，ACE 阻害薬，ARB は禁忌で，β遮断薬も妊婦には慎重に投与しなければならない。

重症妊娠中毒症〈妊娠高血圧症候群〉では循環血液量が減少する。

HELLP 症候群は重度の前子癇の一型で，心窩部痛（肝被膜下出血による），倦怠感，嘔吐があり，溶血 hemolysis，肝酵素の上昇 elevated liver enzyme（最初に異常をみる），血小板減少 low platelet を示し，DIC，常位胎盤早期剝離，腎不全を合併する。

妊娠高血圧症候群は妊娠の都度反復しやすく，かつ重症化する傾向にあるので，2〜3 年の避妊が必要である。

7） 糖尿病と妊娠　07D47／07E41／10A26／10G21／10I67

妊娠糖尿病 gestational diabetes は妊娠中に発症もしくは初めて発見された耐糖能低下＊であり，糖尿病合併妊娠と区別する。

肥満，高齢，糖尿病の家族歴は危険因子となる。

糖尿病では妊娠高血圧症候群，DIC，新生児呼吸窮迫症候群，胎児奇形，新生児低血糖＊，高ビリルビン血症，低カルシウム血症，巨大児（体重 4,000 g 以上）になり，肩甲難産，分娩時外傷，胎便吸引症候群などをきたしやすい。

まず食事療法を行う。きちんとコントロールされれば，胎児奇形の発生リスクは通常の妊娠と同じである。インスリンを用い，経口糖尿病薬は禁忌である。

8） その他の内科疾患と妊娠

母体の重症筋無力症〔☞ p.166〕，甲状腺機能亢進症〔☞ p.339〕，ITP〔☞ p.133〕ではIgG抗体の胎盤通過性により，それぞれ，新生児の一過性筋力低下，一過性甲状腺機能亢進症，血小板減少症による頭蓋内出血に注意する。

9） 双胎妊娠*twinning　10B26／12A15／12D75／12F68

妊娠10週前後に経腟超音波検査で，膜性診断を行う。一絨毛膜（桑実胚〔☞ p.58〕より前の受精卵の分裂なら一卵性でも二絨毛膜になり，胞実胚以降なら一絨毛膜一羊膜性となる）なら一卵性双胎*である。双胎では母体貧血，早産*，胎盤機能不全に陥りやすい。

一絨毛性では双胎間輸血症候群*TTTS：twin-to-twin transfusion s. が起こり，一児が貧血，他児が多血症になることがある。供血児は発育遅延となるが，受血児は心不全から胎児水腫，羊水過多症，出生後高ビリルビン血症をきたし特に予後が悪い。

妊娠28週で，一児に羊水過多をきたし，子宮収縮が5分おきにみられたら，羊水除去を行う。

(2) 主な異常分娩　〔☞図4-82〕

1） 早　産 preterm birth　08B46／08D35／08F5,23／12E35

早産は妊娠37週未満の分娩で新生児疾患，死亡の85%の原因となっている。

切迫早産の最大の原因は絨毛膜羊膜炎*CAM：chorioamnionitisであり，B群溶連菌〈GBS〉が起因菌となっている。CAMでは発熱をみる。

治療は安静*とし，ペニシリン系抗菌薬，陣痛抑制法 tocolysis として，塩酸リトドリン（β_2刺激薬），硫酸マグネシウムなどの子宮収縮抑制薬（過強陣痛にも使用する），妊娠34週未満ならば肺の成熟を促進するために副腎皮質ステロイド薬を投与する。妊娠26週以降救命率が上がり，妊娠28週以降後遺症を伴わない生存が期待できる。

CAMは前期破水，早期陣痛や，早期新生児感染症，Wilson-Mikity症候群〔☞ p.424〕，PVL〔☞ p.169〕などの原因にもなる。

前期破水*PROM：premature rupture of membrane は分娩開始前に破水したものである。37週未満の preterm PROM と37週以降の term PROM に分けられる。早産や感染の原因になる。

3〜4時間ごとに外陰部パッド交換をし，羊水の状態を確認する*。

多胎妊娠や前置胎盤も早産の原因になる。

2） 微弱陣痛*weak pains　05D17

陣痛持続時間30秒以下または陣痛周期が子宮口全開大前で6分以上，全開後で4分以上の場合をいう。（過強陣痛は陣痛持続時間90秒以上，周期1分以内の場合をいう。）

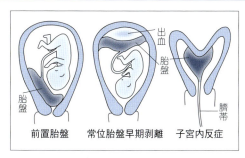

図 4-82　主な異常分娩

　原因には，筋腫*や過伸展など子宮そのものの原因（原発性微弱陣痛）や，産道抵抗大による過強陣痛が続いたあとの疲労で起こる場合もある。
　原発性微弱陣痛で，子宮口開大 4～5 cm 以上，CPD が否定できれば，オキシトシン点滴で陣痛促進を行う。

3）遷延分娩 prolonged labor

　分娩開始後，初産婦で 30 時間，経産婦で 15 時間を経ても児娩出に至らないものをいう。

4）児頭骨盤不均衡 CPD：cephalopelvic disproportion　09E23／10E28

　母体低身長や，妊娠 41 週で児頭が浮動であれば疑われ，骨盤 XR 計測で，産科的真結合線 9.5 cm 未満，または骨盤最短前後径と児頭大横径の差 1.0 cm 未満で診断する。帝王切開の適応となる。

5）回旋異常　01H12

　第 2 回旋が正常に行われなかった場合には，**高在縦定位** high sagittal presentation，**低在横定位** deep transverse p.，**後方後頭位** occiput posterior p. がある。低在横定位では児頭は骨盤底にあるが，矢状縫合が骨盤横径に一致する。

6）肩甲難産*shoulder dystocia　05D17

　児頭が完全に娩出された後，肩甲部が進行せず，分娩が停滞するものである。

7）前置胎盤 placenta previa　12B30

　前置胎盤は胎盤が内子宮口の一部あるいは全部を覆うもので，経産婦に多い。痛みはなく*，外出血*をみる。腹式帝王切開術の適応である。
　常位胎盤早期剝離とともに妊娠後期出血の主因で，まず腹部超音波検査をする。

8）常位胎盤早期剝離*placental abruption　07I42／09I41

　胎盤が胎児の娩出より先に剝離するもので，著明な腹痛*，板状硬を示し，内出血が主で外出血が少ない。子宮の外観が青黒く変色する子宮胎盤うっ血

（Couvelaire子宮）をみる．交通外傷が原因になることもある．胎児の死亡率が高い*．

9）弛緩出血*atonic bleeding　07E42／08E53

胎盤娩出後の子宮収縮不全（子宮復古不全）による異常な出血で，分娩回数が多い（子宮収縮力が低下する），子宮が引き伸ばされた状態*（分娩週数が長い），分娩に時間がかかった場合に起こりやすい．産褥出血の原因で最も多い．

子宮底輪状マッサージ，双合子宮圧迫止血，オキシトシン，プロスタグランジン $F_2\alpha$ 投与などを行う．

10）子宮内反症 uterine inversion　09E44／11G46

下腹部激痛，大量の性器出血，ショック症状があり，双手診で子宮底を触知しない場合に考える．〔☞ p. 329：図 4-82〕

内反した子宮に対して用手的整復（原則的に全身麻酔下），失敗した場合には開腹手術が必要になる．

11）分娩損傷 birth injury　10B30

頸管裂傷，腟壁裂傷，会陰裂傷がある．弛緩出血，胎盤遺残などと共に分娩後出血の原因となる．

12）子宮破裂 uterine rupture　11I23

既往帝王切開瘢痕部破裂が多い．切迫子宮破裂では Bandl 収縮輪を臍高以上に触れる．経腟分娩でショック状態であれば疑い，緊急帝王切開を行う．

13）癒着胎盤 placenta accreta　05E36

経産婦に多い．胎児娩出後 30 分以上経っても胎盤が剝離しない場合に疑う．子宮底に与えた振動が臍帯に響く，恥骨結合上部の圧迫で臍帯が上昇するなどの徴候がある．

14）羊水塞栓症 amniotic fluid embolism　12A7

分娩時に羊水が母体血液中に流入し，呼吸循環不全，DIC をきたし，死亡率が高い．

（3）出生時の異常　〔☞図 4-83〕　06I39

児の分娩損傷で多いものは骨盤位分娩や肩甲難産を伴う頭位分娩時に派生する鎖骨骨折である．

新生児で一側上肢の Moro 反射が減弱している時は腕神経叢損傷を考える．

産瘤*caput succedaneum は頭蓋骨と頭皮の間の浮腫で，出生時に最も著明で，生後数日で消失する*．産瘤は恥骨結合側にある頭頂部にでき，骨重積 overlapping of bones は恥骨結合側の頭頂骨が上になる．

頭血腫*cephalohematoma は頭蓋骨の骨膜下出血で，骨縫合を超えない．数週

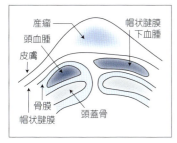

図 4-83　新生児の頭部腫瘤

から数か月で消失する。

帽状腱膜下血腫＊subgaleal hematoma は吸引分娩に伴ってみる。

(4) 主な異常産褥

1) 子宮復古不全＊subinvolution of the uterus　11E16

分娩後の子宮収縮不全＊で，産褥2週を過ぎても血性悪露が続く場合，子宮内の遺残物があれば子宮内容除去術を行う。排尿を促し＊，子宮収縮薬を使う。

2) 産褥熱＊puerperal fever　08I1

分娩，産褥期の細菌感染（大腸菌や嫌気性菌が多い）に起因する，性器，子宮（特に子宮内膜）の熱性疾患の総称で，治療は悪露の排泄を促進し，抗菌薬，子宮収縮薬の投与である。

3) 産褥乳腺炎　09D1

うっ滞性乳腺炎 stagnation mastitis と化膿性乳腺炎（黄色ブドウ球菌が原因のことが多い）がある。うっ滞性乳腺炎は積極的に授乳する。

4　産科手術

(1) 人工妊娠中絶の適応　04B20

『母体保護法』では「妊娠の継続又は分娩が身体的又は経済的理由により，母体の健康を著しく害するおそれのあるもの」については人工妊娠中絶が認められているが，「身体的又は経済的理由（第14条）」の拡大解釈で実施されているのがほとんどである。配偶者の同意も必要である。胎児異常を理由とした人工妊娠中絶は認められていない。

人工妊娠中絶の実施時期は妊娠12週未満の妊娠早期に行われるものが90%以上を占めている。妊娠21週6日までしか認められていない。

人工妊娠中絶は母体保護法による指定医師が実施する。

死産は妊娠12週以降の死児の出産で，死産届けを出す必要がある。

(2) 帝王切開術の適応　04B20／04G4

　　予定帝王切開は前置胎盤，骨盤位，前回帝王切開の既往，緊急帝王切開では胎児心拍異常，分娩停止が適応となる。帝王切開の合併症には膀胱損傷がある。

第11章　乳　房

1　構造と機能

(1) 乳房の構造と機能

乳頭にはMontgomery腺という皮脂腺がある。〔☞ p.171：アポクリン腺〕
乳腺組織，脂肪組織をCooper靱帯が支持し，乳腺後部には大胸筋がある。
乳腺に分布する動脈には内胸動脈，外側胸動脈，肋間動脈，胸背動脈がある。
エストロゲンは乳管，プロゲステロンは小葉の発達に関与する。

(2) 乳汁分泌に関するホルモンの作用　11B37

妊娠でPRL〔☞ p.335〕分泌は増加し，産褥期にはピークに達するが，胎盤からのエストロゲンとプロゲステロンによって乳汁分泌は抑制されている。
児の吸啜刺激によって，下垂体後葉からオキシトシンが分泌され，乳汁分泌が盛んとなる。

2　疾　患

(1) 良性乳腺疾患　10D2／10I33／11A1／12D22, 49

線維腺腫 fibroadenoma では浮腫状の間質とそれに圧排された分枝状の腺管をみる。20〜30歳代に多く，多くは単発性で，類円形で境界が明瞭である。細胞診で診断がつけば経過観察でよい。
葉状腫瘍 phyllodes tumor は線維腺腫に似ているが，急速に大きくなり，間葉系の細胞の異型が強いものである。外科的切除を行う。
乳腺症 mastopathy は線維嚢胞疾患とも呼ばれ，中年に多く，小葉間間質の線維化と導管の拡張，束梢導管の上皮の増生をみる。月経前乳房痛をみる。
乳管内乳頭腫 intraductal papilloma も，中年に多く，血性分泌物をきたす。

(2) 乳　癌 breast cancer　07I30／08A59／09E40／09H8／10C10／10E27／11D19／11I49／12A71

導管由来の乳管癌 ductal carcinoma と小葉由来の小葉癌 lobular c. があり，それぞれ浸潤癌と非浸潤癌に分類される。ともに腺癌である。
乳腺を乳頭部と上下/内外の5つの部分に分けると，乳癌は外側上方が多い。
月経の期間が長いとエストロゲンの曝露が長期になり，乳癌になりやすい。肥

満も危険因子となる。

乳房の診察は月経後に行い，上肢を挙上させて視診する。乳房の触診は座位，仰臥位で行う。腋窩リンパ節は，上肢を挙上させ，腋窩に両手指を入れた状態で上肢を下ろさせたときに触診する。

<u>乳頭の偏位，皮膚の陥凹</u>〔☞ p.397：浸潤〕は悪性を示唆し，腫瘤を触れる。腫瘤をつまむとその間の皮膚も陥凹する（えくぼ徴候）。皮下リンパ管が癌細胞で塞栓されると皮膚発赤を生じ，炎症性乳癌や橙皮様皮膚と呼ばれる。

画像診断として超音波検査（辺縁粗雑，内部エコー不均一），乳房X線単純撮影〈マンモグラフィー〉（<u>放射状陰影（スピクラ）</u>，集簇微細石灰化）を行う。乳癌の骨転移の検索には骨シンチグラムが有用である。経皮的針生検で診断する。〔☞ p.402：穿刺吸引細胞診〕

治療は手術療法，近年では乳房温存，縮小手術と予防照射が行われている。乳房温存手術では残有乳房に放射線照射を追加する。

センチネルリンパ節（最初に転移するリンパ節）**生検***で，転移がなければ，他のリンパ節を切除する必要はなく，術後の上肢の浮腫の発生を防げる*。

腋窩リンパ節郭清を受けた後は早期から，肘関節の回外，回内運動を勧める*。上肢のマッサージは末梢から中枢に向けて行う*。

抗癌剤療法（アントラサイクリン系抗悪性腫瘍薬），放射線療法の他に，病理組織標本でのエストロゲン受容体が陽性ならば，抗エストロゲン療法（**タモキシフェン**），HER2/neu〔☞ p.401〕が強陽性ならば，分子標的薬（**トラスツズマブ**）を使う〔☞ p.403〕。LH-RH アゴニスト，アロマターゼ（アンドロゲンからエストロゲンへの合成に関わる）阻害薬も使われる。

Paget 病はアポクリン腺由来で，肉眼的には乳頭，乳輪の湿疹状の病変が特徴で，組織学的には上皮内に胞体の明るい細胞の集簇をみる。同様の病変は外陰部にもできる。

(3) 女性化乳房 gynecomastia　01B80

思春期の男子では一過性にエストロゲン作用がアンドロゲンの作用を凌駕し，生理的な女性化乳房が起こるが，腫大部の疼痛やこの時期に陰嚢の着色もみる。

肝硬変〔☞ p.279〕や薬剤（スピロノクラトン，シメチジン，ケトコナゾール，ホルモン剤など）でも起こる。

第12章　内分泌・栄養・代謝系

1　構造と機能　06E8

外分泌では導管を通り分泌され，内分泌では直接，血流や体液に分泌される。

(1) ホルモンの構造からの分類と作用機序

ホルモンは，①チロシン由来のホルモン（カテコラミン，甲状腺ホルモン），②ペプチドホルモン，③ステロイドホルモンに分けられる。

インスリンなどのペプチドホルモンは水溶性で，膜受容体に結合する。

甲状腺ホルモン，ステロイドホルモン（糖質コルチコイド受容体は細胞質にあり，ホルモンと結合後核内に入る）やレチノイン酸は脂溶性で，直接細胞内に入り，核内受容体に結合し，mRNA の転写因子として作用する。

(2) ホルモン分泌の調節機構　07G35

ホルモンの分泌はネガティブフィードバック〔☞ p.57〕により，調節されていることが多い*。

副腎摘出によりグルココルチコイド分泌が低下すると，ネガティブフィードバックが解除されて，下垂体前葉から ACTH の分泌が増加し，残存副腎組織からの分泌を促すとともに，副腎組織も増生する。

ポジティブフィードバックの例として，LHRH があり，排卵時に LH ピークを呈する。〔☞ p.306〕

精神的・肉体的ストレスは ACTH-コルチゾール系，成長ホルモン，ノルアドレナリン，プロラクチンなどのホルモンの分泌を増加させ，卵胞刺激ホルモン，黄体形成ホルモンは低下する。バソプレシンは主に夜間に分泌される。

ホルモン不応症には腎性尿崩症〔☞ p.339〕，精巣性女性化症候群〔☞ p.304〕，偽性副甲状腺機能低下症〔☞ p.342〕，2型糖尿病〔☞ p.346〕，甲状腺ホルモン不応症〈Refetoff 症候群〉などがある。

(3) 視床下部ホルモン・下垂体ホルモン　〔☞ p.142：視床下部〕　06G21

下垂体前葉*からは甲状腺刺激ホルモン*TSH：thyroid-stimulating hormone，成長ホルモン GH，プロラクチン PRL，副腎皮質刺激ホルモン*ACTH：adrenocorticotropic h.，ゴナドトロピンである黄体形成ホルモン LH：luteinizing h. と卵胞刺激ホルモン FSH：follicule-s. h. が，下垂体後葉*からは視床下部で産生されたオキシトシン，バソプレシン*〈抗利尿ホルモン ADH：antidiuretic h.〉〔☞

p.287〕が分泌される。

　視床下部からはこれらのホルモンを刺激する**甲状腺刺激ホルモン放出ホルモン***TRH：thyrotropin-releasing h., **副腎皮質刺激ホルモン放出ホルモン***CRH：corticotropin-r. h., **ゴナドトロピン放出ホルモン** GnRH：gonadotropin-r. h., LHRHが分泌される。TRHの刺激により，TSH，PRLが，CRHの刺激によりACTHが分泌される。

　GHは**成長ホルモン放出ホルモン** GHRH による促進作用とソマトスタチン*の抑制作用で調節されている。血糖値の上昇は GH の分泌を抑制する。

　GH分泌予備能を調べる際には，その分泌刺激薬である L-dopa，インスリン，アルギニンを使用する。アルギニンはインスリンの分泌も刺激する。GHは低栄養状態で高値を示す。

　PRL*は視床下部から抑制的に調節*されている下垂体ホルモンで，乳汁分泌促進*，排卵抑制をきたし，ドパミン*により血中濃度が低下する。

(4) 甲状腺と副甲状腺〈上皮小体〉から分泌されるホルモン　10A44

　甲状腺 thyroid gland は前頸部の喉頭気管移行部を前方から囲んでいる。

　甲状腺ホルモンは代謝亢進，分化，成長を促進し，**サイロキシン** T_4 と**トリヨードサイロニン** T_3 がある。濾胞上皮で囲まれた濾胞内でサイログロブリンに取り込まれたチロシン残基がヨード〈ヨウ素〉化されて，ジヨードチロシンが生成され，これが縮合されてサイロキシンになる。

　ヨードの大量摂取で甲状腺機能が低下する。hCGは甲状腺刺激作用がある。

　甲状腺**傍濾胞細胞**〈C細胞〉*からは**カルシトニン***が分泌され，破骨細胞抑制，尿中カルシウムの排泄増加し，血中カルシウム，リンを低下させる。

　副甲状腺 parathyroid gland〈上皮小体〉は甲状腺の裏に2対ある。

　副甲状腺ホルモン PTH：parathyroid hormone〈パラトルモン〉は破骨細胞による骨吸収の増加，カルシウムの骨から血中への移動，遠位尿細管からのカルシウム再吸収増加，$1,25(OH)_2D_3$ の腎での合成亢進によりカルシウムの消化管からの吸収が増加，近位尿細管でのリンの排泄は増加し，低リン血症となる。

(5) 副腎の構造と分泌されるホルモン　07G35

　副腎 adrenal gland は両腎の上内側にあり，**皮質** cortex と**髄質** medulla からなる。

　皮質は表層に近い順から**球状層** zona glomerulosa，**束状層** z. fasciculata，**網状層** z. reticularis の3層に分けられる。球状層からはアルドステロン（鉱質コルチコイド〔☞ p.287〕），束状層からはコルチゾール（糖質コルチコイド），網状層からはアンドロゲン（性ホルモン）[注]を分泌する。

....

注）皮質ホルモンは内側がより『甘い』（鉱より糖，糖より性）。

これらの副腎皮質ホルモンはコレステロールから合成される。

コルチゾールの作用として，糖新生の促進，筋でのタンパク分解（異化），リンパ球減少，抗炎症作用，抗ストレス作用，腎尿細管でのカルシウム再吸収抑制，下垂体からの ACTH 分泌抑制などがある。脂肪も分解され糖合成に利用されるが，高血糖によるインスリン増加により，一部の細胞では脂肪合成が起こり，中心性肥満となる。

皮質の深層にある髄質からはカテコラミン（アドレナリン（副腎のみ）とノルアドレナリン）が分泌される。

(6) 膵島から分泌されるホルモン　08B32　[☞ p.283：膵内分泌腫瘍]

膵島 islet of Langerhans は内分泌系であり，最も多い β〈B〉細胞（好酸性で島中央に多い）はインスリンを，α〈A〉細胞（好塩基性で，島周辺に多い）はグルカゴン，δ〈D〉細胞はソマトスタチン [☞ p.257] を分泌する。

インスリンは 2 本鎖のホルモンで，システインによる 2 か所の S-S 結合がある。粗面小胞体でプレプロインスリンが合成，小胞体内で切断されプロインスリンとなり，Golgi 装置，分泌顆粒で，インスリンと C-ペプチドに分解される。

インスリンはブドウ糖を細胞内に取り込ませ，血糖を下げる。インスリンの作用によりグルコーストランスポーター〈GLUT4（脂肪細胞，骨格筋で発現）〉が細胞内から細胞膜上に移動し，このチャネルがグルコースを細胞内に輸送する。

インスリンはグリコーゲン，トリグリセリドの合成貯蔵，筋でのタンパク合成をもたらし，インスリンが欠乏すると肝からの糖新生が亢進し，インスリン作用が極度に低下するとケトン体が増加する。

血糖値が上昇すると，β 細胞で取り込まれ（GLUT2 による）たグルコースが代謝され，ATP 濃度上昇により，ATP 感受性 K^+ チャネルが閉鎖される。K^+ チャネルの閉鎖により膜の脱分極が起こり，電気依存性 Ca^{2+} チャネルが開口し，細胞外から Ca^{2+} イオンが流入し，インスリン分泌のシグナルとなる。

グルカゴンは糖新生を促進するペプチドホルモンで，食後に分泌が低下する。

2　診断と検査の基本

立位により，レーニン-アルドステロンの分泌は促進される。
ACTH/コルチゾールは早朝に，GH は入眠早期に高い値を示す。
そのためホルモンの採血では早朝空腹時，安静臥床で行うのが基本である。
ホルモン負荷試験は分泌異常を生じている部位の推定に行われる[*]。

3 症候

(1) 甲状腺腫　10H8／11H5／11I59／12B49

びまん性甲状腺腫，多結節性甲状腺腫，単発性甲状腺腫があるが，機能は病態により，亢進，低下，正常などさまざまである。

甲状腺峡部は甲状軟骨，輪状軟骨より下方にある。

甲状腺は坐位で嚥下運動（頭側に移動する）に連動させて，輪状軟骨部を母指で触診する。側面からの視診も有用である。

甲状腺疾患のスクリーニングには TSH が最も有用である。

4 疾患

(1) 視床下部・下垂体疾患　〔☞ p.163：下垂体腺腫，p.291：SIADH，p.308：月経異常〕

1）先端巨大症 acromegaly　07167／08A20／09B56,57,58／12C24

GH 産生下垂体腺腫により，骨端線閉鎖前は巨人症*，その後は先端巨大症*となり，特徴的な顔貌の変化*，四肢先端の腫大，高血圧*，高血糖*（GH の抗インスリン作用により，インスリン抵抗性が増大し，その結果，インスリン分泌は代償性に亢進する），脂質異常症，心肥大*，手根管症候群，SAS〔☞ p.248〕，変形性関節症，尿管結石，高リン血症，大腸ポリープ，両耳側半盲*〔☞ p.145〕をみる。

XP で，前頭洞拡大，トルコ鞍変形，指趾末節のカリフラワー様肥大をみる。

インスリン様成長因子〈IGF-I，ソマトメジン C〉高値，ブドウ糖負荷試験で GH が抑制されない。

治療は手術による摘出（Hardy 手術*〔☞ p.163〕），ドパミン作動薬のブロモクリプチン*，カベルゴリン，ソマトスタチン誘導体の酢酸オクトレオチド*，成長ホルモン受容体拮抗薬のペグビソマントの投与がある。

2）汎下垂体機能低下症 hypopituitarism　08A34／08D59／12F75,76,77

Sheehan 症候群*は産科による出血やショックで下垂体前葉が梗塞に陥ることをいう。初発症状として産褥乳汁分泌不全をきたす。体重減少，身体疲労感，低血糖，陰毛脱落，無排卵性無月経，低ナトリウム血症をきたす。TSH の低下により顔面浮腫をきたす。

下垂体腺腫では PRL 産生腫瘍 prolactinoma が多い。両耳側半盲を呈する。

Chiari-Frommel 症候群は，間脳の機能が分娩後の状態に固定したものと考えられており，高 PRL 血症をみる。

高 PRL 血症の原因としては PRL 産生腫瘍が最も多いが，その多くは 1 cm 以下の microadenoma である。〔☞ p.308〕

妊娠出産期に**リンパ球下垂体前葉炎**が起こり，下垂体腫大，下垂体機能低下を示す。

汎下垂体機能低下症の補充療法では最初に糖質コルチコイドを補充し，その後，甲状腺ホルモン，成長ホルモン*，性ホルモンの順で行う。

3）尿崩症 diabetes insipidus 07B28／08B49／09A20／09I25／10A13／11B41

バソプレシン〔☞ p.287〕作用不足で起こり，口渇*，多飲*（冷水を好んで飲む），多尿，低張尿*をきたす。高張食塩水負荷試験で尿量が減少しない。

下垂体性（中枢性）尿崩症はバソプレシンの分泌低下があり，バソプレシンに反応し，特発性と続発性がある。

特発性尿崩症はリンパ球性下垂体後葉炎が原因とされており，MRI の T1 強調像では下垂体後葉の高信号が消失する。

続発性尿崩症の原因には頭蓋咽頭腫など腫瘍（視野検査を行う），下垂体腫瘍摘出後，感染（脳炎，髄膜炎，サルコイドーシスなど），外傷がある。

副腎不全を合併すると尿量は減少する。

下垂体性尿崩症の治療はデスモプレシン DDAVP：（血管収縮特性の少ないバソプレシン類似体）の点鼻である。5％ブドウ糖液の輸液の適応となる。

腎性尿崩症 nephrogenic d.i. はバソプレシンに反応しないが，これには先天的に ADH 受容体の異常で起こる場合と後天的に水腎症，Sjögren 症候群，薬剤（サイアザイド利尿薬，リチウムなど），低カリウム血症，高カルシウム血症で起こる場合がある。

心因性多飲症 psychogenic polydipsia も多尿をきたすが，血漿浸透圧は低下，バソプレシン分泌は抑制される。治療は水制限と心理療法である。

(2) 甲状腺疾患

1）甲状腺機能亢進症 hyperthyroidism をきたす疾患（Basedow 病を含む） 07D8／08D42／09C30,31／10A44／11A12／11D37／12B48

中毒性多結節性甲状腺腫，中毒性腺腫〈Plummer 病〉も原因になるが，40 歳以下では 85％が Basedow 病〈Graves 病〉で，**抗 TSH 受容体 IgG 抗体**が甲状腺に刺激的に働き（アレルギー反応の V 型*），びまん性の過形成があり，甲状腺ホルモンを多く分泌する。TSH 産生腫瘍，絨毛性疾患も原因になる。

眼球突出（外眼筋の肥大による），眼裂開大，頻脈，暑さに対する抵抗性の低下，多汗，下痢，食欲亢進にもかかわらず体重減少，神経過敏，疲労，さらに心房細動，手指振戦，甲状腺血管雑音，前脛骨部限局性浮腫もみる。〔☞ p.167〕

TSH は低下，T_3，T_4 は増加，血清コレステロールは低下する。

放射線ヨード^{123}I の甲状腺へのびまん性取り込みがある（摂取率増加）。

甲状腺クリーゼはストレス，手術で起こる甲状腺機能亢進症の急性増悪で，発熱，発汗，頻脈，不穏をみる。

治療は抗甲状腺薬（**メチマゾール**：MMI，副作用として発熱，咽頭痛*があれば顆粒球減少症*に注意する），放射線ヨード治療（妊婦には禁忌），甲状腺亜全摘，甲状腺中毒症状にはβ遮断薬を使用する。甲状腺中毒症にはさらにヨード，副腎皮質ステロイド薬を使う。

MMI は**プロピルチオウラシル**：PTU に比べ，肝障害を起こしにくいが，妊娠・授乳中には PTU が使われる。PTU の副作用として MPO-ANCA 関連血管炎症候群がある。

2）甲状腺炎　09D45／10D32
①慢性甲状腺炎 chronic thyroiditis〈橋本病〉

抗甲状腺ペルオキシダーゼ〈TPO〉抗体*によるものが多いが，サイログロブリンや TSH に対する自己抗体が原因で起こるものもある。甲状腺機能は普通低下*する。女性に多い。副腎不全を合併すれば，**Schmidt 症候群**と呼ばれる。

リンパ濾胞の形成を伴うリンパ球，形質細胞の浸潤がある。

無痛性甲状腺炎 painless t. は慢性甲状腺炎の一型と考えられており，甲状腺濾胞の破壊により，一過性の甲状腺機能亢進症を呈し，β遮断薬を使用する。

②亜急性甲状腺炎 subacute thyroiditis〈de Quervain 甲状腺炎，巨細胞性甲状腺炎〉　08I70

気道感染後に起こるウイルスが原因の肉芽腫性甲状腺炎で，女性に多い。

頸部に痛みと発熱がある。サイログロブリン，CRP は高値を示す。濾胞上皮の破壊により，甲状腺ホルモンが放出され，一過性の甲状腺機能亢進症になるが，Basedow 病と異なり^{123}I 摂取率は著減する。

自然治癒するが，副腎皮質ステロイド薬は特に疼痛に有効である。

③急性甲状腺炎 acute t.

第 3 または 4 鰓嚢〔☞ p.62〕遺残の下咽頭梨状窩瘻が原因で，左に多い。

3）甲状腺機能低下症 hypothyroidism　07A43／07F9／08B55／09H9／10A21／10I9／11E33／11I61／12A9

原発性の大多数が慢性甲状腺炎によるものである。

年長の小児および成人では**粘液水腫** myxoedema と呼ばれる。

徐脈，寒さに対する抵抗性の低下，皮膚の乾燥*，便秘*，肥満，発声や思考の緩慢，腱反射低下，叩打後の筋膨隆，疲労，月経過多，筋肉低下をみる。低体温*，不活発，食欲不振，心拡張や心嚢液の貯留もきたす（下線部は亢進症と反対）。

乳児や発達段階では**クレチン症***cretinism と呼ばれ，上記の症状に加え，黄疸，身体・知能の発達低下，骨成熟遅延をみる。クレチン症の原因としては先天性甲状腺無形成や，TSH により甲状腺が腫大するヨード欠乏*（地方性クレチン症），甲状腺ホルモン合成障害がある。〔☞ p.336：ヨード**多量摂取**〕

結合織の粘液腫性変化の結果，浮腫は圧迫しても圧痕を残さない。

心不全，呼吸不全，低温曝露などの重症で**粘液腫性昏睡**をきたす。

原発性甲状腺機能低下症ではTSHは増加し，下垂体視床下部性甲状腺機能低下症ではTSHは減少する。コレステロール，CK高値を示す。

治療は甲状腺ホルモンの補充であるが，治療を開始する前に心筋虚血に注意し，心電図をとる。

4）甲状腺腫瘍 08I74／09D20

前頸部腫瘤には触診のあと頸部超音波検査をする。

良性腫瘍には濾胞腺腫がある。甲状腺癌には乳頭癌（70%），濾胞癌（20%），髄様癌（5%），未分化癌（5%）がある。

10年生存率は，乳頭癌*90%，濾胞癌65%，髄様癌は散発性のもので30〜50%，家族性のものは90%，未分化癌は1年生存率が10%である。

甲状腺癌の手術では反回神経，上喉頭神経，テタニー〔☞ p.342〕をきたしやすく，血腫も起こりうる。術後はむせないようにゆっくり食べてもらう*。

①濾胞腺腫 follicular adenoma

小型の濾胞の増殖が主体で，一般的に良性であるが，濾胞癌との鑑別には異型よりも被膜浸潤や脈管侵襲の有無が重要である。

②乳頭癌*papillary carcinoma 08G46

乳頭構造，石灰化小体をみることが多く，リンパ行性転移が多い*。女性に多い。超音波検査では点状高エコー像を示し，穿刺吸引細胞診ではすりガラス状核，核内細胞質封入体をみる。

③濾胞癌 follicular c.

血行性転移が多い。

④髄様癌 medullary c.

傍濾胞細胞由来とされており，腫瘍細胞の髄様増殖とアミロイド沈着があり*，カルシトニン，CEAが上昇する（MEN 2型〔☞ p.346〕）。

⑤未分化癌 anaplastic c.

老人に多く，急速に腫大し，炎症症状を示しうる。ほぼ6か月以内に死亡する。

⑥悪性リンパ腫*02I57

慢性甲状腺炎に合併する。

（3）副甲状腺〈上皮小体〉疾患

1）副甲状腺機能亢進症 hyperparathyroidism 08G9／10I42

原発性では腺腫（75〜80%），過形成（10〜15%），癌（5%以下）が原因となる。PTH〔☞ p.336〕増加による高カルシウム血症*〔☞ p.292〕の結果，心電図上QT短縮，尿路結石*（カルシウム再吸収は増加するが，高カルシウム血症のため，腎に負荷されるCaも多く，高カルシウム尿症*となる）が起こる。

囊胞性線維性骨炎，骨膜下吸収像，病的骨折，膵炎，消化性潰瘍，筋力低下，頭痛，多尿，てんかん，うつなどの症状をみることがあるが，半数以上は無症状

である。^{99m}Tc-MIBI シンチグラムを行う。

二次性として慢性腎疾患〔☞ p.294〕，ビタミン D 欠乏症や骨軟化症でみる。

2）副甲状腺機能低下症 hypoparathyroidism　08I55／11B25

外科摘除（特に甲状腺摘出後＊），先天性欠損〔☞ p.411：DiGeorge 症候群〕，自己免疫疾患による破壊により起こる。

PTH 減少による低カルシウム血症の結果，神経・筋の興奮性の増加，テタニー＊と呼ばれるけいれん＊（Chvostek 徴候：頬骨下の顔面神経を叩打する，Trousseau 徴候：上腕を血圧計のカフで締める），刺激性亢進やうつなど精神状態の異常，大脳基底核石灰化〔☞ p.110〕，脳圧亢進，白内障，心伝導系異常をみる。

治療は活性型ビタミン D である。PTH 製剤は治療に使用できない。

偽性副甲状腺機能低下症は PTH に対する腎の不応性（Ellsworth-Howard 試験）により副甲状腺機能低下症状をきたすほか，知能低下，第Ⅳ，Ⅴ中指骨短縮，全身性けいれん発作，Albright 体型（低身長，肥満）もみる。

（4）副腎皮質・髄質疾患

1）Cushing 症候群　07168／08A7／08I12／11A36／12C24

コルチゾールの慢性の過剰状態を呈する状態の総称である。長期の副腎皮質ステロイド薬〔☞ p.443〕の投与（最多），下垂体腺腫＊による ACTH の過剰分泌（Cushing 病＊）（60〜70％），機能性の副腎皮質腺腫，癌および過形成（20〜25％），下垂体以外の ACTH 産生腫瘍〔☞ p.246：小細胞癌〕（10〜15％）で起こる。

中心性肥満＊，満月様顔貌＊，筋力低下，疲労，多毛，高血圧，耐糖能の低下，骨粗鬆症，抑うつなど神経精神の異常，月経異常，（伸展性）皮膚線条が症状である。〔☞ p.443：副腎皮質ステロイド薬〕

まず血清コルチゾール，24 時間尿中遊離コルチゾールを測定する。顆粒球は増加，リンパ球，好酸球は減少し，血中コルチゾールの日内変動が消失する。

Cushing 病では少量（1 mg）のデキサメサゾンの投与でのコルチゾールの抑制がみられないが，大量（8 mg）投与で抑制される（デキサメサゾン抑制試験）。

副腎シンチグラフィーでは Cushing 病では両側性に，副腎腺腫では腫瘍側に強い取り込みがある。

両側副腎を切除すると下垂体に ACTH 産生腫瘍が生じる（Nelson 症候群）。

2）アルドステロン過剰症とその関連疾患

①原発性アルドステロン症 primary aldosteronism　08B27／08D53／09I78／11B7

RAA 系〔☞ p.288〕の亢進なしにアルドテロンが過剰に分泌される状態＊である。

原発性アルドステロン症の原因は，65％が単発性の腺腫＊〈Conn 症候群〉で，30％が両側副腎の過形成である。

左右副腎静脈のサンプリングで過形成か，腺腫かを区別しうる。^{131}I-アドステロールは副腎皮質腫瘍の診断に用いられる。

レニン活性低下，低カリウム血症*，ナトリウム貯留*，高血圧*，筋力低下*が起こり，カリウムの排泄とともに，水素イオンも排泄されるので，代謝性アルカローシスになる。尿濃縮力は低下する。ACTHの日内変動は保たれる。

カプトプリル負荷試験ではレニン活性は抑制されたままとなる。

治療はConn症候群では鏡視下副腎切除術，両側過形成ではスピロノラクトンを使用する。

〔☞ p.298：腎血管性高血圧〕

②続発性〈二次性〉アルドステロン症

副腎以外の疾患により，RAA系〔☞ p.288〕が刺激され，アルドステロンの分泌過剰を示すもので，有効循環血液量の減少（ネフローゼ症候群，うっ血性心不全，肝硬変などが），レニン産生腫瘍，経口避妊薬の使用などで起こり，後述のBartter症候群，偽性Bartter症候群も含まれる。

スピロノラクトンでも続発性アルドステロン症が起こる。

③偽性アルドステロン症　11H21／11I69／12C24

甘草（漢方薬）を服用すると，その成分のグリチルリチンの作用によりアルドステロンの作用が増強されるもので，高血圧，低カリウム血症となり，レニン，アルドステロンは低下する。

④Bartter症候群　11I9

ループ利尿薬〔☞ p.442〕の作用と似たHenleの太い上行脚のNa⁺/K⁺/2Cl⁻共輸送体遺伝子の異常があり，高度の低カリウム血症，低クロール性代謝性アルカローシスがあり，代償性に腎生検で傍糸球体装置の過形成を示し，レニン，アルドステロンの高値となるが高血圧はない。小児期に発症し，成長障害がある。

⑤偽性Bartter症候群　07D9

下剤，利尿薬の服用により，低カリウム血症となり，レニン，アルドステロンの高値を示す。

⑥Gitelman症候群　10B27

チアジド〈サイアザイド〉利尿薬〔☞ p.442〕の作用と似た遠位曲尿細管のNa⁺/Cl⁻共輸送体遺伝子の異常によるBartter症候群様の疾患で低カリウム血症，低クロール血性代謝性アルカローシスがあり，さらに低マグネシウム血症と高度の低カルシウム尿症があり，若年成人で発症することが特徴である。

Gitelman症候群では低マグネシウム血症が低カリウム血症を増悪させているので，マグネシウムの補充をする。

⑦Liddle症候群　06A13

Na⁺と水分を過剰に保持しK⁺を排泄するアルドステロン症類似の集合管の異常があり，高血圧と低カリウム血症を示し，レニン，アルドステロンは低値となる。

3）褐色細胞腫 pheochromocytoma　07D33／08I37／11A57／12A47

副腎髄質*由来の腫瘍で，カテコラミン産生の増加が起こり，高血圧*（発作性），起立性低血圧〔☞ p.208〕，動悸，冷汗*，頭痛*，高血糖があり，代謝亢進*，やせ，口渇をきたすが，便秘，高コレステロール血症となる。

尿中バニリルマンデル酸 VMA は高値を示す。$^{123/131}$I-MIBG シンチグラフィーは診断に有用である。造影剤の使用は禁忌である。

術前には α 遮断薬の投与，補液を行う。血圧管理にカルシウム拮抗薬を用いることがある。

4）副腎不全（急性・慢性）adrenal insufficiency　11G27／12F65

急性副腎不全は，①慢性副腎皮質不全の患者がストレスにさらされたとき，②長期の副腎ステロイド薬投与中の患者で急に投与が中止されたとき，③難産，播種性血管内凝固症候群を伴う術後や細菌感染の合併症として広汎な副腎出血〈Waterhouse-Friderichsen 症候群〉により副腎が破壊されたときにみる。細菌感染では髄膜炎菌が主な原因であるが，無脾症の場合，肺炎球菌感染でも起こる。

慢性副腎不全は，原発性と続発性に分類される。

原発性慢性副腎不全〈Addison 病〉の 60～70％ は自己免疫性副腎炎*で起こり，結核によるものは 10～15％ である。腫瘍によるものは転移によることが多い。

筋力低下，疲労，体重減少，低血圧*，皮膚の色素沈着（選択的スプライシング〔☞ p.71〕により ACTH とともに MSH：melanocyte stimulating hormone が増加）が症状である。リンパ球，好酸球は増加し，血清中のナトリウム，クロール，重炭酸，糖は減少*し，カリウムは増加する。

診断には ACTH 負荷試験で副腎皮質の予備能をみる。

続発性副腎不全は視床下部や下垂体の病変により ACTH が減少することにより発症する。

副腎白質ジストロフィー adrenoleukodystrophy は SR で，超長鎖脂肪酸が副腎，中枢神経に蓄積する疾患で，副腎不全をきたす。

5）先天性副腎皮質過形成 congenital adrenal hyperplasia

〔☞ 図 4-84〕　08D17／08G29／09I65／11H24

アンドロゲンを産生する癌や副腎皮質ステロイドの合成に関与する酵素（21-水酸化酵素など）の先天的な欠乏（以下 21 欠損と略す）で発症する。

21 欠損では糖質コルチコイド（尿中 17OHCS となる）が合成できないため，フィードバックで下垂体からの ACTH の分泌が増加する。しかし，糖質コルチコイドは合成できず，同じく ACTH の刺激で合成されるアンドロゲン（尿中 17KS となる）のみが増える。

21 欠損の女児では 46,XX にもかかわらず外性器の男性化，多毛を示し，血清 Na 低下，副腎不全（哺乳力低下，皮膚色素沈着，ショックなど），発育不全を示す。代謝性アシドーシスを呈する。17α-OH プロゲステロンは上昇し，診断に有

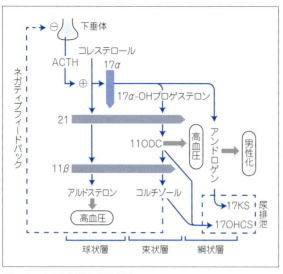

図 4-84　副腎皮質の代謝経路

用である。

11β 欠損, 17α 欠損では<u>高血圧</u>になり, さらに 17α 欠損では<u>アンドロゲン欠乏</u>状態となる。

<u>治療は糖質コルチコイドの補充</u>である。

6) 神経芽（細胞）腫 neuroblastoma　12D16

交感神経節または副腎に発生し, カテコラミンを産生し, これが代謝され, 尿中バニリルマンデル酸 VMA, ホモバニリン酸 HVA となり本症の診断に用いられる。石灰化を示すことがまれでない。NSE が腫瘍マーカーになる。1 歳未満で発見された神経芽腫は予後がよい。*MYCN* の過剰発現があると予後は悪い。

シクロホスファミド, ビンクリスチン, シスプラチン, アントラサイクリンが使われる。

(5) 多発性内分泌腫瘍 MEN：multiple endocrine neoplasia　12D12

すべて AD である。

<u>MEN 1 型</u>（Wermer 症候群）は *MEN1* 遺伝子の変異により, 下垂体, 副甲状腺, 膵島に腺腫や過形成をみる[注]。Zollinger-Ellison 症候群（ガストリノーマ）をみることが多い。

注）1 型は Pituitary, Parathyroid, Pancreas で PPP, 2 型は Parathyroid, Thyroid, Adrenal で PTA と暗記する。

MEN 2A 型（Sipple 症候群）は RET 遺伝子の変異により，副甲状腺腫や過形成，褐色細胞腫，甲状腺髄様癌をみる．まず褐色細胞腫の手術を行う．
　MEN 2B 型では褐色細胞腫，甲状腺髄様癌に加え，皮膚粘膜神経腫，神経節細胞腫，Hirschsprung 病などをみる．

(6) 糖代謝異常と脂質代謝異常

1）糖尿病 diabetes mellitus の病因，病態生理，分類，症候　07I69／08C5／08G49／09B12／10A25／10B36／11B50

　空腹時血糖 126 mg/dL 以上*，HbA1c＞6.5%*，または経口糖負荷試験（75 gOGTT：oral glucose tolerance test，空腹時血糖や随時血糖，HbA1c で診断がつかないときに行う）後の 2 時間血糖値 200 mg/dL 以上*で診断される．
　HbA1c は過去 3 か月の血糖のコントロールの状態を反映し，

　　空腹時血糖（mg/dL）＝126＋（HbA1c(%)−6）×28.5　相当となる．

　（HbA1c は NGSP：national glycohemoglobin standardization program〈基準値 4.6〜6.2%〉であり，以前我が国で使用されていた JDS：Japan diabetes society より 0.4% 高い）
　HbA1c は溶血性貧血では低値となる．
　1 型糖尿病はインスリン依存型で，絶対的インスリン欠乏がある．食後の追加分泌のみならず，基礎分泌も消失し，クエン酸回路を動かせない．膵 B 細胞の自己免疫性破壊によるとされている．主として 30 歳以下に起こり，やせ型が多く，多尿*（浸透圧利尿，口渇*，多飲*）をきたす．
　1 型糖尿病*では組織学的には膵臓は一般的に萎縮し，免疫組織化学染色にてインスリンを産生する細胞（B 細胞）が消失していることがわかる．GAD：glutamic acid decarboxylase 抗体，インスリン抗体，ICA：islet cell antibody などの自己抗体が陽性になる．尿中 C ペプチドは内因性インスリンを反映する．
　2 型糖尿病*はインスリン非依存型，抵抗性で，インスリン感受性の低下，インスリンの相対的欠乏がある．つまり，高血糖にならないようにするために多くのインスリンが必要であり，高インスリン血症の状態となる．しかし経過とともにインスリン分泌は低下，枯渇する．主として 30 歳以上に起こり，家族集積性がある．2 型糖尿病の危険因子には肥満（特に内臓肥満*），高炭水化物食，運動不足，アルコール多飲がある．我が国では 2 型が圧倒的に多い．
　2 型糖尿病では組織学的には Langerhans 島が初期に過形成となり，その後にアミリンの沈着（硝子化）をみる．
　二次性には膵疾患に伴うものとして，慢性膵炎，膵癌，嚢胞性線維症，ヘモクロマトーシスがあり，薬物では副腎皮質ステロイド薬が原因となる．
　ミトコンドリア糖尿病はインスリン分泌が低下し，感音難聴，乳酸アシドーシスを伴う．

2）糖尿病の急性合併症
①糖尿病ケトアシドーシス DKA*：diabetic ketoacidosis　06I60

インスリンの絶対的不足*により、高血糖と高ケトン血症をきたすことで、感染症やインスリン治療の減量中断が誘因となる。

高血糖による、浸透圧利尿から、脱水、強い口渇が、高ケトン症により、アセトン臭、代謝性アシドーシス、Kussmaul 呼吸〔☞p.468〕が起こる。さらに嘔吐、下痢、意識障害をみる。

カリウムはアシドーシスのため細胞外にシフトし、血清カリウムは増加していても、全身では欠乏する。重炭酸イオンは低下*、血清ナトリウムは普通低下する。脱水により尿素窒素の上昇をみる。診断には血液ガス分析が有用である。

治療は速効性インスリンの少量持続投与と生理食塩水の大量輸液である。

②非ケトン性高浸透圧性昏睡*NKHC：non-ketotic hyperosmolar coma〈高血糖高浸透圧症候群　hyperglycemic hyperosmolar state〉　05A21

未治療の2型糖尿病*の高齢者、感染に伴うことが多い。DKA と異なり過呼吸はみられない。脱水*により尿素窒素の上昇をみる。

治療は速効性インスリンの少量持続投与と、血清 Na＞150 mEq/L なら 0.45％食塩水、血清 Na＜150 なら生理食塩水を輸液する。

③清涼飲料水ケトーシス　07E51

清涼飲料水の蔗糖を過剰摂取する結果、高血糖、口渇、多尿、さらに多飲の悪循環が起こり、インスリン分泌が高度に抑制され起こる。1型糖尿病ではなく、2型糖尿病の亜型として扱われる。アニオンギャップ増大の代謝性アシドーシス〔☞p.293〕を示す。

治療は速効性インスリンの少量持続投与と生理食塩水の大量輸液である。

3）糖尿病の慢性合併症　07A6／08C11

血糖を正常値近くにする（血糖コントロール）のは、長期合併症を防ぐために重要で、これには**大血管障害**と呼ばれる動脈硬化の促進と関連し、冠動脈硬化による心筋梗塞や下肢の潰瘍を引き起こす病態と、**微小血管障害**と呼ばれる神経症（自律神経も含む）、網膜症〔☞p.364〕、腎症〔☞p.297〕がある（triopathy）。

大血管障害には高インスリン血症、微小血管障害には高血糖の影響が強いと考えられている。インスリンは肥満をもたらす。

さらに糖尿病では易感染性（黄色ブドウ球菌、緑膿菌、カンジダ）も引き起こす。歯周病にもなりやすいので、口腔を清潔に保つ。

下肢の壊疽や潰瘍は糖尿病患者でみられ、下腿切断となることがあるが、その予防のために foot care*は重要である。具体的には、禁煙、足に合った靴、靴下を履く*、定期的な足の診察、靴の選び方や爪の切り方の指導、皮膚科医による爪の変形や白癬の治療、あんかや湯たんぽの禁止などである。

Charcot 関節、Dupuytren 拘縮、浮腫性硬化症、リポイド類壊死症もみる。

4）糖尿病の治療　07B61／07D60／07G59／08I67／09C14／09I26／10A8／10D55／11B52／11E49／11G40／12A57／12F53

標準体重〔☞ p.27：BMI〕を計算し，食事摂取エネルギー量はこれに，軽作業25～30 kcal/kg，中間労働30～35，重労働35～40を掛けて算出する。

脂質は成人期で指示エネルギーの20～25%，炭水化物は60%以内，タンパクは10～15%，1.0～1.2 g/kg（標準体重）/日である。食物線維は指示エネルギーには含まれない。

糖尿病性腎症の第4期（腎不全期）では総エネルギー（30～50 kcal/kg/日）制限は緩くなり，タンパク（0.6～0.8 g/kg/日），食塩相当量（5～7 g/日）は制限が厳しくなる。

糖尿病性網膜症のあるコントロールが極端に悪い症例には運動療法は禁忌である。

1型糖尿病ではインスリン注射を開始する。原則1日4回で，自己注射は皮下注である。注射部位はもまない*。高齢者のインスリン自己注射の導入にあたっては，認知機能を重視する。速効性インスリンは攪拌が必要である。

シックデイ（体調が悪い時）で食事摂取量が減少している時はこまめにインスリンを測定し，インスリン投与量を調節する*。

2型糖尿病では，まず体重をコントロール*するため，エネルギー摂取の制限を始める。食事療法の指導は**食品交換表**を利用する。コントロール不良では以下の経口糖尿病薬を使用する。

スルホニル尿素薬*，**フェニルアラニン誘導体**はインスリン分泌を刺激するが，低血糖に注意する。腎機能低下例ではスルホニル尿素薬は禁忌である。

ビグアナイド薬（メトフォルミン）は肝での糖新生を抑制することで作用し肥満の2型に有効であるが，腎障害があると乳酸アシドーシスをきたすやすい。

チアゾリジン薬はインスリン抵抗性を改善するが，体重増加をきたしやすい。

α-グルコシダーゼ阻害薬は食前の10分前に服用し，糖の吸収を抑制することにより作用し，腸内ガス産生をきたす。

インクレチン関連薬として GLP **受容体作動薬**，DPP-4 **阻害薬**がある。インクレチンのひとつであるグルカゴン様ペプチド-1〈GLP-1〉はブドウ糖依存性のインスリン分泌を増強する（**インクレチン効果**）。インクレチンはDPP-4により分解不活性化される。

ナトリウム-グルコース共輸送体2〈SGLT2〉阻害薬は尿糖排泄促進薬である。

合併症予防のための目標値はHbA1c 7.0未満である。

2型糖尿病患者を対象としたUKPDS：United Kingdom Prospective Diabetes Studyという大規模研究では，経口糖尿病薬であるスルホニル尿素製剤，メトフォルミンで治療し，HbA1cを平均7%とした群は，食事療法のみで，HbA1cを平均7.9%とした群に比べて，網膜症や腎症といった微小血管障害は減少するが，大血管病変である心血管系の合併症は減少しないことが判明した。

また HbA1c を 7.9％から 7％に下げるより，血圧を 154/87 mmHg から 144/82 に下げたほうが，心血管系病変を含む糖尿病関連病変と細血管障害を減らすのに効果があることも示されている。

5）低血糖症 hypoglycemia　07A35／09A57／09C26,27／11I34／12F53,72

血糖値 40〜50 mg/dL 以下を示すものである。糖尿病のインスリンや経口糖尿病薬*の治療，胃切除後，大量の飲酒後，腫瘍で起こり，交感神経刺激症状*（冷汗，振戦，動悸）と中枢神経機能障害*（行動障害，てんかん発作，昏睡）を引き起こす。発作時には糖分を与える。

C-ペプチド，血中インスリン（インスリノーマ [☞ p.284]），インスリン抗体（インスリン自己抗体症候群），インスリン受容体抗体，コルチゾール（副腎不全 [☞ p.344] で低下）などを測定する。

6）脂質異常症 lipid disorders　08B53／10B16／10F17／11E17／12F1

食事として摂取される脂質のほとんどはトリグリセリド〈TG，中性脂肪〉であり，腸管内でリパーゼにより，モノグリセリドと脂肪酸に分解，吸収され，小腸細胞内で，再合成され，カイロミクロンとなり，リンパ管に入る [☞ p.256]。

食後の血清静置後，最上層に存在する層はカイロミクロンである。

三大栄養素の過剰摂取で，脂質異常症をきたす。

肥満で腸間膜に蓄積するのは TG である。

脂質が運搬タンパク（アポタンパク）と結合したものをリポタンパクという。

リポタンパクは比重の軽いものから順にカイロミクロン，**超低比重リポタンパク VLDL**：very low density lipoprotein，**低比重リポタンパク LDL**，**中間比重リポタンパク IDL**：intermediate.d.l.，**高比重リポタンパク HDL**：high d.l.p. がある。上記の順に TG は少なくなり，粒子サイズは小さくなる。VLDL から IDL への変換はリポタンパクリパーゼにより行われる。

カイロミクロンは小腸から TG を，VLDL は肝臓由来の TG を末梢へ，LDL はコレステロールを末梢へ，HDL はコレステロールを肝外組織から肝へ輸送する。コレステロールの含有比率が最も高いのは LDL である。

脂質異常症は，動脈硬化の危険因子である。[☞ p.223]

$$\text{LDL コレステロール (mg/dL)} = \text{総コレステロール} - \text{HDL コレステロール} - \frac{\text{トリグリセリド（中性脂肪）}}{5}$$

で計算する。

二次性の高コレステロール血症の原因には副腎皮質ステロイド薬，甲状腺機能低下症，ネフローゼ症候群，閉塞性黄疸，神経性食思不振症などがある。

家族性高コレステロール血症（Ⅱa）は最も多く，AD で，LDL 受容体の異常で起こり，LDL の上昇，**眼瞼黄色腫**（脂質を貪食した泡沫細胞をみる），**結節性**

黄色腫，アキレス腱黄色腫をみ，虚血性心疾患が多い。

LDL 受容体のリガンドの ApoB100 の遺伝子変異も高 LDL 血症を起こす。

高 LDL 血症ではスタチン〈HMG-CoA 還元酵素阻害薬〉を使用する。

スタチン〔☞ p.67〕は肝臓で HMG-CoA からコレステロールが合成されるのを阻害する。スタチンの副作用に横紋筋融解症〔☞ p.290〕があり，筋肉痛がみられた場合には血清 CK の測定をする。

スタチンによる冠疾患死の NNT〔☞ p.467〕は，冠疾患がすでにある人では 12～34，冠疾患のない人では 50 である。

Ⅰ型脂質異常症は AR，リポタンパクリパーゼの欠損でカイロミクロン，TG の上昇をみ，発疹性黄色腫，膵炎をきたすが，動脈硬化のリスクは上昇しない。

高 TG 血症の治療には糖質，カロリー制限が重要であるが，フィブラート系薬物ないしナイアシンが使われる。

(7) 核酸代謝異常　07A51／07D55／07G46／09A49／10E25／10F26／12A3／12E28

痛風 gout は高尿酸血症による疾患である。核酸の代謝物であるプリン体の最終産物が尿酸である。〔☞ p.69〕

痛風は中年の男性に多く，第 1 中足趾関節部の発赤，腫脹，激痛が出現する。また，耳介，足に皮下結節がみられたり（痛風結節），間質性腎炎，尿路結石が起こる*。関節液には偏光顕微鏡検査で針状結晶をみる。

腫瘍崩壊症候群〔☞ p.129〕，慢性腎不全，サイアザイド系利尿薬，von Gierke 病〈糖原病Ⅰa〉で高尿酸血症が起こる。

Lesch-Nyhan 症候群は SR で，HGPRT：hypoxanthine guanine phosphoribosyl transferase 欠損により尿酸が上昇し，痙性麻痺，アテトーゼ，自傷行為を示し，おむつに赤褐色粉末状結晶をみる。関節液には痛風と同じ偏光顕微鏡で針状の結晶をみる。

痛風の治療は発作期には NSAIDs（インドメタシンなど），コルヒチン（発作予防に有効だが，発作極期には無効）を用いる。高尿酸血症には肉，魚，レバー，アルコール（特にビール）などプリン体の多いものの摂取，利尿薬など尿酸排泄を阻害する薬を控える。

尿中尿酸排泄が少なければプロベネシド（尿酸排泄促進薬），多ければアロプリノール，フェブキソスタット（尿酸合成阻害薬，キサンチンオキシダーゼ（ヒポキサンチン→キサンチン→尿酸の反応）阻害薬）を投与する。

尿酸排泄促進薬は尿路結石のある場合には適応にならない。疼痛発作，痛風結節，尿酸結石のない，無症候の高尿酸血症は原則として治療しない。高尿酸血症治療開始時に発作が起こることがある。

偽痛風 pseudogout では膝，顎などの関節にピロリン酸カルシウムが沈着（関節軟骨石灰化）し，関節痛，腫脹，関節液に偏光顕微鏡検査で菱形の結晶をみる。

(8) アミロイドーシス amyloidosis　10A41

アミロイド〔☞ p.110〕が沈着する病態で，全身性アミロイドーシス（心臓が予後因子として大きく，超音波で心筋顆粒状輝度増加をみる。腎臓に沈着するとネフローゼ症候群を引き起こす。巨舌もみる），局所性という分類と，原発性，続発性という分類がある。

続発性とは，結核や関節リウマチなどの持続的な感染や炎症を起こす疾患に伴うものである。

さらに **AL アミロイド**（多くの原発性アミロイドーシスと多発性骨髄腫），**AA アミロイド**（二次性アミロイドーシス）という分類もある。

家族性は末梢神経障害，自律神経障害が多く（**家族性アミロイド多発神経症** FAP：familial amyloid polyneuropathy，変異型 TTR：transthyretin による。温痛覚の障害が強く，深部知覚は保たれる），ドミノ肝移植が行われる。

老人性は野生型 TTR による。

局所性として長期透析患者の β_2 ミクログロブリン沈着による手根管症候群（正中神経障害）や Alzheimer 病，甲状腺髄様癌がある。

消化管アミロイドーシスでは食欲不振，消化管出血，下痢，吸収不全や，腹痛などもきたし，予後が悪い。

(9) ビタミンの欠乏と過剰　07B16

水溶性ビタミン*にはビタミン B_1，B_2，B_{12}*〔☞ p.128〕，ナイアシン，ビオチン（ビタミン B_7），ビタミン C，葉酸*〔☞ p.128〕がある。

脂溶性ビタミン*にはビタミン A，D，E，K*があり，胆汁酸の存在下，小腸で吸収され，欠乏症のほかに，過剰症*も知られている。

1）ビタミン B_1*（チアミン）　07D1／09C16／10F24／10I22／11C1／11I20

欠乏では高拍出性心不全〈脚気心〉，末梢神経障害〈脚気〉〔☞ p.3：高木兼寛〕，Wernicke（Wernicke 脳症*）-Korsakoff 症候群が起こる。〔☞ p.383：アルコール依存症，☞ p.325：妊娠悪阻〕

糖質の過剰摂取，肉体労働は発症のリスクとなる。

ピルビン酸からアセチル CoA への反応を触媒するピルビン酸デヒドロゲナーゼの補因子としてチアミン二リン酸が働く。

Wernicke 脳症では乳頭体や脳室周囲の壊死出血をみる。

2）ビタミン B_2（リボフラビン）

欠乏は舌炎，口角炎をきたす。

3）ビタミン B_6（ピリドキシン）

アミノ基転移酵素〔☞ p.68〕や δ-ALA〔☞ p.68〕の補酵素として働く。単独の欠

乏は稀である。

4）ビタミンB_3，ナイアシン（ニコチン酸） 10I35

欠乏は皮膚炎（露光部），下痢，認知症（3D：dermatitis, diarrhea, dementia）からなるペラグラをきたす。

5）ビタミンC（アスコルビン酸） 11G14

コラーゲンの合成に不可欠で，欠乏は壊血病（出血傾向）をきたす。

6）ビタミンA（レチノール）

欠乏は夜盲，粘膜乾燥などが起こる。過剰は頭蓋内圧亢進症状をきたす。

7）ビタミンD*（コレカルシフェロール） 〔☞ p.190：骨軟化症〕 04E49

欠乏は小児ではくる病*，成人では骨軟化症をきたす。小腸で吸収される他，皮膚で日光により合成される。ビタミンD_3は肝臓で25位が水酸化され25(OH)D_3に，さらに腎で1位が水酸化され，1,25(OH)$_2D_3$になり，これが活性型である。

くる病では骨端中央部の杯状陥凹 cupping，骨端辺縁部の不整 fraying，骨端部の拡大 flaring をみる。ALP，副甲状腺ホルモンは高値となる。

8）ビタミンE*（トコフェロール）

欠乏では溶血性貧血，脊髄障害，筋力低下，有棘赤血球症をみる。

9）ビタミンK（フィトナジオン） 05H7

酵素γ-カルボキシラーゼの補酵素として作用する。凝固因子Ⅱ（プロトロンビン），Ⅶ，Ⅸ，Ⅹ注)のほか，プロテインC，プロテインSといった凝固阻止因子〔☞ p.133〕の肝臓での合成に必要である。欠乏は出血傾向をきたす。母乳栄養児は欠乏しやすく*，新生児では頭蓋内出血の原因になる。胆道閉鎖を伴っているとさらに欠乏*する。腸内細菌により産生され，抗菌薬の長期投与でも欠乏する。ワルファリンに拮抗する。骨形成を促す作用もある。

10）ビタミン剤などのサプリメント 10G27

ビタミンAや抗酸化作用のあるビタミンとして知られているE，Cは動脈硬化性疾患や癌の予防のサプリメントとして使用されているが，死亡率を下げないことがわかっている。

他の栄養補助食品など，健康食品として使用されているものも，死亡率を下げることが科学的に証明〔☞ p.467：EBM〕されたものはなく，むしろ死亡率を上げる可能性がある。〔☞ p.192：グルコサミン，ヒアルロン酸〕

注）ビタミンK依存凝固因子は「肉・納豆（2・9・7・10）」と覚える。

(10) 先天性代謝疾患

1）主な先天性代謝疾患

炭水化物代謝異常には糖原病〔☞ p.109〕やガラクトース血症，アミノ酸代謝異常には①②③，リソソーム蓄積疾患にはリピドーシスの⑤⑥⑦⑧がある。

知能障害，嘔吐，脳症などの臨床症状や，低血糖，高アンモニア血症，アシドーシスなどの検査所見から先天性代謝疾患を考える。

①フェニルケトン尿症 phenylketonuria〈高フェニルアラニン血症 hyperphenylalaninemia〉

AR で，チロシンへの代謝〔☞ p.136〕が障害され，精神運動発達遅滞，皮膚色素欠乏，赤毛，尿はネズミ尿様の臭いがし，尿塩化第二鉄反応陽性である。治療は低フェニルアラニン食である。

②ホモシスチン尿症 homocystinuria

AR で，血中メチオニンが上昇する疾患で，水晶体脱臼，高身長など Marfan 様症状，精神発達遅滞，血栓症がみられ，尿ニトロプルシド反応陽性となる。

③メープルシロップ尿症 maple syrup urine disease

血中のロイシン，イソロイシン，バリンが上昇する疾患で，けいれん，嘔吐，意識障害，錐体路症状があり，尿 2,4 ジニトロヒドラジン反応陽性を示す。

④ガラクトース血症 galactosemia

肝脾腫，黄疸，肝硬変，白内障が起こる。母乳栄養を禁じ，無乳糖乳，低乳糖食とする。

⑤Niemann-Pick 病　04A45

マクロファージや神経細胞にスフィンゴミエリン*が蓄積し，肝脾腫，知能障害をきたす。骨髄に泡沫細胞，黄斑に cherry red spot をみる。

⑥Tay-Sachs 病

GM_2 ガングリオシドが蓄積し，知能障害，失明，黄斑に cherry red spot をみる。肝脾腫はない。

⑦Fabry 病

SD で，皮膚の被角血管腫，四肢痛，腎・心の血管傷害をみる。酵素補充療法（組換 α-ガラクトシダーゼ）ができる。

⑧Hurler 症候群と Hunter 症候群

ムコ多糖症で，Hunter 症候群は AR で，ガーゴイル顔貌，角膜混濁，上部腰椎の変形，肋骨のオール状変形をみる。尿のトルイジンブルー反応が陽性になる。Hunter 症候群は SR で，角膜混濁がない。

2）ヘモクロマトーシス hemochromatosis

遺伝性ヘモクロマトーシスは主に 6 番染色体にある *HFE* 遺伝子異常による AR で，鉄の吸収が増加し，沈着により肝機能不全から肝硬変，皮膚のメラニン

沈着，心筋病変（心肥大，心不全，不整脈，伝導障害），関節症，下垂体機能不全から精巣萎縮，性欲減退が起こり，また膵臓に鉄が沈着し，膵線維化，糖尿病となる。血清フェリチンは高値を示す。

女性では月経の出血があるので発症が遅れる。

治療は瀉血（血液を抜くこと）である。

二次性ヘモクロマトーシス（ヘモジデローシス）は繰り返される輸血，鉄剤の非経口投与が長期にわたる場合に起こる。

3）ポルフィリン症 porphyria　00B12

ヘム合成の異常により，ポルフィリンが異常蓄積する疾患である。

急性間欠性ポルフィリン症 AIP：acute intermittent porphyria は AD で若い女性に好発し，腹部症状，末梢神経症状，頻脈などの自律神経症状，精神症状をきたし，ぶどう酒色尿をみる。尿ポルフォビリノーゲン，δ-アミノレブロン酸の証明で診断する。症状はアルコールやフェノバルビタール，経口避妊薬などの薬剤で誘発されるが，アセチルサリチル酸は比較的安全に使用できる。

晩発性皮膚ポルフィリン症 PCT：porphyria cutanea tarda には遺伝性のもの，アルコールなどによる肝疾患に伴うものがあるが，光線過敏により皮膚に水疱をきたす。

4）Wilson 病と Menkes 病　09I64／10I40

AR で，*ATP7B* 遺伝子異常により銅の胆汁排泄低下，銅の輸送タンパクであるセルロプラスミンへの銅の取り込み低下により，銅が沈着し，肝障害，中枢神経障害（レンズ核障害による錐体外路障害や精神症状など），近位尿細管障害（糖尿，アミノ酸尿），溶血性貧血が起こる。

血中のセルロプラスミン，血清銅は低下，尿中銅排泄は増加する。角膜の Kayser-Fleischer 輪（角膜後面の Descemet 膜の銅の沈着）が特徴的である。

治療は銅摂取の制限とキレート剤であるペニシラミンを使用していたが，副作用が強く，近年ではトリエンチン，亜鉛を使う。

Menkes 病は SR で，銅の吸収障害により，乳児期からの成長障害，進行性の中枢神経障害，ねじれた毛髪 kinky hair がある。血清銅，セルロプラスミンの低下をみる。

5）亜鉛欠乏症候群[*]zinc deficiency s.〈腸性肢端皮膚炎 acrodermatitis enteropathica〉　04B36

後天的には経中心静脈栄養〈IVH〉，消化管切除，母乳の亜鉛欠乏などでみられ，四肢末端，および口囲，眼囲，外陰部，肛門周囲に紅斑とびらん[*]，味覚障害[*]，免疫低下をみる。

第13章 眼・視覚系

1 構造と機能

(1) 眼球と付属器の構造と機能　〔☞図4-85, 86, 87〕　08E9／09G10／10B3

　眼瞼 eye lid 縁の皮膚側には睫が生え, **Zeis 腺**〈**睫毛脂腺**〉と **Moll 腺**〈**睫毛汗腺**（アポクリン汗腺）〉があり, 眼瞼後縁には **Meibom 腺**〈**眼瞼脂腺**〉がある。
　涙腺 lacrimal gland は眼窩部と眼瞼部にある。涙は内眼角にある上下の涙点で, 涙小管から**涙嚢** l. sac, **鼻涙管** nasolacrimal duct を通り, 下鼻道に流れる。

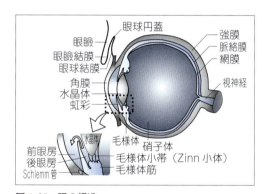

図 4-85　眼の構造

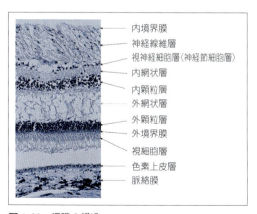

図 4-86　網膜の構造

　角膜 cornea と**水晶体** lens には血管が存在せず, 透明である。角膜は角膜上皮, **Bowman 膜**, 角膜実質, **Descemet 膜**, 角膜内皮からなる。角膜内皮細胞は角膜透明性の維持に寄与し, 再生せず, 周囲の内皮細胞が面積を拡大し補う。
　強膜 sclera は角膜から連続し, 眼球の形状を維持し, 外眼筋が付着する。角膜との境界が輪郭 ora serrata である。
　眼瞼**結膜**は眼瞼の裏を覆い, 結膜円蓋で翻転し強膜を覆い, 眼球結膜となる。
　硝子体 viterous body は重量の 99％を水が占める。
　水晶体は非調節時厚さ 4 mm である。
　屈折率が最も大きい（40 D, 水晶体は 20 D）のは角膜で, 眼神経（三叉神経第1枝）が知覚し, びらんになると眼痛をきたす。
　ぶどう膜 uvea は**虹彩** iris, **毛様体** ciliary body, **脈絡膜** cho-

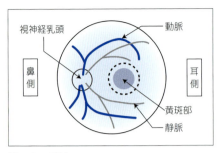

図 4-87　眼底

roid からなる。

虹彩には瞳孔を同心円状に瞳孔括約筋，その周囲を放射状に瞳孔散大筋がある。

房水 aqueous humor は毛様突起にある**毛様体上皮** ciliary epithelium で産生され，**後房** posterior chamber，**瞳孔領** pupillary zone，前房を経て，**線維柱帯** trabecular meshwork を経て，Schlemm 管に排泄される。房水の圧が**眼圧** intraocular pressure である。

眼球後極の鼻側 2～3 mm の部分で網膜は視神経に移行し，眼底検査では**視神経乳頭** optic disk としてみえ，この部分は視力を欠き盲点となる。

黄斑 macula は視神経乳頭の耳側 2 mm にある暗色調の部分で，その中心に**中心窩** fovea があり，中心視力に関係する。**錐体** cone は明るいところで働き，視力や色覚に関与し，網膜後極部に多い。**杆体** rod は暗所で働き，光覚に関与し，中心窩には存在しない。杆体は錐体より多く，杆体の障害では夜盲をきたす。

網膜 retina は強膜，脈絡膜側から，色素上皮層，視細胞層，外境界膜，外顆粒層，外網状層，内顆粒層，内網状層，視神経細胞層〈神経節細胞層〉，神経線維層，内境界膜の 10 層からなる。

外顆粒層には**視細胞**（杆体，錐体）の核があり，内顆粒層の**双極細胞**を介して，**視神経細胞**〈**神経節細胞**〉の軸索が視神経となる。

眼窩先端部とは視神経管，上眼窩裂を含む部分をいう。

(2) 眼球運動　〔☞図 4-88, 89〕　08I62／11G32／11H8／12B28

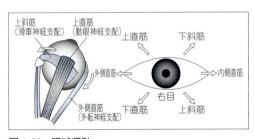

図 4-88　眼球運動

外転神経（Ⅵ）は外側直筋を，滑車神経（Ⅳ）は眼球を下内方に向ける上斜筋を支配する。

動眼神経（Ⅲ）は残り 4 つの外眼筋（内側直筋，上直筋，下直筋，下斜筋）と眼瞼挙上筋を支配する。

> 食べ物を見るための滑車神経，横から襲ってくる外敵を見るのが外転神経と考えるとよい。

眼球共同運動の中枢である，前頭前野（意識的運動）や後頭葉（反射的運動）からの指令は同側の視蓋，動眼神経核近傍の垂直注視中枢と，反対側の橋下部

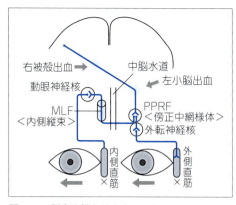

図4-89 側方注視と脳出血の眼位

外転神経核近傍の**傍正中橋網様体** PPRF：paramedian pontine reticular formation へ伝わる。

垂直上方注視中枢からの指令は両側の動眼神経核を経て，両側の下斜筋と上直筋を指令する。

両眼球を左に動かす場合，左のPPRFからの指令は左の外転神経核を経て左外側直筋を指令すると同時に，右の**内側縦束** MLF：medial longitudinal fasciculus を経て上行し，右動眼神経核を経て，右内側直筋を指令する。〔☞ p. 162〕

これらを理解した上で，脳出血〔☞ p. 155〕での眼球の位置がわかる。

(3) 対光反射，輻輳反射，角膜反射の機能 〔☞図4-90〕 11E53／12A58

対光反射 light reflex の経路では，両側の視神経，視索から外側膝状体には入らず，中脳視蓋前域を経て，両側の EW：**Edinger-Westphal 核**に入り，動眼神経を通る。対光反射の直接反射は光を照射したほうの瞳孔が，間接反射で光を照射していない方の瞳孔が収縮する。

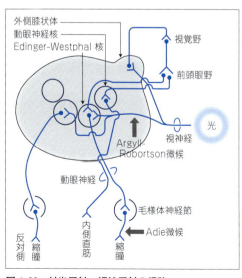

図4-90 対光反射・輻輳反射の経路

瞳孔径は年齢とともに縮小する。

角膜反射 corneal r. は角膜に軽く触れると瞬目を生じる表在反射であり，その求心路は三叉神経，遠心路は顔面神経である。

瞳孔散大筋は交感神経支配である。瞳孔括約筋は副交感神経支配で，動眼神経を経由し，動眼神経麻痺では同側の瞳孔散大をみる。

眼圧上昇でも瞳孔は散瞳する。

輻輳反射 accomodation r.〈近見反応 near r.〉では開眼（眼瞼挙筋），**輻輳**（近くのものを見ようとして寄り目が起こるとともに，水晶体が厚くなり*，縮瞳する）が起こる。

Argyll Robertson 徴候は梅毒などでみられ，外側膝状体にいく途中の EW 核への分岐する経路の障害で，両眼縮瞳，対光反射は消失するが，近見時輻輳の経路は外側膝状体から視覚野へ達したのち，前頭眼野から EW 核に向かうので障害されない．

Adie 症候群は Adie 瞳孔（毛様体神経節より末梢の副交感神経の障害による片側散瞳）と腱反射消失をみる．

2 基本的眼科検査 07E8／07F7／07G49／07I47／08B34／11G76／12A10／12B14

視力検査では Landolt 環（直径 7.5 mm，太さ 1.5 mm，切れ目の幅 1.5 mm（1 分（= 1/60 度）に相当 [☞図 4-91]）を 5 m の距離から見分けることができれば，視力 1.0 である．

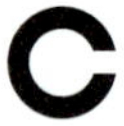

図 4-91　Landolt 環

屈折力は焦点距離の逆数であり，近視では最高視力を引き出すのに必要な最弱の度数（「−」が一番少ない度数）である．

$$調節力（D：diopter）= 1/近点（m）− 1/遠点（m）$$

正視では遠点が ∞ となり，眼前 20 cm の指標を見るときに必要な調節力は

$$0/0.2 − 1/∞ = 5\,D\ \ となる$$

左裸眼視力が 0.2 で，度数 1.50 D の球面凹レンズに度数 0.50 D の円柱レンズ（＋は凸レンズ（かまぼこ状），−は凹レンズ）を 180° の軸で加えて矯正視力 1.0 になった場合は，

$$LV = 0.2\ (1.0 × −1.50\,D ⌒ cyl. −0.50\,D\ Ax.\ 180°)\ \ と記載する．$$

近視眼は凹レンズで矯正し，遠視眼は凸レンズで矯正する．
らせん状視野は心因性視野障害でみる．

仮性同色表〈色覚検査表〉はスクリーニングの目的で用い，**アノマロスコープ**で確定診断する．

徹照法は水晶体や硝子体の混濁の観察に有用である．

細隙灯顕微鏡 slit lamp microscope は前眼部の検査に有用である．結膜炎や，スリットの光により角膜，前房，水晶体（白内障を診断），硝子体の観察ができる．眼圧検査や眼底検査もできる．Goldmann 三面鏡を用いれば隅角を観察でき，Goldmann 眼圧計で眼圧も測定できる*．

フルオレセインは角膜に塗布し，角膜上皮障害をみたり，静注し，網膜血管の造影に使用される．

眼底鏡 funduscope には直像鏡と倒像鏡*がある．眼底は鼻側に視神経乳頭，耳側に中心窩をみる*．双眼倒像鏡検査では眼底を立体的に観察できる．

網膜電図 ERG：electroretinogram は電極を埋め込んだ特殊なコンタクトレンズ，耳たぶ上の電極を用いて，電位変化を測定するが黄斑部のみの病変は検出困難である。

糖尿病性網膜症などの網膜血管病変では ERG で律動様小波 OP：oscillatory potential は減弱する。

OTC：optical coherence tomography 検査〈三次元直像解析〉では，網膜の断面画像を観察する。

視覚誘発電位は乳幼児，意識障害，詐病の患者で有用である。

両眼性複視（頭部外傷等でみる）では眼球運動の精密検査である Hess 赤緑試験を行い，麻痺筋の同定を行う。

スペキュラーマイクロスコープは角膜内皮細胞を観察する。

3　症　候

(1) 眼の充血　04B21

眼が赤い場合には結膜炎を中心に，虹彩炎や緑内障を鑑別する。

結膜炎では分泌物があり，角膜から離れた眼瞼結膜も赤く，視力障害をみない。

虹彩炎では赤い部分が角膜周囲（毛様充血 ciliary injection）で，眼瞼結膜は赤くなく，痛みが軽度で，瞳孔が小さい。

急性閉塞隅角緑内障発作も毛様充血で，角膜が曇っていて，瞳孔が中程度拡大し，瞳孔反射がなく，前房が浅く，眼圧が高い。

(2) その他の症候　03B48

飛蚊症 myodesopsia は網膜剝離の典型的初発徴候である。

眼痛は角膜疾患，緑内障，虹彩毛様体炎でみる。

眼瞼下垂 ptosis は星状神経節ブロック〔☞ p.452〕や加齢でもみる。

4　治　療

点眼薬は下眼瞼結膜の中央に滴下し*，点眼後は拭き綿で涙囊部を軽く圧迫する*。水性点眼薬は油性よりも先に点眼する*。散瞳薬の使用で，羞明が強くなる*。

5 疾　患

(1) 屈折異常（近視，遠視，乱視）と調節障害　07A3／07F7／08H2／09A15／12A29

無調節下で眼に入る平行光線が屈折系（角膜，水晶体）によってできる焦点が網膜より前方にあれば近視 myopia，後方にあれば遠視 hyperopia，焦点を結ぶことができない状態が乱視 astigmatism，水晶体の弾性が低下し*，毛様帯筋が収縮しにくくなり*，調節が減退する*のを老視 presopia という。遠視では眼軸が短い*。

小児の両眼の強度遠視には矯正眼鏡装用で対応する。

弱視 amblyopia は網膜から視中枢までに異常が認められないのに，視力が低下した状態である。弱視はレンズで矯正できない。弱視をきたしやすい状態には遠視，不同視，先天性白内障がある（近視はきたしにくい）。

眼精疲労ではドライアイとなり，涙液分泌検査，近点距離測定をする。

ソフトコンタクトレンズの使用は涙液の吸収になり，ドライアイが増悪する。

立体視は両眼視機能である。

斜視 strabisms〈squint〉は眼位のずれと両眼視機能の異常を認める状態である。調節性内斜視は中程度以上の遠視があり，矯正装具を装用する。調節性内斜視以外の眼位矯正には，外科的治療（内斜視での内直筋後転術，外直筋前転術など）が主体である。

(2) 眼瞼，涙囊，結膜，角膜の炎症と関連疾患

1) 麦粒腫（ものもらい）hordeolum

眉毛根部にある Moll 腺，Zeis 腺の黄色ブドウ球菌による急性化膿性炎症である。抗菌薬の点眼，内服ないし，切開排膿をする。

2) 霰粒腫 chalazion

Meibom 腺の慢性肉芽腫性炎症である。脂腺癌との鑑別が重要である。

3) 眼瞼炎 blepharitis

ブドウ球菌による感染または脂漏性皮膚炎によるものがある。

4) 眼瞼内反と眼瞼外反 entropion・ectropion

内反は睫毛が，眼球側に向かっている状態を呼び，角膜びらんを，外反は老人に多く，角膜乾燥をきたす。

5) 涙囊炎 dacryocystitis　09I45

慢性涙囊炎は鼻涙管狭窄や閉塞に細菌感染を合併したもので，流涙をきたす。涙液培養，切開排膿を行う。難治例には涙囊鼻腔吻合術を行う。

6）結膜炎 conjunctivitis　07E35／07I22／09D25／12D13,34

結膜炎では分泌物，眼脂を Giemsa 染色で，好中球，リンパ球，好酸球を判別すれば，それぞれ細菌性，ウイルス性，アレルギー性が疑われる。

ウイルス性結膜炎〔☞ p.80：咽頭結膜熱〕は，伝染性が強く，手を洗い，タオルは共用しない*。

流行性角結膜炎*epidemic keratoconjunctivitis（はやり目）はアデノウイルスにより，潜伏期1〜2週間である。点状表層性角膜炎，角膜上皮下混濁，急性濾胞性結膜炎，大量の眼脂，耳前リンパ節腫脹をみる。院内感染の原因にもなる。偽膜は小児の流行性結膜炎ではよくみる。

急性出血性結膜炎*acute hemorrhagic c. はエンテロウイルス70，コクサッキーウイルス A24 で起こり，潜伏期1日で，自然治癒する。

アレルギー性結膜炎 allergic c. はⅠ型アレルギー性反応で起こる。粘液様の眼脂をみ，眼瞼結膜の敷石乳頭増殖，浮腫を生じるものを**春季カタル**と呼ぶ。

細菌性結膜炎は肺炎球菌*，ブドウ球菌*，インフルエンザ菌*で起こる。

クラミジア結膜炎では以前の**トラコーマ**が激減し，STI として起こる**封入体性結膜炎**が増加しており，産道感染によるものは出生直後2時間以内の硝酸銀ないしエリスロマイシンの点眼で予防できる*。淋菌でも起こる。

7）角膜炎 keratitis　07D24／09D5／09E46

細菌性や真菌性のほか，HSV1〔☞ p.79〕による**樹枝状角膜炎**，コンタクトレンズ装着が原因となる緑膿菌感染，**（アカント）アメーバ角膜炎**（角膜混濁は角膜移植の適応になる*）がある。角膜のフルオレセイン検査，角膜病巣擦過物を採取する。ヘルペスウイルスが原因の場合にはアシクロビルの眼軟膏を使用する。

8）紫外線角膜炎 ultraviolet k.〈電気性眼炎〉　11G3

溶接作業や雪眼として曝露後6〜24時間で発症し，点状表層角膜炎を呈する。

9）翼状片 pterygium　03I29

埃や光線（紫外線）などの刺激，加齢により，主に鼻側の結膜組織弾性線維が翼状に角膜に進入するものである。

10）球結膜下出血 subconjunctival hemorrhage　12F62

急性出血性結膜炎や外傷などで起こるが，経過観察を行えばよい。

(3) 白内障 cataracta　07G25／10A9／10H18／11D2／11F4／11G16／12D1

レンズである水晶体が混濁することで，霧視，初期に羞明，視力障害が起こる。老人性のほか，副腎皮質ステロイド薬，先天性（風疹の胎内感染，Down 症候群など）が原因となる。若年者の白内障の原因としてアトピー性素因は多い。

白内障の治療は**水晶体超音波乳化吸引術** ultrasonic phacoemulsification と**眼内レンズ** ILO：intraocular lens 挿入術を行う。手術は局所浸潤麻酔（テノン囊下

麻酔）または点眼麻酔で行う．眼内レンズは合併症がない限り，入れ替えない．ILO の度数決定のため，角膜曲率半径と眼軸長を測定する．

［☞ p.309：floppy iris s.］

術後網膜剥離，網膜浮腫，視神経の異常検出のため視野異常の観察は重要である*．術後にみる後発白内障は眼内レンズ後嚢に生じる．

(4) 緑内障 glaucoma　07A55／08I3／09C19／10D37／11I43

眼圧が 21 mmHg 以上に上昇*する疾患と定義されていたが，正常眼圧でも同様の病変を呈する正常眼圧緑内障 normal tension g. が多い．

原発性開放隅角緑内障*primary open angle g. では眼底検査で早期から視神経束陥凹，視神経線維束欠損*がみられ，その後視神経乳頭陥凹の拡大をみる．視神経節細胞が障害される．

緑内障の検査として診断に最も重要なのは視野検査で*，鼻側階段，傍中心暗点（早期から），Bjerrum 暗点（弓状暗点）をみ，求心性視野狭窄が進行する．

点眼療法では房水産生抑制薬のβ遮断薬，α₂作動薬，炭酸脱水酵素阻害薬（ドルゾラミド），房水流出促進薬のプロスタグランジン製剤（ラタノプロスト，上眼瞼溝深化に注意），コリン作動薬（ピロカルピン）を使用するが，無効ならば，線維柱帯形成術 trabeculoplasty（切除術，切開術）を行う．

急性閉塞隅角緑内障*acute angle-closure g. では瞳孔ブロックにより，高眼圧と頭痛，眼痛，霧視，光輪視，嘔気，散瞳*，毛様充血*，角膜浮腫*からなる，急性緑内障発作をきたす．発作は散瞳時に起こりやすい．眼圧をコントロールするためにコリン作用薬（ピロカルピン*）の頻回点眼を行う．レーザーによる周辺虹彩切開術*や手術による虹彩切除術*も行われる．

発達緑内障は隅角形成異常に起因し，1歳以下で角膜の横径が 12 mm 以上あれば疑い（牛眼 buphthalmos）．Sturge-Weber 症候群でみる．

［☞ p.364：血管新生緑内障］

(5) 加齢黄斑変性症*age-related macular degeneration　07I5／08I4／11A24／12C31

高齢者で，両眼または片眼の視力低下，中心のゆがみ（変視症*）や暗点を自覚する．

眼底所見は黄斑にドルーゼン drusen，白斑，色素沈着などを認め，進行すると脈絡膜新生血管が増生し，特に黄斑部に網膜下出血や硝子体出血，網膜剥離をきたす．

診断に光干渉断層計 OCT：optical coherence tomography が用いられる．

新生血管の治療にレーザー光凝固や，抗 VEGF：vascular endothelial growth factor 抗体のベバシズマブの硝子体内注射を行う．

(6) 裂孔原性網膜剝離 rhegmatogenous retinal detachment 09D26 / 10A57

網膜剝離は内境界膜から視細胞層*までが最外の色素上皮層*から剝がれた状態である（発生学的には共に視室に接する層）。裂孔を伴う場合*と伴わない場合*がある。眼内増殖組織による牽引も網膜剝離の原因になる。〔☞ p.173：アトピー性皮膚炎〕

網膜裂孔を通って，網膜色素上皮の色素が散布され，飛蚊症（目の前に浮遊物が見える），光視症（光が当たっていなくても稲妻状や流星状に光がみえる），眼の中にカーテンが引かれた感じになる*。

網膜剝離の診断には倒像鏡検査，Goldmann三面鏡検査，超音波検査，ERG（白内障があり，眼底が透視できない場合に有用）を用いる。

網膜剝離の治療には強膜バックリング〈内陥凹術〉や硝子体手術，レーザー光凝固*がある。

(7) ぶどう膜炎 uveitis 07B20 / 07I48

組織像により肉芽腫性と非肉芽腫性に，部位により前部（虹彩毛様体炎 iridocyclitis と呼び，充血，眼痛，涙流，羞明，視力低下をきたす）と後部（網膜脈絡膜炎 retinochoroiditis と呼び，視力低下，霧視，飛蚊症をきたす）に分ける。

病因としてはサルコイドーシス，Behçet病，Vogt-小柳-原田病，AIDS患者でのCMV，トキソプラズマによるものがある。

Vogt-小柳-原田病はメラノサイトに対する自己免疫で起こり，ブドウ膜炎とともに，微熱，感冒様症状，耳鳴，感音難聴，頭髪，眉毛白変，皮膚白斑，夕焼け状眼底，漿液性網膜剝離，頭痛，脳脊髄液リンパ球増多をきたす。

交感性眼炎 sympathetic ophthalmia は片眼の穿孔性外傷の後，自己免疫機序により，3～4週後に反対側眼に発症する重篤なブドウ膜炎である。夕焼け状眼底をきたす。

サルコイドーシス〔☞ p.244〕では豚脂様角膜後面沈着物，虹彩結節，隅角結節，真珠の首飾り状の硝子体混濁，周辺虹彩前癒着をみる。

虹彩毛様体炎の治療にはまずアトロピンの点眼を行う。

(8) 網膜動脈/静脈閉塞症 retinal artery & vein occlusion 07D26 / 00D25

網膜中心動脈閉塞症は粥状硬化塞栓などにより，急激な視力低下や視野障害，視野検査で中心暗点をみる。眼底は cherry-red spot を示す。眼球マッサージや前房穿刺を行う。

網膜動脈分枝閉塞症では閉塞した分枝動脈の領域に網膜浮腫をみる。

網膜静脈閉塞症は動脈硬化による網膜静脈の圧迫により起こり，出血と綿花様白斑が起こる。これには網膜中心静脈閉塞症と網膜静脈分枝閉塞症がある。網膜中心静脈閉塞症では眼底の広範な虚血性変化により，隅角部に虹彩新生血管

(ルベオーシス) ができれば，血管新生緑内障をきたす。

(9) 糖尿病，高血圧・動脈硬化，SLE　07D19／08C24／09I34／10G52／12E27

糖尿病網膜症 diabetic retinopathy は単純網膜症では毛細血管瘤，硬性白斑（脂質の沈着），網膜出血，増殖前網膜症では軟性白斑（神経線維層の梗塞），増殖性網膜症では虹彩網膜新生血管，網膜無灌流領域硝子体出血，牽引性網膜剥離をみる。軽度の硝子体出血では霧視を自覚する。網膜新生血管に対しては光凝固が適応である（黄斑には光凝固禁忌）。糖尿病性網膜症は失明の重要な原因である。

高血圧性網膜症 hypertensive r. では動脈狭小化，交叉現象，綿花様白斑から高度になると乳頭浮腫，SLE では軟性白斑をみる。

(10) うっ血乳頭 papilledema　08A23／10E6

脳圧亢進〔☞ p.154〕でみられ，視野検査で Mariotte 盲点の拡大，眼底検査で視神経乳頭の発赤，腫脹，乳頭周囲の出血，網膜静脈の怒張，蛇行をみる。頭部 MRI を行う。

(11) 視神経症　03D49

眼球運動痛をきたす。多発性硬化症が原因になることがある。
球後視神経炎の原因には副鼻腔炎もある。

(12) 化学外傷（アルカリ，酸）　11I5／12A52

すぐに多量の水で洗浄する。アルカリは酸のようにタンパクを凝固させず，融解浸透するのでより危険である。中和は禁忌である。

(13) 眼の外傷　10C18／11G36

吹き抜け骨折 browout fracture は眼窩部の鈍的外傷で起こる眼窩底の陥没骨折で，複視，眼球の上転障害，眼球陥凹，眼窩下神経麻痺による頬部感覚麻痺があり，CT で診断する。
眼内異物は鉄片が多く，MRI は禁忌である。
強角膜裂傷では強角膜縫縮術を行う。

(14) その他の疾患

1) 網膜色素変性症 retinitis pigmentosa　08E29

夜盲と視野異常を主症状とする進行性の杆体細胞の変性で，診断には視野検査（輪状求心性視野狭窄）と ERG（すべての波の消失）を行う。網膜の**骨小体様色素斑**，視神経萎縮をみる。中心視野は最後まで残る。

2）中心性漿液性網脈絡膜症 central serous chorioretinopathy　09I46

中年男性に，突然の一側性の視力低下，中心暗点，変視症，遠視化をきたす。黄斑部に円形の漿液性網膜剝離をみる。ERG は正常である。診断には蛍光眼底造影法を行う。レーザー光凝固は黄斑部にある漏出部に行うが，視力に影響する黄斑部中心窩には行わない。3〜6 か月で自然治癒することが多い。

3）黄斑円孔 macular hole　08D38

60 歳代女性に多く，中心窩で癒着した硝子体の牽引によって起こり，中心視野の歪みをみる。黄斑部に黄色輪をみ，治療は硝子体手術である。

4）硝子体出血 vitreous hemorrhage

網膜分枝静脈閉塞症，増殖糖尿病網膜症の他，網膜裂孔や網膜中心静脈閉塞症でもみる。

5）薬と眼

副腎皮質ステロイド薬による白内障，緑内障，エタンブトールによる球後視神経炎，クロロキンによる網膜症，黄斑変性，メチルアルコールによる急性視神経炎がある。

〔☞ p. 401：網膜芽細胞腫〕

第14章　耳鼻・咽喉・口腔系

1　構造と機能

(1) 外耳・中耳・内耳の構造　［☞図4-92］　04E18

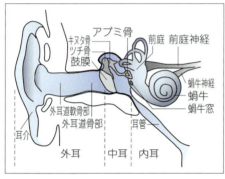

図4-92　耳の構造

外耳は**耳介** auricle と**外耳道** external acoustic canal からなる。

鼓膜 tympamic membrane は上皮・線維・粘膜の3層構造である。

中耳は粘膜で覆われた鼓室と，その中にある耳小骨，耳小骨筋からなる。**耳管** auditory tube は咽頭と中耳を結ぶ*。**耳小骨** ossicles は鼓膜側から順に**ツチ骨** malleus，**キヌタ骨** incus，**アブミ骨** stapes があり，アブミ骨が**卵円窓** oval window〈前庭窓〉に付着している。ツチ骨柄には**鼓膜張筋** tensor tympani（三叉神経支配），アブミ骨には**アブミ骨筋** stapedius ［☞p.148］が付着し，過大な音にさらされた時に反射的に収縮する。

蝸牛 cochlea では**前庭階** scala vestibuli と**蝸牛管** cochlear duct（**中央階** scala media）の間に **Reissner 膜**があり，蝸牛管の中，**鼓室階** scala tympani の上の基底膜上の **Corti 器**に音を知覚する**有毛細胞**がある。基底膜が蝸牛頂に向かうにつれて幅が広くなり，低い周波数に同調する。

上鼓室は**乳突洞** mastoid antrum につながっている。

(2) 聴覚・平衡覚の受容のしくみと伝導路　［☞図4-93］　05G17

聴覚の経路は蝸牛神経（Ⅰ波），蝸牛神経核（Ⅱ波），上オリーブ核（Ⅲ波），外側毛帯（Ⅳ波），下丘（Ⅴ波），内側膝状体（Ⅵ波），聴放線，横側頭回の一次聴覚中枢である。（　）は**聴性脳幹反応** ABR：auditory brainstem responce の波形に相当する。

前，後，外側の**三半規管** semicircular canal には**膨大部** ampulla があり，膨大部の**クプラ**と呼ばれるゼラチン質に接する有毛細胞で回転加速度を感知する。

前庭器 vestibular organ である**卵形嚢** utricle と**球形嚢** saccule には**耳石** otolith のある**平衡斑** macula があり，それぞれ，水平方向，垂直方向の直線加速度

を感知する。
　前庭器と三半規管は骨迷路に比べて細く，骨壁から離れて外リンパの中に浮かんでいる。

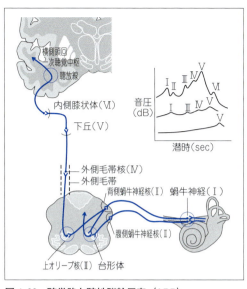

図4-93　聴覚路と聴性脳幹反応〈ABR〉

(3) 口腔・鼻腔・咽頭・喉頭の構造　〔☞図4-94, 95〕　12F22

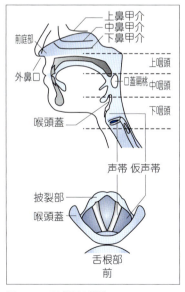

図4-94　咽喉頭の構造

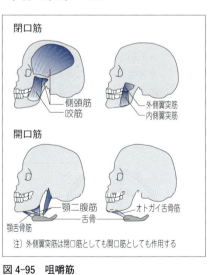

図4-95　咀嚼筋

鼻腔 nasal cavity には**上鼻甲介** superior nasal concha，中鼻甲介，下鼻甲介がある。上鼻甲介は前方からはみえず，後鼻鏡で観察する。

副鼻腔 paranasal sinuses には**上顎洞** maxillary sinus，**蝶形骨洞** sphenoidal s.，**前頭洞** frontal s.，**篩骨洞** ethmoidal s. がある。後篩骨洞，蝶形骨洞は上鼻道に，上顎洞，前頭洞，前篩骨洞は**中鼻道** middle nasal meatus に開口する。

嗅覚は上鼻甲介と鼻中隔の間の**嗅裂** olfactory cleft の上部にある**嗅上皮** olfactory epithelium で感知される*。

舌根部前方に逆 V 字形に最も多くの味蕾を有する**有郭乳頭**が配列している。**糸状乳頭**は触覚を担う。口腔前 2/3 は**硬口蓋**，後 1/3 は**軟口蓋**になっている。

閉口筋群（咀嚼筋）には咬筋，側頭筋，内側翼突筋，外側翼突筋があり，開口筋群には顎舌骨筋，オトガイ舌骨筋，顎二腹筋，外側翼突筋がある。

咽頭 pharynx は後鼻孔から，喉頭の下端，輪状軟骨の高さまでで，鼻部（上咽頭），口部（中咽頭），喉頭部（下咽頭）に分けられる。**喉頭** larynx は咽頭と気管を結ぶ通路である。

上咽頭の咽頭扁桃*，耳管開口部の耳管扁桃*，中咽頭の口蓋扁桃*，舌根にある舌扁桃*をまとめて **Waldeyer 輪**と呼ぶ。扁桃は輸入リンパ管を持たない。

耳管は，主に口蓋帆張筋（V3 支配）の働きで開き，耳管咽頭口は中耳の気圧調節*を行う。

喉頭蓋 epiglottis は舌のすぐ後にあり，**声帯** vocal cords（**声帯ヒダ** vocal folds）の上には**仮声帯** false vocal c.（**前庭ヒダ** ventricular f.）があり，声帯の後ろが順に，披裂部，下咽頭梨状陥凹，咽頭後壁である。内喉頭筋は発声に関わる。披裂軟骨は声帯の閉鎖に関与する。

前筋〈輪状甲状筋〉〔☞図 4-96〕は唯一上喉頭神経（他は反回神経）支配で声帯を伸ばし高音となる。後筋〈後輪状披裂筋〉は唯一声門を開大させる。横筋〈横披裂筋と斜披裂筋〉は両側反回神経支配である。喉頭は嚥下により前上方に移動する。

喉頭を支配しているのは，迷走神経の枝である反回神経支配で，第 6 鰓弓由来で，右は鎖骨下動脈，左は大動脈弓を回り，気管と食道の間を通って上行する。

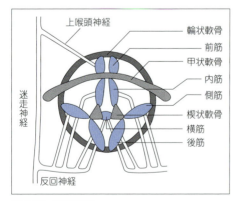

図 4-96　喉頭の筋

2 診断と検査の基本

(1) 鼻腔・咽頭・喉頭・耳の診察　12A14／12E26

舌圧子とペンライトを用い，口腔内，咽頭・扁桃を診察する。

舌小帯 lingual frenulum は舌下面正中にある粘膜のひだで，舌を挙上させ，観察できる。

喉頭は先端に鏡のついた**間接喉頭鏡**で観察していたが，最近では，**経鼻内視鏡**を使用し，軟口蓋，耳管開口部，舌扁桃，喉頭蓋，声帯の順に観察する。

耳鏡は耳介を後上方に引っ張りながら挿入する。鼓膜にはツチ骨外側突起，ツチ骨柄，光錐，鼓膜緊張部をみる。〔☞図 4-97〕

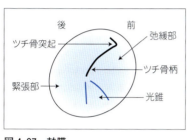

図 4-97　鼓膜

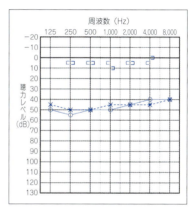

図 4-98　オージオグラム

(2) 聴力検査と平衡機能検査　07A56／08C12／09C29／09G52／10I77／11B34／11I40

難聴の原因には外耳中耳の疾患による**伝音難聴**＊conductive hearing loss と，内耳（**迷路性**）ないし内耳より中枢（**後迷路性**）の**感音難聴**＊sensorineural h. l. がある。

Weber 試験では，音叉を額の真ん中にあてると，伝音難聴であれば，患側の耳で大きく聞こえ，感音難聴ならば，健側の耳で大きく聞こえる。

Rinne 試験では，音叉の基部を乳様突起と外耳にあて，気導が骨導より長く聞こえれば，Rinne 陽性で，正常または感音難聴で，気導が短ければ陰性で伝音難聴である。

ヒトの可聴域は 20～20,000 Hz，会話では 1,000 Hz が中心となる。

聴力図〈**オージオグラム**〉では気導記号は右：○，左：×，骨導記号は右：⊏，左：⊐である。**気導骨導差**〈A-B gap〉があれば伝音難聴〔☞図 4-98〕，なければ感音難聴である。

ABR は他覚的聴覚検査，乳幼児の聴力閾値，詐聴（難聴を偽ってなんらかの利益を得ようとするもの）を判定するのに適する．3歳なら遊戯聴力検査を行う．

心因性難聴 psychogenic deafness（機能性難聴）は詐聴と異なり，無意識に聴力検査の結果が悪くでるものであり，耳小骨筋反応，自記オージオメトリも ABR とともに有用である．

純音聴力検査で平均聴力が左右とも 50 dB 前後，ABR で左右とも 10 dB なら機能性難聴（詐聴と心因性がある）である．

物理的な音の強さに比べて，感覚的な音の大きさが大きく聞こえる現象を補充現象 recruitment phenomenon と呼び，Ménière 病などの内耳性難聴では陽性，後迷路性難聴では陰性になる．

眼振 nystagmus の方向は急速相の方向で示し，小脳，脳幹部障害時には注視方向性の眼振を認め，一側の前庭機能低下では，健側向きの自発眼振をみる．

非注視眼振の観察には，Frenzel 眼鏡を用いる．

中枢性，特に中央部の障害では垂直性方向交代性眼振をみる．

温度眼振検査〈カロリックテスト〉では一側の外側半規管を温度刺激し，44℃では眼振は刺激側に向かう（COWS：cold water opposite, warm water same）．

視標追跡検査ではゆっくりと動く指標をスムーズに追う検査で，小脳障害では失調性追跡，脳幹障害では階段状追跡となる．

3 症 候

(1) 嗄 声 hoarseness （かすれ声）　08I5／09E24／10H14／11A49　[p. 125：頸部腫瘍]

喉頭疾患（急性喉頭炎，声門癌，声帯ポリープやクループ[p. 239]など），片側の反回神経麻痺（甲状腺癌，肺癌，大動脈の病変などが原因になる）でみる．その長さのため，反回神経麻痺は左に多い*．内視鏡検査が有用である．

両側の反回神経麻痺では声門が正中で固定し，呼吸困難をきたす．

中咽頭癌，急性喉頭蓋炎では，嗄声はきたさない．

発声機能検査として最長発声持続時間の測定は簡易であり，声門閉鎖不全などの疾患を疑うことができるので，まず行う．

4 疾 患

(1) 中耳・外耳疾患

1）滲出性中耳炎* serous otitis media　07I49／08G41／11I7

3〜6歳に多く，アデノイド（咽頭扁桃）増殖症などで，耳管が狭窄し，中耳が陰圧となり，滲出液が貯留するものである．鼓膜は陥凹する．

伝音難聴*，耳閉感，耳鳴があるが，耳痛を伴うことはほとんどなく，小児では無症状である。

インピーダンスオージオメトリ〈ティンパノメトリ〉で測定する鼓膜のコンプライアンスは低く，最大コンプライアンスのピークがない（B型）か，耳管狭窄症では外耳道を陰圧にした状態で動きがよくなる（C型）。

2）急性中耳炎 acute otitis media　07A26／09I6／12F66

上気道の細菌感染が耳管経由で中耳に波及するもので，原因菌には肺炎球菌，インフルエンザ桿菌や *Moraxella catarrhalis* がある。

小児では感冒罹患に合併し，熱発の原因として重要である。保育所での集団生活は危険因子となる。

鼓膜の発赤，鼓室の膿汁による膨隆をみる。鼓膜穿孔で耳痛は軽減する。

中等症以上になれば，鼓膜切開（緊張部，特にその下部を切開する）で鼓室より排膿すると，発熱や耳痛などの症状の改善に有効である。抗菌薬はペニシリン系を使用する。

3）慢性中耳炎 chronic otitis media　08A8／08E47／09A27／12D3,63

伝音難聴や耳漏をきたす。原因菌は黄色ブドウ球菌が最も多い。中耳内の角化上皮が層状集積し，周囲の骨を破壊したものを真珠腫 cholesteatoma といい，鼓膜穿孔，顔面神経麻痺，進行すると内耳の破壊により，めまい，混合難聴をきたす。外耳道の圧迫でめまいが生じ（瘻孔現象），三半規管の骨迷路に穴が空いていることを示す。

耳小骨連鎖再建など鼓室形成術の適応になる。

胎生期に重層扁平上皮細胞が中耳腔に迷入する先天性真珠腫は，中耳炎と無関係である。

4）外耳炎 external otitis

耳癤〔☞ p.178〕などの外耳の化膿性炎症で，夏に多く，耳介牽引痛がある。湿疹によるものもある。

糖尿病に多い悪性外耳道炎では緑膿菌が起因菌になることが多い。

5）外耳道異物

外耳に虫が入った時にはオリーブ油注入やリドカイン噴霧で摘出する。

6）先天性耳瘻孔 congenital auricular fistula

第1および第2鰓弓〔☞ p.61〕の先天異常で，耳前部に感染が起こる。

7）Treacher Collins 症候群

ADで，外耳道閉鎖，中耳の奇形，小顎症をみる。

(2) 難聴　07C4／07E１６／07I31／08I18／10A37／12B9

中程度難聴は 40 dB 以上 70 dB 未満で，普通の大きさの声の会話の聞き間違いや，聞き取り困難を自覚する。補聴器使用中は低音で話す*。

伝音難聴は耳垢，外耳道閉鎖，中耳炎，耳硬化症，耳小骨離断が原因になる。

耳硬化症 otosclerosis は前庭窓とアブミ骨底の固着により，数年かけて進行する難聴で，鼓膜に異常がない。低音部で A-B gap が大きく，2,000 Hz での Carhart 陥凹がある。補聴器の効果が大きいが，アブミ骨手術により聴力回復可能である。

感音難聴の原因には以下の他，Ménière 病，外リンパ瘻，耳毒性物質（アミノ配糖体系抗生物質，ループ利尿薬，抗癌剤〈シスプラチンなど〉）による難聴，細菌性髄膜炎〔☞ p.160〕の合併症がある。細菌性髄膜炎による高度感音難聴は，人工内耳のよい適応である。〔☞ p.81：流行性耳下腺炎〕

騒音性難聴 noise deafness〈音響障害性難聴〉は長期，短期にかかわらず，高周波騒音で発生しやすく，C^5-dip と呼ばれる 4,000 Hz 付近の聴力低下（非会話領域なので，自覚症状の発現が遅れる）があり，両側，不可逆性である。

突発性難聴 sudden deafness は突然，一側性で，めまいを伴うことがあり，副腎皮質ステロイド薬での早期治療が必要である。

老人性難聴 presbycusis は高音漸傾型感音難聴で，分別能も低下する。

自己免疫性難聴 autoimmune hearing loss では副腎皮質ステロイド薬が有効である。

(3) めまい vertigo

1) 中枢性めまい　01H23

一側の麻痺，しゃべりにくい，意識消失，眼前暗黒感などの中枢神経症状を伴い，原因（脳疾患）の検索が必要である。

2) Ménière 病　07H14

内耳の内リンパ水腫により，突然のめまい（回転性），耳鳴，反復する低音障害型感音難聴（Reissner 膜が前庭階に向かいバルーン状に突出）をみる。中高年に多い。症状は数 10 分から数時間続き，意識消失はない。低塩食，炭酸脱水素酵素阻害薬などの利尿薬，外科的には内リンパ嚢開放術（減荷術）を行う。

3) 外リンパ瘻 perilymph fistula　11D28

パチンというポップ音の後，前庭窓，蝸牛窓に瘻孔が生じ，内耳の外リンパ腔（骨迷路と骨迷路の間）から中耳に外リンパ液が漏出し，難聴，平衡障害，外耳道加圧での眼振をみる。

4）良性発作性頭位眩暈症 BPPV：benign paroxysmal positional vertigo　09C28／10A56／11F21

卵形囊由来の小耳石片が，半規管内に迷入，ないしクプラに付着して発症すると考えられており，特定の頭位（寝返りでも）をとると短い潜時の後，激しい回転性めまいを呈する。蝸牛神経症状はない。頭位変換眼振検査をする。温度眼振検査は正常である。発作は 10～60 秒でおさまる。理学療法（平衡訓練）により症状の改善を図る。

5）前庭神経炎 vestibular neuronitis　05I8

上気道感染（ウイルス感染）に引き続いて起こる。蝸牛神経症状はない。めまいは数日から 2～3 か月続く。診断に Frenzel 眼鏡は有用である。注視眼振検査で，定方向の水平回旋混合性眼振あるいは水平性眼振をみる。

6）中毒性平衡障害 ototoxicity　04I70

両側に同時に同程度の障害を起こす原因には薬剤などによるものを考える。

7）内耳炎 labyrinthitis　04I33

原因には風疹，CMV，流行性耳下腺炎がある。

(4) 鼻出血 epistaxis　08H18

出血源は鼻前庭のすぐ後の鼻中隔前部の Kiesselbach 部位*に好発し，前かがみにし，鼻翼を外側から圧迫すれば止血*することが多い。大量出血ならアドレナリン浸ガーゼ挿入も行われる。蝶口蓋動脈は顎動脈の枝で鼻腔に分布する。

鼻後部の激しい鼻出血にはバルーンタンポンや Bellocq タンポンを挿入する。電気凝固術や動脈結紮術，塞栓術を行うこともある。

(5) 副鼻腔疾患 sinusitis　07A22／08A24／09D27／10E47／11D25／12A35／12B13

急性副鼻腔炎 acute sinusitis では肺炎球菌，インフルエンザ桿菌が原因になることが多く，発熱，頬部痛，XR は一側性で骨破壊がない。抗菌薬で治療する。視力低下が起これば緊急手術の適応となる。

慢性副鼻腔炎 chronic s. は上顎洞，細菌感染によることが多く，鼻閉，鼻漏，後鼻漏，頭痛，頭重感，嗅覚障害があり，両側の副鼻腔に陰影をみる。マクロライド系抗菌薬の少量長期投与を行う。気管支喘息の既往があれば，**好酸球性副鼻腔炎**（篩骨洞に多く，粘稠な鼻汁が特徴，好酸球性中耳炎も合併する）の可能性がある。

副鼻腔真菌症 fungal sinusitis はアスペルギルスが原因のことが多い。

術後上顎囊胞 postoperative maxillary cyst は上顎洞手術後 10 年以上して起こることが多い。

歯性上顎洞炎 odontogenic maxillary s. では，原因歯を抜歯する必要がある。

上顎癌 maxillary cancer は扁平上皮癌が多く，一側の悪臭のある血性鼻漏，骨破壊をみる。頭頸部悪性腫瘍のうちでは頸部リンパ節への転移率が最も低い。

鼻出血と同側の鼻閉，視力低下は副鼻腔癌を考え，まず副鼻腔単純 CT を行う。

(6) 鼻腔疾患

1) 感冒〈かぜ症候群〉common cold　09F18／10D3／12C37

ウイルス性鼻炎を指すことが多いが，急性上気道炎としてウイルス咽頭炎，喉頭炎を含むこともある。ライノウイルス*（成人で多い），RS ウイルス*（小児で多い），コロナウイルス，パラインフルエンザウイルスなどによる。小児ではアデノウイルスによることも多い。抗菌薬は不要である。

第一世代の抗ヒスタミン薬が催眠作用もあり，かぜに使用されるが，鼻水に対してはアレルギー素因のある患者でなければ効果がないとされている。

2) アレルギー性鼻炎 allergic rhinitis*　09A50／10E48／12D47

Ⅰ型アレルギー*〔☞ p. 98〕で，季節性，成人ではスギ花粉*（アレルギー性結膜炎を伴うことが多い）が，通年性，小児ではハウスダスト（気管支喘息の合併が多い）が原因になる。ブタクサ花粉（秋に多い）やイヌの皮膚なども原因になる。

くしゃみ，水様鼻汁，鼻閉がある。鼻粘膜の蒼白化があり（ウイルス性鼻炎では赤い），鼻汁中に好酸球をみる。皮内テスト，RAST が有用である。

治療には抗ヒスタミン薬，ロイコトリエン受容体拮抗薬，副腎皮質ステロイド薬を使用する。抗ヒスタミン薬の副作用に眠気があるが，第二世代の抗ヒスタミン薬にはこの副作用がない。**脱感作療法**では完治が期待できる。

3) 鼻中隔弯曲症 septal deviation

突出側の鼻腔の閉塞が起こり，鼻詰まり，鼻出血，頭痛をきたす。

4) 鼻茸 nasal polyp　〔☞ p. 241〕　08A24

鼻粘膜の限局性粘膜腫脹で，副鼻腔炎の合併症として起こることが多く，ほとんどが中鼻道にみる。内視鏡下鼻腔副鼻腔手術（ポリープ切除）を行う。

5) 血管線維腫 angiofibroma　10D48

若年男子の鼻腔の血管に富む腫瘍である。

(7) 扁桃，咽頭，喉頭の炎症性疾患

咽頭培養には咽頭の拭い液用の綿棒と輸送培地入りのチューブを使用する。

1) 咽頭炎 pharyngitis　11B56

咽頭炎はウイルス性が多い。A 群 β 溶連菌（**Centor criteria**：圧痛を伴う前頸部リンパ節腫脹，38℃以下の発熱，咳の欠如，白苔を伴う扁桃の発赤）によるものは，リウマチ熱〔☞ p. 84〕や糸球体腎炎〔☞ p. 295〕の原因になるので，ペニシリ

ン（以前にペニシリン系で副作用があれば，マクロライド系）による治療を行う。
マイコプラズマや oral sex でのクラミジア，淋菌も咽頭炎の原因になる。

2）伝染性単核症*infectious mononucleosis　07A52／09A38／10A55／11C24／12D70

EBV〔☞ p. 79〕による咽頭炎*で，唾液*（特にキス）により保菌者から感染し，潜伏期が4〜6週で，リンパ節腫大（特に後頸部）が目立つ*。初期に眼瞼浮腫をみる。咽頭には白苔をみる。白血球増多と血小板減少をきたす。

EBVのB細胞感染があり，これを除去するCD8陽性T細胞が異型リンパ球*として増える。IgM 抗 VCA 抗体が急性期に，EBNA 抗体は回復期や既感染で陽性になる。〔☞ p. 129：ALL〕

アンピシリン〈ABPC〉の投与で皮疹が悪化する。腫大した脾臓の破裂により死亡することもある。副腎皮質ステロイド薬はリンパ節腫大，血液，神経学的合併症に有用である。CMVも類似の症状をみる。

3）扁桃周囲膿瘍 peritonsillar abscess　07E48／08A56／12D29

扁桃炎が進行して，扁桃被膜と咽頭収縮筋の間に膿瘍を形成したものである。2歳以下は扁桃被膜が厚く，咽後膿瘍 retropharyngeal abscess が起こる。

高度の咽頭痛と翼突筋への波及による開口障害，患側口蓋弓の発赤腫脹，口蓋垂の健側偏位がある。

深部頸膿瘍，縦隔膿瘍〔☞ p.250〕，Lemierre 症候群（深部頸静脈感染性血栓性静脈炎）の原因になる。

抗菌薬の投与とともに咽頭切開排膿が必要となる。

4）急性喉頭蓋炎 acute epiglottitis　07I50／08H23／09A60／09F11／12B39

インフルエンザ桿菌で起こることが多く，急速に呼吸困難が起こる。のどの痛みが強いわりに，咽頭所見が軽い場合に疑う。気道確保（輪状甲状軟骨間膜切開，気管挿管，気管切開など）の態勢を整え，頸部の側面X線写真や喉頭ファイバースコープで診断する。喉頭を刺激する舌圧子，喉頭鏡の使用は禁忌となる。

（8）咽頭癌*pharyngeal cancer　07D26／07G37／08D22／09A28／09D28／10D24

上咽頭癌*はEBV*が原因となる。耳閉塞感，外転神経麻痺，頸部リンパ節腫大をきたす。鼻咽腔内視鏡検査を行う。放射線治療や抗癌化学療法が，効果的で，手術より優先される。放射線照射開始1〜2週間後より，咽頭痛，味覚障害，唾液分泌低下が起こる。

中咽頭癌は多くがHPVと関係する。

下咽頭癌*は梨状陥凹に多く，自覚症状に乏しく，食道癌を合併しやすく，頸部リンパ節に転移しやすい*。

(9) 喉頭癌およびその他の喉頭疾患　06C1／06D10

喉頭癌 laryngeal cancer は声門に発生することが多く，扁平上皮癌がほとんどで，喫煙との関係が特に強い。白色病変をみる。

Ⅰ（T1），Ⅱ（T2）期でも放射線治療（外部照射）を行う。声門上癌はリンパ節転移が多いが，声門癌は少ない。

声門癌では照射野が狭いので，放射線治療中に経静脈栄養・経管経腸栄養管理が必要となることはまずない。声帯が固定していれば T3，T4 で喉頭全摘となる。

声帯ポリープ vocal cord polyp は発声による声帯の酷使でなることが多く，声帯の前から 1/3 の部位にできる。嗄声をきたし，発声指導，ポリープ切除を行う。

喉頭軟化症 laryngomalacia は先天的に喉頭軟骨が脆弱なため，吸気性喘鳴をきたすが，2 歳半ごろまでに自然治癒する。

喉頭肉芽腫〔☞ p.115〕は強い発声の習慣，気管内挿管の刺激，外傷，胃酸が原因となるが，呼吸困難をきたすことは少ない。

〔☞ p.317：喉頭乳頭腫症〕

(10) う歯と歯周病

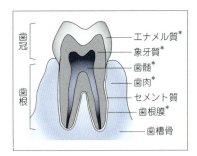

図 4-99　歯の構造

歯は**エナメル質**＊enamel に覆われた歯冠 crown，**象牙質**＊dentin，**歯髄**＊dental pulp からなり，歯周組織は**セメント質**＊sementum，**歯根膜**＊periodont，**歯槽骨**＊alveolar bone，**歯肉**＊gingiva からなる。〔☞図 4-99〕

齲歯 dental caries は歯の崩壊で Streptococcus mutans などの細菌が産生する酸による脱灰から始まり，歯髄炎と進む。歯冠方向開放されなければ，歯根肉芽腫，歯根嚢胞となる。〔☞ p.409：Sjögren 症候群〕

歯周疾患 periodontal disease は蓄積した歯垢による歯肉ポケットの形成から始まる。歯周病により，糖尿病は悪化する。

義歯は乾燥すると変形するので，水を張った容器に保管する＊。

(11) 舌　癌 tongue cancer　07H29／09I47／10H14

50〜60 歳代男性の舌縁部に多く，う歯や義歯不適合など舌に対する慢性の機械的刺激や，飲酒，喫煙が危険因子となる。ほとんどが扁平上皮癌で，**舌白板症** leukoplakia はその前癌病変である。早期に顎下リンパ節，上内深頸リンパ節に転移しやすい。口腔では舌癌に次いで歯肉癌が多い。

治療にはレーザー治療，舌部分切除術，放射線外照射，密封小線源治療がある。

口腔内白斑病変では**口腔カンジダ症**〔☞ p.88〕も鑑別に挙げられ，病変部から採取した白色物質のKOH直接検鏡で真菌を認めれば，抗真菌薬を塗布する。

(12) 扁桃肥大　02A19

口蓋・咽頭扁桃肥大症〈アデノイド〉は難聴，口呼吸，いびき，SAS〔☞ p.248〕の原因になる。

いびきの原因にはほかに，小顎症，副鼻腔炎，飲酒などがある。

(13) 顔面・頸部の外傷　10E58／10I57　〔☞図 4-100〕

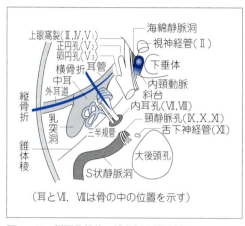

図 4-100　側頭骨錐体の横骨折と縦骨折

錐体骨骨折は錐体稜との関係から，**縦骨折**（80％）と**横骨折**に分けられ，前者は内耳，後者は外耳と鼓膜を損傷する。外耳からの出血，難聴，顔面神経麻痺をきたす。

上顎骨，下顎骨の骨折では咬合障害，頬骨骨折では開口障害をきたす。

頬部の裂創では耳下腺管と顔面神経頬筋枝の損傷に注意する。

鼻中隔や耳介の血腫を放置すると軟骨壊死，変形をきたすので，血腫の吸引が必要となる。

喉頭損傷では窒息が起こる可能性があり，気道確保ができるようにしておく。

(14) 唾液腺疾患　08I38／12D57

唾石症 sialolithiasis は，顎下腺に多く，摂食時に疼痛が増強する。

ガマ腫 ranula は舌下腺の貯留嚢胞である。

急性細菌性唾液腺炎 acute bacterial sialadenitis は脱水ないし慢性疾患のある患者で起こることが多い。

唾液腺腫瘍は耳下腺に多く，**多形腺腫** pleomorphic adenoma〈混合腫瘍〉（30〜40歳台，女性にやや多い），**Warthin 腫瘍**（60歳代，男性に多い）が多い。

耳下腺腫瘍で顔面神経麻痺があれば，**粘表皮癌** mucoepidermoid carcinoma，**腺様嚢胞癌** adenoid cystic carcinoma などの悪性腫瘍を考える。

顎下腺腫瘍は悪性が多い。

耳下腺手術後に，Frey 症候群をみることがある。〔☞ p.148〕

(15) 顎関節症 temporomandibular arthrosis

20歳代女性に多く，関節痛，耳痛，開口障害，関節雑音をみる。〔☞ p.62：**口蓋裂**〕

第15章　精神系

1　診断と検査の基本

(1) 医療面接，心理・精神機能検査　　07E57／08E34／09G37／10B1／10G59／11C23／12F8

面接は精神科診療の基本である。
見当識を問う質問：〔☞ p.157〕
計算力を問う質問：
「100から7を引いてください。その数からまた7を引いてください。」
記憶，復唱力を問う質問：
「これから言う数字を逆から言ってください。2-8-6。」
知能指数＝（精神年齢/生活年齢）×100　である。
WCST：Wisconsinカードソーティングテストは遂行機能検査で，前頭葉機能検査法（統合失調症などに使用する）である。
簡易精神症状評価尺度 BPRS：brief psychiatric rating scale は面接法で，統合失調症を含むすべての精神疾患で適応になる。
統合失調症の診断に使用する Minnesota 多面人格検査 MMPI：M. multiphasic personality inventory は質問紙法（自記式）である。Rorschach テスト（性格テスト投影法により，10枚の図版を順に提示し，口頭で答える）も適応となる。
Hamilton うつ病評価尺度は面接法で，口頭で答える。Beck のうつ病自己評価尺度は質問紙法の検査である。
状態特性不安検査 STAI：state-trait anxiety inventory は質問紙法（自記式）で行う不安症状を評価する心理的検査である。

(2) 精神科診断分類法（多軸診断システムを含む）

新しい診断分類は操作的診断であり，この基準は症候による診断基準であり，アメリカ精神医学会で作成した**精神疾患の診断・統計マニュアル**〈DSM：diagnostic and statistic manual of mental disorders-5〉と WHO が作成した国際疾病分類〈ICD-11〉〔☞ p.22〕がある。

(3) 精神科医療の法と精神保健　　07G40／08G52／09G6／11G48／12C12／12F46

『精神保健及び精神障害者福祉に関する法律〈**精神保健福祉法**〉』に規定されているが，その目的に犯罪予防はない。
任意入院は本人の同意による入院である。

医療保護入院は患者の判断が得られない場合に，精神保健指定医1人の診断と保護者などの同意で強制的に入院させる。知事への届出が必要である。保護者はいるが連絡のつかない場合は応急入院である。

措置入院は自傷他害のおそれがある患者に，2人以上の精神保健指定医の判断で行われる。

応急入院（保護者の同意が得られないとき），緊急措置入院は1人の精神保健指定医の診察で行われるが，入院期間は72時間以内である。措置入院は現在まで減少傾向が続いている。

精神保健指定医（精神科3年以上を含む5年の臨床経験を有し，所定の研修を終了し，提出したレポートが適切と認められた者）は厚生労働大臣が指定する。

精神病床入院患者は65歳以上が約半数を占める。

精神保健福祉センターは都道府県あるいは政令指定都市に設置される。保健所は地域における精神保健活動を提供する。〔☞ p.18〕

精神保健福祉士は国家資格で，精神障害者の自助努力支援のために相談・助言を行う。

『**医療観察法**』は重大な罪を犯した精神障害者を特別な治療施設に隔離治療し，再犯を防ぐことを目的とする。

『障害者の日常生活及び社会生活を総合的に支援するための法律〈**障害者総合支援法**〉』により，介護給付と訓練等給付があり，精神障害者の自己負担は10%である。

介護給付には居宅介護（ホームヘルプ）と短期入所（ショートステイ），訓練等給付には自律訓練，就労移行支援，就労継続支援，共同生活援助（グループホーム），地域生活支援事業には地域活動支援センター，福祉ホームがある。

精神医療審査会*は退院請求の審査*など精神科入院患者の人権が守られ，適切な医療が提供されているかをチェックするための機関である。

入院患者の信書の発受の制限はできない*。刃物，薬物などの異物が同封されていると判断される受信信書は，患者に開封させ，異物を取り出した上で，その信書を渡すことが規定されている*。精神病棟入院患者でも，法務局や弁護士との連絡は制限できない。

(4) コンサルテーション・リエゾン精神医学

身体疾患患者に身体面のみでなく，心理・社会的問題の解決を図るものである。複数科の医師・スタッフの協力により全人的な医療を行い，症状精神病，ICU症候群，末期癌患者などが適応になる。

(5) 妄　想　08F14

妄想 delusion とは間違った推論によって生じた，外界の現実についての誤った確信のことであり，論理的に説明されても訂正されないものである。

一次妄想はその生じ方が心理的に理解できないものである（例：「私はキリストの生まれ変わりです」）。
　二次妄想は妄想の発生が患者の置かれた状況や感情状態を反映し，心理的に理解できる妄想である。
　錯覚 illusion は実在するものを誤って知覚するもので，**幻覚** hallucination は実在しないものを実在したかのように知覚するものである。
　感応精神病［仏］folie à deux とは親しい関係にある人（家族など）が次第にその患者と同様な症状を呈するようになるものである。

2　症　候

(1) 睡眠障害　07A23／07I3／08B10／08H30／08I68／09I44／10B53／10C23／10I68／11B38／11I41／12A6

　覚醒の維持は脳幹網様体と関係が深い。
　サーカディアンリズムは前進より後退させる方が容易である*。
　通常ヒトの睡眠は**徐波睡眠**（N (non) REM 睡眠の第 3，4 段階）の後に REM：rapid eye movement **睡眠**がみられ，1 周期 90 分のサイクルを一晩に 4〜5 回繰り返す。睡眠後半になるにつれて，徐波睡眠は減り，REM 睡眠が増える。
　REM 睡眠では急速眼球運動と平滑筋以外の筋トーヌスの低下をみ，寝返りをうたず，自律神経機能が不安定になり，夢をみる。
　新生児の REM 睡眠の割合は 50％，幼児期は 20％と成人とほぼ同じになる*。
　高齢者では徐波睡眠，REM 睡眠ともに減少し，NREM 睡眠の第 1，2 段階の浅睡眠の割合が高くなり，浅眠感と中途覚醒をきたす。
　REM 睡眠行動障害 RBD：REM sleep behavior disorder は夢の中の出来事の行動で，レム睡眠中に大声を出すなどの異常行動を示し，Parkinson 病，Lewy 小体型認知症〔☞ p. 158〕にみる。
　睡眠時夢中遊行症 sleep walking，夜尿症〔☞ p. 431〕は入眠後 1〜3 時間の，NREM 睡眠の第 3，4 段階に起こる。
　睡眠障害には入眠障害，中途覚醒，早朝覚醒，熟眠障害がある*。
　不眠 insomnia を訴える患者には，就眠直前の宴食，入浴，激しい運動，日中の仮眠を避け，日光をできるだけ浴び（特に目が覚めたら），毎日同じ時刻に起床就寝する，眠れない時には寝床からでるように指導する。不安により不眠が起こっている場合には患者の話を傾聴する*。
　ナルコレプシーでは睡眠発作，情動性脱力発作 cataplexy，入眠時幻覚 hypnagogic hallucination（例：寝入りばなに誰かに呼ばれる気がします）がある。ポリソムノグラフィで，入眠時の REM 睡眠の出現，睡眠潜時短縮をみる。治療には精神刺激薬のメチルフェニデート，三環系抗うつ薬のイミプラミンが使用さ

れる。

3 治療 07G31

修正型電気けいれん療法 m-ECT：modified electroconvulsive therapy は統合失調症，重度のうつ病，躁病の精神運動興奮状態に使用される。

薬物依存，アルコール依存，摂食障害は精神療法が有用である。

認知行動療法では物事の捉え方のゆがみが修正される。

行動によって報酬と罰を条件付けるのは，**オペラント条件付け**という行動療法である*。

4 疾患・障害

(1) 器質性精神病 09B11

脳の器質的変化や形態学的変化による精神病で，繰り返しかつ継続する動作や言葉あるいは思考（**保続**）が特徴的である。

(2) 症状精神病 symptomatic psychosis 10I69

脳以外の身体疾患（SLE, Behçet 病，甲状腺機能異常など）の経過中に起こる精神障害をいう。

抗 Parkinson 病薬はせん妄，インターフェロン，レセルピンはうつ，副腎皮質ステロイド薬は気分変調などをきたす。

(3) せん妄 delirium 07B50, 51／07H31, 32／08D36／09B44／09G66／10F11／10H3／11E13／11H17／12A21／12B31

意識の変容*を主体とした症候で，短期間に発症し，意識障害*，興奮，見当識障害*や記憶障害，錯覚，幻覚，特に幻視をきたし，変動しやすく*，特に夜間に強くなる。翌日の意識レベルが改善しているときに昨晩の異常行動のことを覚えていることはない。

睡眠覚醒のリズムが障害される高齢者や認知症患者，ICU 環境下で多い。拘禁，不安（部屋を暗くする）などは誘因となる*。高齢者のせん妄の原因には電解質異常（低ナトリウム症，高カルシウム血症），甲状腺疾患（亢進，低下），低血糖，高血糖，ビタミン B 群欠乏など，治療可能なものが少なくない。このような代謝性原因によるものは症状がより変動しやすい。

術後せん妄では，術後数時間から症状が発現する，抗精神病薬を投与する。疼痛管理なども見直す。点滴チューブは病衣の袖に隠す。

せん妄のよい対処は，ICU などの特殊病棟から一般病棟に移すことである。

(4) 薬物の乱用　7A20／10I26／11D3／12F70

　モルヒネはバルビツール，ヘロイン（代謝されるとモルヒネになる），アルコール，ニコチンと同様に精神依存，身体依存，耐性〔☞p.441〕をきたす。

　モルヒネの過剰摂取では呼吸抑制，末梢血管拡張，縮瞳，肺浮腫をきたす。

　モルヒネの離脱症状として『自律神経の嵐』と呼ばれる鼻汁，流涙，嘔吐，下痢，散瞳などの症状がある。

　コカイン，大麻は，精神依存があるが，身体依存，耐性はない。

　覚醒剤には**アンフェタミン**，**メタンフェタミン**があり，精神依存，耐性はあるが，身体依存はない。メタンフェタミンには疲労回復作用があるが，離脱時に強い疲労感を伴う。

　覚醒剤を大量，長期に使用すると，統合失調症類似の幻覚妄想状態を呈する（統合失調症と異なり疎通性は比較的保たれる）。また覚醒剤には交感神経刺激症状，**逆耐性現象**（今までの使用量よりも少ない量で精神症状を呈してしまう現象）やフラッシュバック〔☞p.388〕もみる。抗精神病薬が有効である。

　睡眠薬（抗不安薬）の離脱症状としては不安・不眠・悪心・嘔吐・けいれんがある。抗不安薬は最短4週間で依存性が形成されるので，緩やかな漸減（2週間ごとに1/4量ずつ）が必要である。

　抗うつ薬，抗精神病薬には依存性はないが，ベンゾジアゼピン系睡眠薬（抗不安薬）には精神および身体依存性がある。

　迅速簡易定性検査として，尿中に**薬物乱用検出キット**がある。

　ダルク*DARC：drug addiction rehabilitation center は，薬物から解放されるプログラムを持つ民間の薬物依存症リハビリ施設である。

(5) アルコール依存症　07H30／08D1／09I2,32／10I29／12A63

　CAGE 質問表に複数の肯定的な回答があればアルコール依存を強く疑う。

　　　Cut down：「禁酒の必要性の自覚」

　　　Annoyed by criticism：「指摘され立腹」

　　　Guilty about drinking：「飲酒に関しての罪悪感」

　　　Eye opener drinks：「朝一番の飲酒」

　不安や他の精神的問題の解決手段として飲酒に逃避することが少なくない（at-risk drinking）。意欲の低下*，情動の表出が少なくなる*。

　精神依存*（高度），耐性ができるとともに，身体依存（中等度）により，アルコール離脱症状*として不安，発汗，**振戦せん妄***delirium tremens，けいれん発作（断酒2〜3日後に多い），意識障害や幻視（特に小動物幻視）*，**Liepmann 現象**（閉眼，眼球軽度圧迫，暗示で幻視誘発），幻聴，頻脈をみる。嫉妬妄想が多い。アルコール離脱症候群は断酒後1週間経過していれば，出現のリスクは極めて低い。離脱症状の治療にはベンゾジアゼピンを使う。

せん妄〔☞ p.382〕の治療にはベンゾジアゼピン系薬（ジアゼパム）や抗精神病薬（ハロペリドール）が使用される．離脱時のせん妄では全身状態の管理が中心で，ビタミンを含む輸液を行う．

ビタミン B_1〔☞ p.351〕が欠乏*することも多く，意識障害，眼球運動障害，失調性歩行を呈する **Wernicke 脳症** *や，記銘力障害*，見当識障害*，作話*を示す，**Korsakoff 症候群**を呈する．

アニオンギャップ増加の代謝性アシドーシスを示す．〔☞ p.293〕

診断がつけば専門医療機関へ依頼する．アルコール依存症の治療の原則は断酒であり，少しでもアルコールが入ると飲酒をやめることができない．自助グループ，**断酒会** *，AA：alcoholics anonymous への参加も勧められる．

長期のアルコール摂取では慢性膵炎が合併しやすく，その鎮痛のために使用する鎮痛薬依存に陥りやすい．

女性は男性と比較してアルコールによる臓器障害を起こしやすい．

抗酒薬（**ジスルフィラム**，**シアナミド**）を服用した状態で飲酒した場合，体内にはアセトアルデヒドが蓄積する．

(6) 統合失調症 schizophrenia 07B15／07D20／07E57／08A39／09A23／09E22,51／10D44／10G34／11J28／11I29／12D35／12E15／12F15,37

我が国の生涯発病率は1％である．精神病床の最も多くを占める．モノアミンの一つであるドパミン系*ニューロンの過剰活動によるとされている．

統合失調症の症状は陽性症状と陰性症状に分けられ，**陽性症状***は通常は存在しないもので，派手で目立つもの（幻覚*，妄想*など）であり，**陰性症状***は存在するはずなのに欠如してしまうもの（感情鈍麻，連合弛緩*（関連のない観念が浮かんでまとまらない），自閉*や社会的引きこもり*など）である．

統合失調症では思考形式の障害，思考内容の障害，認知の障害，情動の障害，行動の障害をみる．

思考形式の異常では他人には理解できず，非論理的に感じられる．これは言語の異常として現れ，途絶，言語新作，反響言語，**言葉のサラダ**（無関係な言葉の羅列）がある．

思考内容の障害では考想伝播*（例：「自分の考えが，周りの人に知られているような気がする」），吸入妄想*，作為思考，滅裂思考*，思考奪取*，思考途絶*がある．「自分の考えが抜き取られます．」というのが，思考（考想）奪取で，自我障害の訴えである．

特定の相手に対して，好意と嫌悪を同時に訴える**アンビバレンス**〈**両価性**〉*）．

一次妄想*〔☞ p.381〕が特徴的である．

認知の障害で最もよくみるのは幻覚であり，特に幻聴*は特徴的で，体感幻覚もしばしば起こる．関係妄想*（例：「同僚がうわさをしている」），妄想気分は，

何かわからないがものすごく不安を覚えることである。

情動の障害では感情鈍麻*，疎通性欠如がある。

させられ〈作為〉体験*は思考過程の異常に自我意識の能動的喪失が加わったものである。離人症も自我意識の障害である。

解体型*（**破瓜型***）は陰性症状が主で，思春期に多く，難治性である。

緊張型*は緊張性興奮と**緊張性昏迷***を繰り返し，治療に反応し，破瓜型よりは予後がよい。

合併症として，多飲による水中毒，低ナトリウム血症もみる。

治療は**抗精神病薬***（D_2受容体遮断作用が主のフェノチアジン系〈**クロルプロマジン***，レボメプロマジンなど〉やブチルフェノン系〈**ハロペリドール**〉）であり，その副作用には**錐体外路症状***（ジストニア，アカシジア，**ジスキネジア***〈舌を突出させたり，口をもぐもぐ動かす〉），乳汁分泌，無月経，手指振戦がある。**アカシジア***では足がむずむずし，じっと座ったり，寝たりできない。〔☞ p.393：悪性症候群〕

非定型抗精神病薬（5HT〈5-ヒドロキシトリプタミン，セロトニン〉$_2$受容体遮断作用なども併せ持つ，**リスペリドン**など）は錐体外路症状が少なく，陰性症状にも効果が期待できる。食欲亢進により，高血糖，肥満をきたす。

薬物療法は慢性期より発病初期に効果が高い。服薬心理教育を行い，確実に服薬できるように支援する*。

リハビリテーションでは服薬の自己管理やコミュニケーション技能の習得などが重要である。病識もなく，拒薬がみられた場合には，治療を中断，再燃する可能性が高い。

幻覚については患者の体験を尊重して対処する。

精神障害者のリハビリは薬物療法と併用され，デイケア，作業療法，就労支援がある。慢性統合失調症では精神分析療法は禁忌である。

統合失調症における精神症状の予後良好因子には，循環気質的傾向をもつ，社会適応レベルが高い，発症に際して誘因が認められる，発症・経過が急速，発症年齢が低くない，などが挙げられる。患者家族が，批判的過保護（感情表出 EE：expressed emotion が高い）であると，再発率は高い*。

短期精神病性障害 brief psychotic disorder は，1週間以内の最終的に正常な病前の機能状態に戻る妄想，幻覚，またはその他の精神病症状からなる。

統合失調症様障害 schizophreniform d. は1週間以上6か月未満のものをいう。

統合失調感情障害 schizoaffective d. は抑うつまたは躁症状のエピソードが1回以上発現するという点で統合失調症とは区別される。

妄想性障害 delusional d. は1か月以上持続するが6か月未満の奇異ではない妄想，疎通性良好，幻覚を認めないことで特徴づけられ，統合失調症の症状を示さない。中年期以降に多い。

(7) うつ病 depression　07G31／07I43／08G24／08I60／09G37,45／10H31／10I34／11B47／11G56／11H1,23／12D46／12E8／12F19,69,71

気分障害 mood d. として，うつ病と躁うつ病がある。

モノアミン〔☞ p.136〕不足で発症すると考えられている（モノアミン仮説）。

うつ病は軽度の悲しみから，強い罪責感*，無価値感*，無希望感*があり，日常生活を妨げる程度のものである。二次妄想として貧困妄想*（「お金がなくてどうにもなりません」，高齢者に多い），微小妄想*，罪業妄想*，心気妄想*（自分が重篤な病気ではないかと思う）がある。

思考制止*（例：「やらなければいけないのですが，すぐに頭がまわりません」「考えが浮かびません」），集中力の低下，反芻，決断困難，興味の低下，仕事やレクリエーションからの逃避もある。

身体的訴えとしては頭痛，不眠*，特に早朝覚醒，または睡眠過多，意欲減退*，活動性の低下，食欲低下（「何を食べても同じような感じで，砂をかむようだ」〈離人症〉），性欲の低下がある（問診の例：「楽しく過ごす時間はありますか」）。抑うつには日内変動があり，朝方に著しく，夕方には軽快する*。

重症になれば，精神運動遅滞，興奮，引きこもりを示す。脱水のリスクもある。自殺念慮は最も注意を払わねばならない*。症状軽快時に自殺の危険性が増す*。

脳血管障害や Parkinson 病，インターフェロン〔☞ p.279：慢性肝炎〕，副腎皮質ステロイド薬による治療は，うつをきたしやすい。甲状腺機能低下症の鑑別のため甲状腺機能を検査する。

精神症状より身体症状が前景に立つ**仮面うつ病**は高齢者に多い。

季節性うつ病では不眠，食欲減退よりむしろ過眠，過食が特徴であり，秋から冬にかけて症状が出る場合は高照度光療法が6〜7割の患者で有効である。

治療は，以前は**三環系抗うつ薬**（**アミトリプチン***など）が使用されていたが，その抗コリン作用*〔☞ p.442〕，QRS 幅延長や QT 延長による心室細動に注意が必要であった。近年では副作用の少ない**選択的セロトニン再取込み阻害薬** SSRI：selective serotonin reuptake inhibitor（**パロキセチン**，**セルトラリン**），**セロトニン・ノルアドレナリン再取込み阻害薬** SNRI：serotonin-noradrenaline r.i.，（**デュロキセチン**，**アトモキセチン**など），**ノルアドレナリン作動性・特異的セロトニン作動性抗うつ薬** NaSSA などの抗うつ薬が基本である。抗うつ薬は効果発現まで時間がかかる。

うつ病では治療が必要な病気であることを説明し，回復を保証し，焦らないで休養をとることを薦める。励ましは禁忌*である。

抑うつ状態の強い時期には辞職，離婚などの重要な決断は避け，自殺企図の危険性があるので1人にしないようにする。

短期抑うつ反応は適応障害〔☞ p.389〕に含まれる。

(8) 躁うつ病〈双極性障害〉manic depressive psychosis　07I20／08I30／09D23／11A14／12E8

躁病は易刺激的な気分，睡眠欲求の減退，活動性の亢進，観念奔逸*，談話心迫，自尊心の肥大，誇大妄想*，多様な精神病様症状をきたす。不眠は苦にならない。気分爽快であり，何ら不調を訴えず，自ら受診することはない。

静かな環境を提供して休養させ，刺激を少なくする*。

双極性障害 bipolar d. はうつ状態と躁状態を交互に繰り返す。

炭酸リチウム，バルプロ酸ナトリウムを使う。

(9) 不安障害（パニック，恐怖症性あるいは全般性不安障害）

不安 anxiety は対象がない漠然とした恐れであり，恐怖 fear は特定の対象のある恐れである。

1) パニック障害*panic d.　09F12／12A42

誘因なく，突然に動悸*，発汗，胸痛，息切れ*，死の恐怖などからなる発作が反復して起こるものである。予期不安や広場恐怖をしばしば伴う。予期不安は一度パニック発作*を起こした人が，再びパニック発作に襲われるのではないかと不安におののくことであり，パニック発作中にみるものではない。

2) 全般性不安障害*generalized anxiety d.　07A24／08A22／11D54

パニック発作を起こさない不安障害で，多数の出来事または活動に対する過剰な不安と心配（予期不安）で少なくとも6か月以上継続するものである。

例：「いつも緊張して，休まるときがありません」

社会不安障害の例には「大勢の前で商品の説明をすることや販売することに苦痛を感じ，休みがちになった」というような状態があり，発汗，ふるえを伴い，症状が出現するような状態を回避しようとする。

治療は薬物療法（抗不安薬〈ジアゼパム*など〉，抗うつ薬，心悸亢進，発汗があればβ遮断薬）と認知行動療法である。

3) 強迫性障害*obsessive-compulsive d.　07H7／10I37

自分の意思に反する不合理な観念（強迫観念*）にとらわれ，それを打ち消そうとすると強い不安が生じ，不安を解消するために不合理な行動（強迫行為）をとるが，なかなかそれを打ち消すことができない。患者は強迫行為を不合理であると認識している。

例：「車を運転していて人をはねてしまったんじゃないか思うんです。そんなことはないと分かっているんですが，どうも気になります」

森田療法など認知行動療法が有効で，SSRI が第一選択となる。

4）恐怖性障害 phobic d.

広場恐怖，社会恐怖など，状況，環境，または対象に対する持続的で不合理な恐怖である。

(10) ストレス関連疾病　07D22

心的外傷後ストレス障害 PTSD：post-traumatic stress d. では強烈なストレス状況で心的外傷を負ったあとに，不安，覚醒亢進，感情麻痺などが持続する状態をいう。被災後3〜7日も最も強く現れる*。外傷体験を回想させる状況を回避する。外傷を夢や，覚醒時の思考で再体験（**フラッシュバック**）し，悪夢などの睡眠障害を呈する。

災害時の PTSD の治療は災害医療が開始されると同時に行う。

直後発症の**急性ストレス反応** acute stress disorder で，1か月以内に治まる。PTSD への移行があるので，経過を慎重にみる*。

(11) 摂食障害 eating d.　08D19／12D71

神経性食思〈欲〉不振症と神経性過食症があり，若い女性に多く*，ともに体形イメージのゆがみ*，肥満への恐怖があり，強迫行為を伴う。

神経性食思不振症 anorexia nervosa は標準体重の15%以上のやせ*があり，女性では無月経*をみる。活動性は亢進する。うぶ毛の増生*もみる。乳房の萎縮と腋毛・陰毛の脱落はない。重度では徐脈*，低血圧*，低体温をみることがある。病識はない。

貧血，アルブミン低下，低カリウム血症*，LH，FSH 低下があり，TSH は正常で，5'-脱ヨード酵素活性の不活化により，T_4 から T_3 への変換が抑制，rT_3 上昇，T_3 低下，低栄養により IGF-I は低下し，フィードバックで GH は上昇する。コルチゾール，総コレステロールは上昇する*。QT が延長し，心室細動の原因になる。

治療は認知行動療法である。治療しなければ死亡率は10%であり，緊急入院が必要な場合も多い。死因は餓死，自殺が多い。

神経性過食症*bulimia nervosa は神経性食思不振症より頻度が高い。週2回以上の過食が3か月以上，自己制御できない過食があり，その後自己誘発性嘔吐，下剤服用など食べたものを体から排泄しようとする行為（purging）がある。病識はある。電解質異常と代謝性アルカローシスをきたす。

(12) 解離性〈転換性〉障害 dissociative d.　04A15

解離とは自我同一性の障害により現出する症状である。

以前はヒステリーとして理解されていた病態で，離人性障害，解離性健忘，解離性遁走，解離性同一性障害 dissociative identity d.，離人性障害，特定不能の解離性障害（昏迷，Ganser 症候群など）がある。けいれんも起こる。解離性障害で

は精神療法が重要である。
　　離人性障害 depersonalization d. は解離性障害の一つであるが，自分の精神，身体から遊離してあたかも自分が外部の傍観者のように感じている状態である。
　　解離性遁走 dissociative fugue では行方不明になり，その間の記憶がないと訴える。
　　Ganser 症候群は解離性もうろう状態であり，まとはずれ応答をする。

(13) 身体表現性障害 somatoform d.

　　身体化障害，心気障害，身体表現性自律神経機能不全，持続性身体表現性疼痛障害に分けられる。
　　心気障害 hypochondriasis は正常な生理現象や微細な身体異常にとらわれ，過度の不安を抱き，執拗に精神・身体的不調を訴えるものである。

(14) パーソナリティ障害 personality d.

　　パーソナリティの基礎をなす先天性の特性を気質と呼ぶ。
　　境界性*borderline パーソナリティ障害は衝動性*で予測できない動揺の激しい強烈な感情を示し，ときに精神病的になり，臨床の場で診断される頻度が最多である。薬物療法はあまり効果なく，精神療法・認知行動治療を行う*。

> 人格障害は A，B，C の 3 つの群に分類される。
> 　A 群（統合失調病的 odd/eccentric）として妄想性 paranoid（疑い深く，神経過敏で，しばしば敵意に満ちている），統合失調質 schizoid（孤立しており，冷淡で無関心），統合失調型 schizotypal（関係念慮や魔術的思考で疑い深さを伴う奇矯さ）がある。
> 　B 群（感情的，演技的 dramatic/erratic）として反社会性 antisocial（良心の呵責なしに，社会規範から外れた行動を示す），境界性（前述），演技性 histrionic（芝居がかり，人を惹きつけ，自己中心的で，関心を引こうとする），自己愛性 narcissistic（自己の重要さを誇大的に感じる）がある。
> 　C 群（不安，回避的 anxious/fearful）として回避性 avoidant（引っ込み思案で臆病），依存性 dependent（別離を恐れ，他人に責任を任せたがる），強迫性 obsessive-compulsive（完全主義で融通がきかず，しばしば決断できない）がある。

(15) 適応障害 adjustment d.　09G49／09I3／10G8

　　ストレスが原因になり，それが消失すると一定期間内に症状が消失する。第 3 次産業就業者で増加している。

(16) 自閉症とその関連疾患　07G16／07I4,44／09D3／10A42／11D43

　　autism spectrum d. として，自閉症，Asperger 症候群，広汎性発達障害がある。

自閉症 autism では対人関係の障害，言語の障害（言語発達遅延，反響言語）および，行動，興味，活動が同一性を保持し，反復する障害がある。視線を合わせないなど，非言語的コミュニケーションが適切にとれない*。周囲の人に物をとらせることが多い（**クレーン徴候**）。感覚過敏も伴う。3歳までにほぼ症状が出そろう。必ずしも言葉の出現とともに意志伝達の障害は改善しない。

Asperger 症候群は自閉症と同様の症状があるが，言語発達，知的発達の遅れはみられない。診断には心理検査をする。

広汎性発達障害 pervasive development d. は軽度ないし非典型的で，自閉症の基準を満たさないものである。

選択緘黙 selective mutism は言語理解，発語などの言語能力は正常であるのにもかかわらず，一部の生活場面で沈黙を続けることである。

Rett 症候群は X 染色体優性疾患で，女児のみにみられ，生後 6〜18 か月より，進行性に知能運動低下が起こり，手をもむような常同運動が特徴的である。

(17) 多動性障害と行為障害　07G16／07I44／09A54／11I14／12D4

注意欠陥多動性障害 ADHD：attention-deficit hyperactivity d. は学齢期の児童の 2〜18％にみるとされ，男児に多く，衝動性，集中困難，過活動がある。さいなことで気が散りやすい。知能発達の遅れはないが，読む，書く，計算，話す，聞くことができない。脳内ドパミン神経系の異常とされている。

過活動は改善するが，不注意と衝動性は思春期，成人になってもしばしば続く。治療は学習の支援など心理社会的方法とともに，中枢神経刺激薬の**メチルフェニデート**が用いられる。

チックは急速で，目的のない不随意運動あるいは発声である。（Gilles de la）**Tourette 症候群**はチックに重度の汚言 coprolalia，反響言語 echolalia を伴うものである。一時的ならチックをとめることが可能で，睡眠中は起きない。抗精神病薬（ハロペリドール）で治療するが，12〜15 歳で軽快することが多い。

(18) 性同一性障害と性嗜好障害　11G54

性同一性障害 gender identity d. は自分の性に対して，適切でないと感じたり，不快感を持っており，**性転換症** transsexualism，両性役割服装倒錯症，小児期の性同一性障害がある。

性嗜好障害 paraphilia は，性的興奮を得るのに，同意した成人以外の相手を対象に求める性的障害で，フェティシズム fetishism，フェティシズム的服装倒錯症，露出症 exhibitionism，窃視症 voyeurism，小児性愛 pedophilia，サドマドヒズム sadism & masochism がある。

【第5部】
全身におよぶ生理的変化，病態，診断，治療

393………第1章　全身症状を示す疾患
396………第2章　腫　瘍
405………第3章　免疫・アレルギー疾患
413………第4章　物理・化学的因子による疾患
418………第5章　成長と発達
432………第6章　加齢と老化
435………第7章　人の死
437………第8章　死と法

第1章　全身症状を示す疾患

1　発　熱 fever　07D8／10E42／10I52／11C28

解熱薬の NSAIDs は心肺機能に余力のない患者〔☞ p.468：脈拍〕以外は必要ない。使う場合には頓服でなく，持続して使用する。

41℃を超えると，単なる熱ではなく，**高体温症** hyperthermia を考える。高体温症には解熱薬は禁忌で，体の cooling を行う。

高体温症には熱射病，甲状腺中毒症，抗精神病薬や麻酔薬による悪性症候群，さらにセロトニン症候群がある。

悪性症候群 malignant s. は抗精神病薬，L-dopa などの突然の中止や変更を契機として起こることが多く，脱水，感染症，低栄養で増悪する。治療は生理的食塩水で補液を行い，ダントロレン，ブロモクリプチンを使用する。早期診断と早期治療により予後はよい。

抗精神病薬悪性症候群 neuroleptic m. s. では鉛管状の固縮があるのに対して，SSRI〔☞ p.386〕とモノアミン酸化酵素阻害薬の併用で起こる**セロトニン症候群**ではミオクローヌスをみ，発症が24時間以内と早い。

「**熱恐怖症**」は子どもの熱に対する親の不安である。多くの親が熱は有害で，熱を下げなければ，さらに熱が上がると考えている。しかし41℃未満の熱や熱性けいれん〔☞ p.169〕は脳に障害を与えないということを説明するべきである。

額部を冷やすと気持ちはよいが体温の低下をもたらさない。太い血管のある頸部，腋窩，鼠径部を，血管を収縮させない温度で冷やすと解熱には効果がある*。水分を十分に与える。

不明熱の原因としては感染症，悪性腫瘍，自己免疫疾患，薬剤（抗菌薬やNSAIDs でも起こる）によるものが多い*。

2　脱　水 dehydration　07E56／08G57／09D16／09F30／09G39／10B23／10156／11A38／11B36／11G51, 60

乳幼児，高齢者では，下痢，嘔吐〔☞ p.259〕が持続すると脱水をきたし，乏尿となりやすい。高齢者は口渇を感じにくく，腎濃縮力が低下している。

症状は循環血液量減少性ショックと共通する。〔☞ p.207〕

乳幼児の脱水では**大泉門陥凹，四肢の冷汗，皮膚緊張（ツルゴール）低下，口腔粘膜乾燥，尿量減少**をみる。尿ケトン体が陽性となる。

乳児の体重の10〜15％減少の重症脱水では無尿の状態が持続し，血圧低下が

著明になり，意識が混濁してくる。

　低張性脱水では細胞外脱水のため皮膚ツルゴールは低下し，頻脈，低血圧，深部腱反射減弱をみる。

　高張性脱水では低張液の喪失によって細胞外液のナトリウム濃度が上昇し，細胞内から水を引き出すので，細胞内脱水が起こりながらも細胞外液が保たれ，血圧が保たれるなど，脱水の症状は現れにくい。細胞内脱水のため皮膚の緊張は保たれるが，深部腱反射は亢進し，興奮状態などの易刺激性や口渇をみる。<u>ADH の分泌が増加し，尿濃縮が起こる</u>。

　〔☞ p. 291：電解質代謝異常〕

　中等症以上の脱水では生理的食塩水ないし乳酸加リンゲル液を静脈内点滴輸液する。小児ではまずカリウムを含まない＊1 号液＊〔☞ p. 452〕から開始する。

　脱水の投与量は
　　　　不足水分量＋維持水分量＋次の 24 時間で予想される喪失量
である。維持水分量は体重が 10 kg 以下なら 100 mL/kg/日である。

　脱水治療の指標には脈拍と尿比重がある。

3　全身倦怠感 general fatigue

　重要な原因には甲状腺機能亢進症と低下症，うっ血性心不全，感染（心内膜炎，結核など），睡眠時無呼吸症候群，貧血，自己免疫疾患，過敏性腸症候群，癌があり，アルコールや，鎮静剤，β遮断薬などの薬も原因になる。

　精神疾患では不眠症，うつ，不安，恐慌反応，気分変調，身体化障害が原因になる。

4　食欲不振 loss of appetite

　多くの消化器疾患のほか，神経精神疾患，感染症や悪性腫瘍で起こる。

5　肥　満 obesity　〔☞ p. 27〕　06G5

　単純性肥満は全肥満の 90％以上を占め，血中**アディポネクチン**，グレリンは低下，**レプチン**は増加する。グレリンは食欲を亢進させる。血中コルチゾールはデキサメサゾンで抑制される。

　肥満の原因として甲状腺機能低下症，Cushing 症候群も考える。〔☞ p. 431：Laurence-Moon-Biedl 症候群，Prader-Willi 症候群，Fröhlich 症候群〕

6 や　せ weight loss　05G37

　やせの原因としては癌，消化管疾患，認知症，うつ，神経性食思不振症，内分泌疾患として甲状腺機能亢進症（動悸，発汗過多，下痢，頸部腫瘤），汎下垂体機能低下症や Addison 病（口唇，口腔に褐色の色素斑），褐色細胞腫（動悸，発汗過多，口渇，副腎の腫瘤）を考える。

　低栄養は BMI 18.5 未満，血清アルブミン 3.5 g/dL 以下である。PEM：protein energy malnutrition はエネルギー不足の**マラスムス型**とタンパク不足の**クワシオルコル型**（低アルブミン血症による浮腫，低リポタンパク血症による脂肪肝をみる）に分ける*。

第2章　腫　瘍

1　病理・病態

(1) 腫瘍の定義

腫瘍 tumor は制御不能な自立性増殖を示す単一の細胞に由来する病変である。これに対して腫瘤（mass, lump の他 tumor, tumor mass と使われることがあり注意）は「しこり」のことで，腫瘍であることもあるが，炎症や出血，異物なども原因となる。腫瘍は統計学的用語では新生物 neoplasm と呼ばれる。

(2) 組織の再生と肥大，増生，化生，異形成と退形成

再生 regeneration は組織が欠損したときに同一組織でその部分を補うことをいう。心筋細胞と中枢神経細胞は基本的に再生できない。

体細胞の多くは，細胞内小器官が少なく，大部分を核が占める未熟な細胞から，必要とされる機能により分化 differentiation し，細胞内小器官や構造を発達させ，成熟した細胞となる。

化生 metaplasia とは成熟し，十分に分化したある種の組織が，他の種の分化した組織へと異常に変化することをいう。胃での腸上皮化生（杯細胞，刷子縁，Paneth 顆粒をみるが，絨毛構造はない），気管支（喫煙が原因になる），子宮頸部の扁平上皮化生，Barrett 食道〔☞ p.264〕がよく知られている。

異形成 dysplasia とは，正常では骨が存在せず，線維結合組織のみが存在する部位で，骨の発育が起こるような，該当の器官や部分に対して正常ではない，細胞学的および組織学的要素が発育することをいう。なお，扁平上皮癌の前癌病変として使う異形成はやや意味が異なる。

肥大 hypertrophy はある部位または器官の容量が増大することであるが，成長，腫瘍による増大を除く。この用語は，体積の増大による個々の組織要素の量的増大に限定されるのであって，細胞数の数的増加を示すのではない。

過形成 hyperplasia（増生）は，組織または器官における多数の細胞由来の細胞数の増加をいうが，肥大との厳密な区別が困難なことも少なくない。

退形成 anaplasia は腫瘍にみるような分化の欠失をいう。

(3) 良性腫瘍と悪性腫瘍

良性 benign 腫瘍は発生した場所（局所）にとどまって，連続的に膨らむように増殖（膨張性増殖）するものである。良性腫瘍は正常組織との境界が肉眼的に

も明瞭であり，周囲の組織を破壊することは少ない。

これに対して，**悪性** malignant 腫瘍は浸潤*，転移*することが特徴である。

浸潤 invasion, infiltration とは腫瘍細胞が周囲の組織にしみ出すように，ばらばらになり，破壊しながら増殖し拡がることである。

癌，特に腺癌では増殖による組織の破壊に伴い，癌細胞がばらばらになり，細かい部分にも入り込み，組織を破壊し，線維化をきたし，硬くなったり〔☞ p. 116：創傷治癒〕，周囲組織を引き込むような肉眼像になる。〔☞ p. 246：胸膜陥凹，☞ p. 265：粘膜ひだの先細りや集中像，☞ p. 334：乳頭の偏位，皮膚の陥凹，放射状陰影〕

ただし，すでに増殖が早くなっている転移巣や肉腫では，膨張性で境界明瞭な像となることが多い〔☞ p. 247：転移性肺腫瘍〕。またリンパ球は非腫瘍でも浸潤する細胞であり，「良性」リンパ腫というものは存在せず，また組織破壊がほとんどないので，リンパ節同士癒着もなく，線維化を伴う癌のような硬さはない〔☞ p. 124：リンパ節腫脹〕。

転移 metastasis はもとの場所（原発巣）から，リンパ管や血管に癌細胞が入り，その流れにより，離れたところに拡がり，増殖することをいう。浸潤していなければ転移は起こらないが，いったん浸潤すれば転移する可能性がある。

（4）上皮性腫瘍と非上皮性腫瘍　12A54

腫瘍はその発生のもとになると推定される細胞や組織によって分類される。

上皮〔☞ p. 49〕由来で，悪性ならば**癌**〈**癌腫**〉carcinoma である。筋，結合組織や血液細胞など上皮由来でない組織から発生し（非上皮〈間葉 mesenchyme，間質〉），悪性と推定されれば**肉腫** sarcoma と呼ばれる。

> 世間では「がん」と書いて，悪性腫瘍全体をさす場合もあり，場合によっては血液やリンパの「癌」などと言っている場合もあり，注意が必要である。

悪性でなければ，それぞれ，良性上皮性腫瘍，良性非上皮性腫瘍と呼ばれる。悪性黒色腫は悪性非上皮性である。

癌はさらに，その由来する上皮によって腺癌，扁平上皮癌などと分類される。

腺癌*adenocarcinoma は腺腔形成や粘液があり，細胞診では腺様の細胞集塊となり，細胞質はライトグリーンに淡く染まる。

扁平上皮癌*squamous cell carcinoma は角化，癌真珠，細胞間橋があり，細胞診では細胞質は濃く染まり，オレンジ G に染まる細胞もある。

肉腫も同様にその由来する組織との近似性により，平滑筋肉腫*，脂肪肉腫，横紋筋肉腫，骨肉腫，血管肉腫というように組織型を分類する。

> 内皮や中皮は組織学では単層扁平上皮に分類することがあるが，腫瘍の分類では非上皮であり，それぞれの悪性腫瘍は血管肉腫，悪性中皮腫である。また神経上皮や胚上皮などといわれている細

胞も真の上皮ではない。

(5) 腫瘍細胞の異型性と多型性

　　成熟細胞では，核の大きさや核/細胞比（N/C 比）が小さく，細胞内小器官が発達し，分化した細胞の機能を保有している。また核の大小不同もあまりなく，均一であり，細胞内での位置による機能，例えば上皮細胞ならば管腔側と基底膜側という極性が保たれている。

　これに対して，腫瘍細胞は未熟な細胞に似ており，核/細胞比が大きく，分裂像も多く*，正常の機能，極性を消失している場合が多い。また核や細胞の大小不同や形の違いも目立つ（これを**多型性**と呼ぶ）。核膜も肥厚する。

　このような成熟細胞との違いを**異型性** atypia* と呼んでいる。異型度と分化度は逆の関係になる。分化度が低く*，異型が高度*な腫瘍ほど，細胞接着が少なくなり，広く浸潤し，転移しやすく，悪性度が高い。異型の程度は grade で表す。

> 浸潤，転移していない上皮内癌や Bowen 病〔☞ p. 180〕も，異型により癌と診断される。一方，内分泌系の腫瘍などは異型がまったく悪性の指標にならない場合もある〔☞ p：341：濾胞腺腫〕。

(6) 腫瘍の境界病変の意義とその取り扱い　〔☞図 5-1〕　10I7

　　正常な大腸の粘膜には上皮細胞からなるくぼみである陰窩，腺があり，この陰窩は分枝がなく，まっすぐで，腔は均一でそろっている。その上皮は粘液が多く，核はその細胞の管腔から離れた基底膜に近い側にあり，小型である。

　腺腫では腺の形が不規則になり，分岐もみるようになる。細胞も粘液が少なくなり，核が大きくなり，核の位置も基底部より離れる細胞が多くなる。

　癌になると，核が大きく，形も不整になるとともに，腺が密になり，形は不規則で，腺の中に上皮の橋渡し（**篩状構造** cribriform pattern）をみる。上皮の橋渡し構造をみるということは，その細胞は正常での管腔側，基底膜側という極性がなくなっていることを示し，癌であることを強く示唆する。

　しかし，高異型度の腺腫と高分化腺癌の区別が難しいことが少なくない。そこで，胃の腺腫および高分化の粘膜内癌には EMR，ESD〔☞ p. 265〕を行い，大腸のポリープ〔☞ p. 269〕で組織学的に高異型度の管状〈腺管〉腺腫および腺腫内癌や粘膜癌ではポリペクトミーを行うが，いずれも浸潤がなく，切離断端に腫瘍細胞がなければ治療完了となる。

　扁平上皮癌の前癌病変は**異形成** dysplasia と呼ばれ，子宮頸部で知られている。

　軽度異形成に比べ，中程度，高度異形成では N/C 比（核/細胞質の大きさの比率）の高い細胞を基底膜から離れた表層側にみる。

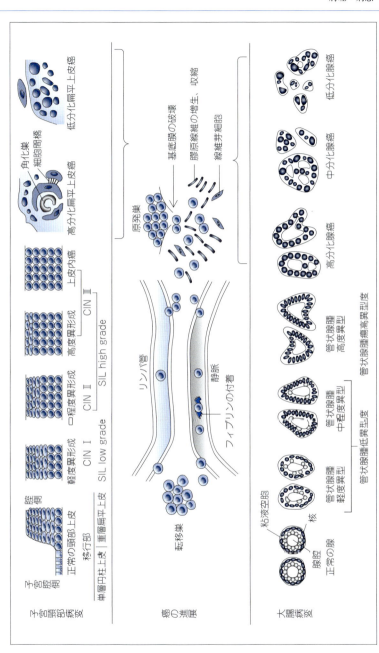

図 5-1 扁平上皮癌と腺癌およびその前癌病変

上皮内癌 CIS：carcinoma in situ では，高度異形成の場合より核の張りをみるものの，区別が困難である場合が多い。このような病変では複数の病理医の間で診断が一致しなかったり，同じ病理医でも診断時によって診断の不一致をみることがある。したがって，この2つの診断の違いで，上皮内癌なら子宮摘出，高度異形成なら経過観察というように治療法が大きく変わる危険性があるため，特に今後妊娠を希望する女性には慎重な判断が要求される。

そこで，この2つを区別せずに，**子宮頸部上皮内腫瘍** CIN：cervical intra-epithelial neoplasia Ⅲ とし，子宮頸部の**円錐切除術** conization を行うのが望ましく，浸潤がなく，切離断端に腫瘍細胞がなければ，治療完了となる。なお，CIN Ⅰは軽度異形成に，CIN Ⅱは中程度異形成に相当する。さらに近年では**扁平上皮内病変** SIL：squamous intraepithelial neoplasia の low grade と high grade として，中程度異形成以上 CIS までを high grade SIL としている。

子宮体癌〈内膜癌〉や子宮内膜増殖症ではプロゲステロンを投与し，それを中止することによって月経と同じく，子宮内膜を剥離させる（これを**消退出血**と呼ぶ）。その後，内膜生検を繰り返し，腫瘍細胞がみられなければ治療完了となる。

(7) 腫瘍と染色体異常

欠失，転座，重複といった染色体異常により，遺伝子が活性化または不活化し，その結果，正常細胞を上回る増殖優位性をもたらす。

例えば，CML〔☞ p. 129〕でみる Philadelphia 染色体には第9番染色体上の c-abl 遺伝子が第22番染色体に転座し，bcr 領域として知られる部位に隣接し，高度のチロシンキナーゼ活性を有する異常タンパクを産生する遺伝子 abl との雑種癌遺伝子をみる。

2　発生病因・疫学・予防

(1) 腫瘍発生に関わる遺伝的要因と外的要因　05B22／05C11

腫瘍の発生は体細胞に生来ある遺伝子の変化（遺伝的要因）に，さらにウイルス，細菌，寄生虫，化学発癌物質，紫外線，電離放射線，皮膚などへの慢性の刺激などの外的要因による遺伝子の変異の積み重ね（食べ合わせ）により起こると考えられており，イニシエーター／プロモーター，多段階発癌の考えに一致する。

すでに生来，癌遺伝子がある個体，癌抑制遺伝子の変異があるものは腫瘍が発生しやすく，また遺伝子の修復能に異常のある個体では腫瘍は発生しやすい。

腫瘍の発生に関与するウイルスには EBV での Burkitt リンパ腫，上咽頭癌，HBV および HCV の慢性感染による肝細胞癌，HTLV-1 による成人 T 細胞白血病，HPV による子宮頸癌がある。HPV の発癌には E7 タンパクによる RB タンパクの活性化，E6 タンパクによる p53 の不活化とアポトーシスの抑制が関わ

る。細菌ではヘリコバクター・ピロリ（リンパ腫，胃癌），寄生虫ではビルハルツ住血吸虫（膀胱癌）がある。

化学物質の発癌性と最も関連するのはDNA障害である。

化学発癌物質ではアスベスト（肺癌，中皮腫），芳香族アミン（膀胱扁平上皮癌），アフラトキシン（肝細胞癌），タール（皮膚癌）などが外的要因となる。抗癌化学療法が原因になる二次悪性腫瘍として白血病が代表的である。

紫外線の曝露では皮膚癌が，電離放射線では白血病，甲状腺癌が発生しやすい。免疫状態も腫瘍発生に影響し，これも遺伝的要因である遺伝子の突然変異（血管拡張性失調症など）の他，外的要因であるHIV感染でのリンパ腫やカポジ肉腫，移植後の免疫抑制薬によるリンパ腫が知られている。

ある化学物質について，ヒトの発がん性を調べた疫学研究では発がん性の十分な証拠が得られたが，動物実験では発がん性が認められなかった時は，ヒトの疫学研究に基づいて判定する。

(2) 癌に関する遺伝子（がん遺伝子とがん抑制遺伝子）の変化　08D2

癌遺伝子 oncogene は，正常時には細胞の増殖を制限する遺伝子に異常が生じたものである。**癌抑制遺伝子** tumor suppressor gene は，正常時には癌の発生と増殖を抑えるタンパクの遺伝子情報をもっており，これにより癌の発生を抑制する。

癌遺伝子には *c-myc*（Burkittリンパ腫の発生に関与している，以下同様），*BCL-2*（濾胞性リンパ腫），*HER-2/neu*（乳癌），*ras*（結腸癌）などがある。

これらは点突然変異による活性の強い変異タンパクの産生，遺伝子増幅による正常タンパクの過剰産生，染色体転座による付加された強力なエンハンサーによる正常タンパクの過剰産生や高活性型融合タンパクの産生などの機序で癌が発生する。

癌抑制遺伝子には *RB*（網膜芽（細胞）腫，臨床的には小児にみられ，白色瞳孔，石灰化を示す），*BRCA1* と *BRCA2*（乳癌，卵巣癌*），*p53*（大部分のヒトの癌，アポトーシス誘導）などがある。これらの遺伝子両側アレルの欠失，変異などで癌が起こる。

遺伝性の網膜芽細胞腫は生殖細胞の一方の染色体の *RB* 遺伝子にすでに変異があるために起こる。HNPCC〔☞ p.268〕で変異をみる *MSH2* はDNAミスマッチを検出するものである。チロシンキナーゼの受容体が増殖因子と結合して細胞の増殖分化を調整している。

(3) 悪性腫瘍の予防　09F15／09G35／11B33

一次予防〔☞ p.25〕には生活スタイルの改善と化学予防がある。

生活スタイルの改善には禁煙，脂肪（特に飽和脂肪酸）摂取の制限，食物繊維の摂取，適度な運動，紫外線の曝露を避けることなどがある。

糖尿病では肝癌，膵癌，大腸癌が有意に多く，乳癌，前立腺癌との関連はない。多くの発癌物質は脂溶性であり，脂肪の摂取を減らし*，便秘を減らす*ことで大腸癌が減少する。

化学予防は特定の化学物質を服用することで癌の発生を減らそうとする試みであり，アスピリン，ビタミン，ホルモン剤などがRCT〔☞p.467〕でその効果が調べられている。

悪性腫瘍のスクリーニング（二次予防）はその早期診断によりがん死亡率を低下させ，過剰な治療を防ぎ，医療費を下げるものでなければならない。

大腸癌の便潜血〔☞p.447〕でのスクリーニングは治癒の可能性の高い早期癌の発見につながり，死亡率を減少させることが示されている。

肺癌ではハイリスク患者におけるスクリーニングでも，CXRで肺癌を早期に発見できても死亡率は減少しない。肺のCTは腫瘍の発見の感度は高いが，疑陽性が多くなり，その所見を確認するための，不必要な侵襲的検査を増し，費用，合併症の危険性，患者の不安をもたらす。しかし最近，喫煙者は毎年，非喫煙者で3年ごとにCTをとると，肺癌死亡を20％，全死亡を6.7％減らすことが示された。

3 診　断

(1) 腫瘍の細胞診と組織診断　07F10

腫瘍の診断においてはいまだなお病理組織診断に勝る方法はない。

組織診断は組織検体を，ホルマリン固定した後（厚さ5mm以上の大きさならば，5mmに切り出しをする），エタノールによる脱水，キシレンによる浸透後，パラフィン包埋し，ブロックとする。このブロックを3〜5mcmに薄切し，スライドグラス上に載せ，HE染色した標本で診断する。

細胞診は喀痰，子宮頸部などを綿棒などで擦過した粘膜，または甲状腺や乳腺を穿刺吸引した検体，腹水や胸水を遠心し，その沈渣（遠心後沈殿物）をスライドガラス上に塗抹した検体を，エタノール固定し，**Papanicolaou染色**した標本で診断する。

術中迅速診断では生理食塩水内で湿らせたガーゼに検体を包んで移送した後，包埋剤に入れ凍結後薄切する。

細胞診では組織診に比べて，検体採取において患者に侵襲をもたらすことが少ない。細胞診では主に細胞異型で腫瘍を診断するが，組織診断では構造異型や浸潤の状態なども判別しやすいので，確診度が高い。

(2) 腫瘍の画像診断

癌の画像診断にはしばしばXRや超音波検査，CTスキャン，MRIや，消化管

や気管支には内視鏡が用いられる。

これらの検査は異常の有無，大きさ，腫瘤の質，周辺組織との関係，転移の有無の判断に有用で，総合的に腫瘍か否か，組織型などを推定できることがある。

しかし確定診断には病理組織診断が必須であり，画像診断はそのための生検や手術を行う場合に重要となる。

(3) 腫瘍の遺伝子診断 〔☞ p.246：肺癌〕

CML〔☞ p.129〕の *bcl/abl* など，血液・リンパ系腫瘍，軟部腫瘍を中心とした一部の腫瘍に関しては遺伝子診断でかなり特異性が高いものがあり，臨床応用されており，治療後の腫瘍細胞の存在の有無の判定に利用されることもある。

乳癌〔☞ p.333〕では，上皮性増殖因子レセプター〈EGFR〉2〈HER2〉の遺伝子が増幅，過剰発現している癌では，発現していない癌に比べて予後が悪いが，HER2タンパクに対するモノクローナル抗体〈トラスツズマブ〉に反応し，腫瘍縮小が起こることが示されており，治療の選択に遺伝子診断が使われている。

(4) 腫瘍マーカー　08D23

腫瘍組織から血流中へ分泌され，血清中に検出された場合，特定の腫瘍の存在を示す場合がある。術後の低下は，腫瘍が十分取り切れていることを示し，その後の上昇は腫瘍の再発を意味する。しかし早期診断には通常役立たず，臨床病期の決定にも関与しない。〔☞ p.259：AFP，CEA，CA19-9，☞ p.309：PSA〕

(5) 悪性腫瘍の病期分類　08E45

病期 stage **分類**には **TNM 分類**が用いられ，治療方法の選択，予後の判定に重要である。各 T, N, M の前に c（臨床分類）や p（病理分類）を付ける。
- T（腫瘍の大きさや深達度〔☞ p.268：T（壁深達度）〕）
- N（リンパ節転移）
- M（遠隔転移）

の各因子により評価し，その組み合わせで，たとえば大腸では
- I期（原発部位に限局しているもの）
- II期（原発臓器内や周辺部に拡大しているが，転移のないもの）
- III期（リンパ節転移はあるが遠隔転移のないもの）
- IV期（遠隔転移のあるもの）

のように分類するが，臓器ごとに基準が異なっている。

(6) 悪性腫瘍の予後因子　01B61

同じ臓器，同じ組織型の癌ならば，最も重要な予後因子は前述の病期分類である。さらに発生する部位や組織型も予後因子となる。一般に肺，食道，膵臓の癌は予後が悪いものが多く，甲状腺，前立腺は予後のよいものが多い。

(7) 悪液質 cachexia　10G56

悪性腫瘍の末期では，高度の体重減少とるいそうを示す。

(8) ホルモン産生腫瘍

カルチノイド〔☞ p.247, 275〕，甲状腺髄様癌〔☞ p.341〕，副甲状腺腫〔☞ p.342〕，Conn 症候群〔☞ p.342〕，卵巣顆粒膜細胞腫〔☞ p.316〕などがある*。

4　治　療

(1) 癌の治療方針の決定

癌の治療方針の決定において検査所見以外で最も重要なのは ADL〔☞ p.433〕である。

(2) 原発不明癌への対応

原発不明癌の原発巣の検索の画像診断は CXR，腹部 CT，マンモグラフィーに限るべきであり，消化管バリウム造影，消化管内視鏡はルーチンに行うべきではない。しかし，近年の分子標的療法の進歩で変わりつつある。

癌の組織が得られれば，抗癌剤の効果の高い悪性リンパ腫，胚細胞性腫瘍（絨毛癌を含む），ホルモン療法の効果が期待できる乳癌，前立腺癌の可能性を免疫組織化学染色で検索する。

(3) 末期癌患者への対応　〔☞ p.435：死期の患者〕

効果のない抗癌剤を do something として使うことは貧しい医療であり，実現可能な目標を患者と相談すべきである。癌の治療は必ずしも cure することでなく，患者を懸命に care することである。それには栄養状態の改善，疼痛の管理，精神的・社会的援助を意味する。特別な治療法がなく，治療に反応しなくても患者を見捨てないという態度を医療チームは示すべきである。

第3章　免疫・アレルギー疾患

1　診断と検査の基本

(1) 自己抗体の種類と臨床的意義

自己抗体は自己の細胞や核成分，組織・臓器に対して産生された抗体である。診断にも有用であるが，感度と特異度〔☞ p.446〕に注意が必要である。

2　病態と疾患

(1) 自己免疫疾患一般

1）膠原病と自己免疫疾患
結合組織を炎症反応の主な場所とする全身性慢性炎症性疾患であり，自己の構成成分に対する抗体（自己抗体）が原因で生じる疾患を自己免疫疾患という。

2）関節炎をきたす疾患
膠原病とその類縁疾患でしばしばみられ，関節リウマチがその代表的疾患であるが，感染性の関節炎〔☞ p.192〕もあるため鑑別が必要である。

3）Raynaud 現象　　12D11
指趾の寒冷曝露時*などでの血管攣縮による血流障害*で，疼痛とともに白色，紫色，赤色に色調変化をきたす状態である。

全身性硬化症，MCTD, SLE, PM／DM，閉塞性動脈硬化症，振動工具作業〔☞ p.15〕でみる。治療は寒冷を避け，Ca 拮抗薬を使用する。

(2) 全身性エリテマトーデス SLE*：systemic lupus erythematosus
07D54／07H11／08B48／09A52／09G59／10I47／11D36, 51／12F56

若い女性に多く，蝶形紅斑*，日光過敏*，円板状紅斑*，凍瘡様皮疹，頭部のびまん性脱毛などの皮膚症状，口腔潰瘍などの粘膜病変，腎障害*，関節炎（変形を伴わない），漿膜炎*がある。眼底綿花状白斑，Libman-Sacks 心内膜炎をみる。再燃と寛解を繰り返す*。

表皮基底層への免疫グロブリンの沈着，リンパ球浸潤により，基底膜が破壊され，海綿状態となり，真皮浅層の炎症により紅斑が生じる。

抗核抗体は，感度は高いが特異性が低い。抗２本鎖 (ds) DNA 抗体*（抗核抗

体 peripheral 型）や**抗 Sm 抗体**は，感度は低いが診断特異性は高い。**抗リボゾームＰ抗体**も陽性になる。自己免疫性溶血性貧血を伴う。活動期には白血球，特にリンパ球が減少し，血清補体値は低下する*。〔☞ p.409：抗リン脂質抗体症候群〕

中枢神経症状*（中枢神経ループス，けいれんと精神症状）と腎障害*（ループス腎炎〔☞ p.298〕）は予後を左右する重要な合併症であり，この場合には副腎皮質ステロイド薬*，免疫抑制薬*（シクロホスファミド）を使用する。軽症例では発熱，関節痛に対して NSAIDs を使用する。

（3）全身性硬化症，皮膚筋炎・多発性筋炎

1）全身性硬化症 systemic sclerosis〈強皮症 scleroderma〉 08D4, 47／09I66／10I38／12A44／12D58

皮膚，消化管，腎臓，心臓，肺に進行性の線維化が起こり，中年女性に多い。多発関節痛，Raynaud 現象*を初発症状としてみる。皮膚の浮腫状硬化，指尖の小潰瘍，仮面状顔貌，血管拡張性色素沈着，皮下の石灰化がある。

舌小帯短縮，嚥下困難，下部食道拡張，胃食道逆流，消化管の運動低下により，腸管内の細菌増殖，吸収不良を示す。

肺線維症*，肺高血圧症，強皮症腎*（小葉間動脈内膜粘膜腫状肥厚により，悪性高血圧，血栓性微小血管症をきたす。ACE 阻害薬／ARB で血圧を下げる）もあり，生命予後を悪化させる（予後判定に心エコー）。**抗トポイソメラーゼ抗体**（**抗 Scl-70 抗体**）は特異性が高いが，1/3 の患者でしかみない。Ca 拮抗薬が胃食道逆流に有効である。

CREST 症候群〈calcinosis, Raynaud's phenomenon, esophageal motility disorder, sclerodactyly and telangiectasia〉は強皮症の限局型で，抗セントロメア抗体が陽性である。

2）皮膚筋炎・多発性筋炎*PM：polymyositis／DM：dermatomyositis
07I71／08A50／08D45／09H31, 32／09I28／11B53, 55

自己免疫機序による。50 歳前後の女性と 10 歳前後に多い。

PM は，横紋筋を侵す疾患で，主として，四肢近位筋に筋力低下が生じる。

DM では筋症状に加え，**Gottron 徴候**（手指の関節背面の落屑性紅斑），**ヘリオトロープ疹***（両眼瞼部*の紫紅色調の浮腫性紅斑），**多形皮膚萎縮症** poikiloderma，爪囲の毛細血管拡張がみられ，**抗 Jo-1 抗体***を含む**抗 ARS**〈アミノアシル tRNA 合成酵素〉**抗体**や抗 MDA5 抗体（筋症状なし）が特に間質性肺炎をみる例で陽性になる。筋束周囲にＴリンパ球の浸潤をみる。四肢 MRI の T2 強調像で筋内の高信号をみる。悪性腫瘍の合併が多い。

(4) 関節リウマチとその関連疾患

1) 関節リウマチ rheumatoid arthritis　07C14／07D44／08D32, 58／09A51／09E15／11I58／12C42／12D17／12E13／12F42

多臓器，特に関節を侵す。パンヌスと呼ばれる炎症性に増殖した滑膜（滑膜炎）により，関節軟骨にびらんが生じる。関節腫脹は診断に有用である。

進行性，対称性多関節炎である。TNF-αが関与している。

早期には関節に朝のこわばり*を示す。PIP*，MP*などの小関節が対称性に侵される。DIP は侵されにくい*。

晩期には手指のボタン穴変形（PIP 屈曲，DIP 過伸展）*，swan neck 変形（PIP 過伸展，DIP 屈曲）*（これらは腱断裂による），環軸関節脱臼，手指尺側偏位，外反母趾などをみる。X 線写真では関節周囲の骨萎縮，骨性強直，骨破壊，関節裂隙の狭小化をみる。仙腸関節は障害されにくい。

関節外症状として，皮下結節，胸膜心膜炎，間質性肺炎がある。

リウマトイド因子*　RF は IgG の Fc 部位に対する IgM 抗体である。

抗環状シトルリン化ペプチド（CCP）抗体は感度も特異度も高い。

Felty 症候群は関節リウマチに脾腫と好中球減少を伴うものである。

悪性関節リウマチ*は既存の関節リウマチに，血管炎*と血栓形成による虚血に基づく多臓器症状を伴った状態で，血清補体価は低下する。

NSAIDs*は症状の軽快にはある程度役立つが，骨びらんや進行を食い止めることはできず，できるだけ早期に病態修飾性抗リウマチ薬 DMARDs：disease-modifying antirheumatic drugs を使用する。合成 DMARDs にはメトトレキサート，レフルノミド，生物学的 DMARDs には TNF-α 阻害薬，抗 IL-6 薬がある。

肺線維症を伴うと免疫抑制薬，副腎皮質ステロイド薬を使う。

メトトレキサートは B 細胞リンパ腫をきたすことがあるが，半数は中止で寛解する。EBV と関連し，節外，DLBCL が多い。

関節に炎症所見が強い時には，関節保護手技の指導を行う。

2) 若年性特発性関節炎 JIA：juvenile idiopathic arthritis〈若年性関節リウマチ* JRA：juvenile rheumatoid arthritis〉　07G18／12D39

小児にみられ，関節リウマチの所見をみるが，病初期は関節症状はないか，あっても軽度である。全身発症型〈Still 病〉（発熱（弛張熱），紅斑（サーモンピンク様皮疹で，出没する），全身リンパ節腫脹，肝脾腫），少関節型（最も多く，大関節に多く，虹彩炎を伴うことが多い），多関節型（RA に似る）がある。血中 TNFα は高値となる。NSAIDs の投与を行う。関節痛が強い時は局所を安静に保つ*。

3) 成人 Still 病 adult Still disease　10I70

全身型 JRA が，16 歳以上の成人にみられたもの（70 歳代でもみる）で，血清

フェリチンは高値，リウマトイド因子，抗核抗体は陰性である．好中球は増加する．副腎皮質ステロイド薬を投与する．

4）混合性結合組織病 MCTD：mixed connective tissue disease
07I21, 38

SLE，強皮症，多発性筋炎様の症状，所見が混在する疾患である．
Raynaud 現象，手指・手背のソーセージ様腫脹があり，**抗 U1-RNP 抗体**が陽性である．肺高血圧症の頻度が高く，心エコーを行う．

(5) 血管炎症候群，Sjögren 症候群，Behçet 病とその他

1）血管炎症候群
大血管の炎症には①②，中血管の炎症には③と川崎病が，小血管の炎症には④⑤⑥がある．

①巨細胞性動脈炎 GCA：giant cell arteritis〈側頭動脈炎 temporal arteritis〉とリウマチ性多発筋痛症 PMR：polymyalgia rheumatica　07G24／08I72／12A72

GCA は 50 歳以上に多く，特に側頭動脈に索状硬結をみる．頭痛，顎跛行〔☞ p.111〕の原因となり，眼動脈に炎症が及び失明することがある．眼底検査を行う．生検では，血管の炎症とともに内弾性板の近くに巨細胞がみえる．
PMR では発熱，四肢近位筋の痛みがあり，側頭動脈炎を合併することが多い．
GCA は大量の副腎皮質ステロイド薬で，失明予防のために治療する．PMR は少量の副腎皮質ステロイド薬で治療する．

②大動脈炎症候群*aortitis syndrome〈高安動脈炎 Takayasu's arteritis〉　08I13

脈なし病とも呼ばれ，若い女性に多く，視力障害や上肢の脈の微弱*があり，脈の左右差，頸部などに血管雑音を聴取する．腎血管性高血圧〔☞ p.298〕の原因になる．眼底に花環状動静脈吻合をみる．

③結節性多発動脈炎 polyarteritis nodosa　11I2

腎，肝，腸間膜動脈，冠動脈にフィブリノイド壊死を伴う血管炎をきたし，分岐部では動脈瘤を生じる．発熱，多発単神経炎，網状皮斑，腹痛などをきたす．

④多発血管炎性肉芽腫症 GPA：granulomatosis with polyangiitis〈Wegener 肉芽腫症〉　10A45

肉芽腫性血管炎が上気道，肺，腎に起こり，鼻出血，肺浸潤，結節，空洞病変，腎炎をみる．鞍鼻をきたす．**抗好中球細胞質抗体 C-ANCA**：cytoplasmic-antineutrophil cytoplasmic antibody〈PR：proteinase-3-ANCA〉が 80％の患者で陽性になる(注)．鞍鼻は**再発性多発軟骨炎** relapsing polychondritis でもみる．

注）WC-PR で，Wegener，C-ANCA，PR3-ANCA と覚える．

⑤**好酸球性多発血管炎性肉芽腫症** EGPA：eosinophilic granulomatosis with polyangiitis〈アレルギー性肉芽腫性血管炎 AGA：allergic granulomatous angiitis, Churg-Strauss 症候群〉 08I44／10G40

全身性血管炎で，炎症細胞には好酸球を多く含み，喘息を起こす。P-ANCA：perinuclear A.（MPO：myeloperoxidase-ANCA）が陽性となる。

⑥**顕微鏡的多発血管炎** MPA：microscopic polyangiitis 07A50／08D33／09I76／11I54／12A49／12D41

毛細血管，細動静脈が傷害され，肺胞出血，糸球体腎炎，紫斑，多発単ニューロパチー〔☞p.165〕を引き起こし，P-ANCA が陽性となる。

⑦**抗リン脂質抗体症候群** antiphospholipid antibody s. 07A1／08G14／12A75

抗カルジオリピン抗体の存在により，血小板凝集を介して動静脈血栓症（深部静脈血栓症，脳梗塞など），網状皮疹，習慣性流産（胎盤梗塞による），血小板減少性紫斑病をきたす症候群であり，基礎疾患に SLE があることが多い。APTT 延長を示す。梅毒血清反応は偽陽性を示す。

⑧**クリオグロブリン血症** cryoglobulinemia

クリオグロブリンとは 4℃以下でゲル状になるグロブリンである。紫斑，末梢神経障害，糸球体腎炎をきたす。HCV 感染で起こることがある。

⑨**その他の血管炎**

薬剤，血清病および血清病様反応，ツツガムシ病など感染症が原因になる。

2）Sjögren 症候群* と Mikulicz 病 09D48／12D45

唾液腺や涙腺の導管，血管周囲にリンパ球の浸潤があり，唾液減少による口腔乾燥*，涙液減少による角膜乾燥，角膜点状上皮欠損，糸状角結膜炎をみる。特に歯肉縁に齲歯ができやすい*。ガムテスト，Schirmer テスト，Rose Bengal 試験，抗 SS-A/Ro 抗体*（感度高，胎児に影響がある），抗 SS-B/La 抗体（特異度高）が陽性になり，多クローン性γグロブリン血症を示し，他の自己免疫疾患や悪性リンパ腫の合併も多い。唾液腺造影でリンゴの木様の小点状陰影をみる。口唇（小唾液腺）生検を行う。〔☞p.298〕

Mikulicz 病は IgG4 関連疾患である〔☞p.283：自己免疫性膵炎〕。

3）Behçet 病* 07D49／10I79

口腔粘膜，外陰部の再発性アフタ性潰瘍*，回盲部潰瘍，結節性紅斑，ぶどう膜炎（前房蓄膿，青年期の失明の原因になる*），血栓性静脈炎，無菌性髄膜炎，大動脈瘤，副睾丸炎〈精巣上体炎〉がみられ，針反応陽性である。赤沈亢進，補体増加，CRP 陽性を示す。特異的な自己抗体はないが，遺伝的要因（HLA-B51）がある。

4）川崎病〈小児急性熱性皮膚粘膜リンパ節症候群〉 07F6／08I56／10H25／11I38

乳幼児の，中ないし小動脈を侵し，5日以上の発熱*，両側眼球結膜の充血，四肢末端の硬性浮腫，膜様落屑*，皮膚の不定形発疹，口唇が赤く腫れる，イチゴ舌，口腔粘膜のびまん性発赤，非化膿性頸部リンパ節腫脹をみる。BCG接種部位の発赤をみることもある。

冠動脈瘤*〔☞p.205：心エコー〕が発生し，血栓で閉塞し，心筋梗塞を引き起こす*。アスピリンと病初期のガンマグロブリン製剤*の使用で，冠動脈瘤の発生率を減少させることができる。

5）Weber-Christian 病

多発性対称性の皮下結節および脂肪織炎，四肢に有痛性の紅斑をみる。

6）線維筋痛症 fibromyalgia

中高年女性に多く，軟部組織の痛みと圧痛があり，睡眠障害も伴う場合，就眠時の低用量の抗うつ薬が効果がある。

（6）アレルギー

1）アナフィラキシー anaphylaxis 07A40／07E61, 62／08E57／09H11／10G63／11B39／12A51

Ⅰ型アレルギー〔☞p.98〕により，平滑筋の収縮と毛細血管の拡張を特徴とし，急激に皮膚（蕁麻疹），呼吸器（気管支喘息），心血管系，消化器系などに起こる全身臓器のアレルギー反応である。食物，薬物*（ペニシリン系抗菌薬など），造影剤，輸血，蜂に刺されたときなどに起こる。

点滴で起こった場合にはまず点滴を中止する。

循環不全（アナフィラキシーショック〔☞p.208〕），喉頭浮腫は致命的となり，喉頭鏡を準備し，アドレナリン筋注*（1回0.2〜0.4 mg，5〜15分で再投与可），気管支拡張薬（アミノフィリン），副腎皮質ステロイド薬，抗ヒスタミン薬（マレイン酸クロラミン）の投与を行う。チアノーゼがあれば気道確保を行う。

頻脈や眼の前が暗くなってきたというのはショックを示唆し，血管確保，酸素投与，心電図モニターと連続測定血圧計装着をする。

食物依存性運動誘発性アナフィラキシー FDEIA：food-dependent exersice-induce a. は特定の食物（特に小麦と甲殻類）摂取後に運動することによってアナフィラキシー症状を引き起こすものである。

2）食物アレルギー 07G9／10A17

『**食品衛生法施行規則**』ではエビ，カニ，卵，小麦，そば，落花生，乳の7品目を特定原材料と定め，表示が義務付けられている。

小児の原因としては卵が多いが，成長とともに治ることが多い。

口腔アレルギー症候群では，果物や野菜を食べた後に直接触れた唇やのどの奥が痒くなったり，腫れたりする。

ラテックス・フルーツ症候群は医療用の手袋に使われている天然ゴムの成分とフルーツに含まれる成分が交叉反応により，アレルギーをきたすものである。

3）薬物アレルギー

症状は発疹が多く，検査には貼布試験，皮内テスト，RIST 法，RAST 法 [☞ p. 98]，リンパ球刺激試験がある。

（7）先天性免疫不全症

好中球や B 細胞の異常で細菌感染が，T 細胞の異常でウイルス感染が重症化する。

先天性の免疫不全症では T 細胞機能不全には 1），B 細胞機能不全の 2），3），B・T 細胞機能不全の 4），5），6），貪食細胞の異常の 7），8）がある。

1）DiGeorge 症候群〈胸腺低形成〉 05D15

第 3，4 鰓嚢 [☞ p.62] の形成不全により，胸腺低形成，副甲状腺低形成（低カルシウム血症），大動脈弓異常，Fallot 四徴症などの心奇形がある。水痘が重症化する。

2）選択的 IgA 欠乏症 selective IgA deficiency

最も多い免疫異常で，上気道感染，下痢をきたすが，多くは無症状である。血漿輸血でアナフィラキシーをきたすことがある。

3）Bruton 型無 γ グロブリン血症

SR で，中耳炎が多い。水痘が重症化しやすい。

4）重症複合型免疫不全症 SCID：severe combined immunodeficiency 12F21

根本的治療がなされないと 2 歳以前にほぼ 100％死亡する。その 1 つのアデノシンデアミナーゼ欠損症では骨髄移植の他，酵素補充による治療がある。

5）Wiskott-Aldrich 症候群 08D7

SR で，血小板減少（血便の原因となる）とアトピー性湿疹，T 細胞減少がある。治療は骨髄移植である。

6）毛細血管拡張性失調症 ataxia-telangiectasia〈Louis-Bar 症候群〉

AR で，小脳性運動失調と血管拡張症をみる。IgA，IgE 欠損もみる。
リンパ系腫瘍のリスクが高い。

7）慢性肉芽腫症 chronic granulomatous disease 09B16／10I1

SR で，貪食細胞機能不全があり，肉芽腫を形成し，白血球の殺菌能が欠損し，

黄色ブドウ球菌，大腸菌，アスペルギルス感染が重症化しやすいが，カタラーゼ陰性の肺炎球菌は感染の原因になりにくい。NBT還元試験が陰性になる。

インターフェロンγは重症感染症のリスクを下げる。BCG接種は禁忌である。

8）Chédiak-東症候群

ARで，リソソーム移送の異常により，好中球の遊走能，殺菌能の低下，メラニン色素の分布異常（部分的白皮症），巨大リソソームが特徴である。

第4章　物理・化学的因子による疾患

1　疾　患

(1)　中　毒

1）食中毒　07A34／07B53／07D57／08I16／09A58／11I24

『食品衛生法』に基づき，食中毒を疑った医師は直ちに最寄りの保健所長に届けなければならない。

　事件数第1位はカンピロバクター，患者数第1位はノロウイルスである。
　夏季に加え，11，12月にも多い。感染型と毒素型がある。
　毒素型*は抗菌薬は無効で，黄色ブドウ球菌*とボツリヌスがある。
　黄色ブドウ球菌は潜伏期3時間で，エンテロトキシンにより嘔吐，下痢，腹痛をきたす。毒素は耐熱性である。調理人の手指の化膿巣が原因になることが多い。
　ボツリヌス菌はハチミツ（乳児で），いずしなどで起こる。ボツリヌス毒素はシナプス末端でアセチルコリン放出を抑制し，嚥下困難，呼吸筋麻痺などの神経麻痺症状*をきたす。ボツリヌス毒素は熱に弱い。治療は抗毒素血清を使用する。
　感染型にはサルモネラ，カンピロバクター，ノロウイルス，病原性大腸菌，腸炎ビブリオがある。
　サルモネラは生卵，鶏卵で起こる。下痢の他，ときに血便をみる。
　カンピロバクターは生鶏肉，生ミルクで起こり，最初は水様の下痢だが，やがて粘血便となる。便塗抹生標本でコイル状の桿菌をみる。
　ノロウイルスは潜伏期1～2日，近年冬期に生ガキによるものが多い。消毒は次亜塩素酸ナトリウムが有効，アルコールは無効である。糞便や吐物から経口感染し，手洗いを励行する。高齢者の場合，デイサービスは休ませる。
　腸炎ビブリオは潜伏時間が10～20時間で，夏に生の魚介類を食べたときに感染しやすい。

2）急性アルコール中毒　10E4／10I29

　アルコールは胃からも吸収される。
　アルコールの血中濃度は0.1～0.5 mg/mL（10～50 mg/dL）は発揚期で，好機嫌，多幸感，0.5～1.0 mg/mLは酩酊期で，運動失調，運動障害，2.0 mg/mLは泥酔期で著しい失調，4.0 mg/mL以上は昏睡期となり，呼吸麻痺，昏睡となる。
　血中濃度に伴う単純酩酊と，情緒不安定で衝動的，攻撃的になる異常酩酊とがある。

> ビール（アルコール濃度 5%）500 mL，ワイン（12%）200 mL，日本酒（15%）180 mL，焼酎（20%）120 mL，ウィスキー（40%）60 mL を飲めば（アルコールの比重は 0.8 なので，アルコール重量は約 20〜25 g），血中アルコール濃度は体重 70 kg で，0.35 mg/mL（35 mg/dL），体重 50 kg で 0.5 mg/mL になる。

アルコール代謝速度は個人差が大きいが，平均約 0.1 g/体重 kg/時間とされている。〔☞ p.102：ゼロ次速度過程〕

アルコールは酵素活性が遺伝的に規定されているので，訓練しても飲めるようにはならない。

治療は誤嚥対策，輸液，保温である。患者を<u>左側臥位</u>にする。

3）化学物質による中毒　07G63／08E55／09D53／09G58／10D33／10E46／11E46

中毒患者を取り扱う場合には救護者も，吸入や皮膚付属器腺からの吸入などで，二次災害に遭わないように注意する。

化学テロなどの場合には，患者を他の患者と接触のない一室に隔離し，また患者に服を脱いでもらい，密閉できる袋につめてもらうことなど除染をまず行う。

意識障害時の催吐は誤嚥窒息を起こしうるので禁忌である。

胃洗浄では，薬物を十二指腸側に流さないことが重要であり，患者を<u>左側臥位</u>にする。強酸・強アルカリ，石油精製物は胃洗浄が禁忌となる。

血液吸着は薬物中毒の治療としてよく行われる。

<u>NBC 災害</u>は核（nuclear），生物（biological），化学物質（chemical）による。

①有機リン中毒　07G64, 65／10B59, 60, 61／11A56

ネオスチグミン，カーバメート，サリン中毒などにより，<u>アセチルコリンエステラーゼ〈ChE〉</u>が阻害され，アセチルコリンが蓄積することにより，<u>徐脈，消化管運動亢進による腹痛，下痢，分泌亢進，縮瞳</u>（ムスカリン受容体作用），<u>筋線維攣縮</u>（ニコチン受容体作用），<u>発汗</u>〔☞ p.146：自律神経系〕，けいれんなどの中枢神経症状をみる。

治療にはアトロピンと ChE 再活性化薬の PAM（プラリドキシム）（カーバメートには PAM は無効）を使用する。

> 地下鉄サリン事件が起こる前年の 1994 年に松本サリン事件が起こったが，当時サリンなどという毒物を知っていた医者はほとんどいなかったであろう。松本サリン事件の時，2 つの病院に患者が搬送され，患者を診た医者のテレビのインタビューで，一方の医者は『患者さんは腹痛や嘔吐がありました』と述べ，他方の医者は『患者は腹痛や嘔吐を訴えていたが，注目すべきことは，ひとみが小さくなっていた（縮瞳）ことだ。これは有機リンか何かの中毒ではないか』と述べていた。医者としての両者のレベルの差は歴然である。なお，1990 年の湾岸戦争で米軍はイラク軍のサリンなどの化学兵器使用の可能性を考え，兵士にアトロピンと PAM の自己注射キットを持たせていた。

② シアン〈青酸〉中毒

電子伝達系〔☞ p.65〕のチトクロームオキシダーゼ系の呼吸酵素が阻害*され，全身けいれん，呼吸筋麻痺をきたし，呼気のアーモンド臭がある。
治療には100％酸素吸入，亜硝酸アミルの吸入などを行う。

③ パラコート中毒　05D8

咽頭食道の腐食，時間経過とともに肺線維症をきたし，酸素吸入は禁忌となる。1時間以内なら胃洗浄を行う。

④ 有機溶剤（シンナー〈主成分はトルエン〉，ベンゼンなど）中毒

経口，吸入，経皮で接触した部位の局所刺激症状，けいれんなど中枢神経症状をきたす。有機溶剤中毒ではまず窓を開けるなど，換気を行う。

⑤ 睡眠薬中毒　05E9

呼吸抑制をきたす。

⑥ その他の中毒　11I26

アセトアミノフェン中毒では肝細胞壊死が起こり，意識障害，過呼吸，肺浮腫，代謝性アシドーシスをきたす。治療ではN-アセチルシステインを使う。
サリチル酸中毒では意識障害，過呼吸，肺浮腫が起こり，代謝性アシドーシスを示す。〔☞ p.293〕

4）一酸化炭素中毒　11G5

酸素の250倍のヘモグロビン結合力があり，頭痛，嘔吐，けいれんを引き起こすが，チアノーゼは出現せず，指先や粘膜が鮮紅色となる。換気の不十分な不完全燃焼で起こり，0.1％の濃度でも昏睡になる*。
高圧酸素療法を行う。

5）フグとキノコ中毒その他　09I31

フグ毒のテトロドトキシンは卵巣と肝臓に多く含まれ，加熱分解されず，30分から4～5時間で発症し，Naチャネルを遮断することで，口唇のしびれ感，クラーレ様運動麻痺をきたす。呼吸筋麻痺で死亡する。
キノコ中毒では，タマゴテングタケなどに含まれるアマニチンによるものが重要で，摂取8～12時間後の腹痛，嘔吐から下痢が起こり，1～2日後に肝壊死，肝性脳症，腎不全を引き起こし，死亡率は20％である。
ワライタケにはシロビシンが含まれ，幻覚をきたす。
ジャガイモの芽にはソラニンという毒物が含まれている。
魚肉中のヒスチジンが，細菌のヒスチジン脱炭酸酵素によりヒスタミンに変性し，アレルギー症状をきたす（アレルギー様食中毒）。

6）子どものタバコの誤嚥　06E56

乳幼児の誤嚥で最も多いのはタバコである。2cm未満で無症状なら経過観察であり，2cm以上で30分から4時間後に嘔吐，顔面蒼白，冷汗があれば，直ち

に胃洗浄をする。

空き缶を灰皿代わりに使用するとニコチンが溶出し，子どもが誤って飲むことがある。直ちに水や牛乳を飲ませ，嘔吐させ，受診させる。

(2) 環境要因による疾患　[☞ p. 99：放射線] 12C5

1）高温による障害　07I29／08H19／10H29／11A38／11C28／12A20／12D28

熱中症は熱けいれん，熱疲労，熱射病がある。

熱けいれん heat cramp は，発汗での水・電解質の喪失により起こる，筋肉のけいれんである。

熱疲労 heat exhaustion は発汗による循環器系の虚脱をいう。

熱射病 heat stroke は体温調節失調により，発汗停止，高体温 [☞ p. 393]，意識障害が起こる。

治療は電解質液（乳酸加リンゲル液）輸液である。熱射病では微温湯噴霧で39℃以下に下げる（正常体温まで下げるとその後の低体温を招く）。予防には口渇感がなくても水分の補給を行うように指導する。[☞ p. 13：地球温暖化]

2）寒冷による障害　07I75

非凍結性組織損傷には**凍傷痛** frostnip，**浸水（塹壕）足** immersion（trench）foot，**しもやけ（凍瘡）** chilblains（pernio）がある。

凍傷 frostbit で凍結部が再度凍結する可能性がある場合は解凍は禁忌である。

偶発性低体温（症） accidental hypothermia では刺激伝導系の抑制により，徐脈，PQ延長，陰性T波，**J波〈Osborn波〉**をみる。

酸素投与下でも，低酸素血症が改善しなければ，気管挿管を行う。

氷水に1時間以上浸っていて，瞳孔反射がなくても，治療により永続的な脳障害を残さずに回復した例がある。

3）潜函病〈減圧症〉dysbarism〈decompression sickness〉　08A21

潜水からの浮上時のように，圧急減で，血液や組織に溶解していたガス（特に窒素）が気泡を生じて起こり，疼痛（特に関節）や神経症状をきたす。高圧酸素療法の適応となる。

4）高山病 mountain sickness

急性高山病（頭痛，倦怠感など），高地肺水腫 HAPE：high altitude pulmonary edema，高地脳浮腫 HACE：h. a. cerebral e. をきたす。

5）溺　水 near drowning　00G93

淡水の溺水では肺水腫，循環血液量増加，低ナトリウム血症，高カリウム血症，呼吸性アシドーシスをきたす [☞ p. 430：幼児の溺水]。海水の溺水では血漿成分の肺胞への流出により，血液が濃縮される。ともに低酸素，低血糖，低体温，脳脊髄外傷に注意する。

(3) 熱　傷 burn

1）熱傷面積（9の法則）と深（達）度

〔☞図5-2〕　07G3／08E63, 64, 65／12F63

深さの程度を，以下のように分類する。
第Ⅰ度：表皮のみで発赤をみる。
第Ⅱ度：真皮に及び水疱を形成する。
第Ⅲ度：皮下組織に及び炭化する。また白色，なめし皮状にもなる。

真皮浅層までの熱傷では痛みが最も強く，瘢痕を残さず上皮化するが，深層では瘢痕を残す。小児は成長するので瘢痕の影響は大きい。

熱傷の深さは熱源の種類，接触時間，受傷部位，患者年齢が影響を与えるが，受傷面積は影響を与えない。

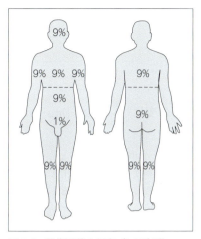

図5-2　熱傷面積の判定（9の法則）

熱傷面積は，成人は「**9の法則**」（頭・顔面・頸部9％，左右各上肢9％，体幹各前後面18％，左右各下肢18％）として算出し，小児は「**5の法則**」により算出する。

熱傷指数 burn index＝1/2×Ⅱ度熱傷面積（％）＋Ⅲ度熱傷面積（％）。

噴煙吸引などによる気道熱傷のあるものは予後が悪い。初療時に呼吸困難，嗄声，流涎（りゅうぜん，よだれをたれ流すこと）を認めた場合には喉頭浮腫*に注意が必要で，気管挿管を行う。

熱傷によるストレスにより生じる胃十二指腸潰瘍を，**Curling潰瘍**と呼ぶ*。

熱傷部位は直ちに水で冷やす*。水疱は破らない*。Ⅲ度の熱傷では壊死組織のデブリドマンと植皮を行う。

4 mL×体重（kg）×熱傷面積（％）（**Parkland〈Baxter〉の公式**）の乳酸加リンゲル液を最初の8時間で1/2点滴する。広範囲熱傷患者の輸液の指標には，時間尿量を用いる。

浮腫により血行障害をみることがあり，**局所的減張切開** escharotomyを行う。

重症広範囲熱傷は高度救命救急センターに移送するべきである。

第5章　成長と発達

1　胎児・新生児

(1) 胎児の循環・呼吸の生理的特徴と出生時の変化　〔☞図 5-3〕　07B35／08G23／09G22／10E39／11B19

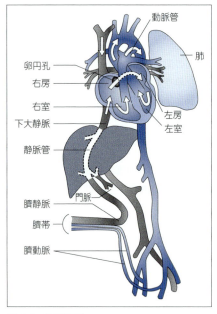

図 5-3　胎児循環

臍静脈 umbilical vein〔☞ p.58〕には最も酸素飽和度の高い血液が流れ，門脈に合流する枝と下大静脈に合流する枝（静脈管 ductus venosus〈Arantius 管〉）に分枝する。

下大静脈から右心房に入った血液の多くは卵円孔 foramen ovale を通り，左心房に入る。上大静脈から右心房に入った血液の多くは右心室，動脈管 ductus arteriosus〈Botallo 管〉（約 60％の血流）を経て大動脈に入る。

胎児では右心圧は左心圧より高い。

内腸骨動脈から 2 本の臍動脈*が分岐する。

出生後にはまず肺動脈圧が低下し，肺血流量が増加し，左房圧が増加することにより数分で卵円孔が機能的に閉鎖し*，その後，卵円窩になる。

動脈管は動脈血酸素濃度の上昇により，生後 15 時間以内に血流が停止*し，2～3 週間で完全に閉鎖し，動脈管索となる。静脈管（静脈管索となる），臍静脈（肝円索となる）も閉鎖する。

(2) 在胎期間と胎内発育　03G7

正期産児 term infant は在胎 37 週以上 42 週未満であり，これ以前に出生した児を早期産児 premature i.，後を過期産児 post-term i. と呼ぶ。

生まれた体重による分類では出生体重 2,500 g 未満を低出生体重児*low birth weight i.，1,500 g 未満を極低出生体重児*very low b.w. i.，1,000 g 未満を超低

出生体重児*extremely l. b. w. i., 4,000 g 以上を巨大児 large b. w. i. と呼ぶ。
在胎日数に比べて, 発育そのものが悪い児を SFD：small for date 児と呼ぶ。
全出生数に対する低出生体重児の割合は増加している。

(3) 主な先天性疾患

1) 二分脊椎〈脊椎破裂〉spina bifida, 髄膜瘤 myelomeningocele
09A48／09H4／11G8

正中背部の皮下脂肪腫は二分脊椎を考える。神経管閉鎖障害 NTD：neural tube defect であり, 閉鎖が頭部領域で起こらないと無脳症 anencephaly, 頸部から尾部では二分脊椎となる。二分脊椎では脊柱管は閉鎖せず, 脊髄髄膜瘤になる。二分脊椎の発生予防に妊娠初期の葉酸摂取*が効果がある。

脊髄髄膜瘤の発生頻度は出生 1,000 に対して 0.3〜0.5 である。無脳児と同様に, 母体血中や羊水中の AFP が上昇する。脳室拡大は出生前診断の糸口になり, 分娩は感染予防の観点から帝王切開が望ましい。排尿・排便障害*の頻度が高く, 出生後早期の手術が必要である。皮膚欠損をみる場合には 48 時間以内に手術を行う。

2) (Arnold-) Chiari 奇形 11D40

小脳扁桃または小脳下部が, 大後頭孔を通じて脊柱管内に下降した奇形で, 水頭症, 二分脊椎, 脊髄髄膜瘤, 脊髄空洞症, 頭蓋底陥入を合併する。

3) TORCH 症候群 03A19

妊娠中の胎児感染により先天異常が起こる感染症で, トキソプラズマ (Toxoplasma), Others, 風疹 (Rubella) [☞ p.81], CMV, HSV がある。
産道感染は淋菌, GBS, HBV, HSV が問題となるが, 風疹は問題とならない。

4) 薬物と胎児奇形 09G40

胎児の奇形発生に関連する薬物にはアルコール, ワルファリンなどがある。抗菌薬ではセフェム系, ペニシリン系, マクロライド系は胎児への影響の観点から適切である。

5) 先天性 CMV 感染 07D14

胎児や新生児の脳室周囲の白質を特に傷害しやすく, 脈絡網膜炎, 小頭症, 脳内石灰化, 難聴, 肝脾腫, 皮疹, 白内障をみる。
乳幼児との接触は危険因子である。

6) 先天性トキソプラズマ感染

脈絡網膜炎, 水頭症, 脳内石灰化, 精神運動発達遅滞, IUGR [☞ p.327] をみる。

7）先天性横隔膜ヘルニア〔☞ p.264：Bochdalek 孔ヘルニア〕

（4）新生児の生理的特徴　07E43／07G44／08E11, 16／09B43／09E32／09G15／10E29／10G37／11B10, 29

　　新生児 neonate とは生後 28 日未満*，早期新生児は 1 週間未満をいう。
　　出生体重は 3 kg*，身長 50 cm*，頭囲 33 cm*，胸囲 34 cm*，4 頭身である。正常新生児は両腕を W，両足を M の形に曲げている*。
　　出生後 3～4 日の間に 5～10％体重が減少し（生理的体重減少），7 日で戻る。
　　新生児は成人に比べ，体重あたりの体内総水分量が 80％と多く*，体表面積が大きく，不感蒸散〈蒸泄〉が多く，熱産生も乏しく，体温調節は未熟である*。最大尿濃縮力も成人の 1/3 である。特に出生体重が低いほど不感蒸泄が多い。正常分娩の新生児で体温は最初に検査する。低出生体重児を保育器に収容する目的は体温の保持である。
　　未熟児は胎脂の量が多く，皮膚，皮下脂肪が薄く，足底のしわが少なく，耳介軟骨が薄く，うぶ毛が多い。体脂肪率は 1 歳で最大となり，30％である。
　　大泉門〔☞ p.184〕は出生時には 3×3 cm で，生後 18 か月で閉鎖する（小泉門は 2～3 か月*）。
　　心拍数〔☞ p.313：胎児心拍数〕は新生児では 120～160 回/分，乳児 100～130 回/分（幼児 90～100，学童 80～100）である。呼吸数は新生児 40～50/分，乳児 30～40/分で，腹式呼吸である。新生児は正常でも口呼吸ができないので，強制的に鼻呼吸になる。血圧は新生児 60/40 mmHg，乳児 80～90 mmHg である。
　　乳児の歯根部，硬口蓋結合線に上皮真珠 Epstein pearl と呼ばれる上皮囊胞をみることもあるが，自然に消失する。
　　サーモンパッチは上眼瞼，眉間，前額部にみる紅斑様皮疹で，自然消失する。
　　乳汁分泌を伴う乳房腫大や，女児では処女膜ポリープや性器出血があるが，正常所見である。
　　出生直後に四肢末端，口唇にチアノーゼを認めることがあるが，生後 3 日後のチアノーゼは異常である。チアノーゼが高度のわりに呼吸障害が軽度で，血液ガスがほぼ正常の場合には多血症を考える。〔☞ p.234〕
　　肝臓は乳児期まで右肋骨弓下に 2 cm 軟らかく触知する。
　　臍帯は生後 1～2 週で自然脱落する。
　　精巣〈睾丸〉は在胎 30 週以後では陰囊内に下降しており，正期産児では出生時には陰囊に触知する。〔☞ p.311：停留精巣〕
　　胎便 meconium は無菌，黒色～暗緑色で，胎脂を含み，生後通常は 24 時間までに排泄される*。
　　新生児低血糖は糖尿病母体児や低出生体重児，特に SFD 児に発生しやすい。
　　新生児メレナや頭蓋内出血の予防のため，すべての児に生後 1 日，5 日，1 か月時に K_2 シロップを投与する。

表 5-1　アプガースコア〈Apgar score〉　07G69／10A24

	0	1	2
様　子 Appearance	全身チアノーゼまたは蒼白	末梢チアノーゼ	全身ピンク
心拍数 Pulse	0	100 未満	100 以上
刺激反応 Grimace	無反応	顔をしかめる	強く泣く
筋緊張 Activity	だらんとする	四肢を軽く曲げる	四肢を屈曲する
呼　吸 Respiration	自発呼吸なし	不十分な自発呼吸	十分な自発呼吸

(5) 胎児・新生児仮死　07I40／11E58／12D38／12F57

新生児は生後1分後と5分後に**アプガースコア**で採点する。
0～3点が重症仮死，4～6点が軽症仮死である。〔☞表5-1〕
Silvermanスコアは新生児の呼吸障害を評価する。

新生児仮死ではまず酸素投与，足底刺激，乾布での全身刺激，気道分泌吸引を行う。気道吸引を十分に行い，気道確保のため仰臥位にして下顎を挙上する。呼吸の刺激のため，鼻咽頭を吸引し，足底を叩く。

新生児のチアノーゼに100％酸素を用いると，チアノーゼ型心疾患では改善しない（心エコー検査を行う）が，それ以外の原因では改善する（hyper-oxigen test）。

(6) 新生児マススクリーニング neonatal mass screening　07G26／08E6／10B12／11B32／12F43

新生児マススクリーニングでは4～7日目に新生児の足踵から採血した血液*を使い，フェニルケトン尿症*，ホモシスチン尿症，メープルシロップ尿症，ガラクトース血症，クレチン症（先天性甲状腺機能低下症，TSHを測定）〔☞p.340〕，先天性副腎過形成症を対象としている。

発見される頻度が最も高いのはクレチン症（新生児は不活発）である。
神経芽腫とヒスチジン血症は対象外となっている。

2014年より**タンデム・マススクリーニング***が導入され，アミノ酸代謝異常症，有機酸代謝異常症，脂肪酸代謝異常症などの25疾患と，従来のガラクトース血症，クレチン症，先天性副腎過形成が新生児マススクリーニングの対象疾患となった。

(7) 新生児黄疸 neonatal jaundice　08G44

原因には生理的黄疸，母乳性黄疸，新生児溶血性疾患，クレチン症〔☞ p.340〕があるが，いずれも間接ビリルビンの上昇である．頭血腫，帽状腱膜下血腫〔☞ p.331〕でも血腫中の溶血により，黄疸をきたす．

間接ビリルビンが上昇する病態は核黄疸になる可能性があり，新生児溶血性疾患のほか，遺伝性球状赤血球症，Crigler-Najjar 症候群〔☞ p.262〕などもこれにあたる．

早発黄疸の原因としては血液型不適合が多い．

直接ビリルビン優位の黄疸は異常で，閉塞性黄疸などを考える．

1）生理的黄疸 physiologic j.*　06E1

胎児型ヘモグロビン〈HbF〉〔☞ p.121〕を含む赤血球が破壊され，グルクロン酸抱合〔☞ p.262〕の未熟性*により起こり，生後2～3日目から発現し，生後5日ころがピークで，生後2週*ころには自然消失する．

2）母乳性黄疸 breast milk j.

母乳中のプレグナンジオールが肝でのグルクロン酸抱合を阻害して生じるものであり，特に母乳を中止する必要はない．

3）新生児溶血性疾患　08G17, 44／10I72／11D55／11E43

母親のもつ抗赤血球抗体が児に移り，新生児が溶血，貧血，心不全や早発黄疸，核黄疸 kernicterus〔☞ p.169：脳性麻痺〕をみる．羊水検査で診断できる．

ビリルビン脳症であり，まず筋緊張低下（Moro 反射消失）をみる（Praagh 分類第1期）．この時期に治療を行えば，重篤な合併症を防げる．第2期では後弓反張，四肢強直，落陽現象をみる．

我が国では新生児溶血性疾患の原因としては ABO 式血液型不適合妊娠が最も多い．ABO 不適合妊娠では第1子でも溶血が起こるがまれである．

Rh 不適合妊娠*では Rh（−）の母親が Rh（＋）の児を分娩後，次に妊娠した Rh（＋）の児に起こる．感作すると抗 D 抗体ができ，不規則抗体（赤血球に対する抗体のうち，抗 A，抗 B 以外の抗体）陽性となる．

ABO 式抗体は IgM が大部分，Rh 抗体は IgG である．

高度の溶血，貧血により胎児水腫が起こることがある（胎児赤芽球症）．

Rh（−）の母親が Rh（＋）の児を娩出したとき（流産，異所性妊娠，人工中絶を含む）には72時間以内に抗 Rh（D）ヒト免疫グロブリンを投与する*．Rh 不適合妊娠では児の直接 Coombs 試験は必ず陽性*であるが，ABO 不適合では陰性である．また ABO 不適合では，胎児水腫はまれである．

新生児黄疸に対して光線療法を行う基準として重要なものは，①血清ビリルビン値，②出生時体重，③日齢である．

光線療法に用いる波長は青色光で，アイマスクをし，非水溶性の間接ビリルビンを光異性体に変えて水溶性にする。

光線療法中は不感蒸泄が増加するので，水分投与量を増加させる必要がある。

生後4日で血清総ビリルビン 18 mg/dL 以上，20 mg/dL 未満は光線療法の適応，20 mg/dL 以上では交換輸血の適応となることが多い。

成熟児でも生後45時間で血清総ビリルビン 18 mg/dL で，交換輸血の適応になる。

交換輸血は感作された赤血球，抗体，ビリルビンの除去を目的に，新生児と同一の ABO 式血液で，Rh(−) の血液を使用する。

4) 先天性胆道閉鎖症 congenital biliary atresia　07D37／10D30／10I9／12C26

便が灰白色となり，また十二指腸ゾンデによる胆汁採取で胆汁排泄をみず，血清リポタンパク X が高値を示す。新生児肝炎（巨細胞変性をみる）も直接ビリルビン高値となり，鑑別を要する。

生後60日以内に手術を行わないと予後不良になる。葛西手術（肝門部腸吻合術）では術後の上行性胆管炎が予後を悪くするので，その予防と治療が重要である。葛西手術後も肝線維化，肝硬変が進めば肝移植の適応になる。

新生児期以降に診断される場合もあるが，その場合，腹痛，黄疸，右腹部腫瘤のほか，二次性のビタミンK欠乏症による頭蓋内出血をきたすことがある。

(8) 新生児期の呼吸困難　11I75

症候は多呼吸（60以上/分），陥没呼吸，呻吟（呼気時の声門部のウーウーといううなり声），鼻翼呼吸（鼻呼吸は正常所見），不規則呼吸，無呼吸である。

新生児早期に起こる呼吸障害では呼吸窮迫症候群，新生児一過性多呼吸，胎便吸引症候群，気胸，先天性肺嚢胞，新生児クラミジア肺炎などがある。

新生児一過性多呼吸は新生児の呼吸困難の原因として最多で，肺胞液の吸収遅延で起こり，24時間以内に軽快する*。

新生児無呼吸発作（20秒以上）の原因には呼吸中枢の未熟性（早産児）の他，寒冷障害，中枢神経疾患（頭蓋内出血，髄膜炎），敗血症，低血糖などがある。

1) 呼吸窮迫症候群 RDS：respiratory distress s.（硝子膜疾患 HMD：hyaline membrane disease）　09D22／09I1／12D26

肺胞サーファクタント［☞ p.229］の欠乏により起こり，極低出生体重児に多い。呻吟（呼気でのうめき声）をみ，CXR ではびまん性細網状陰影，air bronchogram を示す。

治療は人工肺サーファクタントの気管内投与と CPAP［☞ p.454］である。

超低出生体重児では血液ガスを PaO_2 60～80 Torr，保育器内温度設定は 37℃，湿度は100％より開始し，徐々に下げ，初期輸液は5％ブドウ糖 50～60 mL/kg/日で開始し，1週間で 120 mL/kg/日になるように徐々に増量する。

マイクロバブルテストは気管吸引液や胃液で，肺サーファクタントの有無とその程度を定性的に評価でき，陽性（泡沫数が多い）なら RDS は否定できる。

未熟児網膜症 retinopathy of prematurity は低出生体重児の発達途中の網膜血管が，過剰酸素投与により血管閉塞をきたすもので，治療は光凝固である。適切な呼吸管理による予防が重要となる。

2）胎便吸引症候群 MAS：meconium aspiration s. 07140

過期産児に多く，分娩時の胎児の生理的ストレスにより起こる。胎便は胎児の肺にとって有害である。羊水は緑色調混濁となる。CXR で不規則な浸潤影，過膨張をみる。治療は気管内洗浄を行う。

3）新生児クラミジア肺炎 neonatal chlamydial pneumonia

産道感染〔☞ p.316：外陰，腟と骨盤内感染症〕で，無熱が特徴である。結膜炎を伴うことがある。CRP，赤沈は正常範囲，血清 IgM と好酸球の増多を示し，特異的 IgM 抗体陽性で診断する。エリスロマイシンで治療する。

4）新生児慢性肺疾患 CLD：chronic lung disease in the newborn

生後 28 日以上続く遷延性の呼吸不全の総称で，**気管支肺異形成** BPD：bronchopulmonary dysplasia と Wilson-Mikity 症候群などがある。

Wilson-Mikity 症候群では生後 2～4 週ごろより呼吸不全が起こり，臍帯血 IgM 高値など胎内感染を示唆する所見がある。

5）未熟児貧血

早期（1～2 か月）はエリスロポエチンの産生低下，後期（3～4 か月）は鉄の欠乏が原因になる。

(9) 新生児のけいれん neonatal seizure 07A27／08B36／12C33

低酸素脳症，頭蓋内出血，低血糖（ただし新生児では 50 mg/L は低血糖ではなく，けいれんを起こさない），低カルシウム血症，低マグネシウム血症，低ナトリウム血症，脳奇形，高ビリルビン血症，ビタミン B_6 欠乏症が原因となる。

新生児テタニーの主症状は易刺激性，振戦，けいれんであり，出生直後のテタニーは一過性副甲状腺機能低下による低カルシウム血症で起こる。

牛乳には多量のリンが含まれており，新生児が牛乳を多量に摂取すると血清カルシウムが低下し，テタニーをきたす。生後 1 週間以降のテタニーに多い。

新生児脳室内出血 neonatal intraventricular hemorrhage が疑われたら，まず頭部超音波検査（大泉門からの）を行う。〔☞ p.169：脳性麻痺〕

(10) 新生児壊死性腸炎 neonatal necrotizing enterocolitis 07136

低出生体重児に多く，腹部膨満，下血があり，腸管壁や門脈内にガス（**気腫像** pneumatosis intestinalis）をみることで診断できる。

〔☞ p.261：新生児期の下血〕

> 医学が進むと本来ならば死亡していた児が，脳性麻痺などの障害を残して生存し，ハンディキャップのある子どもが増えるのではないかとも思われる。しかし，死亡と神経学的合併症をきたす原因は同じないし同様の機序によるので，周産期の死亡率を減らすための研究ないし公衆衛生学的手法はハンディキャップを有する子どもを減らすことにもなる。

2 幼児

(1) 乳幼児の生理機能の発達　〔☞図5-4〕　08G15／09C4／09E32

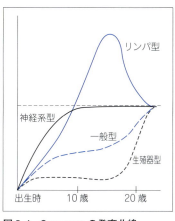

図 5-4　Scammon の発育曲線

乳児は生後 28 日から 1 歳未満，**幼児**は満 1 歳から小学校就学の直前までである。

Scammon の臓器発達曲線*によるとまず神経系が，10～12 歳で免疫系が発達する。一般臓器は乳幼児期と思春期に，生殖器は思春期に発達する。

腎機能，IgM 値は 1 歳で成人と同じになるが，視力は 3～7 歳で成人に近づく。

乳歯は生後 6～8 か月*，下顎下切歯*から生え始め，2 歳 6 か月ころ 20 本になる。永久歯萌出は 6 歳ころから始まり，13 歳ころまでにすべて生え変わり，28 本となる*。

CXR で，3 歳ぐらいまで，胸腺が上縦隔に腫瘤状に描出され，ヨットの帆のような陰影（sail sign）となることがある。

乳児は腹式呼吸，3～7 歳は胸腹式呼吸，その後胸式呼吸になる*。

生後 3 か月で Hb が最も低くなる。白血球は 1 か月から 6 歳の間はリンパ球が優位となる。

生後 3～6 か月に母胎の IgG が減少し，感染症が起こりやすくなる*。

(2) 乳幼児の精神運動発達　〔☞図5-5〕　07E17／08G11／09E32／10E38／10G22, 37／11E35／12C41

運動機能は頭部から下部へ，全体的な動きから細かい動きに発達する*。原始反射（乳幼児のみにみる）の中枢は脳幹である。

乳児期後半の発達評価には姿勢反射が適している。

自動歩行反射は原始反射で，新生児期にみる。

Moro 反射*は背臥位で児の頭を支え，急に頭部の手を離し 20°～30°頸部を後

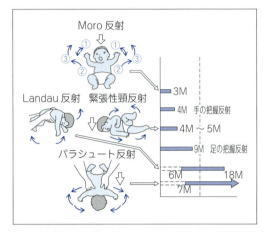

図 5-5　乳児の姿勢反射

屈させると，手を開き両上肢の伸展・外転が起こり，続いて抱きつくように上肢を屈曲・内転する反射である。生後3か月ころまでみる*。

　手の把握反射 grasp reflex は4か月ころ*，足の把握反射は9か月ころ消失する。

　（非対称性）**緊張性頸反射** tonic neck r. は頭を横向きにすると同時に同側上下肢伸展，反対側上下肢屈曲する反射で，4〜5か月で消失する。

　Landau 反射は児を腹臥位で胸腹部を支え，頭を持ち上げると体幹，四肢を伸展させる反射で，生後6か月から18か月ころまでみる。

　パラシュート反射は立位に支えた児を前に倒すと，上肢，指を伸展させる反射*で，生後7か月ころ出現し，一生みる。歩行にとって必要な反射である*。

　立ち直り反射は生後6か月ころから出現する。

　Babinski 反射は1歳ぐらいまでは正常でも認める。

（3）乳幼児の成長・保育法・栄養法　07E36／07G45／08B42／09B20／09E45／10B38／10F5／11G45／12E3

　パーセンタイル値は全体を100として小さい方から数えて何番目かを示す数値である*。

　体重は4か月で出生時体重の2倍の6 kg*，1歳で3倍*，2歳で4倍になる。

　身長は1歳で75 cm*，5歳で100 cm*，12歳で150 cm となる。年間身長増加は乳児期が25 cmで最も多く*，幼児期は7 cm/年である。

　頭囲〔☞ p.420〕は1歳で，胸囲と等しく，45 cm になる。

　Kaup 指数 ＝ 体重（g）/身長（cm）^{2} × 10 で，基準値は15〜18である*。

　小児の体表面積は成人を1とすると，1歳 1/4，3歳 1/3，7歳 1/2，12歳 2/3 であり，薬容量換算と同じである。体表面積は10歳ころに1 m^2 となる。

　乳児の1日の水分摂取量は 150 mL/kg*，幼児は 100 mL/kg* である。乳児の消化管吸収機能は成人の80〜90％であるが，腎濃縮力は成人の約1/2である*。

　成熟新生児では遠位骨端は化骨している。

　1か月の乳児が1日に必要とするエネルギー量は100〜120 kcal/kg である。

　哺乳時間が長く（15〜30分以上），かつ体重増加不良（乳児期前半で約25 g/日がみられない），不機嫌，夜泣きが多く，体重増加不良以外に異常がみられな

い場合には母乳不足を考え，人工乳を追加する。

授乳後は顔を横向きにし，オムツを締め付けないようにする*。

母乳は糖質，乳糖，不飽和脂肪酸，腸内細菌叢としてビフィズス菌が多く，牛乳はカゼイン，カルシウム，ビタミンKが多い。〔☞ p.325：初乳〕

母乳栄養では人工栄養に比べて，代謝負担が少なく，栄養効率もよく，アレルギー，呼吸器・消化器感染が少なく，便は酸性で軟らかいがビタミンKの欠乏に陥りやすい。

離乳食は生後5か月より開始し，1歳ころまでに1日3回にする。初期離乳期は舌でつぶせる硬さとし*，卵は卵黄のみを用い，欲しがる時にはいつでも授乳する*。

乳児排便困難症では肛門を綿棒で刺激し，排便を促す。

9～10か月健康診査では，乳歯萌出，離乳の進行具合の確認，行動発達の評価を行う。

(4) 乳幼児突然死症候群 SIDS：sudden infant death s.　07B21／08I17／09E39／10E59

うつぶせ寝，受動喫煙，人工栄養，出生時低体重，厚着による高温環境，柔らかい寝具が危険因子である。親の添い寝も原因になる。生後2～6か月，夜間に多い。発熱などがあった場合には，乳幼児突然死症候群ではなく，他の疾患が考えられ，剖検〈病理解剖☞ p.8〉による除外診断が必要である。「うつ伏せ寝をやめよう」キャンペーンによって減少した。

(5) 発育性股関節形成不全 DDH：developmental dysplasia of the hip〈先天性股関節脱臼 congenital dislocation of the hip〉　09I23

女児に多く，股関節の開排制限，click sign をみる。病側大腿に内側皮膚溝をみる。仰臥位で膝を90°屈曲させると患肢の膝が低くなる（Allis 徴候）。

新生児期ではオムツ指導などをする。乳児期では Riemenbügel 装具による整復をする。

3　小児期全般

(1) 小児の精神運動発達　07B25／08H5／09G31／10E53／10G45／11B45／11G9／12F18

3～4か月：首がすわる*，あやすと笑う。満4か月児の発達のチェック項目として追視がある*。5か月で首がすわらないのは異常である。

6～7か月：寝返る*。お座りする。両手を使っておもちゃで遊ぶ。人見知りが始まる。

8～9か月：はいはいする*。物を持ち替える。
9～10か月：つかまり立ちをする*。
1歳：一人で歩く。歩行開始に伴い，脊柱腰部の前弯が現れる。
生後12か月で50％が，14か月で90％が歩き始め，この時点までは経過観察でよいが，18か月で歩けなければ異常である。
1歳3か月：なぐり書きをする。
1歳6か月：スプーンが使える*。意味のある単語を言えない，名前を呼ばれても振り向かない，簡単な命令を実行できないのは異常である。
2歳：獲得語数が50語以上になり，二語文を話す*。小走りができる。一人で靴を履ける。
3歳：自分の名前が言える。助詞が使える*。片足で立てる。三輪車に乗れる。親から離れて遊べる（母子分離）。3歳で二語文が言えないのは異常である。
4歳：三角形をまねて書ける。
5歳：スキップができる。
遊びは，1歳：機能遊び，2歳：象徴遊び*（『ごっこ』遊び），3歳：構造遊び（積み木），4歳：ルール遊びと発達する。
津守・稲毛式発達スクリーニング検査は，母親に対する質問紙法で，0～7歳時の標準的発達をみるのに有用である。
Denver式発達スケール日本版は6歳までを対象とする。

(2) 小児の栄養の問題点

小児期全般では肥満，思春期では鉄欠乏性貧血〔☞ p.125〕が問題となる。

(3) 小児の免疫発達と感染症 〔☞ p.425：図5-4〕

新生児の敗血症で特徴的な症状は低体温である*。

(4) 成長に関わる主な異常　07E38, 44／09D47／09G48／10G46

低身長児の診察にあたってはまず成長曲線作成を行う。
成長障害の原因としては，甲状腺機能低下症，染色体異常（Turner症候群など），頭蓋咽頭腫などによる成長ホルモン分泌異常症，周産期異常がある。成長ホルモン分泌不全性低身長の疑いがあれば，アルギニン負荷試験を行う。
ケトン性低血糖症 ketotic hypoglycemia は新生児期を除いた小児期では低血糖の原因として最も頻度が高い。朝に発症しやすい。乳酸，ピルビン酸は正常である。治療は空腹を避けることで，10歳ころまでに自然治癒する。乳酸が上昇する低血糖症である糖原病と区別する。
ロイシン過敏性低血糖症 leucine-sensitive h. は生後1～6か月で発症し，ロイシン負荷試験で低血糖が誘発され，膵β細胞過形成が原因である。
体重の増加が，ある程度の身長の増加を伴い，病的所見が肥満以外にはみられ

ない場合には単純性肥満を考える。〔☞ p.394：肥満，p.430：思春期発現の異常〕

(5) 児童虐待 child maltreatment，child abuse　08G30／09B6／12C40／12F38

身体的のみならず，性的，心理的虐待やネグレクト*（養育の怠慢・放置）も含まれる。近年増加傾向にあり，虐待者は実母が多い*。

新旧混在する皮下出血，熱傷，多発骨折，shaken baby syndrome（眼底出血，硬膜下出血〔☞ p.164〕）がある。年齢相応の身長，体重の増加がみられない。

児童を使っての詐病（代理 Münchausen 症候群 M. S. by proxy）も含まれる。

児童虐待が疑われたら，児童相談所*（被虐待児に対しての家庭からの一時保護など），福祉事務所*，保健所，市町村に通告する。通告には保護者の同意は不要である。警察は福祉事務所の要請により関与する。〔☞ p.37：児童虐待防止法〕

(6) 小児の診断法と治療法　07F19／07H24／10E2／12B25／12C29
〔☞ p.5：インフォームド・アセント〕

2か月の乳児の活動性低下の評価に有用なのは泣き声である。

小児の診察でも脅したり，だましたりしてはならず，採血時には「少し痛いだけだよ」という。小児でも，まず本人の訴えを聞き出す。

3歳児でも採血時は坐位か仰臥で行うかを，本人に選ばせる*。乳児のバイタルサインは啼泣の影響を最も受ける呼吸を最初に測る*。

泣く乳児に対しては，母親に抱いてあやしてもらい，泣き止んだところで優しく診察する。啼泣により心音の異常所見が聴取しにくくなる。

乳児の定期検温は啼泣後，哺乳後，入浴後は避ける。

幼児は診察台に乗ることは，母親と離れることになり，嫌がることを配慮する。

泣きわめいて母親から離れない幼児には，母親に協力してもらって，固定させて診察を進める。小児では，遊びは痛みに対する非薬物療法の一つである*。

口腔内など，苦痛を伴う診察は最後にする。

大泉門の膨隆は髄膜炎，水頭症などの脳圧亢進を，陥没は脱水を示唆する。

小児の腹痛の原因として便秘は多い。浣腸をする。

小児が繰り返す発熱を示すときには，まず尿検査をする〔☞ p.300：VUR〕。

1か月の乳児で発熱，低体温，不機嫌，哺乳力低下，頻数呼吸，頻脈，無呼吸発作があれば，敗血症，髄膜炎などの重症感染症を疑い入院させる。

心不全では毎日条件を一定にして体重測定する*。小児では重症感染症の指標として傾眠，毛細血管再充満時間〔☞ p.473〕の延長は重要である。

(7) 小児の腫瘍　〔☞ p.128：白血病，☞ p.162：脳腫瘍，☞ p.259：肝芽腫，☞ p.300：Wilms 腫瘍，☞ p.345：神経芽腫，☞ p.401：網膜芽細胞腫〕

奇形腫は正中線上に多い。悪性奇形腫では AFP が陽性になるものが多い。

リンパ管腫 lymphangioma〔☞ p.125〕は頸部に多く，約半数は出生時からみる。

生後間もなくみつかるものは経過観察する．浸潤性に増殖し，完全摘出は困難である．

Langerhans 組織球症では脂漏性湿疹様の出血性皮疹，骨病変，眼球突出，尿崩症がみられ，皮疹の生検でS100，CD1a陽性，電顕でのBirbeck顆粒のある細胞で診断する．乳児期に発症する例は予後不良である．

小児の側腹部腫瘤で最も頻度の高いものは水腎症であり，Wilms腫瘍や神経芽腫よりも多い．

(8) 幼児の溺水

幼児は腰までの深さの浴槽でも，倒れても立ち上がれず，近くにいる幼児もそれを助けることができないので，保護者に目を離さないように指導する．

4　思春期

(1) 思春期発現の機序と性徴およびその異常　07E44, 45／07G23／07I19／08B47／08G33／08I42／09B14, 15／10B48／11E19／12C6

Tanner 分類は性成熟を5段階に分けるが，1期は二次性徴が未発達な状態で，5期は成人として完成した状態である．

思春期は成長加速期である．女子の方が早く始まり*，早く終わる．11歳では身長，体重，座高，胸囲で女児の平均が男児を上回る*．

男子の二次性徴にはテストステロンが必須で，精巣・陰茎の発達から始まり，その後陰毛，腋毛，ひげの発生，声がわり（14〜15歳）をみる*．

女子では子宮の発育から始まるが見えないので，乳房の発達が最初の徴候となる．その後陰毛，身長促進，腋毛，初経（13〜14歳）の順に出現する*．

男女ともに骨端線の融合で成長は停止する*．

女子は二次性徴発来で，体脂肪が増加する．

初経発来前に最初に分泌が亢進するホルモンはLHである．

早発乳房など**思春期早発症** precocious puberty が疑われる場合には，XRで手根骨化骨数による骨年齢の判定と血中エストラジオールを検査する．手根骨化骨は年齢または年齢に1を加えた数と等しく，二次性徴は実年齢より骨年齢に相関する．

卵巣腫瘍ではエストロゲン，テストステロン，hCGを分泌するものがあり，思春期早発症をきたし，骨年齢は促進する．

McCune-Albright 症候群は骨の異常，café au lait 斑，思春期早発を示す．

卵巣性（高ゴナドトロピン性）にはKleinfelter症候群，性腺低形成，Turner症候群，Noonan症候群（Turner症候群類似だがAD）などがある．

中枢性（低ゴナドトロピン性）性腺機能低下症には次の4疾患などがある．

Kallmann 症候群は LHRH 細胞が脳に遊走できず，無嗅覚症を伴い，肥満を呈するが，低身長はない．ホルモン療法で，妊孕性が改善しうる．
　Fröhlich 症候群は頭蓋咽頭腫などが原因となり，下半身型肥満，性器発育不全を示す．
　Laurence-Moon-Biedl 症候群は下半身型肥満，知能低下，網膜色素変性症，低身長，性器発育不全を示す．
　Prader-Willi 症候群では隣接遺伝子症候群で，筋緊張低下，運動発達の遅れ，性器発育不全，特異な顔貌を呈し，肥満，低身長である．〔☞ p.106〕
　思春期の精神発達に特徴的なのは自我同一性の確立である．
　反抗挑戦性障害 oppositional defiant disorder はまずカウンセリングを行う．
　慢性疾患で長期入院の中学生の療養環境の向上には学業の支援を行う．

5　学習障害　08D20／10G54

　男児に多く，知能は全体的に保たれており，精神遅滞とは異なる．注意欠陥多動性障害〔☞ p.390〕などの合併が多く，成人まで基本症状は持続することが多い．
　不登校への対応では，無理に登校させないよう親を指導する．

6　その他の小児科疾患　08C20／08G28／08I69／10I44／12B29／12D67

　乳幼児の突然の呼吸困難では気道異物を疑う．〔☞ p.22：窒息〕
　気道異物の原因にはピーナッツが多い．右気管支に多い．突然の呼吸困難で疑う．吸気時と呼気時の CXR を行う．異物は XR 上見えないこともあるが，check valve により縦隔陰影が吸気時に患側に，呼気時に健側に移動する（Holzknecht 徴候）．治療は内視鏡下摘出を行う．食道異物とともに，ゲーム用コインなどでは XP で写らないものもあり，残りのコインを持参させ，XP で同時に写す工夫もする．ボタン電池は消化管穿孔の原因となるので早急に取り出す．
　夜尿症 enuresis〈おねしょ〉〔☞ p.381〕の治療では生活指導と薬物療法（三環系抗うつ薬，ADH 製剤）を行う．行動療法として夜尿アラームがある．
　起立性調節障害 OD：orthostatic dysregulation は思春期・学童期に多く，めまいや起立時不快，朝が起きられないなどの症状をみる．

〔☞ p.410：川崎病，　☞ p.169：脳性麻痺〕

第6章　加齢と老化

1　加齢に伴う臓器の構造と機能の変化　07F3／07I8／10D10／10G28／11B36／12E25／12F13

　加齢により，血清アルブミンの低下，性腺刺激ホルモンの上昇，骨量の減少をみる。体温調節能は低下する。
　呼吸数はほぼ同じであるが，肺の弾性の低下*，1秒率の低下，残気量の増加，PaO_2や動脈血 pH の低下をみる。〔☞ p.240：肺気腫〕
　左室拡張機能は低下，血管抵抗は上昇，収縮期血圧は加齢とともに上昇するが，拡張期血圧は 60 歳まで上昇し，その後は下降し，脈圧は増大する。
　流動性知能（記銘力，想起力）は結晶性知能（判断力，想像力）に比べて低下しやすい*。思考は迂遠する。不眠になりやすい*。味覚は低下（閾値が上昇*）する。
　肝血流量低下による薬物代謝遅延，腎機能低下による水溶性薬物排泄低下，体脂肪率増加による脂溶性物質の蓄積などをみる*。
　ACTH，コルチゾールの基礎分泌量は変わらない。骨格筋減少により熱産生が低下する*。低ナトリウム血症，低カリウム血症になりやすい*。T 細胞は減少するが，B 細胞は保たれる*。
　赤沈は加齢に従って上昇する。
　歩幅は減り，歩隔（左右の足の着地点の横幅）は増す*。
　病気や死に直面する機会が増え，健康感，経済的基盤や人間関係が失われ，うつ状態に陥ることが多い。さらに認知機能も低下するが，長期記憶は影響を受けにくい。85 歳以上では 25％が認知症と推計されている。
　片頭痛や多発性硬化症など，加齢に伴い減少する疾患もある。

2　寝たきり bedridden とその予防　07B49／07I66／08A11／08B15／08F22／08G19／08H14／09E31／10E19／11H22／12C28, 55, 56／12F13, 30, 82

　原因としては筋力低下，関節硬直，疼痛，不安定性，精神的問題がある。
　筋力低下の原因としては筋を使わないことによる萎縮（**廃用性萎縮** disused atrophy），栄養不良，電解質異常，貧血，神経・筋疾患がある。
　関節硬直の原因として多いのは変形性関節症であるが，そのほかにも Parkinson 病，関節リウマチ，痛風，偽痛風，ハロペリドールなどの抗精神病薬などが原因となる。

疼痛の原因としては骨（骨粗鬆症，骨軟化症，骨 Paget 病，癌の骨転移，外傷），関節，筋（リウマチ性多発筋痛症，間欠性跛行をきたす疾患）の疾患があるが，足の問題，例えば，足底の疣贅，潰瘍，腱膜瘤 bunion，たこ，魚の目，陥入爪や，靴が足にあっているかどうかも調べる。

転倒 fall をきたす不安定性の原因には神経疾患（脳血管障害，頸椎症，糖尿病，アルコール，栄養不良による末梢神経障害，前庭小脳疾患），起立性ないし食後の低血圧，薬物（鎮静睡眠薬，抗不安薬，降圧薬*など）がある。転倒に対する不安から，あまり動かなくなることも多い（転倒後症候群）。転倒予防には筋力訓練，歩行補助具の利用，床の段差をなくし，滑りにくくし，電球を明るいものに変えるなども行う。

転倒の合併症として**大腿骨頸部骨折** femoral neck fracture があり，関節内の内側型は骨癒合しにくく，早期の内固定による骨接合術または大腿骨頭置換術または人工骨頭置換術を行い，手術までは反対側下肢の運動療法を行う。術後は早期離床に努め，長期臥床による廃用症候群を関節可動域訓練などで*防止する。股関節脱臼，腓骨神経麻痺（母趾の知覚をチェックする*）を防止するため，臥床時は膝関節を外転中間位にする*。XR では骨折線が見えない場合に MRI が有用なことがある。

精神的問題としては抑うつ状態や引きこもりが重要である。

いったん寝たきりになるとその弊害は多岐にわたり，重篤で，進行が早く，回復には極めて時間がかかる。心血管系の変化は数日で起こり，体液の移動・喪失，心拍出量の減少，起立性低血圧*，最大酸素摂取量の低下，安静時脈拍数の増加，骨量の減少，血清 Ca 濃度の増加をみる。

最も顕著な変化は筋肉に現れ，筋力の低下，関節の拘縮*が起こる。ベッド上完全安静 1 日で，5〜6％（若い成人では 1％）の筋容積と筋力の低下（**サルコペニア**）*をきたす〔☞ p.27：NEAT〕という報告もある。褥瘡も重要な合併症である。高齢者にとり，安静はむしろ有害である。

ロコモティブシンドローム* （運動器障害による筋力低下），**フレイル*** （ストレスに対する脆弱性）という概念が提唱されている。

寝たきりを防ぐためには，患者に少なくとも 1 日数回は坐位をとらせ，ベッド上でも関節可動域を狭めないように運動をさせ，さらに患者が自分で体位を保ち，移動できるようにする。十分な栄養をとらせ，圧迫されている部分の皮膚もよく調べる。

高齢者の廃用症候群でみる精神機能障害は知能障害と感情障害である。

基本的**日常生活動作** ADL：activities of daily living は，できないと生活にならない基本的活動であり，食事 eating，整容，更衣 dressing，排泄 toileting，入浴 bathing，移乗，移動（歩行）などである。

手段的日常生活動作 IADL：instrumental ADL は買物・電話・外出など ADL よりも高い自立した日常生活を送る能力をいう。

高齢者総合機能評価 CGA：comprehensive geriatric assessment は，QOL 向上を目的とし，多職種チーム*で，医学的側面のみでなく，精神状態，生活機能，社会環境も含めて把握し，生命予後のみでなく，機能予後の改善も図る。認知機能の評価には復唱を用いる。

3　高齢者における病態・症候・治療の特異性　07B52／08E50／08G60／08H22／09E18／09G19／10I16／12C44

　高齢者では症状が非特異的*で複数の臓器に障害が生じやすく*，診断を困難にしている。多くの重症患者では精神・神経症状をもって発症する。また本来の疾患と関係のない合併症を発症しやすく，検査結果も個人差が大きい。**ポリファーマシー***（多くの薬剤を服用）になりやすく，副作用も出現しやすい。

　高齢者の症状は多数の要因が関与していることが多く，代償機能が低下しているために早期に発症しやすくなっている。しかし，これは逆に疾患が進んでいないことを意味し，ある要因を治療すれば症状が劇的に改善することがある。

　患者の予後は心理社会的要因の影響を受けやすい。

　抑うつ状態や引きこもりにならないように定年後の生活設計を考えて，近所付き合いや仲間づくりをしておく。

　高齢者の摂食障害の原因に義歯が合わないこともあるので，歯科医への診察依頼を行う。耳鼻科，眼科，精神科などの依頼も常に考える。

　褥瘡 decubitus は仙骨部に好発する。**Braden スケール**は褥瘡の発生のリスクを把握するための指標*，**NPUAP**：national pressure ulcer advisory panel **分類**は深達度分類（熱傷深達度と同じ）である*。褥瘡予防には体位変換を頻繁に行い，栄養補給，体圧分散寝具の使用が有効である。手術当日にも起こりうる。治療はデブリドマン〔☞ p.473〕で，病変部の感染を予防し，創面の湿潤環境を保つ。

　仙骨部では保護オイル塗布で排泄物と滲出部の接触を防ぐ*。

　高齢者虐待は身体的虐待が多い*〔☞ p.32：地域包括支援センター，☞ p.37〕。**エイジズム**は高齢であることを理由とした差別である*。

第7章　人の死

1　死の判定　04B10

死の三徴は心拍停止，自発呼吸消失，対光反射消失である*。

2　死生学の基本的な考え方　12E7

Elisabeth Kübler-Ross は "On death and dying" で，死にゆく人の心の動きを，否認，怒り，取引き，抑うつ，受容の5段階で表した。[☞ p.465：障害の受容]

3　死期の患者と家族のケア　12F16

今後起こりうる症状を家族に説明し，家族や親しい人との別れの時間を過ごせるようにする*。面会時間以外の家族の付き添いは医師の判断で可能である。
　死期が迫ると**死前喘鳴** death rattle（呼気時に咽頭・喉頭でゴロゴロと音がする）や下顎呼吸*（口が開き，呼吸のたび下顎が動く）をみる。死前喘鳴にはスコポラミンを投与する。

> 死期の迫った患者では飢餓にしても空腹を感じない。それどころかケトン体は爽快感，鎮痛作用，多幸感をもたらすことがわかっている。ところがこの状態に，炭水化物（たとえ5％のブドウ糖液でも）を与えると，ケトン産生が抑制され，完全飢餓の良い作用が消失する。
> 　水分の摂取も口腔，気道の分泌，肺の浮腫，胸腹水を増す。水分の摂取の中止は口渇感をもたらすが，口を濡らしてやるなどの口腔ケアのほうが，点滴よりも患者は快適だと考えられる。

　患者の死亡直後にはまず遺族に死に至った経緯を詳細に話す。家族にも予期悲嘆*や死別悲嘆へのケア，死の受容への援助，悲しみを表現する場の確保などの精神的なサポート（グリーフ・ケア）を行う。
　自宅が死亡場所となるのは12.7％で，病院は74.6％である（2015年）。

4　尊厳死と安楽死　07H18／08F24／09H17／11C13　[☞ p.462：緩和医療]

尊厳死 death with dignity は末期患者が自分の意思で延命治療を拒否することであり，人間の尊厳を保ちながら納得のいく死を迎えることである。**安楽死** euthanasia は不治の病に対して楽に死ねるように人為的に幇助することであ

る。我が国では法律としては尊厳死、安楽死ともに規定したものはまだない*が、尊厳死は認められている。

DNR：do not resuscitate は終末期、心肺停止状態になったときに蘇生措置を希望しないという意志である。

リビングウィル〈生前意志〉は死ぬ前の時点、ターミナルケアでこうしてほしいという意思表示であり、尊厳死に必要である。本人の自由意志で作成する。死亡した後の扱いに関する取り決めが遺言である。

アドバンス・ディレクティブは医療、介護を受ける前の判断能力のある時に書面で医療者に指示しておくものである*。

本人が延命治療を求めていなくても、経管栄養の中止は我が国では法的に認められていない。

5 植物状態と脳死　07E25／10G19／11G34

深昏睡は脳死でも植物状態でもみる。

植物状態（**失外套症候群** apallic syndrome）は、大脳半球は障害されているが、脳幹機能が保たれている状態であり、自発呼吸は可能である。意思疎通はできない。生命維持には栄養管理が最低限必要である。**脳死** brain death では脳幹機能も含めた脳機能が完全に破綻した状態で、自発呼吸はない。

脳死判定は臓器移植に関わらない2人以上の判定医により、基準は、
① 深昏睡
② 瞳孔固定散大（4 mm 以上）
③ 脳幹反射の消失（対光反射、角膜反射、毛様脊髄反射、眼球頭反射、前庭反射、咽頭反射、咳反射の7つ）
④ 平坦脳波（低振幅でも存在してはいけない）
⑤ 自発呼吸の消失（一番最後に行う）

である。これらを1回目に判定した後、6時間（6歳未満は24時間）後も変化しないことを確認し、生後12週未満、急性薬物中毒、低体温（直腸温32℃以下）、代謝・内分泌疾患、除脳硬直、けいれん、収縮期血圧 90 mmHg 未満を除外したものである。脊髄反射、腱反射は判定には関係ない。

2回目の脳死判定の終了時刻が死亡時刻である。

脳死患者が**臓器移植提供意思表示カード**を持っていても、医師は家族には臓器提供の機会があることを伝えるにとどめる。

本人の臓器移植提供の意思が不明な場合にも、家族の承諾があれば臓器提供が可能になったが、遺族は臓器提供を拒否する権利がある。親族による虐待がなければ、親族への優先的な臓器提供が認められる。15歳未満からの臓器提供も平成21年の法改正で可能になった。法律での臓器は内臓と眼球である。

第 8 章　死 と 法

1　突然死

突然死の原因で最も多いものは心疾患である。

2　死後変化　07G20／08B24／08E25／10G65／11C20／11G35

死斑，死後硬直があれば死は決定的である。

死斑 livor mortis は血管内の血液が重力により下へ移動するため，仰臥位では背面にみる。1～2時間で出現する。死斑は死後12時間以後は指圧で消退しなくなる。一酸化炭素中毒〔☞ p.415〕，青酸ガス中毒では鮮紅色，硫化水素中毒では緑褐色の死斑をみる。

死後硬直 postmortem rigidity は死後2～3時間でまず顎関節にみられ，12～15時間後に最高となり，その後は緩解する。角膜混濁は死後3～6時間前後から徐々にみる。

環境温度が20℃，死後24時間以内ならば，直腸温は1時間に0.5～1.0℃ずつ下降する。腋窩温は直腸温より低い。

生活反応とは死亡する前，つまり生きていたときに受けた外傷による出血等である。出血を伴う表皮剝離，嬰児死体での肺浮遊試験陽性，水中死体でのプランクトン検出*，焼死での気管内の煤混入，鮮紅色死斑がある。熱傷の場合はⅢ度の熱傷では受傷の時期が生前でも死後でもあまり差はない。

溺水では肺サーファクタントと溺水が混合し，気管に白色泡沫をみる。

溢血点 petechia は扼頸や縊頸死体（特に非定型縊頸（定型と異なり椎骨動脈は閉塞しない）），胸腹部圧迫による窒息の死体などでみる眼瞼結膜や口唇粘膜の微小な出血点である。

死体の腐敗速度は地中：水中：地上＝1：2：8である（Casperの法則）。

蛆食孔はハエの幼虫の蛆虫が死体を食べた際に生じた小孔である。

逡巡創 hesitation mark は自殺のリストカットでみる「ためらい傷」である。

3　自然死と異状死および死亡診断書と死体検案書
07B40／07C22／08G66／09G18／10F1, 18／10G44／11C20／11F12／11G29／12B19／12C49

『医師法』第21条（異状死体等の届出義務）〔☞ p.35〕「医師は，死体又は妊娠四月以上の死産児を検案して異状があると認めたときは，二十四時間以内に所轄

警察署に届け出なければならない。」
　「異状死体等」とは確実に診断された内因性の疾患で死亡した場合以外のすべてである。
　死亡診断書は医師と歯科医師，**死体検案書**〔☞ p.7〕は医師のみが発行できる。
　出生証明書と死産証明書（死胎検案書）は医師と助産師が交付できる。妊娠満12週（第4月）以後を死産としている。
　死亡診断書には氏名，性別，生年月日，死亡したとき，ところ，死亡の原因，死亡の種類，（外因死や生後1年未満で死亡した場合の追加事項），診断（検案）年月日，医師の勤務先の住所，医師の氏名を記載する。
　死亡診断書は医師自ら診察した患者のみ交付できる。診察後24時間以内の死亡では死亡診断書を交付できる。
　死亡診断書は本人の自著であれば押印しなくてよい。
　死因の種類では「不慮の外因死」には，交通事故などが該当する。自殺や他殺は「不慮の外因死」ではなく，「その他及び不詳の外因死」に分類される。
　死因の種類は，直接死因によってではなく，さかのぼって医学的因果関係がある原因によって判断される。
（例1）交通事故で受けた切り傷から破傷風になって死亡した場合，死亡の種類は「交通事故」である。
（例2）アルコール多飲による肝硬変と2型糖尿病で通院中の患者が，階段から転落，頭部を打撲し受傷，脳挫傷で入院し，肺炎を併発，脳挫傷による脳浮腫は回復傾向にあったが，肺炎が増悪し，敗血症で死亡した場合，死亡診断書（死体検案書）に記入する原疾患は「脳挫傷」である。

4　各種の法医学上の損傷　04B43

　法医学的には，創傷や外傷と同義であり，機械的外力により生じたものを意味し，切創，挫創（鈍器が強く作用してできた傷），裂創などがある。

5　個人識別の方法　10B10

　骨盤（女性は広く，浅い），頭蓋骨の形態で，性別の判定ができる。
　歯牙のう歯とその治療痕や義歯は個人識別に有用である。

【第6部】
診療の基本

441……… 第1章　基本的診療知識
464……… 第2章　基本的診療技能

第1章　基本的診療知識

1　薬物治療の基本原理　[☞ p.101：生体と薬物]

(1) 薬物の蓄積，耐性，タキフィラキシー，依存，習慣性や嗜癖　10I26

蓄積 accumulation は前回投与した薬物が代謝・排泄される前に投与されると起こる。特に脂溶性の薬物では起こりやすい。

耐性＊tolerance とは薬物を長期に連用していると薬物効果が低下してくることである。

タキフィラキシー〈速耐性〉とはシナプス小胞からの伝達物質の枯渇が起こった場合のように比較的短時間で耐性を獲得することである。エフェドリンを短時間に頻回投与すると，アドレナリン作動性神経節後線維のノルアドレナリンが枯渇し，タキフィラキシーが起こる。

薬物依存 dependency とは，使用しているとその薬物がなくてはいられなくなる状態である。[☞ p.383]

薬物依存には精神的依存（習慣性）と身体的依存（嗜癖）があり，身体的依存となるとその薬物の中断により禁断症状をきたす。

(2) 中枢神経作用薬　[☞ p.385：抗精神病薬，p.386：抗うつ薬]

ベンゾジアゼピン（**ジアゼパム**など）には抗不安，鎮静催眠，抗けいれん，筋弛緩，抗てんかん作用がある。服用後の起立性低血圧に注意する。**フルマゼニル**はベンゾジアゼピンの拮抗薬である。

バルビタール系薬物やベンゾジアゼピン系薬物は，Cl^- チャネル内蔵型 $GABA_A$ 受容体 [☞ p.56] に結合し，GABA 作用を増強する。

非ベンゾジアゼピン系睡眠薬に**ゾルピデム**がある。

ナロキソンは麻薬（**モルヒネ**，**フェンタニル**）の拮抗薬である。

(3) 自律神経作用薬　07C29／07E59　[☞ p.146：自律神経系]

アドレナリン刺激ではその β_1 刺激で心拍数増加，心収縮力は増強し，β_2 刺激で冠血管，骨格筋血管が拡張するが，α_1 刺激による内臓血管の収縮により，血圧が上昇する。また β_2 刺激では気管支が拡張する＊。

ノルアドレナリンは α_1 受容体に優位に作用して，収縮期血圧，拡張期血圧を上げるが，その後圧受容体を介した副交感神経反射により血圧は低下する＊。

イソプロテレノール＊は β 作用＊が強く，心拍数は増加するが，血圧は下がる＊。

β遮断薬の**プロプラノロール**は心室収縮を抑制し*，心拍数を減少させ，頻脈に使用することもあるが，気管支喘息には禁忌となる。また血圧を低下させ，起立性低血圧をきたす。

コリンエステラーゼ阻害薬はアセチルコリン作用を増強する。

ピロカルピン*は，ムスカリン性アセチルコリン受容体〔☞ p.56〕を刺激するコリン作用薬で，眼圧を低下させる。

アトロピンは，ムスカリン性アセチルコリン受容体遮断の抗コリン作用があり，散瞳，眼圧上昇*，気道分泌抑制，口渇，消化管運動抑制をもたらし，便秘，起立性低血圧，顔面紅潮*をまねく。また膀胱平滑筋を弛緩させ尿を出にくくする。

総合感冒薬にも抗コリン作用を示すものがあり，前立腺肥大症，緑内障患者への投与は慎重に行う。

(4) 循環器作用薬　11G63, 64, 65　〔☞ p.226：降圧薬〕

強心薬の**ジギタリス**は Na^+-K^+ ATPase 阻害があり，心筋内 Na^+ 濃度を高め，二次的に Na^+-Ca^{2+} 交換担体が影響を受け，細胞内 Ca^{2+} 濃度が上昇することにより心収縮力の増強をもたらす。心電図上では房室伝導を抑制，ST 盆状降下，心室性期外収縮，特に二段脈をきたす。低カリウム血症ではジギタリス中毒が増強される。ジギタリスの副作用には下痢，視力障害*，悪心*，嘔吐*などがある。

ミルリノンはホスホジエステラーゼⅢを選択的に阻害し，心筋内 cAMP 濃度を増加させ，強心作用をもたらす。

(5) 消化器作用薬　〔☞ p.267：プロトンポンプ阻害薬〕

ヒスタミン H_2 受容体拮抗薬は胃酸分泌抑制作用がある。

抗腫瘍薬の嘔吐に対しては**セロトニン $5HT_3$ 受容体拮抗薬**が有用である。

(6) 利尿薬　03B11　〔☞図6-1〕

アセタゾラミドは炭酸脱水素酵素を阻害し，近位尿細管で Na^+ の再吸収を阻害し，K^+ も排泄する。

ループ利尿薬（フロセミド*，エタクリン酸）は Henle の太い上行脚に強力に働き，Na^+，K^+，Cl^- の再吸収を阻害する。Cl^- の排泄量は Na^+ 排泄量よりも多い。〔☞ p.343：Bartter 症候群〕

チアジド系利尿薬（サイアザイド）は遠位曲尿細管に働き，Na^+ と K^+ の再吸収を阻害し，低カリウム血症をきたす。〔☞ p.343：Gitelman 症候群〕

アルドステロン拮抗薬（スピロノラクトン），**トリアムテレン**は遠位曲尿細管，皮質集合管に作用し，Na^+ チャネル阻害薬で，Na^+ を排泄し，K^+ を保持する。〔☞ p.343：Liddle 症候群〕

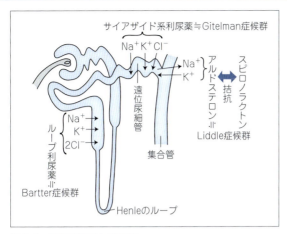

図6-1 尿細管障害と利尿薬

(7) 副腎皮質ステロイド薬および非ステロイド性抗炎症薬 10A39／10I13

　リン脂質からホスホリパーゼA_2によりアラキドン酸ができ，さらにアラキドン酸からリポキシゲナーゼとシクロオキシゲナーゼCOX：cyclooxygenaseにより，それぞれロイコトリエンとプロスタグランジンができる。シクロオキシゲナーゼにはCOX-1とCOX-2の2種類のアイソザイムがあり，COX-1は止血，胃粘膜保護，腎血流維持，COX-2は炎症反応に関与するプロスタグランジンの産生をもたらす。

　副腎皮質ステロイド薬（プレドニゾロンなど）はホスホリパーゼA_2を阻害するリポコルチンの合成を促進し，副作用には高血糖[*]，抗炎症作用，易感染性[*]，急性胃粘膜障害や，消化性潰瘍[*]，骨粗鬆症，白内障[*]，緑内障[*]，高血圧[*]，脂質異常症，筋萎縮[*]，満月様顔貌[*]，精神神経障害[*]などがある。白血球，好中球は増加し，リンパ球，好酸球は減少する。浮腫が起こることもある。急な中止で副腎ショックをきたす。

　したがって，長期副腎皮質ステロイド薬治療を行う場合には，ツベルクリン検査，CXR，眼科的検査，血清カリウム，骨密度，尿糖，高血圧，身長，体重などの測定，表皮，舌，口腔，腟，直腸などの真菌の有無，気分・認知障害に対する本人や家族への教育など，細かな副作用のチェックが必要となる。

　非ステロイド性抗炎症薬[*]NSAIDs：non-steroidal anti-inflammatory drugsは副腎皮質ステロイド薬でない抗炎症薬すべてを含み，疼痛，発熱，炎症の治療に用いられる。副作用には消化管潰瘍[*]，腎機能障害[*]，出血傾向[*]，アスピリン喘息，浮腫，発疹，肝機能障害，過度の体温低下，ナトリウム貯留などがある（心不全を引き起こすことがある）。COX-2選択性阻害薬は胃腸障害や出血の副作

用が少ない。

アスピリンを含む NSAIDs はシクロオキシゲナーゼを阻害し，相対的にリポキシゲナーゼ経路が亢進されるので，I型アレルギー〔☞ p.98〕と同様の症状をきたす〔☞ p.241：アスピリン喘息〕。

アセトアミノフェンは解熱，鎮痛作用はあるが，抗炎症作用はなく，NSAIDsのような副作用はない*。

(8) 抗菌薬　07E23／09G40／11C14／11E62／11I3／12A37〔☞ p.238：抗結核薬〕

β-ラクタム系（ペニシリン系，セフェム系の他，カルバペネム系，モノバクタム系も含む）抗菌薬は細胞壁合成阻害，マクロライド系，アミノグリコシド系，テトラサイクリン系，リンコマイシン系抗菌薬，クロラムフェニコールは細菌リボソーム（細菌 50 s + 30 s = 70 s，ヒト 60 s + 40 s = 80 s）に結合し，タンパク合成阻害，ニューキノロン系は DNA 合成阻害である。

抗菌薬の点滴静注時に患者が気分不良を訴え，意識を失った時には，まず点滴を中止する*。

抗菌薬の最小発育阻止濃度 MIC：minimum inhibitory concentration は，低いほど抗菌力が強い。

耐性菌を作らないためには，抗菌薬の適正使用が大切であり，起因菌を考慮したうえで，できるだけ狭いスペクトラムの抗菌薬を選択する。

抗菌薬には濃度が増加（一回投与量を増やす）すれば殺菌速度が早くなる濃度依存型（フルオロキノロン系とアミノグリコシド系）と，細菌数の減少が，薬物濃度が MIC を上回っている時間に比例する時間依存型（β-ラクタム系）がある。

抗菌薬には腎排泄型と胆汁排泄型があり，マクロライド系（ミノマイシンなど）は主として胆汁排泄型（末期腎不全患者でも常用量投与可能）であるが，β-ラクタム系，テトラサイクリン系，アミノグリコシド系は腎排泄型である。腎排泄型では推定糸球体濾過値 eGFR：estimated GFR〔☞ p.289〕を投与量決定の指標にする。ミノサイクリンでは，腎不全例でも常用量の投与が可能である。

セフェム系の第一世代に比べ，第二世代はグラム陰性桿菌への抗菌作用は強化されたが，グラム陽性球菌への作用は低い。

β-ラクタム薬は妊婦に安全に使用できる。

アミノグリコシド系*（ストレプトマイシン，ゲンタマイシン，カナマイシン）は，副作用として腎障害*，聴神経障害*をきたす。アミノグリコシド系には嫌気性菌に対する活性はない。静注では脳血管関門を通過しない。

テトラサイクリン系抗菌薬は歯牙の形成不全，光線過敏症をきたす。アミノグリコシド系同様にテトラサイクリン系も妊娠中の使用は避ける。

マクロライド系，キノロン系，テトラサイクリン系，リンコマイシン系（クリンダマイシン）は食細胞への移行がよく，レジオネラ，サルモネラなど食細胞内で増殖する細菌（細胞内寄生細菌）に有効である。

クロラムフェニコール*は再生不良性貧血をきたし*，また新生児に投与すると灰白症候群 gray（baby）syndrome をきたすので禁忌となる。

リネゾリドはオキサゾリジノン骨格を有する新しいクラスに分類される抗菌薬で，MRSA [☞ p. 92]，メチシリン耐性表皮ブドウ菌〈MRSE〉，バンコマイシン耐性腸球菌〈VRE〉に有効である。

抗菌薬の長期投与ではビタミン K が不足する。

(9) 抗腫瘍薬

抗癌化学療法は微小転移の制御に有用である。

骨髄抑制をきたすものが多く，白血球 2,000/mL，好中球 1,000 以下ではマスクの使用，手洗い，口腔ケアをし，白血球数 1,000，好中球 500 以下ではクリーンルームまたは個室に入室する*。

化学療法による口内炎は開始後 4 日以降，脱毛は 1〜4 週間に起こる*。

抗癌剤点滴静注後，刺入部の腫脹，痛みを訴えれば，直ちに注入を中止する*。

5-フルオロウラシル〈5FU〉は生体内で 5-フルオロ dUMP に変化され，これがチミジル酸合成酵素を阻害する。その結果，チミジル酸〈dTMP〉が欠乏して DNA 合成が阻害される。

メトトレキサートは葉酸代謝拮抗薬である。[☞ p. 407]

6-メルカプトプリン〈6MP〉はプリン類似体である。

タキサン系（パクリタキセルなど）は細胞分裂に関与するチュブリン [☞ p. 47] の脱重合を，ビンカアルカロイド系は重合を阻止する。

アントラサイクリン系（ダウノルビシンなど）はトポイソメラーゼ [☞ p. 70] を阻害する。

分子標的薬の主要なターゲットである EGFR [☞ p. 247] には遺伝子変異が知られており，作用効果が変化する。

ベバシズマブは血管内皮細胞増殖因子 VEGF：vascular endothelial growth factor に対するモノクローナル抗体で，大腸癌などで使用される。

抗腫瘍薬の副作用としては，シクロホスファミドによる出血性膀胱炎や膀胱癌，シスプラチン（白金製剤，DNA 合成阻害）による腎毒性，内耳障害，ビンクリスチンによる末梢神経障害，ブレオマイシンによる肺線維症，5FU，6MP，メトトレキサートによる骨髄抑制が知られている。

-xmab　キメラモノクローナル抗体，-zumab　ヒト化モノクローナル抗体，
-tinib　チロシンキナーゼ阻害薬，
-pril　ACE 阻害薬，-sartan　アンジオテンシンⅡ受容体拮抗薬，
-olol　β遮断薬，-terol　β作動薬，-zosin　α遮断薬，
-ovir　DNA ポリメラーゼ阻害薬，-ivir　ノイラミニダーゼ阻害薬，

-navir　プロテアーゼ阻害薬

2　臨床検査

(1) 臨床検査の基準値・カットオフ値とパニック値　12E21

　　臨床検査は診断の確定，経過の観察，予後の推定，治療効果の判定の目的があるが，身体診察の代用にはならない。
　　患者の身体から採取された材料を調べる**検体検査***と，医療機器を用いて患者の生体そのものを調べる**生理検査**がある。
　　臨床検査の**基準値**は平均±2×標準偏差 SD：standard deviation で設定する。±1 SD 以下の範囲に 63.8%，±2 SD に 95.5%，±3 SD に 99.8% が含まれる。
　　検査値には**正規分布** normal distribution〈ガウス分布 Gaussian d.〉するもの（Na，Cl，Ca，P，血糖，総タンパク*，アルブミン，尿酸など）と，**対数正規分布** log-normal d. するもの（K，クレアチニン，尿素窒素，総コレステロール，ビリルビン，ALT，AST，ALP など）がある。
　　カットオフ値は，基準値をもとに各検査項目の特性を考慮した上で決めた，正常とみなす範囲である。
　　パニック値は，すぐに治療を必要とする重篤な緊急異常値で，血清カリウム値 7.0 mEq/L，血糖値 40 mg/dL，pH 7.18，血清 Ca 14.2 mg/dL などがある。

(2) 検査の特性（感度，特異度，偽陽性，偽陰性，検査前確率・予測値，尤度比）　〔☞図 6-2〕　07F11／07H13／08C8／08H15, 31／09F10, 29／09H10／10F10／12B17, 22

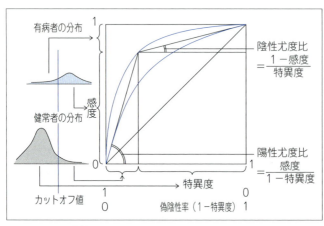

図 6-2　ROC 曲線

感度* sensitivity（真陽性率）は有病者のうち，検査で陽性の割合，**特異度*** specificity（真陰性率）は健常者のうち検査が陰性であるものの割合である。したがってスクリーニング，疾患を除外したい場合，感度の高い検査を，疾患を確定したい

場合に特異度の高い検査を使う。
　検査前確率が低いと偽陽性が多くなる。
　陽性適中度 positive predictive value は検査が陽性のとき病気をもっている確率，陰性適中度は検査が陰性であるものが病気をもっていない確率である。適中度は検査前確率〈有病率〉により変化する。
　受診者動作特性 ROC：receiver operating characteristic 曲線は縦軸に感度，横軸に偽陽性率（1－特異度）をプロットして得られる曲線である。曲線の膨らみが左上に向かって大きいほど検査の有用性が高い。
　ROC 曲線で左上隅に最も近い点をカットオフ値にすると感度，特異度を同時に最適化することができる。
　ROC 曲線上の点と原点（左下）を結ぶ直線の傾きが陽性尤度比 positive likelihood ratio となり，この点と右上の点を結ぶ直線の傾きが陰性尤度比となる。
　確率は有病者/（有病者＋健常者），オッズ（比）は有病者/健常者である。検査後オッズ＝検査前オッズ×尤度比である。

（計算例）
　感度 80％，特異度 90％なら陽性尤度比は 0.8/(1－0.9)＝8，陰性尤度比は (1－0.8)/0.9＝2/9 となる。検査前確率 20％なら，検査前オッズは 20/80＝0.25 である。検査が陽性なら，検査後オッズは 0.25×8＝2，検査後確率は 2/(1＋2)＝66％，検査が陰性なら検査後オッズは 0.25×2/9＝1/18，検査後確率は 1/(18＋1)＝5.2％となる。

(3) 糞便検査　10C3

　　　ペルオキシダーゼで化学的に検出する便潜血検査は魚肉の血液でも反応するため，食事の制限が必要である。
　　　免疫学的便潜血はヒトヘモグロビンに対する抗体で検出し，感度，特異度ともに高いが，上部消化管出血による陽性度は化学法に劣る。
　　　免疫学的便潜血は 2 回法で 1 回陽性でも，下部消化管内視鏡検査を行う。
　　　糞線虫や鉤虫では糞便中に幼虫を，回虫，鞭虫，肺吸虫では虫卵を検出する。

(4) 生化学検査　08C10／10E32／11C25／11G13

　　　トリグリセリドや血糖は食事の影響を受ける。溶血によりカリウム，LD は増加する。激しい運動のあと，クレアチニンキナーゼ〈CK〉は上昇する。
　　　アルブミンなどの血清成分は凍結保存による数値の変動は小さい。
　　　全血検体を室温放置するとブドウ糖は低下する。

3　周術期管理　12C58

タイムアウトとは手術室内のチームが，皮膚切開の直前に一斉に手を止めて，共同で患者名および術式と部位を確認することである．

(1) 基本的バイタルサインとモニター　07B29／10H15, 27／11H15／12F28

気管挿管 intubation は患者の鼻と頤部を突出させる sniffing position にて行う．挿管後，両肺の聴診のみならず，胸郭の動きをみ，上腹部も聴診し，食道に挿管されていないことを確認する．

気管挿管後，O_2 低下があれば片肺挿管を考える．

筋弛緩薬を使用して自発呼吸がない場合，チューブが気管内に正しく挿入されたことを確認する最も確実な方法は呼気炭酸ガス測定である．

麻酔中のバイタルサインのモニターは原則 5 分ごとに行う．

パルスオキシメーターで動脈血酸素飽和度を，**カプノメーター**で吸気，呼気の CO_2 濃度を測定する．

心電図は 3 極（赤：右鎖骨下／黄：左鎖骨下／緑：左下胸部）で，II また V_5 をモニターする．

血流停止による酸素欠乏では，5～7 分で脳に不可逆的な障害が起こる．

開心術において人工心肺を用いる場合，循環血液温度は 28～30℃ とし，心筋保護が完全に行われている場合，心臓虚血の安全限界とされている時間は 4 時間である．組織間液の水分が貯留しやすく，また体外循環離脱時には心拍出量が低下していることが多い．

眼球圧迫や迷走神経が及んでいる肺門部リンパ節郭清，胃切除，横行結腸切除では徐脈が起こる．

(2) 術後合併症　07G28／08A26／08B37／09D18／09G56／10G61／10I39／11I44／12C57, 59／12F52

手術時の感染予防の抗菌薬の投与は手術日 1 日前以内で十分である．感染性心内膜炎のリスクのある患者では抜歯を行う場合には，1 時間前に投与する．

術前には抗血栓薬〔☞ p.124〕は中止する．〔☞ p.28：SSI〕

病的肥満があると肺合併症が増し，肺血栓塞栓症〔☞ p.243〕をきたしやすい．

術後無気肺は，術中の調整呼吸による微小無気肺や，疼痛による去痰困難が原因となり，術後 2 日ころに発症することが多く，発熱を伴うことは少ない．術後無気肺の予防に気道内吸引，体位変換，腹式呼吸を促す．

腹腔鏡検査では，横隔膜下気体貯留による肺膨張阻害が起こることがある．

肺癌の術後には片肺挿管をするために対側に気胸〔☞ p.249〕が起こることがあり，処置として胸腔ドレナージを行う．

肺癌の手術では横隔神経損傷による横隔膜挙上，気管支断端瘻による血痰，高度肺瘻による皮下気腫（胸壁握雪感を伴う），反回神経麻痺による嗄声，胸管損

傷による乳び胸，横隔膜膿瘍によるしゃっくりも起こりうる。

冠動脈バイパス術後では心タンポナーデ〔☞p.219〕が起こることがあり，処置として心囊ドレナージを行う。

外科侵襲により腸蠕動運動が低下し，術後麻痺性イレウス〔☞p.270〕となり排ガスが停止する。腸切除後の経口摂取開始の目安になるのは排ガスである。

術後食は重湯（全粥の上清），3分，5分，7分，全粥（米1：水5），常食（ご飯は米1：水1.1～1.2）の6ステップの順で行う。

消化管術後縫合不全では絶飲食とし，高カロリー輸液を行う。

胃癌根治手術後，ドレーンの排液で，皮膚の発赤，びらん，疼痛が強い場合，排液の主な成分は膵液であると考える。

長期絶食では肝内胆汁うっ滞，腸管免疫能低下が起こる。

手術後の呼吸管理では，重症例では十分に換気の得られる従量式人工呼吸器を使用し，吸気中の湿度を高める。

糖尿病患者では術後血糖値が不安定になるので，2～6時間ごとに測定する。

-ectomy 切除術，-tomy 切開術，-stomy 吻合術，-plasty 形成術

4　麻　酔

(1) 麻酔の概念，種類と麻酔時の生体反応　07E54／08G18

全身麻酔では「麻酔の3要素」である意識の消失（鎮静），鎮痛，筋弛緩（不動）とともに反射の抑制をみる。

『高圧ガス取締り法（容器保安規則）』では酸素ボンベ*の色は黒，二酸化炭素は緑と定められている。

麻酔深度は第1期：覚醒期・無痛期，第2期：興奮期，第3期：麻酔期，第4期：深麻酔期からなる。

第3期では血圧や脈拍は低め安定となる。

バランス麻酔とは，「麻酔の3要素」に対してそれぞれの薬剤を用いてバランスよく麻酔を行うことである。

鎮痛に使用するフェンタニルは麻薬で，容量依存性に呼吸を抑制する。

麻酔中に不整脈が出現しやすい状態には著明な血圧の上昇，二酸化炭素の蓄積，アシドーシス，サクシニルコリンの静注などがある。

(2) 麻酔薬と麻酔前投薬

術前に開口させ，口蓋垂，口蓋弓が見えなければ，気管挿管〔☞p.448,473〕が困難と評価できる。

麻酔前投薬として，副交感神経反射の気管支粘膜からの分泌抑制*を目的に抗コリン薬〔☞ p.442〕の硫酸アトロピンが使用されていたが，近年は使用されない傾向にある。

不安除去目的にヒドロキシジンを併用することもある。

(3) 吸入麻酔 inhalation anesthesia と静脈麻酔 intravenous a. 07G29／08B57／09E54／10H19／12C30

全身麻酔 general a. には**吸入麻酔**と**静脈麻酔**がある。

吸入麻酔薬には笑気，**揮発性麻酔薬**（ハロタン，**セボフルラン**，**イソフルラン**など）がある。笑気は気体であるが，他のものは気化器が必要である。

笑気 nitrous oxide〈亜酸化窒素，一酸化二窒素，N_2O〉は閉鎖腔の拡張をもたらすので，肺気腫，腸閉塞，自然気胸の患者では禁忌となる。

吸入麻酔薬は分配／血液分配係数が小さいほど，血液／ガス分配係数が小さいほど，**最小肺胞濃度** MAC：minimun alveolar concentration が小さいほど麻酔作用が強く，また患者の機能的残気量が小さい（肥満，妊婦など）ほど，心拍出量が少ないほど導入が早い。

ハロタンは肝障害がある患者では用いない。

揮発性吸入麻酔薬は気管支を拡張させる。

全身麻酔の急速導入ではまず純酸素を用い，筋弛緩薬投与と挿管の間の低酸素を最小限にする。全身麻酔の気管チューブ抜管後は呼吸抑制に注意する。

静脈麻酔薬としては，チオペンタール（バルビツール酸系），プロポフォール，ミダゾラム，ケタミンなどがあり，検査時の麻酔や，短時間で終了する簡単な手術のときに使用されるが，近年，プロポフォールの持続投与による全身麻酔（TIVA：total intravenous anesthesia）も行われている。

ミダゾラムはベンゾジアゼピン系であり，拮抗薬はフルマゼニルである。

チオペンタールは作用時間が短く，催眠作用，鎮静作用はあるが，鎮痛作用はなく，呼吸抑制が強い。副交感神経刺激作用があり，喉頭けいれん，気管支けいれん（喘息）を起こしやすいが，頭蓋内圧亢進患者の麻酔には適している。

プロポフォールは代謝が急速で鎮痛作用はなく，妊産婦には禁忌である。

ケタミンは交感神経刺激作用があり，脈拍，心拍出量増加，気管支拡張をきたし，呼吸抑制も少ないが，唾液分泌増加をきたし，脳圧を亢進させ，覚醒時の幻覚をもたらす。脳波上，新皮質，視床部は抑制されるが，大脳辺縁系・網様体賦活系は逆に活性化されるという解離をみる特異的な麻酔薬である（解離性）。

静脈麻酔薬のプロポフォール，吸入麻酔薬のセボフルラン，筋弛緩薬のロクロニウムで，開腹手術の全身麻酔を行った時に，皮膚切開を契機として血圧上昇，脈拍増加をみた場合にはフェンタニルを追加し，痛み刺激を緩和する。セボフルランは濃度依存性に血圧と心拍数を低下させる。

(4) **局所麻酔** local a., 末梢神経ブロック, 神経叢ブロック, 脊椎麻酔, 硬膜外麻酔　09G26／10B15　〔☞ p.56：神経線維の分類〕

局所麻酔薬にはエステル型（プロカインなど）とアミド型（リドカイン，ブピバカインなど）があり，細胞内でNa^+と結合し，電位依存性Na^+チャネル内に入り，Na^+の流入〔☞ p.55〕を遮断する。

アドレナリンを添加した局所麻酔薬は効果持続時間が延長するが，血管収縮による末梢血流障害の危険性があるので，指〈Oberst ブロック〉，陰茎に対しての使用は禁忌である。感染部位では局所麻酔薬の効果は減弱する。

局所麻酔薬の注射で，血液の逆流が見られた場合は麻酔薬の注入を中止する。温覚，痛覚，触覚，圧覚の順で知覚が消失する。〔☞ p.56〕

（くも膜下）脊髄（脊椎）麻酔 lumbar anesthesia では腰椎穿刺〔☞ p.149〕をし，ブピバカインをくも膜下腔に注入する。脳腫瘍などの脳内占拠性病変のある場合には禁忌である。出血傾向，ショック，穿刺部の感染，敗血症のある患者では，脊髄麻酔は避ける。麻酔薬が脊髄の高いレベルに到達すると肋間神経麻痺をきたす。脊髄麻酔時の低血圧の対応はエフェドリン（昇圧薬）静注，乳酸加リンゲル液輸液を行う。脊髄麻酔後の低髄圧性頭痛は術後1〜3日に起こり，立位，座位で増強し，穿刺針は細いほど発生頻度が低く，治療として輸液が有効である。

硬膜外麻酔 epidural a. ではチューブは硬膜と黄色靱帯の間に挿入し，多量の麻酔薬を注入することになる。麻酔域の調節が容易で，脊髄麻酔に比べて呼吸麻痺が起こりにくく，術後鎮痛にも使えるが，麻酔効果には劣り，局所麻酔薬中毒が起きやすい。モルヒネは術後疼痛のため硬膜外腔に投与できる。

腕神経叢ブロック brachial plexus block では，合併症として気胸，神経損傷，血管穿刺，また椎骨動脈や頸動脈に誤って麻酔薬が入った場合の局所麻酔薬中毒がある。

(5) **筋弛緩薬** muscle relaxant　03E8

脱分極性筋弛緩薬 depolarizing m. r.（サクシニルコリン〈スキサメトニウム〉，アセチルコリン〔☞ p.55〕より分解が遅い）は**非脱分極性（競合性）筋弛緩薬** nondepolarizing m. r.（ベクロニウム，ロクロニウム，アセチルコリンの結合を妨げる）に比べ，作用時間が短く，線維束攣縮がみられ，眼圧上昇をきたし，広範囲熱傷に用いると熱傷部位からのKイオン遊離により，不整脈，心室細動，心停止を引き起こす危険性がある。

脱分極性ではハロタン吸入とともに悪性症候群〔☞ p.393〕をきたすことがある。非脱分極性ではテタヌス刺激による減衰をみる。

ネオスチグミン（ムスカリン作用があり，アトロピンの併用が必要なこともある），**スガマデクス**（作用発現が早い）は非脱分極性筋弛緩薬の拮抗薬である。

(6) 特殊麻酔 〔☞ p. 138：脊髄神経の骨格筋支配と皮膚分布〕

妊産婦の麻酔管理では，分娩第一期の疼痛は子宮収縮と頸管拡張によるもので，T10 から L1 に由来する。

腹直筋は Th7～Th11 支配で，Th7 まで麻酔範囲が及ぶと怒責は不可能となる。

妊産婦は非妊婦に比べ，食物排泄時間が遅延するが，同程度の出血ではショックは起きにくい。

(7) ペインクリニック

星状神経節 stellate ganglion は顔面，頸部，上肢を支配する交感神経節で，頸椎横突起の上にあり，ブロックが成功すると Horner 徴候〔☞ p. 147〕をきたす。上肢 CRPS 〔☞ p. 189〕の治療などに用いられる。

膵癌の腹・背部痛に対しては胸部硬膜外オピオイド注入，腹腔神経叢ブロックが行われる。腹腔神経叢ブロックは骨盤内悪性腫瘍の痛みには効果がない。

5 輸液療法と経管栄養 〔☞表 6-1〕 07C15／07E63／07H17／08B56／08F9, 10／08G57／08H9, 20, 29／09B25／09D10／09F14／09G11／09H36／10A54／10B5／11D60／11F11／11G10, 42／11H6, 24, 29／11I44／12A24／12C4, 36／12D28

ショックをきたす可能性がある場合には静脈留置針（プラスチックカニューレ型），18 G（ゲージ）を必ず使用する。肘正中皮静脈は輸液路として第一選択となる。

静脈留置針による末梢静脈路の確保では，血液の流出を確認後に内針とカテーテル（外筒）とを数 mm 進め，外筒も血管内に入れてから，内針を固定した状態で外筒のみを血管内に進める。

胃液，胆汁の喪失は細胞外液の組成と同じで，その喪失は乳酸加リンゲル液ないし生理食塩水で補液する。乳酸加リンゲル液は生理食塩水よりも生理的な補

表 6-1 血漿と代表的な輸液製剤の組成

種 別	成 分 組 成						
	Na (mEq/L)	Cl (mEq/L)	K (mEq/L)	Ca (mEq/L)	HCO_3 (mEq/L)	乳酸 (mEq/L)	糖 (%)
血 漿	140	104	4	5	24	0	0.1
乳酸加リンゲル液	130	106	4	3	0	28	0
生理食塩水	154	154	0	0	0	0	0
1 号液（開始液）	90	70	0	0	0	20	2.6
3 号液（維持液）	35	35	20	0	0	20	4.3

液として開発されたものである。

　輸液セットの1 mL あたりの滴数規格は20滴と60滴の2種類がある。輸液セットのクレンメで輸液の流量を調整する。点滴セットは上から点滴筒，クレンメおよびクレンメホールダー，三方活栓の順に並んでいる。

　カリウムを静脈内に投与する際には40 mEq/L 以下に希釈する必要がある。

　利尿のない脱水〔☞ p.393〕患者にはカリウムを含む輸液は致命的不整脈をきたすことがあり，禁忌である。小児では1号液使用後，利尿があれば3号液を使う。

　点滴静脈内注射の血管外漏出での注意すべき初期症状は疼痛である*。

　肘正中皮静脈などの末梢の静脈からは高カロリー輸液はできない。高張糖質液を末梢静脈から点滴すると静脈炎を起こしやすい。

　中心静脈栄養には穿刺部位として内頸静脈，鎖骨下静脈，大腿静脈を使う。鎖骨下静脈穿刺は右側で行い，全例で，CXR でカテーテル先端の位置と気胸がないことを確認する。適切に管理された感染徴候のない中心静脈カテーテルは定期的な入れ換えは不要である。中心静脈栄養の合併症として敗血症があり，まずカテーテルを抜去する。定期時に血糖値を確認する*（静注ではインクレチン効果〔☞ p.348〕は起こらない）。

　経管栄養は無菌操作を行う必要はない*。腸閉塞では禁忌である。経管栄養開始時は徐々に投与量を増やす。経腸栄養の合併症として下痢がある。

　経鼻胃管の挿入は Fowler 位ないし半坐位で，腹部に聴診器をあて，空気注入音の聴取で，胃に挿入されていることを確認する。正確な位置の確認には腹部 XR 撮影を行う必要がある。

　経皮的胃瘻は**経皮的内視鏡的胃瘻造設術***PEG：percutaneous endoscopic gastrotomy で作り，留置中の不快感が経鼻胃管よりも少ない。

　在宅で胃瘻カテーテルが抜けた場合，2～3日で胃瘻が閉じてしまうので直ちに医療機関へ連絡してもらう*。

6　医用機器と人工臓器

(1) 酸素療法と人工呼吸器　07B9, 29／11E38／12B11

　酸素療法では低流量システムとして，**鼻カニューラ***（酸素流量6 L/分まで），**簡易酸素マスク***（35～50％程度の酸素濃度が必要なとき，10L/分まで），高流量システムとして**ベンチュリーマスク***（12 L/分まで。**ダイリューター**と呼ばれるアダプタを換えることにより酸素濃度（25～50％）を調節する）がある。

　気管挿管が正確に行われたか否かを，素早く判断するには**呼気終末二酸化炭素濃度 Et：end tidal CO_2** を測る。

　人工呼吸器では1回換気量500 mL，換気回数20回/分，吸気：呼気＝1：2，吸気の酸素濃度は肺胞障害をきたさない0.6以下にする。

人工呼吸の適応となった患者では，まず**間欠的陽圧呼吸** IPPV：intermittent positive pressure ventilation（自発呼吸なしで換気する一般的な調節人工呼吸モード）や**持続陽圧呼吸** CPPV：continuous p. p. v.（IPPV に**呼気終末陽圧呼吸** PEEP：positive end-expiratory pressure をかけた調節人工呼吸モード）で人工呼吸を開始することが多く，その後の状態の改善に伴い補助呼吸は，自発呼吸の合間にときどき強制的人工呼吸を行う**間欠的強制換気** IMV：intermittent mandatory v. に切り替え，**持続的気道陽圧法** CPAP：c. p. airway p.（自発呼吸に PEEP をかけたもの）は人工呼吸からのウィーニングの最終段階で用いる。

PEEP は呼気終末にも圧をかけて肺胞を膨らませようとするもので，機能的残気量は増加し，心拍出量は減少*する。

非侵襲的陽圧換気 NIPPV：non-invasive positive pressure v. は気管挿管をしないで，フェイスマスクを使用した陽圧換気である。

一回換気量が同じなら，換気回数を増やすことで，二酸化炭素濃度を下げることができる。

人工呼吸器のモニターで気道内圧が上昇したら，まず気道内吸引を行い*，頸静脈怒張がみられた場合，気道閉塞や緊張性気胸（気管切開の合併症として起こる〔☞ p.250〕）を考える。

過剰な人工換気により，心拍出量低下，ADH 分泌増加，体液貯留をみる。

(2) 主な人工臓器の種類と原理　07B7／07E24／07G56／08G10／09A17, 19／09E26／09G57／11A15／11E9

人工弁には金属や高分子化合物を用いた**機械弁**と，ブタやウシから得た**生体弁**がある。機械弁は耐久性に優れるが，血栓が形成されやすく，生涯にわたる抗凝固療法（ワルファリン）が必要になる。胎児に移行しやすいワルファリンの催奇性より，将来妊娠する可能性のある女性には生体弁が使用される。

腎臓では臓器移植より人工臓器のほうがはるかに普及している。

血液透析 hemodialysis の原理は拡散で，ダイアライザーを用いる。

血液透析は週3回，1回4時間行うのが標準である。透析間の体重の増加は少なくなるようにする。飲水やカリウムの多い生野菜の摂取は制限する。

血液透析の開始時には体液の急激な組成の変化のために起こる頭痛・悪心・嘔吐などからなる**不均衡症候群** disequilibrium syndrome が問題になる。

血漿交換 plasma exchange では血漿分離し，血液製剤とともに返血する。

多臓器不全患者の集中治療で適用される**持続的血液透析濾過** CHDF：continuous hemodiafiltration ではカテーテル留置するために大腿静脈を穿刺する。

血液浄化はエンドトキシン血症，アルコール類，リチウム，臭化物などの中毒などで適応になる。

持続性外来腹膜透析 CAPD：continuous ambulatory peritoneal dialysis は患者自身が1日4～5回毎回2Lの液交換を行う。清潔操作が必要である*血液透

析と比べ，中分子の除去に優れ，飲水制限，食事制限が緩やか*で，血圧変動が少なく*，社会復帰もしやすいが，脂質異常を増悪させる。血液透析と異なり，抗凝固薬を用いないが，腹膜炎，腸閉塞に注意する。

　透析患者の2大死因は心血管疾患と感染症であるが，感染症の比率は増加している。透析患者の5年生存率は，導入年齢の高齢化，糖尿病性腎症の増加により，60％程度で横ばいである。

〔☞ p. 184：人工関節〕

7　放射線を用いる診断と治療

(1) エックス線（単純，造影），CT，MRIと核医学検査　〔☞図6-3, 4〕
07B26／07H20／08E18／11A51

　X線写真の鮮明度を高めるには，①X線管の焦点を小さくする，②焦点-フィルム間距離を長く，③被写体-フィルム間距離を短くする。

　一般的にCT：computed tomographyでは被曝線量が核医学検査より多くなる。CTでは中心とする値（レベル），範囲（ウインドウ）を変えることにより，種々の画像を得ることができる（肺野条件，縦隔条件など）。

　X線検査，CTの造影にはヨード系（血管内投与）やバリウム系（消化管用）の造影剤が用いられる。MRIでは磁場を変えるガドリニウムや鉄系の造影剤が

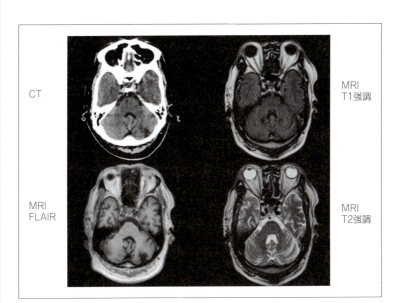

図6-3　CT，MRI画像

用いられている。

CT 画像上，白くみえる領域を高吸収域と呼ぶ。CT 値は骨/石灰化（CT 値：800～1,000），凝血（60～80），軟部組織（28～60），水（0），脂肪（−100），空気（−1,000）（副鼻腔など）であり，CT 値が小さいほど黒くみえる。

CT は MRI より石灰化の描出に優れる。

spiral CT，MDCT：multi-detector（-row）CT ではより高速に撮影できる。

MRI magnetic resonance imaging はプロトン（H^+）の小さな磁石としての性質を利用して画像を作成する。ペースメーカーを使用している患者には禁忌であり，また金属製のものを検査室に持ち込んではならない。刺青の金属成分で熱傷をきたすことがある。画像上，白くみえる部分を高信号域と呼び，骨・靱帯は T1 low，T2 low，水は T1 low，T2 high（脳脊髄液など），筋は水よりやや T1 high，T2 low，脂肪は T1 high，T2 low から中間信号になる。

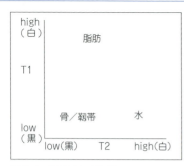

図 6-4　MRI T1，T2 値

MRI **FLAIR**：fluid-attenuated inversion recovery **法**では脳脊髄液が low になる T2 強調像が得られる。

拡散強調像 DWI：diffusion weighted image では水分子の拡散を画像に反映し，早期の脳梗塞では高信号となり診断に有用である。

急性期頭蓋内出血や肺の粟粒結核では，CT のほうが MRI より有用である。

核医学にはシンチグラフィ，**単一光子放射型コンピューター断層撮影** SPECT：single photon emission computed tomography，**陽電子放射型断層撮影** PET：positron emission t. がある。Ga シンチは RI：radioisotope 投与（注射）後 2～3 日で撮影し，悪性腫瘍，活動性炎症性病変で集積像をみる。

PET ではブドウ糖類似体である ^{18}F-FDG〈フルオロデオキシグルコース〉を使用し，代謝の盛んな癌では取り込まれやすい。ただし，脳や排泄される尿路にも集積する。

血管造影を行う際，動脈を穿刺し血液の逆流を確認した後，次に用いるのはガイドワイヤである。穿刺部の末梢の動脈の拍動を確認する。

上部消化管造影検査後は緩下剤を服用する*。経静脈腎盂造影などの造影剤による嘔吐が起こることがあり，検査後の 3 時間は食事を控える*。

(2) 放射線治療　07E26／07H20／09G27／10E11／11D19／12C13　〔☞ p.99：生体と放射線〕

腫瘍細胞は正常細胞に比べ，放射線感受性が高く，回復が遅いので，分割照射により，正常細胞では回復と再増殖が，腫瘍細胞では再酸素化と細胞周期の再分布が起こり，放射線感受性が高まる。

腫瘍の放射線感受性は悪性リンパ腫（Hodgkin リンパ腫*，非 Hodgkin リンパ

腫），急性リンパ性白血病，胚細胞性腫瘍で高い。

扁平上皮癌は中感受性で，腺癌は扁平上皮癌より感受性は低い。舌癌，中咽頭癌，喉頭癌は根治的放射線治療の適応であるが，甲状腺癌，大腸癌は多くが低感受性である。

密封小線源治療 brachytherapy は，線源を入れた器具を病巣部に挿入して照射する方法で，γ線が用いられることが多く，舌癌，食道癌，前立腺癌，子宮頸癌で行われる。

強度変調放射線治療 IMRT：intensity modulated radiation therapy は照射野内の放射線の強度を変化させて照射を行う方法で，頭頸部，前立腺で行われる。

放射線治療では1回線量は通常2 Gyで，合計平均線量はほぼ70 Gyである。全治療期間は12週である。

表在性の病変には電子線を用いる。

直線加速器により照射できるのはX線と電子線である。

脳腫瘍では定位放射線治療としてガンマナイフ治療を行う。

(3) インターベンショナルラジオロジー IVR

体内にカテーテルと呼ばれる細い管や針などを入れ，可能な限り体に傷を入れずに治療する方法で，心血管系治療は虚血性心疾患（バルーンやステント），WPW症候群（カテーテルアブレーション），大動脈瘤（ステント型人工血管留置術）に適応がある。

塞栓物質にはコイルやゼラチンスポンジが使われる。

(4) 放射線診断・治療による副作用と障害　07C3, 28／08B18／09B17／12A39／12B5

気管支喘息はアナフィラキシー反応〔☞p.410〕の危険因子であり，ヨードやガドリニウムを使う検査は原則禁忌である。

造影剤腎症 CIN：contrast induced nephropathy の危険因子には高齢，腎機能，脱水，造影剤の投与量，心不全がある。飲水，輸液はその危険性を減らす。

消化管穿孔や閉塞，誤嚥のおそれのある場合にはバリウムによる消化管造影は禁忌である。

腎性全身性線維症 nephrogenic systemic fibrosis は腎不全患者にガドリニウムを使用した場合にみる。

(5) 放射線防護　09G25

サーモグラフィーやMRIでは放射線被曝はない。

公衆被曝の線量限度は職業被曝の線量限度より低い。

8　内視鏡を用いる診断と治療　08E19／09F27

　ファイバースコープは先端の対物レンズ，グラスファイバー，接眼レンズを通して，拡大して観察する。電子スコープはスコープ先端に小型（CCD：charge coupled device）カメラがあり，画像は電子モニターに映される。

　内視鏡には上部消化管内視鏡，下部消化管内視鏡，小腸内視鏡，気管支鏡などがある。

　抗血小板薬や抗凝固薬を使用中の患者では生検は原則禁忌である*。

　上部消化管内視鏡では原則として，検査前12時間の飲食を禁止する（飲水は許容される）。消化管の運動・分泌抑制のために，抗コリン薬〔☞ p.442〕を使用するが，心疾患，緑内障，前立腺肥大の患者では禁忌*となり，この場合にはグルカゴン，さらに安全性の高い l-メントールを使用する。左側臥位とする。検査終了後には咽頭に麻酔が残っているので，誤嚥予防のため1時間は飲食禁止である。鎮静した場合には，特に循環呼吸動態に注意する。

　大腸内視鏡検査で検査前日の低残渣食*とし，経口腸管洗浄薬による前処置は早期大腸癌や大腸憩室性疾患では可能であるが，腸閉塞，中毒性巨大結腸症，消化管穿孔では禁忌である。

　内視鏡的治療は食道異物，食道静脈瘤，早期胃癌，出血性胃潰瘍，大腸ポリープ，総胆管結石などが適応になる。狭窄ではバルーンを用いて拡張させる。

　気管支鏡検査ではリドカイン，救急カート，X線透視，パルスオキシメトリなどを準備する。

　経気管支生検時に止血しない時は，健側肺を上にして，誤嚥を防ぐ。

　近年，腹腔鏡手術が盛んに行われている。

　膀胱鏡検査は尿道麻酔（局所麻酔）をし，無菌的に行う。

　関節鏡は半月板障害や反復性肩関節脱臼の手術で使用されている。

　近年，血管内視鏡も行われている。

　内視鏡手術の最大の利点は，手術侵襲の軽減による臥床期間の短縮である。

　自然開口部経管内視鏡手術 NOTES：natural orifice translumenal endoscopic surgery では体表面の皮膚や粘膜を傷つけず手術を行える。

9　超音波を用いる診断と治療　11E52

　胆石では**音響陰影** acoustic shadow（高信号〈白〉の後方に無信号〈黒〉）を，胆嚢癌では体位変換で移動しない隆起性病変を胆嚢内にみる。

　肝細胞癌では内部が不均一に描出されることが多く（モザイク様），被膜を有するものでは周囲に低エコーの境界（halo）をみ，後方は辺縁部から続く外側音響陰影（低エコー）と腫瘍後方の音響増強（高エコー）を示す。

　肝嚢胞では内部エコーがみられず，後部エコーの増強 posterior echo enhancement があり，辺縁平滑鮮明で，多嚢胞性では隔壁構造をみる。

10 輸血と移植

(1) 輸血の適応と合併症　[☞ p. 470：血液型, p. 208：SI]　08A18／09E64／10E57

交叉試験の主試験 [☞ p.470] で凝集する血液は輸血に使用できない。超緊急時の輸血赤血球製剤として O 型が使われる。

輸血の合併症には，じんま疹*などのアレルギー反応，アナフィラキシー [☞ p. 410]，溶血，**輸血後移植片対宿主病***〈輸血後 GVHD：graft versus host disease，輸血された血液や，移植された組織片に含まれる T 細胞が宿主組織を破壊する〉，**輸血関連急性肺障害** TRALI：transfusion-related acute lung injury（急性肺水腫），感染症（肝炎など），鉄過剰症などがある。大量輸血では低体温に注意する。

不適合輸血では溶血，ヘモグロビン尿，発熱，冷汗，嘔吐*，低血圧が起こるため，輸血を中止*し，血液型を確認する。治療には大量輸液を行う。

急性 GVHD は通常 100 日以内に発症し，紅皮症，下痢*，肝障害をみる。

慢性 GVHD では皮膚（扁平苔癬様皮疹など），肝臓，唾液腺，肺などに病変が起きるが，心臓には起きにくい。

輸血後 GVHD は新鮮血，血縁者からの輸血で危険性は高くなり*，その予防にドナー血への放射線照射を行う。

1,000 mL 以上の出血で，血圧が低下していれば，赤血球濃厚液の輸血を行う。赤血球濃厚液 1 単位に含まれる Hb の量は，全血 200 mL から計算され，14 g × 2 = 28 g である。

輸液により循環動態が安定したあとに，体重 65 kg の患者 Hb が 6.5 g/dL であるとき，10 g/dL を目標に赤血球濃厚液を輸血しようとすると，体循環血液量が 70〜80 mL/kg，つまり体重の 1/13，5 L (50 dL) であるので，$(10-6.5) \times 50/28 = 6.25$ 単位となる。

(2) 血液製剤の種類と適応　08I59／10E55

血液製剤の有効期間は採血後，**赤血球** LR：leukocyte reduced 液は 2〜6℃ で 21 日，**濃厚血小板**は 20〜24℃ 振とう保存で 72 時間，**新鮮凍結血漿** FFP：fresh frozen plasma は −20℃ 以下で 1 年である。

赤血球濃厚液はフィブリン塊や凝集塊を除去するため専用の輸液セットを用いる*。

献血血液について，HIV-1・2，HTLV-1，HBV，HCV，梅毒トレポネーマ，ヒトパルボウイルス B19 のスクリーニング検査を施行している。

マラリア流行地での活動後は，1 年間献血できない。

輸血用赤血球製剤にはクエン酸ナトリウムが用いられている。
新鮮凍結血漿の適応は凝固因子の補充である。

(3) 同種輸血，自己輸血，成分輸血と交換輸血　00G109

同種輸血は自分以外のヒトの血液，**自己輸血**は大量出血が見込まれる待機手術患者にあらかじめ用意した自分の血液，**成分輸血**は必要な血液成分（赤血球製剤，血小板製剤，血漿製剤）を輸血することである。

交換輸血は，有害物質の除去を目的として血液を交換することである。
医療機関は輸血の記録を20年間保存することが定められている。

(4) 臓器移植 transplantation の種類と適応　08E30／09A5／09B26／09D15／10E1／10G19／12F61　〔☞ p.436：脳死〕

アルコール，ニコチン，薬物の依存症患者は，それにより侵される臓器の移植の適応にはならない。

骨髄移植は血液型が一致していなくても，HLA が一致していれば可能である。移植患者のドナー候補に HBs 抗原陽性は適切でない。

骨髄移植ドナー（提供者）は全身麻酔，入院が必要となる*。レシピエントは点滴静注で骨髄を受ける*。

同種造血幹細胞移植では，長期の免疫抑制薬投与が必要となり，深在性真菌症に陥りやすい。

移植腎は心停止後の腎でもできる。移植腎は腸骨窩の後腹膜に埋める（膵臓とともに異所性移植）。

腎移植後の拒絶反応のうち**急性拒絶** acute rejection 反応は1週間～3か月に起こり，細胞性免疫が関与し，発熱，移植腎の腫大，尿量減少，高血圧を特徴とする。予防治療には**カルシニューリン阻害薬**（シクロスポリン，**タクロリムス**）を使用する。シクロスポリン腎症では血管内皮の傷害をみる。

慢性拒絶 chronic r. 反応では有効な治療法はなく，対症療法となる。
移植後の再発性腎炎としては巣状糸球体硬化症，膜性腎症が多い。

角膜移植は拒絶反応が起こらないため生着率が高い*。原因不明死や活動性感染症（Creutzfeldt-Jakob 病を含む）は角膜提供者になれないが，悪性腫瘍は眼内悪性腫瘍，血液系悪性腫瘍以外は提供者になれる。

心臓移植の患者のほとんどは待機時間が長く，移植前に，強心薬治療と補助人工心臓装着とを受けている。

〔☞ p.281：肝移植〕

11　リハビリテーション

(1) リハビリテーションの概念　07C2／08G51／09E55, 59／09G60／10H12／11H31, 32／12F83

　　リハビリテーションは，機能障害，能力障害，社会的障害を可能な限り回復させることである*。

　　社会的支援は機能障害の軽減ができなくても，ADL〔☞ p.433〕，QOL：quality of life の向上，参加制約の軽減，死亡率の低下が期待される。QOL は患者個別の状況による*。

　　「新障害者プラン」の考え方に，雇用・就業の確保，精神障害者施策の充実，生活支援のための地域基盤整備，障害の原因となる疾病の予防・治療，リハビリテーションは含まれるが，生活水準の維持は含まれていない。

　　患者が望む生活像を重視し，実生活の場の援助が重要であり，生活の場を想定してプログラムを立てる。

　　歩行器は立位・歩行バランスが低下している症例でも使用可能である。

　　U 字型歩行器は前腕を U 字部分に乗せ，握力がなくても歩行を補助する*。

(2) リハビリテーションチームの構成と医師の役割　08G20

　　理学療法士 PT：physical therapist は身体に障害のある者に対して，**言語聴覚士** ST：speech-language-hearing t. は失語，構音障害，嚥下障害，高次脳機能障害などのある者に対して，主として，基本的動作能力の回復をはかる。**作業療法士** OT：occupational t. は上肢機能，ADL に対応し，応用的動作能力，社会的適応能力の回復をはかる。**義肢装具士** PO：prosthetist and orthotist は義肢の製作を行う。いずれも医師の指示，処方が必要である。

12　介護と在宅医療　〔☞ p.30：高齢者福祉と高齢者医療および介護保険〕

(1) 介護の定義と種類　06B27

　　介護とは，身体的精神的に日常生活を営む上で，支障があるものに対して，身体的精神的援助をし，自立した日常生活を営むことができるようにすることである。〔☞ p.462：表6-2〕

　　居宅サービスと施設サービスがあり，さらに介護予防サービス*も加わった。

　　高齢者が要介護となる原因で最も頻度が高いのは脳血管障害〈脳卒中〉である。

(2) 身体介護と生活介護

　　訪問介護は身体介護と生活介護に分けられる。生活介護は利用者に対する調理，洗濯，掃除等の日常生活の援助である。

表6-2 障害老人の日常生活自立度（寝たきり度判定基準） 07E68／08E15

生活自立	J：	何らかの障害を有するが，日常生活はほぼ自立できる。 隣近所程度の外出しかできなければ，J-2。
準寝たきり	A：	屋内での生活は概ね自立しているが，介助なしには外出しない。 外出の頻度が少なく，日中も寝たきりの生活なら，A-2。
寝たきり	B：	屋内での生活は何らかの介助を要し，日中もベッド上での生活が主体であるが座位を保つ。 車椅子への移乗も介助が必要なら，B-2。
	C：	1日中ベッド上で過ごし，排泄，食事，着替えにおいて介助を要する。 自力で寝返りができなければ，C-2。

(3) 在宅医療　07G1／08H28／10E63／10G43／12A24／12C8／12E38

　　　　入院医療に比較し，在宅医療ではQOLが向上する。
　　　　在宅ケアを導入するにあたり，医師が病状観察と服薬管理を依頼する職種は訪問看護師である。訪問看護は医師の指示書が必要である。理学療法士も医師の指示書による訪問看護が認められている。また薬剤師は訪問服薬指導を行うことができる。夜間・休日を含めた連絡体制を整える。
　　　　在宅でも経管栄養，人工呼吸，腹膜透析，中心静脈栄養が可能である。
　　　　家屋の改造などのバリアフリー化〔☞p.13〕も検討する。
　　　　気管吸引は無菌的に，同一部位に長時間吸引圧をかけない様に回転させながら行う*。長時間にわたるときは低酸素血症に注意する*。

13　緩和医療

(1) 緩和医療　07C31／07F24／08B19／09B37, 40／09F24／09H1, 33／10H22／11F2　〔☞p.435：死期の患者と家族のケア〕

　　　　緩和医療はQOLの向上を目的とする。緩和ケアは死を早めることも遅らせることもしない。治療の初期段階から始める。ホスピスは終末期における緩和ケア病棟PCU：palliative care unitである。
　　　　末期癌患者で認知症がみられ，疼痛が強く，本人がしきりに死にたいという場合，まず行うべき処置は疼痛対策である。
　　　　精神的苦痛には傾聴が有効で，感情の表出を支援する*。
　　　　緩和ケアでは家族，遺族のケアも行い，心のケアの担当者もかかわる。精神科医へのコンサルテーションが必要となる場合もある。
　　　　緩和ケアでは痛みや諸症状の緩和のみならず，心理的，社会的，スピリチュアルな問題を解決するための集学的な介入 multidisciplinary approachと，真の「チーム医療」が要求される。

患者と介護者が自宅での加療を強く希望している場合には，再入院を強く説得してはならない。

スピリチュアルペイン*とは，生きている意味を見出しえず，魂の痛みを感じる状態のことであり，「誰も私の本当の苦しみを理解してくれていない。」との患者の発言は「孤独感」を表現している。身体的，精神的，社会的苦痛とともに**トータルペイン**〈全人的苦痛〉に含まれる。

レスパイトケア*は，介護者を休養のために一時的に介護から解放させる支援である。

(2) 癌性疼痛コントロール　07C30／07E28／07F26／08C25／08D39／08G58／09G29／10G2／11B42／12C35／12F50

痛みの指標には NRS：numerical rating scale（11 段階）や Wong Baker FACES pain rating scale（6 段階）がある*。

鎮痛薬は経口投与*，時間を決めて規則正しく*（頓服使用ではなく），痛む前から十分量を投与する。

第1段階は NSAIDs，アセトアミノフェン，

第2段階はリン酸コデイン（弱オピオイド），

第3段階はモルヒネ（強オピオイド）である。

第3段階になっても NSAIDs は使い続け，モルヒネは疼痛*に応じて増量する。

モルヒネ増量にもかかわらず，疼痛をみる場合は，オピオイドの種類や投与量の変更や NSAIDs の併用を行う。弱オピオイドを追加しても，有効性は乏しい。

麻薬性鎮痛薬は細胞膜にあるオピオイド μ 受容体に作用して鎮痛作用を示す。モルヒネは体性痛に対して無効ではないが，内臓痛に最も効果がある。

レスキューは臨時的追加であり，即効性のある経口薬が使用される*。

フェンタニルは，注射薬と貼付薬があるが，貼付の部位は毎回変える*。

我が国でも麻薬の使用は増加しつつあるが，先進国の中では最も少ない*。副作用には便秘，悪心・嘔吐*，呼吸抑制*があるが，緩和医療では呼吸困難に麻薬が使われることもある。呼吸困難は窓を開け新鮮な空気を病室にいれることで緩和することもある。

麻薬は投与開始から制吐薬を併用する。

麻薬の使用には免許（**麻薬施用者**）が必要である。麻薬は鍵をかけて管理する*。麻薬は使用状況を明確に記録し，残った分は**麻薬管理者**に返却し，紛失したら麻薬管理者は都道府県知事に届け出る*。

第2章　基本的診療技能

1　医療面接

(1) 患者に対する姿勢　07C5, 16, 25／07E60／07H19, 21／08C26／08F3, 16, 31／08H3, 12, 33／09B49／09C5, 13, 18／09E41／09F16／09G49／10C5／10F2, 3／10H17, 21, 32／11C5／11F19／11H11, 34／12B16, 35／12E20, 33／12F44

　医師として，身だしなみは清潔で，相手に不快感を与えないようにする。
　患者への礼儀として，まず挨拶，次に自己紹介をする。
　本人確認のため，こちらから患者の名前をきくのではなく，患者に名前と生年月日を言ってもらう。
　患者との対座は90度法（直角法）で行う。
　患者には丁寧語，敬語を用いる。
　男性医師が女性を診察するときは，女性看護師を同席させる。
　理解的態度*は医療面接で患者との信頼関係の確立に有用である。
　常に患者には共感的態度，傾聴で接し，患者の感情面に対応し，患者に何が不安かを聞き，患者の心理状態を把握する。
　例：「そうですか，それは辛いですね」*
　　　「悪い病気を心配されているのですね」
　　　「御心配されるのも無理はありません」
　　　「それは御心配ですね。詳しく聞かせて下さい」*
　診断治療に必要でないことを聞くような，調査的ではいけない。
　「病は気からともいうでしょう。そんな弱気では，治るものも治りませんよ。頑張らなくては」と励ますのは不適切である。
　冒頭では患者の訴えを遮らずに聞く。

> 看護師に求められる役割にアドボカシー（代弁，擁護）があると看護領域で教えるが，医師は患者の立場に立っていないということだろうか。

　開放型質問〈open-ended question〉*で，患者に自由に述べてもらい，ある程度情報を増加させてから，徐々に閉鎖型質問 closed q.（「はい」，「いいえ」で答えられる質問），focused question（焦点をしぼった質問）に進める。主訴と関係のなさそうな症状も含めて病歴を聴取する。

医師が意図しなくても腕時計をみる行為は患者の発語，コミュニケーションを妨げる可能性がある。
　効果的沈黙で患者の発言を促す。患者と視線を合わせ，患者の表情や体の動きなどの非言語的コミュニケーション*，声の調子や抑揚，アクセントに注意する。患者が言ったことを繰り返すのもコミュニケーションスキルの一つである。
　患者と一緒に考え，病気についてわからないことはわからないと認める。

> 　focused questionでは患者の訴えについて，LQQTSFA，つまり，location 部位，quality 性状，状況，quantity 程度，timing 時期，持続時間，sequence 現在までの経過，治療歴，factor 誘因，増悪・寛解因子，associated 随伴症状 について質問することとされている。しかし質問事項は感度と特異度［☞ p.446］，を考え，まれでも緊急性が高いもの［☞ p.151：頭痛，p.209：胸痛］，診断によっては予後が変えられる病態［☞ p.157：認知症，p.159：ALS，p.188：腰痛］から考え，病名がつかなくても，病態から治療を始める［☞ p.150：意識障害］ことが重要である。治療が変わらないのに病名をつけるために侵襲のある検査をすべきではない。

　コンプライアンスは患者が薬や治療など医師の指示に従っていることをいい，**アドヒアランス**は患者が自己の治療を理解し，積極的に治療に参加することをいう。患者の疾病理解とともに薬の剤形，錠数，服薬回数もアドヒアランスを決めるのに重要である。服薬アドヒアランスが悪化する場合には，まず服薬しない理由を尋ねる。再診時は飲み残した薬を持参してもらう。一人暮らしの老人が老人ホームに入居するとアドヒアランスが改善し，薬の副作用などが出る場合もある（例：β遮断薬での徐脈による Adams-Stokes 症候群［☞ p.215］）
　人が行動を変える場合（**行動変容** behavior modification）は，「**無関心期**（6か月以内に行動変容を考えておらず，関心をもってもらうための援助をする）」→「**関心期**（6か月以内に行動変容を考えており，実行したいと思わせる）」→「**準備期**（1か月以内に行動変容を考えており，実行してもらう）」→「**実行期**（行動を変えて6か月以内で，持続のための援助をする）」→「**維持期**（行動を変えて6か月以上であり，援助の終了）」の5つのステージを通ると考えられている。
　治癒不能の疾患でも，まず患者本人が説明を受ける。脊髄損傷などでは患者が障害を受容するまでには時間が必要である。
　悪い知らせを伝える際の「SPIKES モデル」は，setting（面談の環境を整える），perception（患者の認識を評価する），invitation（患者が何を知りたいかを把握する），knowledge（知識と情報を提供する），empathy（患者の環境に共感を示す），strategy & summary（方針を示す）からなる。
　患者の障害の受容では，**ショック期**，**否認期**，**混乱期**（怒り，悲観，抑圧），解決への**努力期**，**受容期**の過程を経る。ショック期では感情が抑制されやすく，混乱期では抑うつ状態になることがまれでなく，悲観期では周囲の励ましは逆効果で，受容期は障害受容の完成ではなく，社会復帰・参加へのプロセスの第一

歩にすぎない。〔☞ p. 435〕

(2) 病歴情報の種類　07H5／09F26／10F6／11C4／11F26, 27／12B6／12E10

主　訴：患者の強く訴える事項・症状
既往歴：出生から現在までの病歴の経過
家族歴：患者の家族の健康状態の歴史
生活歴：患者の社会的背景・生活状況

システムレビューは，医療面接の最後に，それまでの病歴聴取の過程で聞き落としのないように，全身状態から各臓器系列に状況を確認する作業であり，主訴以外の臓器の評価もしなければならない。

解釈モデルは，患者の身体状況についての患者自身の捉え方のことである。

2　診療記録

(1) 問題志向型診療録 POMR：problem oriented medical recording
08C13／08F27／10H28

POMR は**問題志向型システム**〈POS〉の考えに基づくカルテ記載方法である。
診療録を記載したら，日付，名前のサインを，研修医が記載した場合は，最後に指導医のサインが必要である。訂正時には修正液を使用せず，二重線で消して訂正印を押す。
前回の診察時に実施した説明内容の記載に不備があった場合，今回の診察の日付の箇所に，不備があったことを発見したので追記する，という旨の記載をした後に，その追加内容を記載し，署名する。

(2) SOAP による診療経過の記載　07H2／08C13／08F27

・S：subjective data：主観的データ（患者の訴えや自覚症状*）
・O：objective data：客観的データ（身体所見，血圧測定値*，血清生化学的検査など）
・A：assessment：評価
・P：plan：診療計画
基礎データ収集のあと，それを基に**プロブレムリスト**を作成する。

3　臨床判断

(1) 臨床判断の概念と考慮すべき要素

PDCA サイクル〈**デミングサイクル**〉は質改善の方法論で，計画 plan，実施

do，評価 check，改善 act からなる。

(2) 科学的根拠に基づいた医療〈EBM：evidence based medicine〉 07C12／07F15／08H7／09C9／10B13, 22／10C6／11E36／11F5／12B10／12E24, 43／12F11

①診療上の疑問点の定式化（抽出），②文献検索，③得られた文献の批判的吟味，④患者への適応判断，からなる。最新の治療は科学的根拠のある治療ではない。文献検索では P：patient 患者，I：intervention 介入，C：comparison 比較対照，O：outcome 結果，で定式化する。

介入研究 intervention study は病因と因果関係があると考えられる要因に積極的に介入し，治療法などについて，新しいものを古いものと比較する研究法である。最初に割り付けられた群の通りに分析する方法（ITT：intention to treat analysis）と，実際にプロトコール通りに行われた被検者のみ分析する方法（PP：per protocol analysis）とがある。

無作為化比較対照試験 RCT：randomized controlled trial は母集団からのランダムな抽出や治療群と対照群のランダムな割り当て，治療を施した群と偽薬あるいは比較のための治療を施した対照群との比較，さらに研究者と被験者に，治療群と対照群（偽薬 [☞ p.104] を使用）がどちらであるかを分からないようにする二重盲検化をして行う研究方法である。

メタアナリシス〈メタ分析〉は既知の複数の研究を統合，解析する方法である。

エビデンスレベルは高いものから順に，メタアナリシス，RCT，コホート研究 [☞ p.24：疫学の概念]，介入研究，症例対照研究，症例研究であり，専門家の意見はエビデンスレベルが低い。

アウトカムは介入によるすべての結果で，**エンドポイント**とは治療の意義を評価するための最終的な評価項目のことで，RCT でも必須要件である。死亡率，疾患の発生率などは真のエンドポイントであるが，短期間での評価が困難であり，血圧，血糖値などの代用エンドポイントが使われることもある。

NNT：number needed to treat は，あるエンドポイントに到達する患者を1人減らすために，何人の患者の治療を必要とするかを表したものである。

診療ガイドラインではエビデンスが系統的に検索・評価されているが，最新版であることを確認し，患者と医療者の意志決定の材料の一つとして使用する。

医学原著論文は，abstract，introduction，method，result，discussion（，conclusion）の順で書かれている。

出典を明らかにしないで他人の論文を転用することは**ひょう窃**（盗用）である。

自然軽快する病気，経過が長く，一時的に寛解する病気は少なくなく，進行する病気でも半数弱の例は中央値の経過より予後はよい。まったく効果がなくても施術者（医療者のみならず，製薬会社，サプリメント，民間療法従事者，宗教家など）も患者もよくなったと錯覚してしまう。施術者

は利益があるが，患者は不利益になる。患者中心の医療のためにエビデンスが必要なのである。

4　身体診察　[☞ p.147, 202, 231, 258：身体診察]

(1) 全身状態とバイタルサイン　01C9

1) バイタルサイン

バイタルサインとは血圧，心拍数（60〜80/分），呼吸数（16〜18/分）[☞ p.420]，体温で，これらは生命を維持するために最小限必要な生理機能が働いているかを他覚的にとらえる指標である。

2) 血圧測定　08C6

血圧は座位で，肘を心臓の高さにして，成人では 12〜14 cm 幅（上腕周囲の約 40%）*のマンシェットを，ずれない強さで，指が 1〜2 本入る程度に，カフの中心が上腕動脈側になるように巻く。聴診器のヘッドは圧迫帯の中に入れないようにする。高齢者では触診法を併用する。マンシェットの幅が狭いと血圧は実際より高くなる*。

水銀柱は 1 脈拍ごとに約 2 mmHg の速度で，脈拍が触れなくなってからさらに 30 mmHg ほど上昇するまで加圧する。

Korotkoff 音（血液の乱流音）*が聴取され始めた圧が収縮期血圧，その後消失した圧が拡張期血圧である。Swan 第 1 点は橈骨動脈で脈拍を聴取される点である。第 1 点が確認できない時は，一度完全に減圧してから再度測定する。

聴診間隙は動脈硬化で血管の弾力がなくなるため Korotkoff 音第 1 相と第 2 相の間で音が聞こえなくなる現象である。

3) 脈　拍

脈拍は示指，中指，環指の指先を橈骨動脈の上に置いて触知する。

脈不整がないときは，15 秒間脈拍を測定した値を 4 倍して 1 分間の脈拍数を算出する*。吸気時には脈拍数は増加する。[☞ p.213：絶対性不整脈]

脈拍の左右差は左右同時に触診して調べる*。

通常，1℃ の体温上昇につき，脈拍数は 8〜10/分増加するが，体温上昇に比較して，脈拍数が増加しない場合を比較的徐脈といい，腸チフスのほか，オウム病，レジオネラ症，ウイルス性髄膜炎でもみることがある。

4) 呼吸数と呼吸パターン　[☞図6-5]　12E9

Kussmaul 呼吸はゆっくりとした深い呼吸で，糖尿病性ケトアシドーシス*，尿毒症でみる。

Cheyne-Stokes 呼吸は無呼吸と過呼吸を周期的に繰り返す呼吸で，大脳・間

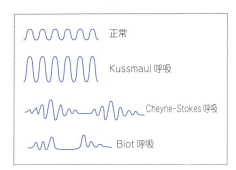

図6-5 呼吸の異常

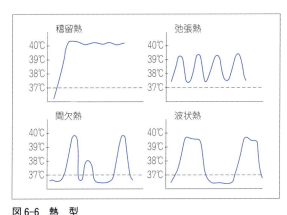

図6-6 熱型

脳レベルの障害*，心不全でみる。

Biot 呼吸〈失調性呼吸〉は予測不能の不規則な呼吸数とその深さが特徴で，延髄レベルの障害，脳圧亢進時にみる。

5）体温測定 〔☞図6-6〕 02E35

体温測定では腋窩は鼓膜，口腔，直腸に比べ，長い計測時間が必要である。直腸温は深部体温の指標となり，最も高い。

稽留熱 continuous fever は38℃以上で，日差が1℃未満で推移する発熱である。大葉性肺炎でみる。

弛張熱 remittent fever は日差が1℃以上で推移する発熱で，37℃以下にはならない。腸チフスでみる。

間欠熱 intermittent fever は日差が1℃以上で推移するが，37℃以下になることがある。マラリアでみる。

波状熱 undulant fever〈Pel-Epstein 発熱〔☞ p.131：Hodgkin リンパ腫〕〉は有熱期と無熱期を不規則に繰り返す。

5　基本的臨床手技

(1) 一般手技

1）採　血　07C10／10G25／10H10

採血を含め，患者から体液を採取する手技では手袋を使用する。駆血帯を上腕に静脈圧より少し高い圧で巻き，22G〈ゲージ〉の針を使用し*，肘静脈から採血する。血管の穿刺は消毒用アルコールが乾いてから行う。採血後は駆血帯を外してから針を抜く。穿刺針のリキャップは禁忌である。1分間以内に採血する*。真空採血管はホルダーを固定したまま取り替える。

採血は，①クエン酸ナトリウム試験管（PT，APTT，フィブリノゲンなどの凝固検査），②EDTA（EDTA は Ca^{2+} をキレートし，血液凝固を阻害する）試験管（血球数），③NaF 試験管（血糖），④薬物非含有試験管（血清検査），の順で行う。

動脈穿刺は動脈血ガス測定や血液培養で行う。ヘパリンを充たした注射筒を用意する。駆血帯は不要である。アルコールによる皮膚消毒をする。部位は橈骨動脈，大腿動脈，上腕動脈で，利き手と反対側の第 2，3 指で動脈を固定し，60°～90°の角度で採血シリンジはペンを持つように保持し，穿刺する。内筒は動脈圧で自然に上昇していく。採血後すぐに密封し，抜針後は，腕を伸ばして動脈を直線にした状態で，5 分間圧迫止血する。血液培養のための動脈穿刺は汚染されやすい部位である鼠径部を避ける。

血液培養は動脈でも静脈でもよく，複数部位より採血する。採血部位の消毒は中心から円を描くように清拭する。

2）血液型判定と交差適合試験　09F3　〔☞ p.459：輸血〕

血液型の遺伝は A・B は O に対して優性〔☞ p.105〕で，A と B は共優性の形質となる*。赤血球細胞膜上の ABO 式抗原に関係する酵素は抗原糖移転酵素である。

血液型判定の**表試験**では患者血球と抗 A 血清試薬または抗 B 血清試薬との反応をみる。**裏試験**では患者血清と既知の A 血球試薬または B 血球試薬との反応をみる。

A 型は表試験の抗 A 血清で凝集，抗 B 血清で非凝集，裏試験の A 血球で非凝集，B 血球で凝集する。表試験と裏試験の結果が一致しなければ判定不能となる。

Rh 血液型抗原で輸血時に最も重要なものは D で，抗 D 血清で反応すれば Rh 陽性である。

血液型と交差適合試験〈クロスマッチ〉は 2 回に分けて採血する。

交差適合試験の**主試験**では患者血清と供血者血球の反応を，**副試験**では患者血球と供血者血清の反応をみる。たとえば，受血者〈患者〉が B 型，供血者が O 型の場合，主試験は陰性，副試験は陽性になる。

3）注射の手順　11H9／12E6

バイアルはゴム栓を下にして薬液を吸う*。

皮内注射*はツベルクリン反応や薬剤のアレルギー検査で使われる。26 ないし 27G の細い針を使い，皮膚に 10°～20°の角度で表皮下に刺入し，皮膚に平行に針を進め，薬液でドーム状の隆起を作る。注射部位は揉まない。

皮下注射*は 24～27G 針で，皮膚をつまみ上げ，皮膚に対して 30°～45°の角度で針を刺入する。インスリン皮下注射では腹部での吸収が一番早い。

筋肉注射*は 23～25G 針で，より速効性があり，針は皮膚に直角に刺し，筋肉（三角筋，中臀筋が適当，上腕二頭筋は不適）内に進める。注射部位は十分に揉む。同一部位への繰り返し注射は禁忌である。

皮下注射と筋肉注射では痛みや血液の逆流がないかを確認する。

静脈注射は 21～23G で 10～20°で刺入し，穿刺後内筒を軽く引き，逆流を確認する。

吸収速度，発現速度は静脈注射，筋肉注射，皮下注射，皮内注射の順で早く，持続性はその逆である。

成人における大腿静脈の穿刺部位は鼠径靱帯から2cm末梢で，大腿動脈の拍動から1cm内側である。〔☞ p.201：大腿静脈〕

4）導　尿　07F25／10H38

清潔操作で行う*。男性では陰茎を上方に牽引しながらカテーテルを挿入し，基部まで挿入してから，バルーンを滅菌蒸留水*で膨らませる。挿入する長さは男性18～20 cm（尿道長16～18 cm），女性5～7 cm（同4～5 cm）である*。成人は12～16 Fr，小児は6～10 Frの太さを使用する。

尿道カテーテルは陰茎を頭側に向けて下腹部に固定する。持続導尿カテーテルは2～3週間留置可能である。

訓練すれば，患者自身が導尿操作を行える。持続導尿では自然排尿がない場合，1日数回行う。

5）浣　腸　12C29

出血，炎症など穿孔やショックのおそれがあれば浣腸は禁忌であるが，便秘があり，全身状態が良ければ，浣腸は治療とともに診断になる。

左側臥位*とする。立位は直腸穿孔の危険性がある*。グリセリン浣腸では，浸透圧により腸内容が増加し，腸蠕動が増す*。注入時には口呼吸をさせ，腹圧を下げる*。液は40～41℃とし，カテーテルは6～7 cm挿入*し，60 mLを20秒以上かけて注入する。

（2）外科手技

1）清潔操作　09I69／12E49

ゾーニングとは，環境（清潔区域か否か）を区分けすることである*。

手袋をする場合には清潔（無菌）操作をする部分（手袋の外側）に素手が触れないようにする。滅菌手袋は手指消毒の後に装着する。

電気的除細動は，清潔操作は不要である。脳脊髄液採取は清潔操作で行う。

切開排膿する場合には術者の手指の消毒，滅菌手袋の装着，切開する部位の消毒，ドレープ，切開の順で行う。

切開は皮膚割線に平行に行う。

綿球を渡すときには介助者はピンセット（鑷子）で綿球の下側を持ち，受け手は綿球の上側を取り，消毒液が逆流しないように，綿球を下に向ける。滅菌手袋は右手で左手の折の外側を持つ。滅菌包みは内側に触れず，包布を十分に開く。注射針を取り出すときには内側には触れない。

（3）救命処置　07C13／07F20／07G66／07I76／08B28, 39／08F8／09H15／10H23／11F31／12E18

1）脳心肺蘇生

①まず周囲の安全確認をする。意識確認：「大丈夫ですか。」と声をかけ，肩を叩き刺激を与える。

②応援要請：人を呼ぶ。

③胸骨圧迫*（C：circulation）：意識や呼吸がなければ，すぐに連続心マッサージを1分間に100回以上*のペースで，心マッサージと人工呼吸は30：2の割合で行う。

胸骨圧迫は両側乳頭を結ぶ線の中央*で，手掌の付け根を胸骨上に起き，もう一方の手を重ねる。成人では5cm以上6cmを超えない深さ（児は胸郭の厚さの1/3）で行う。

心マッサージは患者を水平仰臥位にして下の硬い所を選ぶか，心肺蘇生用背板を使用する。

④気道確保（A：airway）：マスク・バッグによる用手人工呼吸を開始しても，胸郭の挙上が十分でない場合，二次救急処置では気管挿管を行う。義歯の有無を確認する*。気管挿管では下顎を挙上し，咽頭軸と喉頭軸のなす角を小さくするようにsniffing positionにする。挿管時に切歯を支えにしてはならない。

⑤人工呼吸（B：breathing）：「呼吸がなければ人工呼吸を2回行う」とされていたが，新たなガイドラインでは人工呼吸は行わなくてもよいとなった。

⑥**自動体外式除細動器** AED：automated external defibrillatorによる除細動*（D：defibrillation）：適応は無脈性心室性頻拍，心室細動など頻拍性の不整脈である。意識のない患者のみに使用する。金属は外し*，濡れている場合には拭いてから行う*。電極パッドは心臓をはさむ位置につける。通電時には患者から離れる（感電すると心室細動を起こす）。

AEDによるショック実施後，胸骨圧迫を直ちに行う。

AEDは一般人でも使用でき，講習会を受けることが推奨されており，航空機内や公共機関などに設置されているが，AEDの設置が法律で義務付けられている場所はない。

要救護者の処置後には**回復体位**（横向け寝で，頭をやや後ろに反らせ，下側腕を前方に投げ出し，膝を軽く曲げる）とする*。

二次救急処置では心静止にはアドレナリンを使用するが，静脈確保ができない場合には気管内投与を行う。リドカインも気管内投与可能である。

救急救命士は医師の具体的指示を受けた上で，気管挿管，乳酸加リンゲル液輸液，アドレナリン投与（標準的な投与量1回1mgで，3〜5分間隔で投与する），低血糖発作時のブドウ糖液静注ができる（特定行為）。

心停止蘇生後には体温管理療法（低体温よりも正常体温に）を行う。

2）トリアージ* 07B5／08G42／11E7／12B3

　トリアージとは災害医療などの救急現場で，病気や怪我の緊急度や重症度を判定して，治療や後方搬送の優先順位を決めることである。医師でなくても行える。搬送や救命処置の優先順位は赤→黄→緑→黒となる。

　一次トリアージは歩行の可否，気道（呼吸），循環，意識レベル（従命反応）を 30 秒以内に判断し，二次トリアージでは一次トリアージをふるい分けした傷病者の生理的・解剖学的評価を数分で行う*。

　黒は死亡群（カテゴリー 0），赤は最優先治療群（カテゴリー I）：例）自発呼吸があり，意識混濁を伴うショック状態の患者，黄は待機的治療群（カテゴリー II），緑は保留群（カテゴリー III）で救急での搬送の必要がないものである。トリアージタッグ（識別票）は原則的に右手首*に付ける（付けることができなければ，左手，右足，左足の順に優先する*）。

　爪を指で押さえ，白くなったのがピンクに戻る時間（**毛細血管再充満時間**）が，2 秒以内であれば，循環系には問題がないと判定される。

3）外傷治療 07A47／07F8, 20／07G66／08E60, 61／08H24／09A47／09C24／09E63, 65／09F21／09G16／09H16／10C21／10F14／10G57／11C22／11E61／11F16／12C48／12E42
〔☞ p. 472：一次，☞ p. 194：脊髄損傷，☞ p. 207：ショック〕

　損傷部位よりも生理学的徴候の評価を優先する。

　気管挿管のためにも，口腔内からの出血，凝血塊の喀出があれば，まず口腔内の吸引を行う。経口気管挿管が最も確実な気道確保である。

　14～16G 注射針による緊急気道確保は輪状甲状靱帯で行う。

　緊張性気胸〔☞ p. 250〕では胸腔ドレーンは気管挿管より優先される。

　外傷の救急でまず確認すべきなのは動脈断裂で，心臓に近い止血点を圧迫する（間接圧迫法）。止血帯法は血圧計を用い，圧迫開始時刻を記載する。末梢組織壊死予防のため，30 分ごとに 2 分程度緩める。

　外傷による循環血液量減少性ショック〔☞ p. 207〕にはまず酸素投与，血管確保，乳酸加リンゲル液による補液を行う。予後が悪い徴候としての外傷死の三徴は低体温，凝固障害，アシドーシスである。

　CXR で多発肋骨骨折と大量血胸，骨盤正面 XR で不安定型骨盤骨折*など，出血性ショックの原因を検索する。

　さらに FAST：focused assessment with sonography for trauma（外傷の初期診療における迅速簡易超音波検査法）で腹腔内出血を検索する。FAST で後腹膜出血は確認しにくい。肝損傷と腎損傷〔☞ p. 301〕は，血圧の安定が保たれ，CT で経過が観察できれば，開腹はしない。骨盤骨折とともに侵襲の少ない動脈塞栓術が行われることもある。脾臓破裂では腹膜刺激症状による反跳痛をみる。

　デブリドマン〈創面清掃〉〔☞ p. 115：創傷治癒〕は洗浄，ブラッシング，鋭的切除などの物理的手段により，異物，壊死組織，血腫を除去することである。開放骨

折には早期に洗浄・デブリドマンを行う*。

　洗浄は生理的食塩水による高圧洗浄を行う*。砂場での擦過傷でもまず水道水で洗う。アルコールなどの消毒薬は殺菌作用が軽度で，組織障害性が強く，創内に使用すると強い痛みをもたらす。局所麻酔の前に感覚，運動を確認する。

　湿潤環境の方が乾燥環境よりも良好な肉芽組織が形成され，上皮化が早いため，創傷を乾燥させてはならない。ラップなど創部を覆う湿潤療法で治癒が早くなる。

　胸壁動揺 flail chest は多発肋骨骨折で起こり，縦隔動揺（吸気時健側へ），奇異呼吸（吸気時陥凹）があり，治療は IPPV〔☞ p. 454〕による内固定を行う。

　開放創は6〜8時間以内の **golden period*** なら洗浄を十分に行い，肉眼上問題がなければ創の閉鎖が可能である。この時間内に処置ができないと，感染の危険性が高くなる。

　咬傷は一次的に縫合してはならない。細かいガーゼを挿入し，傷口が閉じないようにする。手指の切創の縫合の前には，いつ受傷したか，アレルギー歴はあるか，常用している薬は何か，運動機能は保たれているかを確認する。〔☞ p. 451：局所麻酔〕

　破傷風の予防接種歴が不明ないし最終投与が5年以上前ならば，破傷風トキソイドと破傷風グロブリンの適応である。

附　　録

1　略語一覧………476
2　基準値一覧………477
3　医学英単語………478
4　薬剤：一般名と商品名………480

附録1　略語一覧

略語	日本語
AD	常染色体優性遺伝疾患
AR	常染色体劣性遺伝疾患
CXR	胸部エックス線写真
S.	症候群
SD	性〈X〉染色体連鎖優性遺伝疾患
SR	性〈X〉染色体連鎖劣性〈伴性〉遺伝疾患
XR	エックス線写真

附録2　基準値一覧

基準値を省略できる検査項目。

◆血液学検査

赤　沈	男	2〜10 mm/1時間
	女	3〜15 mm/1時間
赤血球数	男	410万〜610万/mcL
	女	380万〜530万/mcL
ヘモグロビン〈Hb〉	男	13〜17 g/dL
	女	11〜16 g/dL
ヘマトクリット〈Ht〉	男	40〜54%
	女	36〜42%
平均赤血球容積〈MCV〉		83〜93 fL
平均赤血球ヘモグロビン〈MCH〉		27〜32 pg
平均赤血球ヘモグロビン濃度〈MCHC〉		31〜37 g/dL
網赤血球〈Ret〉		0.5〜1.5%
白血球数		4,000〜10,000/mcL
桿状核好中球		2〜15%
分葉核好中球		40〜60%
好酸球		1〜5%
好塩基球		0〜2%
リンパ球		20〜50%
単　球		2〜10%
血小板数		13万〜35万/mcL

◆免疫血清学検査

炎症マーカー	
C反応性タンパク〈CRP〉	0.3 mg/dL 以下

◆生体機能検査

動脈血ガス分析	
pH	7.35〜7.45
$PaCO_2$	35〜45 Torr
PaO_2	80〜100 Torr
HCO_3^-	22〜26 mEq/L

◆血液生化学検査

総タンパク〈TP〉			6.5〜8.0 g/dL
タンパク分画	Alb		61.6〜71.2%
	$α_1$-グロブリン		1.9〜3.0%
	$α_2$-グロブリン		5.3〜8.9%
	β-グロブリン		6.9〜10.9%
	γ-グロブリン		10.8〜19.6%
アルブミン〈Alb〉			4.5〜5.5 g/dL
生体色素			
総ビリルビン			0.2〜1.1 mg/dL
直接ビリルビン			0.5 mg/dL 以下
酵素，アイソザイム			
AST			10〜35 U/L
ALT			5〜40 U/L
含窒素成分			
尿素窒素〈BUN〉			9〜20 mg/dL
クレアチニン〈Cr〉		男	0.7〜1.2 mg/dL
		女	0.5〜0.9 mg/dL
尿酸〈UA〉		男	3.0〜7.7 mg/dL
		女	2.0〜5.5 mg/dL
糖代謝関連			
{随時}血糖			上限 140 mg/dL
空腹時血糖〈FBS〉			上限 110 mg/dL
			下限 50〜70 mg/dL
脂質代謝関連			
総コレステロール〈TC〉			220 mg/dL 以下
トリグリセリド〈TG〉			30〜135 mg/dL
HDLコレステロール			40 mg/dL 以上
LDLコレステロール			65〜139 mg/dL
電解質，酸塩基平衡			
ナトリウム〈Na〉			136〜148 mEq/L
カリウム〈K〉			3.6〜5.0 mEq/L
クロール〈Cl〉			96〜108 mEq/L
カルシウム〈Ca〉			8.4〜10.0 mg/dL
リン〈P〉			2.5〜4.5 mg/dL
重金属，微量元素			
鉄〈Fe〉		男	59〜161 mcg/dL
		女	29〜158 mcg/dL

附録3　医学英単語

よく使われる医学英単語，診療科名を中心に簡単にまとめた。

日本語	英語	備考
持続的	continuous	
特発性	idiopathic	
続発性	secondary	
医原性	iatrogenic	
散発性	sporadic	
両側	bilateral	
同側	ipsilateral	
（反）対側	contralateral	
症例	case	
診断	diagnosis	
鑑別診断	differential diagnosis	類似の症状を呈する2つ以上の疾患を，徴候などにより区別すること
症状	symptom	
徴候	sign	
症候群	syndrome	
合併症	complication	
身体診察	physical examination	
治療	treatment	
適応	indication	医療行為（検査，治療など）の正当性，妥当性
禁忌	contraindication	患者の予後を大きく悪化させる医療行為
予後	prognosis	病気の経過の予測
生存率	survival rate	
回復	recovery	
寛解	remission	
外来	outpatient	
入院	admission	
退院	discharge	
処方箋	prescription	

附録　医学英単語

日本語	英語	備考
診療科		
内科学	internal medicine	
血液学	hematology	
神経学	neurology	
内分泌学	endocrinology	
胃腸病学	gastroenterology	
腫瘍学	oncology	
外科学	surgery	
脳神経外科学	neurosurgery	
整形外科学	orthopedics	
心血管外科学	cardiovacular surgery	
胸部外科学	thoracic surgery	
形成外科学	plastic surgery	
婦人科学	gynecology	
産科学	obstetrics	
小児科学	pediatrics	
麻酔科学	anethesiology	
眼科学	ophthalmology	
耳鼻咽喉科学	otorhinolaryngology	
皮膚科学	dermatology	
精神科学	psychiatry	
放射線科学	radiology	
病理学	pathology	
薬理学	pharmacology	
微生物学	microbiology	
生化学	biochemistry	
生理学	physiology	
発生学	embryology	
組織学	histology	
解剖学	anatomy	
疫学	epidemiology	
公衆衛生学	public health	
法医学	forensics medicine	

附録4　薬剤：一般名と商品名

CMDTなど米国のテキストにみられかつ我が国でも使用されている薬剤の一般名（英字）と我が国での商品名（先発薬のみ）の主なものを掲載した。実際の使用に関しては医薬品添付文書で確認すること。

解熱鎮痛薬
- acetaminophen　アンヒバ

NSAIDs
- aspirin　バイアスピリン
- diclofenac　ボルタレン
- ibuprofen　ブルフェン
- indometacin　インダシン
- mefenamic acid　ポンタール
- naproxen　ナイキサン
- piroxicam　バキソ
- sulindac　クリノリル

気管支喘息治療薬

吸入ステロイド薬
- beclometasone　キュバール
- budesonide　パルミコート
- fluticasone　フルタイド

吸入β刺激薬
- salmeterol　セレベント
- formoterol　オーキシス

抗ロイコトリエン薬
- montelukast　シングレア，キプレス

メディエーター遊離抑制薬
- sodium cromoglicate（cromolyn）　インタール

抗不整脈薬

Class Ⅰa
- quinidine　硫酸キニジン
- procainamide　アミサリン
- disopyramide　リスモダン

Class Ⅰb
- lidocaine　キシロカイン
- mexiletine　メキシチール

Class Ⅰc
- flecainide　タンボコール
- propafenone　プロノン

Class Ⅱ　β遮断薬

Class Ⅲ
- amiodarone　アンカロン
- sotalol　ソタコール

Class Ⅳ　カルシウム拮抗薬

降圧剤

利尿剤

サイアザイド系利尿薬
- hydrochlorothiazide　ヒドロクロロチアジド

ループ利尿薬
- furosemide　ラシックス
- bumetanide　ルネトロン
- torsemide　ルプラック

K保持性利尿薬
- spironolactone　アルダクトンA

β遮断薬
- acebutolol　アセタノール
- atenolol　テノーミン
- bisoprolol　メインテート
- carvedilol　アーチスト
- labetalol　トランデート
- metoprolol　セロケン
- nadolol　ナディック
- pindolol　カルビスケン
- propranolol　インデラル

ACE阻害薬
- captopril　カプトリル
- enalapril　レニベース
- lisinopril　ゼストリル

アンギオテンシンⅡ遮断薬
- candesartan　ブロプレス
- losartan　ニューロタン
- valsartan　ディオバン

カルシウムチャネル拮抗薬
- diltiazem　ヘルベッサー
- verapamil　ワソラン
- amlodipine　アムロジン，ノルバスク
- felodipine　スプレンジール
- nicardipine　ペルジピン
- nifedipine　アダラート

α遮断薬
- prazosin　ミニプレス
- terazosin　ハイトラン
- doxazosin　カルデナリン

亜硝酸薬
- nitroglycerin　ニトロペン，ミリスロール
- isosorbide dinitrate　ニトロール

強心配糖体
- digoxin　ジゴシン

カテコラミン
- dopamine　イノバン
- dobutamine　ドブトレックス
- adrenaline　ボスミン
- noradrenaline　ノルアドレナリン

鉄剤
　ferrous sulfate　フェロ・グラデュメット
ビタミン B_{12}
　mecobalamin　メチコバール
G-CSF
　filgrastim　グラン
　pegfilgrastim　ジーラスタ
エリスロポエチン製剤
　epoetin alfa　エスポー
　epoetin beta　エポジン
　darbepoetin alfa　ネスプ
トロンボポエチン受容体作用薬
　eltrombopag　レボレード
　romiplostim　ロミプレート
抗胸腺細胞ウサギ免疫グロブリン
　サイモグロブリン
抗補体C5モノクローナル抗体
　eculizumab　ソリリス
抗CCR4モノクローナル抗体
　（成人T細胞白血病）
　mogamulizumab　ポテリジオ
ビタミンE（AML M3）
　tretinoin〈ATRA〉　ベサノイド
ヒ素（AML M3）
　arsenic trioxide　トリセノックス
血栓溶解薬
　alteplase（t-PA）　アクチバシン，グルトパ
抗凝固薬
　未分画ヘパリン
　　heparin　ヘパリン
　低分子量ヘパリン〈LMWH〉
　　enoxaparin　クレキサン
　　fondaparinux　アリクストラ
　クマリン系薬
　　warfarin　ワーファリン
　DOAC：経口直接Xa阻害薬
　　apixaban　エリキュース
　　rivaroxaban　イグザレルト
抗血小板薬
　ticlopidine　パナルジン
　cilostazol　プレタール
　clopidogrel　プラビックス
　prasugrel　エフィエント
　ticagrelor　ブリリンタ
血管拡張薬
　プロスタグランディン製剤
　　epoprostenol　フローラン
　　treprostinil　トレプロスト
　　iloprost　ベンテイビス
　エンドセリン受容体拮抗薬
　　bosentan　トラクリア
　　ambrisentan　ヴォリブリス
下剤
　浸透圧性下剤
　　sodium sulfate　乾燥硫酸マグネシウム
　　lactulose　モニラック
　刺激性下剤
　　senna　アローゼン，センナエキス
　　bisacodyl　テレミンソフト
止痢薬
　loperamide　ロペミン
肝不全治療薬
　lactulose　モニラック
　rifaximin　リフキシマ
炎症性腸疾患治療薬
　mesalazine　ペンサタ，アサコール
　salazosulfapyridine　サラゾピリン
制吐薬
　セロトニン$5-HT_3$受容体拮抗薬
　　ondansetron　ゾフラン
　　granisetron　カイトリル
　　palonosetron　アロキシ
　ニューロキニン1〈NK1〉受容体拮抗薬
　　aprepitant　イメンド
　　fosaprepitant　プロイメンド
　その他の制吐薬
　　metoclopramide　プリンペラン
　　domperidone　ナウゼリン
　　prochlorperazine　ノバミン
抗潰瘍薬
　H_2ブロッカー
　　cimetidine　タガメット
　　ranitidine　ザンタック
　　famotidine　ガスター
　　nizatidine　アシノン
　プロトンポンプ阻害薬
　　omeprazole　オメプラール
　　lansoprazole　タケプロン
　　rabeprazole　パリエット
　　esomeprazole　ネキシウム
　防御因子増強薬
　　sucralfate　アルサルミン
　　misoprostol　サイトテック
肝臓疾患治療薬
　ursodeoxycholic acid　ウルソ
成長ホルモン薬
　somatropin　ジェノトロピン
持続性ソマトスタチンアナログ
　octreotide　サンドスタチン
成長ホルモン受容体拮抗薬
　pegvisomant　ソマバート

ドパミン受容体刺激〈作動〉薬
- bromocriptine　パーロデル
- cabergoline　カバサール

脳下垂体後葉ホルモン
- vasopressin　ピトレシン
- desmopressin acetate〈DDAVP〉　デスモプレシン

抗甲状腺薬
- propylthiouracil〈PTU〉　チウラジール
- thiamazole〈MMI〉　メルカゾール

甲状腺ホルモン薬
- levothyroxine　チラージン S

糖尿病薬
インスリン超速効型
- insulin aspart　ノボラピッド
- insulin lispro　ヒューマログ
- insulin glulisine　アピドラ

インスリン速効型
- regular insulin　ノボリン

インスリン遅効型
- detemir　レベミル
- insulin glargine　ランタス
- insulin degludec　トレシーバ

インスリン配合溶剤
- insulin degludec/insulin aspart　ライソデグ

スルホニル尿素〈SU〉薬
- tolbutamide　ヘキストラスチノン
- tolazamide　トリナーゼ
- glimepiride　アマリール

速効性インスリン分泌促進薬〈グリニド薬〉
- nateglinide　スターシス, ファスティック
- mitiglinide　グルファスト

ビグアナイド〈BU〉薬
- metformin　グリコラン, メルビン

α-グルコシダーゼ阻害薬
- miglitol　セイブル
- acarbose　グルコバイ, メトグルコ
- voglibose　ベイスン

チアゾリジン誘導体〈TDZ薬〉
- pioglitazone　アクトス

DPP-IV阻害薬
- sitagliptin　ジャヌビア
- saxagliptin　オングリザ
- linagliptin　トラゼンタ
- vildagliptin　エクア

GLP-1受容体作動薬
- exenatide　バイエッタ, ビデュリオン
- liraglutide　ビクトーザ
- dulaglutide　トルリシティ

SGLT2阻害薬
- canagliflozin　カナグル
- dapagliflozin　フォシーガ
- empagliflozin　ジャディアンス

脂質異常症治療薬
スタチン
- atorvastatin　リピトール
- fluvastatin　ローコール
- pravastatin　メバロチン
- simvastatin　リポバス

胆汁酸結合レジン
- cholestyramine　クエストラン

フィブラート
- fenofibrate　リピディル, トライコア

小腸コレステロールトランスポーター阻害薬
- ezetimibe　ゼチーア

PCSK9阻害薬
- evolocumab　レパーサ
- alirocumab　プラルエント

痛風/高尿酸血症治療薬
痛風発作治療薬
- colchicine　コルヒチン

尿酸排泄促進薬
- probenecid　ベネシッド

尿酸生成阻害薬
- allopurinol　ザイロリック
- febuxostat　フェブリク

尿酸分解酵素薬
- rasburicase　ラスリテック

抗菌薬
ペニシリン系
- benzylpenicillin potassium　ペニシリン G

ペニシリナーゼ感受性ペニシリン
- ampicillin〈ABPC〉　ビクシリン
- amoxicillin〈AMPC〉　サワシリン, パセトシン

抗緑膿菌ペニシリン
- piperacillin〈PIPC〉　ペントシリン

β-ラクタマーゼ阻害含ペニシリン
- amoxicillin/clavulanate　オーグメンチン
- sulbactam/ampicillin　ユナシン S

セファロスポリン系第一世代
- cefazolin〈CEZ〉　セファメジン
- cefalexin〈CEX〉　ケフレックス
- cefaclor〈CCL〉　ケフラール

セファロスポリン系第二世代
- cefmetazole〈CMZ〉　セフメタゾン
- cefuroxime axetil〈CXM-AX〉　オラセフ

セファロスポリン系第三世代
- cefoperazone〈CPZ〉　セフォペラジン, セフォビッド
- ceftriaxone〈CTRX〉　ロセフィン
- ceftazidime〈CAZ〉　モダシン

cefotaxime〈CTX〉　クラフォラン,
　　　　　　　　　　　セフォタックス
ceftibuten〈CETB〉　セフテム
cefditoren pivoxil〈CDTR-PI〉　メイアクト
cefpodoxime proxetil〈CPDX-PR〉　バナン
cefdinir〈CFDN〉　セフゾン
カルバペネム系
　imipenem/cilastatin〈IPM/CS〉　チエナム
　meropenem trihydrate〈MEPM〉　メロペン
マクロライド系
　erythromycin〈EM〉　エリスロシン
　clarithromycin〈CAM〉　クラリス
　azithromycin〈AZM〉　ジスロマック
　aztreonam〈AZT〉　アザクタム
テトラサイクリン系
　tetracycline〈TC〉　アクロマイシン
　doxycycline〈DOXY〉　ビブラマイシン
　minocycline〈MINO〉　ミノマイシン
クロラムフェニコール系
　chloramphenicol〈CP〉　クロロマイセチン
アミノグリコシド系
　streptomycin　ストレプトマイシン
　kanamycin　カナマイシン
　gentamicin　ゲンタシン
リンコマイシン系
　clindamycin〈CLDM〉　ダラシン
ニューキノロン系
　ciprofloxacin〈CPFV〉　シプロキサン
　ofloxacin〈OFLX〉　タリビット
　norfloxacin〈NFLX〉　バクシダール
　levofloxacin〈LVFX〉　クラビット
　lomefloxacin〈LFLX〉　バレオン
ニューモシスティス肺炎治療薬
　pentamidine isetionate　ベナンバックス
　atovaquone　サムチレール
配合薬
　sulfamethoxazole/trimethoprim　バクタ
その他
　linezolid〈LZD〉　ザイボックス
　quinupristin/dalfopristin〈QPN/DPR〉
　　　　　シナシッド
抗結核薬
　isoniazid〈INH〉　イスコチン
　rifampicin〈RFP〉　リファジン
　pyrazinamide〈PZA〉　ピラマイド
　ethambutol〈EB〉　エサンブトール
抗AIDS薬
　NRTIs
　　zidovudine〈AZT〉　レトロビル
　　didanosine〈ddI〉　ヴィデックス
　　lamivudine〈3TC〉　エピビル

zidovudine/lamivudine 合剤　コンビビル
NNRTIs
　efavirenz〈EFV〉　ストックリン
　nevirapine〈NVP〉　ビラミューン
プロテアーゼ阻害薬
　ritonavir〈RTV〉　ノービア
　indinavir〈IDV〉　クリキシバン
　nelfinavir〈NFV〉　ビラセプト
　saquinavir〈SQV〉　インビラーゼ
　amprenavir〈APV〉　プローゼ
HIV侵入阻害薬
　maraviroc　シーエルセントリ
インテグラーゼ阻害薬
　dolutegravir　デビケイ
抗真菌剤
　細胞壁合成阻害
　　miconazole　フロリードF
　　fluconazole　ジフルカン
　細胞膜破壊
　　amphotericin B　ファンギゾン
　　nystatin　ナイスタチン
　　itraconazole　イトリゾール
　核酸合成阻害
　　fluorocytosine〈5-FC〉　アンコチル
抗ウイルス薬
　抗ヘルペス薬
　　aciclovir　ゾビラックス
　　valaciclovir　バルトレックス
　　vidarabine〈Ara-A〉　アラセナ
　抗サイトメガロ薬
　　ganciclovir　デノシン
　　foscarnet　ホスカビル
　抗インフルエンザ薬
　　oseltamivir　タミフル
　　zanamivir　リレンザ
　　peramivir　ラピアクタ
　　laninamivir　イナビル
　　amantadine　シンメトレル
　インターフェロン
　　interferon alfa-2b　イントロンA
　　interferon alfa-2a　キャンフェロンA,
　　　　　　　　　　　　ロフェロンA
　　interferon beta　フエロン 注用
　抗肝炎ウイルス薬
　　lamivudine〈3TC〉　エピビル, ゼフィックス
　　adefovir　ヘプセラ
　　entecavir　バラクルード
　　tenofovir　テノゼット, ベムリディ
　　ribavirin　レベトール
　　ledipasvir/sofosbuvir　ハーボニー

抗RSウイルス薬
  palivizumab　シナジズ

抗寄生虫薬
  マラリア治療薬
    primaquine　プリマキン
    mefloquine　メファキン
    artemether/ lumefantrine　リアメット
  抗原虫薬（マラリア以外）
    metronidazole　フラジール
    paromomycin　アメパロモ
  線虫治療薬
    mebendazole　メベンダゾール
    tinidazol　チニダゾール
    ivermectin　ストロメクトール
    diethylcarbamazine　スパトニン
    pyrantel pamoate　コンバントリン
  吸虫治療薬
    praziquantel　ビルトリシド
  条虫治療薬
    albendazole　エスカゾール

抗ヒスタミン薬
  第一世代
    diphenhydramine　レスタミン，ベナ
    chlorpheniramine　アレルギン，ネオレスタミン，ポララミン
    hydroxyzine　アタラックス
    clemastine　タベジール
  第二世代
    loratadine　クラリチン
    fexofenadine　アレグラ

免疫抑制薬
  副腎皮質ステロイド薬
    prednisolone acetate　プレドニン
    methylprednisolone　メドロール
  代謝拮抗薬（プリン拮抗薬）
    azathioprine　イムラン
    mycophenolate mofetil　セルセプト
  アルキル化薬
    cyclophosphamide　エンドキサン
  細胞増殖阻害薬
    everolimus　サーティカン
  カルシニューリン阻害薬
    ciclosporin　サンディミュン，ネオーラル
    tacrolimus　プログラフ
  mTOR阻害薬
    sirolimus　ラパリムス
    everolimus　アフィニトール
    temsirolimus　トーリセル
  ピリミジン合成阻害薬
    leflunomide　アラバ

Janusキナーゼ3阻害薬
  tofacitinib　ゼルヤンツ

抗TNF-α阻害薬
  infliximab　レミケード
  etanercept　エンブレル
  golimumab　シンポニー
  certolizumab pegol　シムジア
  adalimumab　ヒュミラ

抗IL-6受容体抗体
  tocilizumab　アクテムラ

CTLA4-I融合タンパク
  abatacept　オレンシア

ヒト化抗IgE抗体
  omalizumab　ゾレア

その他
  hydroxychloroquine　プラケニル
  muromonab-CD3　オルソクローン OKT3
  D-penicillamine　メタルカプターゼ
  aurothiomalate　シオゾール
  auranofin　リドーラ
  methotrexate　リウマトレックス

片頭痛治療薬
  エルゴタミン製剤
    dihydroergotamine mesylate　ジヒデルゴット
    cafergot　カフェルゴット
  トリプタン
    sumatriptan　イミグラン
    zolmitriptan　ゾーミッグ
    rizatriptan　マクサルト
    eletriptan　レルパックス
    naratriptan　アマージ

重症筋無力症治療薬
  edrophonium　マイテラーゼ
      短時間作用，診断用
  pyridostigmine　メスチノン
      長時間作用，治療用

抗ALS薬
  riluzole　リルテック

抗てんかん薬
  phenobarbital　フェノバール
  phenytoin　アレビアチン
  carbamazepine　テグレトール
  valproate　デパケン
  gabapentin　ガバペン
  lamotrigine　ラミクタール

麻薬および類似薬
  morphine　アンペック，MSコンチン
  oxycodone　オキシノーム
  fentanyl　フェンタニル
  methadone　メサペイン

pentazocine　ペンタジン，ソセゴン
tramadol　トラマール
抗不安薬/催眠薬
　ベンゾジアゼピン
　　alprazolam　コンスタン
　　lorazepam　ワイパックス
　　chlordiazepoxide　コントール，バランス
　　diazepam　セルシン，ホリゾン
　　triazolam　ハルシオン
　　estazolam　ユーロジン
　　midazolam　ドルミカム
　　quazepam　ドラール
　その他の催眠薬
　　非ベンゾジアゼピン
　　　zolpidem　マイスリー
　　　eszopiclone　ルネスタ
　　メラトニン受容体作動薬
　　　ramelteon　ロゼレム
抗うつ薬
　三環系抗うつ薬および類似薬
　　amitriptyline　トリプタノール
　　clomipramine　アナフラニール
　　imipramine　トフラニール
　　amoxapine　アモキサン
　　maprotiline　ルジオミール
　その他の抗うつ薬
　　trazodone　レスリン
　SSRI
　　sertraline　ジェイゾロフト
　　fluvoxamine　ルボックス，デプロメール
　　paroxetine　パキシル
　SNRI
　　venlafaxine　イフェクサー
　　duloxetine　サインバルタ
　NaSSA
　　mirtazapin　リフレックス
抗躁薬
　lithium　リーマス
抗精神病薬
　定型抗精神病薬
　　haloperidol　セレネース
　　fluphenazine　フルデカシン，フルメジン
　　chlorpromazine　ウィンタミン，コントミン
　非定型抗精神病薬
　　clozapine　クロザリル
　　risperidone　リスパダール
　　olanzapine　ジプレキサ
　　quetiapine　セロクエル
　　aripiprazole　エビリファイ
中枢興奮薬
　methylphenidate　リタリン

抗癌剤
　アルキル化薬（マスタード類）
　　cyclophosphamide　エンドキサン
　　busulfan　マブリン
　　melphalan　アルケラン
　　bendamustine　トレアキシン
　代謝拮抗薬（葉酸拮抗薬）
　　methotrexate〈MTX〉　メトトレキセート，
　　　　　　　　　　　　　リウマトレックス
　　calcium folinate　ロイコボリン
　　　　　　　　　　（MTXの副作用軽減に使用）
　　pemetrexed　アリムタ
　代謝拮抗薬（ピリミジン拮抗薬）
　　fluorouracil　5-FU
　　gemcitabine　ジェムザール
　代謝拮抗薬（プリン拮抗薬）
　　mercaptopurine〈6-MP〉　ロイケリン
　　cladribine　ロイスタチン
　　fludarabine　フルダラ
　代謝拮抗薬（その他）
　　hydroxycarbamide〈HU〉　ハイドレア
　　L-asparaginase　ロイナーゼ
　　azacitidine　ビダーザ
　　anagrelide　アグリリン
　抗生物質（アントラサイクリン系）
　　doxorubicin　アドリアシン
　　daunorubicin　ダウノマイシン
　抗生物質（その他）
　　bleomycin　ブレオ
　白金製剤
　　cisplatin〈CDDP〉　ブリプラチン，ランダ
　　carboplatin〈CBDCA〉　パラプラチン
　　oxaliplatin　エルプラット
　微量管阻害薬
　　ビンクアルカロイド
　　　vincristine　オンコビン
　　　vinblastine　エクザール
　　タキサン
　　　paclitaxel　タキソール
　　　docetaxel　タキソテール
　トポイソメラーゼⅠ阻害薬
　　irinotecan　カンプト，トポテシン
　トポイソメラーゼⅡ阻害薬
　　etoposide〈VP-16〉　ベプシド，ラステット
　EGFR阻害薬
　　cetuximab　アービタックス
　　panitumumab　ベクティビックス
　　gefitinib　イレッサ
　　erlotinib　タルセバ
　HER2阻害薬
　　trastuzumab　ハーセプチン

pertuzumab　パージェタ
　　T-DM1：trastuzumab emtansine
　　　　カドサイラ
　　lapatinib　タイケルブ
抗エストロゲン薬
　　tamoxifen　ノルバデックス
GnRH アゴニスト
　　goserelin　ゾラデックス
抗 CD20 抗体
　　rituximab　リツキサン
マルチキナーゼ阻害薬
　　sorafenib　ネクサバール
　　sunitinib　スーテント
VEGF 阻害薬
　　bevacizumab　アバスチン
BCL/ABL 阻害薬
　　imatinib　グリベック
　　nilotinib　タシグナ
　　dasatinib　スプリセル
プロテアソーム阻害薬
　　bortezomib　ベルケイド
ALK 阻害薬
　　crizotinib　ザーコリ
BTK：Bruton tyrosin kinase 阻害薬
　　ibrutinib　イムブルビカ
JAK 阻害薬
　　ruxolitinib　ジャカビ
サリドマイド関連薬
　　thalidomide　サレド
　　lenalidomide　レブラミド
免疫チェックポイント阻害薬
　　nivolumab　オプジーボ
　　pembrolizumab　キイトルーダ
膀胱癌治療薬
　　freeze-dried BCG（intravesical）
　　　　イムノブラダー
抗 VEGF 薬（眼科用）
　　ranibizumab　ルセンティス
　　pegaptanib　マクジェン
GnRH アゴニスト（ゴナドトロピン分泌抑制）
　　leuprorelin　リュープリン
排卵誘発薬
　　clomiphene　クロミッド
エストロゲン製剤
　　estrogen, conjugate　プレマリン
男性ホルモン製剤
　　methyltestosterone　エナルモン
プロゲステロン製剤
　　medroxyprogesterone acetate〈MPA〉
　　　　ヒスロン H

エストロゲン誘導体（抗ゴナドトロピン作用）
　　danazol　ボンゾール
アロマターゼ阻害薬
　　anastrozol　アリメデックス
　　letrozole　フェマーラ
　　exemestane　アロマシン
抗アンドロゲン製剤
　　flutamide　オダイン
子宮収縮抑制薬
　　ritodrine　ウテメリン
　　magnesium sulfate　マグネゾール
子宮収縮薬
　　oxytocine　アトニン-O
ED 治療薬（PDE-5 阻害薬）
　　sildenafil　バイアグラ
　　vardenafil　レビトラ
　　tadalafil　シリアス
ビスホスホネート
　　alendronate　フォサマック，ボナロン
　　pamidronate　アレディア
　　risedronate　アクトネル，ベネット
　　zoledronate　ゾメタ
　　ibandronate　ボンビバ
抗 RANKL モノクローナル抗体
　　denosumab　ランマーク
SERM
　　raloxifene　エビスタ
　　bazedoxifene　ビビアント
副甲状腺ホルモン
　　teriparatide　フォルテオ
中枢性筋弛緩薬
　　baclofen　リサレオール，ギャバロン
　　tizanidine　テルネリン
末梢性筋弛緩薬
　　dantrolene　ダントリウム
抗 Alzheimer 病薬
　コリンエステラーゼ阻害薬
　　donepezil　アリセプト
　　galantamine　レミニール
　　rivastigmine　リバスタッチ，イクセロン
　NMDA 受容体拮抗薬
　　memantine　メマリー
抗パーキンソン薬
　レボドパ含有製剤
　　levodopa　ドパストン
　　levodopa/carbidopa10：1 配合　メネシット
　副交感神経遮断〈抗コリン〉薬
　　trihexyphenidyl　アーテン
　MAO-B 阻害薬
　　selegiline　エフピー

COMT阻害薬
　entacapone　コムタン
ドパミン作動薬
　pramipexole　ビ・シフロール
　ropinirole　レキップ
　rotigotine　ニュープロ
Huntington病舞踏運動治療薬
　tetrabenazine　コレアジン

ビタミン剤
　thiamine　メタボリン
　pyridoxine　アデロキシン
　folic acid　フォリアミン
排尿障害治療薬
　α-遮断薬
　　tamsulosin　ハルナール

索　引

図表索引………491
和文索引………494
欧文索引………522

図 表 索 引

■ 和文 ■

アスペルギルス （図3-23） 88
アプガースコア （表5-1） 421
アレルギー発症の機序 （図3-34） 98

胃癌の分類 （図4-64） 265
胃癌の分類 （表4-7） 266
一次・二次・三次医療圏 （表2-3） 17
咽喉頭の構造 （図4-94） 367
陰嚢内腫瘤 （図4-77） 311

炎症 （図3-39） 114

オージオグラム （図4-98） 369
主な異常分娩 （図4-82） 329
主な職業性疾患とその原因物質 （表2-2） 15

介護保険による施設サービス （表2-5） 31
回虫卵 （図3-29） 90
下肢静脈 （図4-48） 226
ガス交換と血流 （図4-51） 230
眼窩を構成する骨 （図4-27） 184
眼球運動 （図4-88） 356
カンジダ （図3-22） 88
肝臓の区域 （図4-61） 255
眼底 （図4-87） 356
肝の組織像 （図4-62） 255
顔面・口蓋の形成 （図3-13） 62
顔面神経 （図4-19） 148
肝門部と膵臓 （図4-63） 255
基質濃度-反応速度曲線 （図3-14） 63
急性B型肝炎におけるウイルスマーカー （図4-69） 277
急性硬膜外・硬膜下血腫 （図4-21） 165
急性前骨髄性白血病 （図4-4） 129
胸郭 （図4-50） 229
胸水 （図4-55） 235
蟯虫卵 （図3-30） 90
緊張性気胸 （図4-56） 249

筋の組織像 （図3-6） 52

クリプトコックス （図3-24） 88

血漿と代表的な輸液製剤の組成 （表6-1） 452
肩関節と股関節の筋 （図4-30） 186

喉頭の筋 （図4-96） 368
後腹膜臓器 （図4-58） 253
呼気時と吸気時の循環動態 （図4-39） 204
呼吸の異常 （図6-5） 469
骨腫瘍 （図4-32） 193
骨組織 （図4-25） 183
骨盤を構成する骨 （図4-31） 187
鼓膜 （図4-97） 369
コレステロール （図3-17） 67

鰓弓と鰓嚢 （図3-12） 62
サイトメガロウイルス感染細胞 （図3-21） 80
細胞シグナル伝達過程 （図3-7） 54
細胞の構造 （図3-1） 44
酸素飽和曲線 （図4-52） 231
三胚葉への分化 （図3-8） 58

視覚の伝導路の障害と視野障害 （図4-17） 146
子宮および付属器とその支持組織 （図4-74） 305
糸球体疾患 （図4-72） 296
止血機序 （図4-3） 124
障害老人の日常生活自立度（寝たきり度判定基準） （表6-2） 462
消化管憩室 （図4-67） 272
消化管の構造 （図4-60） 253
消化器系の形成過程 （図3-9） 60
静注後の血中濃度 （図3-36） 103
小児の消化器疾患 （図4-68） 274
上皮細胞と観察される部位 （図3-4） 49
女性生殖器疾患 （図4-78） 314
ショックの分類 （図4-43） 208
徐脈性不整脈 （図4-45） 215
心エコー図 （図4-40） 205
心機能曲線 （図4-37） 202

心筋活動電位　（図4-35）　199
心筋梗塞と脳梗塞の経時的変化　（図3-38）　112
心筋梗塞・脳梗塞・肺血栓塞栓症の発症機序　（図3-37）　112
心筋梗塞の部位診断　（図4-34）　198
心周期と心雑音　（図4-38）　203
新生児の頭部腫瘤　（図4-83）　331
心臓の外表　（図4-34）　198
心臓ループの形成　（図3-10）　61
心電図　（図4-41）　206

スパイログラム　（図4-53）　233

精細管と間質　（図4-73）　305
性周期とホルモン　（図4-75）　307
正常血清タンパク　（図4-2）　122
成人T細胞性白血病　（図4-5）　130
生物学的モニタリングとしての尿中代謝物　（表2-1）　14
脊髄　（図4-11）　137
脊髄神経の骨格筋支配と皮膚分布　（図4-13）　139
脊椎とその靱帯　（図4-29）　185
赤痢アメーバ　（図3-26）　89
前立腺　（図4-76）　310

早期胃癌分類　（表4-8）　266
創傷治癒の血栓のゆくえ　（図3-40）　116
側頭骨錐体の横骨折と縦骨折　（図4-100）　377
側方注視と脳出血の眼位　（図4-89）　357
咀嚼筋　（図4-95）　367

第一前方後頭位での児の回旋　（図4-81）　323
大血管の形成　（図3-11）　61
対光反射・輻輳反射の経路　（図4-90）　357
体細胞分裂と減数分裂　（図3-3）　48
胎児循環　（図5-3）　418
胎児モニタリング　（図4-79）　319
大動脈解離の病態　（図4-47）　224
大動脈とその分枝　（図4-36）　200
第二種学校感染症と出席停止期間　（表2-4）　19
大脳基底核　（図4-16）　143
大脳半球　（図4-15）　143
多発性骨髄腫　（図4-8）　132
多発性骨髄腫の血清タンパク　（図4-7）　132

聴覚路と聴性脳幹反応〈ABR〉　（図4-93）　367

腸閉塞　（図4-65）　270

椎間板ヘルニアと圧迫される神経根　（図4-33）　194

デルマトーム　（図4-13）　139
手を構成する骨　（図4-28）　185

頭蓋骨　（図4-26）　184
動静脈の組織像　（図3-5）　50
糖・タンパク・脂質代謝　（図3-16）　64
動脈粥状硬化症　（図4-46）　223
徒手筋力テスト　（表4-3）　187
トリコモナス　（図3-31）　91

肉芽組織　（図3-40）　116
乳児の姿勢反射　（図5-5）　426
ニューモシスチス　（図3-25）　88
尿細管障害と利尿薬　（図6-1）　443
妊娠の経過　（図4-80）　322

寝たきり度判定基準　（表6-2）　462
熱型　（図6-6）　469
熱傷面積の判定　（図5-2）　417
ネフロンの構造　（図4-71）　287

脳幹　（図4-14）　141
脳脊髄液　（図4-10）　136
脳底部　（図4-9）　135
脳波異常波形　（図4-22）　168
脳ヘルニア　（図4-20）　154

バイオハザードマーク　（図2-1）　16
肺吸虫卵　（図3-28）　90
肺の分葉・区域（外側面）　（図4-49）　228
歯の構造　（図4-99）　376

ヒトヘルペスウイルス科　（表3-2）　79
皮膚の組織像　（図4-23）　170
皮膚病理　（図4-24）　174
病原体の媒介動物　（表3-1）　76
頻脈性不整脈　（図4-44）　214

腹腔内の動静脈　（図4-57）　251
副腎皮質の代謝経路　（図4-84）　345
複製・転写・翻訳　（図3-19）　71
腹部横断図　（図4-59）　253

フローボリューム曲線　（図 4-54）　233

壁深達度　（表 4-9）　268
ヘム　（図 3-18）　68
ヘルニア　（図 4-70）　285
ヘルペスウイルス感染細胞　（図 3-20）　79
扁平上皮癌と腺癌およびその前癌病変　（図 5-1）　399

放射線標識　（図 1-1）　8

耳の構造　（図 4-92）　366

眼の構造　（図 4-85）　355

網膜の構造　（図 4-86）　355

用量反応曲線　（図 3-35）　101

ランブル鞭毛虫　（図 3-27）　90

リンパ節の構造　（図 4-1）　122

腕神経叢と支配筋　（図 4-12）　139

■ 欧文・数字 ■

ABR　（図 4-93）　367
Apgar score　（表 5-1）　421
ATP　（図 3-2）　44

Bishop score　（表 4-10）　324
British Medical Research Council スケール　（表 4-6）　234

CT，MRI 画像　（図 6-3）　455

Fontaine 分類　（表 4-5）　225
Forrester の分類　（図 4-42）　207

GCS　（表 4-2）　150
Glasgow coma scale　（表 4-2）　150

HHV　（表 3-2）　79
Hodgkin リンパ腫　（図 4-6）　131
Horner 症候群　（図 4-18）　146

Japan coma scale　（表 4-1）　150
JCS　（表 4-1）　150

Landolt 環　（図 4-91）　358
Lineweaver-Burk プロット　（図 3-15）　64

MHC クラス I と MHC クラス II の抗原提示　（図 3-32）　95
MRC スケール　（表 4-6）　234
MRI T1，T2 値　（図 6-4）　456

NYHA 分類　（表 4-4）　210

ROC 曲線　（図 6-2）　446

Scammon の発育曲線　（図 5-4）　425
S 状結腸捻転　（図 4-66）　270

Th1，Th2 細胞　（図 3-33）　98
T（壁深達度）　（表 4-9）　268

9 の法則　（図 5-2）　417

和 文 索 引

％VC　233
％肺活量　233
1塩基多型性　73
1回換気量　232
1型糖尿病　346
1度房室ブロック　215
1秒率　233
1本鎖DNA結合タンパク　70
1類感染症　75
2型糖尿病　346
2度房室ブロック　215
2類感染症　75
3塩基繰り返し病　160
3度房室ブロック　215
3類感染症　75
4類感染症　75
5FU　445
5-HIAA　275
5の法則　417
5-フルオロウラシル　445
5類感染症　76
6MP　445
6-メルカプトプリン　445
9の法則　417
18トリソミー　107
21世紀の国民健康づくり運動　26
50％致死量　101
50％有効量　101
Ⅰ音　203
Ⅰ型アレルギー　98
Ⅰ型脂質異常症　350
Ⅰ型上皮　228
Ⅱ音　203
Ⅱ型アレルギー　99
Ⅱ型上皮　228
Ⅲ音　204
Ⅲ型アレルギー　99
Ⅳ音　204
Ⅳ型アレルギー　99

■ あ ■

アウトカム　467
亜鉛欠乏症候群　354
アカシジア　385
アカントアメーバ角膜炎　361
亜急性壊死性リンパ節炎　125
亜急性硬化性全脳炎　161
亜急性甲状腺炎　340
亜急性連合性脊髄変性症　128

アキレス腱黄色腫　350
アキレス腱断裂　191
アキレス腱反射　148
アクアポリン2　287
悪液質　404
アクシデント　6
悪性外耳道炎　371
悪性関節リウマチ　407
悪性黒色腫　180
悪性腫瘍　397
　──の予防　401
悪性症候群　393
悪性貧血　128
悪性リンパ腫　131, 163, 341
アクチベーター　72
アクチン　51
　──フィラメント系　47
アシクロビル　79
アシドーシス　292, 293
亜硝酸薬　211
アスコルビン酸　352
アストロサイト　51
アスピリン　124
　──喘息　241
アスペルギルス症　88
アセタゾラミド　442
アセチルCoA　65
アセチルコリン　136
　──エステラーゼ　56
　──受容体　56, 166
アセトアミノフェン　444
　──中毒　415
アゾール系抗真菌薬　89
亜脱臼　191
圧挫症候群　290
アディポネクチン　394
アテトーゼ　153
アテトーゼ型　169
アデニル酸シクラーゼ　54
アデニン　70
アデノイド　377
　──増殖症　370
アデノウイルス　80
アデノシン三リン酸　44
アデノシンデアミナーゼ　249
アデノシン二リン酸　45
アドバンス・ディレクティブ　436
アドヒアランス　465
アトピー　98
　──性皮膚炎　173

アトモキセチン　386
アドレナリン　441
アトロピン　56, 442
アナフィラキシー　410
アナフィラキシー型　98
アニーリング　72
アニオンギャップ　293
アニサキス症　90
アプガースコア　421
アフタービル　313
アブミ骨　366
アブミ骨筋　366
アブミ骨手術　372
アポクリン汗腺　171, 355
アポ酵素　64
アポトーシス　109
アマニチン　415
アミトリプチン　386
アミノ基転移　68
アミノグリコシド系　444
アミロイド　110, 351
　──アンギオパチー　156
アミロイドーシス　351
アムホテリシンB　89
アメーバ角膜炎　361
アメーバ症　89
アラキドン酸　443
アルカローシス　292, 293
アルコール依存症　383
アルコール硝子体　110
アルコール性肝障害　281
アルドステロン　287
　──過剰症　342
　──拮抗薬　442
アレルギー　97, 410
アレルギー性　173
　──気管支肺アスペルギルス症　246
　──気管支肺真菌症　246
　──結膜炎　361
　──紫斑病　295
　──肉芽腫性血管炎　409
　──鼻炎　374
アレルギー様食中毒　415
アロステリック調節　64
アロマノスコープ　358
アンジオテンシノーゲン　288
アンジオテンシンⅠ　288
アンジオテンシンⅡ　288
　──受容体拮抗薬　288
安静時振戦　153

和文索引

あ

安全性速報　39
安全性の確保　6
アンチトロンビンⅢ欠乏症　111
安定狭心症　211
アントラサイクリン系　445
アンドロゲン不応症　304
アンビバレンス　384
アンフェタミン　383
安楽死　435

い

胃　251
異栄養性石灰化　110
胃液　256
イエローレター　39
イオンチャネル　46
　――型受容体　53
異化　63
医学・医療の歴史　3
医学生の態度　9
胃癌　265
育児・介護休業法　33
育成医療　30
異型狭心症　211
異形成　396，398
異型性　398
移行上皮　50
維持期　465
意識障害　150
医師の偏在　18
医師法　35
胃十二指腸動脈　252
萎縮　108
萎縮性腟炎　316
異状死　437
異常妊娠　325
異食症　126
移植腎　460
胃食道逆流症　263
異所性妊娠　326
胃切除後　267
イソシアネート　15
イソニアジド　238
イソフルラン　450
イソプロテレノール　441
イタイイタイ病　16
イチゴ状血管腫　177
一次口蓋　62
一次孔型　220
一次止血　123
一次精母細胞　304
一次速度過程　102
一次胆汁酸　256
一次治癒　115
一次妄想　381

一次予防　25
一次卵胞　307
一過性黒内障　156
一過性脳虚血発作　156
溢血点　437
一酸化炭素中毒　415
一酸化炭素肺拡散能　233
一酸化窒素　52
一般廃棄物　16
溢流性尿失禁　291
胃底腺　254
胃底腺ポリープ　267
遺伝因子　107
遺伝子　70
遺伝子異常　105
遺伝子診断　403
遺伝性運動感覚ニューロパチー　165
遺伝性球状赤血球症　127
遺伝性血管神経性浮腫　174
遺伝性出血性毛細血管拡張症　244
遺伝性非ポリポーシス大腸癌　268
遺伝の要因　400
伊東細胞　255
医道審議会　7
委任　36
犬糸状虫　91
イヌリン　289
イノシトール三リン酸　54，55
医の倫理　3
異物巨細胞　115
イマチニブ　130
医薬品医療機器等法　38
医療安全研修会　6
医療安全支援センター　7
医療・介護関連肺炎　236
医療観察法　380
医療計画　17
医療事故　6
　――調査・支援センター　7
医療従事者　8
医療ソーシャルワーカー　10
医療の質の評価　33
医療法　36
医療保険　29
医療保護入院　380
医療保障　29
医療面接　464
イレウス　269
陰窩　254
陰核　306
陰窩膿瘍　270
印環細胞癌　265
インクレチン関連薬　348

インクレチン効果　348
陰茎　305
陰茎海綿体　305
陰茎癌　311
陰茎索　300
咽後膿瘍　375
インシデント　6
　――レポート　6
インスリン　337
　――産生腫瘍　283
陰性三徴　159
陰性症状　384
陰性適中度　447
陰性尤度比　447
インターフェロン　97
　――γ遊離試験　238
インターベンショナルラジオロジー　457
インターロイキン　97
インテグリン　47
咽頭　368
咽頭炎　374
咽頭癌　375
咽頭弓　61
咽頭結膜熱　80
咽頭喉頭逆流　263
咽頭相　254
咽頭扁桃増殖症　370
イントロン　71
院内感染　92
　――対策チーム　92
院内肺炎　236
陰嚢水腫　310
陰嚢内腫瘤　310
インピーダンスオージオメトリ　371
インヒビン　304
インフォームド・アセント　5
インフォームド・コンセント　4
インフリキシマブ　271
インプリンティング　106
インフルエンザ　80
　――ワクチン　80

う

右胃大網動脈　252
右胃動脈　252
ウイルス性疾患　78
植え込み型除細動器　214
ウェスタンブロット　73
右冠動脈　212
右脚　199
齲歯　376
ウシ海綿状脳症　161
右心不全　210

うっ血　111
うっ血乳頭　364
うっ滞性乳腺炎　331
うっ滞性皮膚炎　173
うつ病　386
裏試験　470
ウラシル　70
ウルソデオキシコール酸　282
ウロキナーゼ　124
ウロビリノーゲン　262
運動失語　143
運動失調　152
運動ニューロン疾患　159
ウンナ母斑　172

え

エイジズム　434
衛生委員会　33
栄養サポートチーム　9
エオジン　43
疫学の概念　24
腋窩神経　138
液状化壊死　109
エキソン　71
エキノコッカス症　91
エクリズマブ　127
エクリン汗腺　171
壊死　108
壊死性筋膜炎　178
壊死性膿皮症　271
壊死性遊走性紅斑　284
エストリオール　320
エストロゲン　306
　──・プロゲステロン負荷試験　308
壊疽性膿瘡　86
エタクリン酸　442
エタノール注入療法　280
エタノール沈殿　73
エタンブトール　238, 365
エナメル質　376
エピジェネティック制御　72
エビデンスレベル　467
エリスロポエチン　121
エルロチニブ　247
遠位曲尿細管　287
遠位指節間関節　185
遠位直尿細管　287
鉛管様硬直　145
塩基　70
塩基配列決定　73
円形脱毛症　172
円形無気肺　248
嚥下困難　260
嚥下性肺炎　239

遠視　360
沿軸中胚葉　59
炎症　113
炎症期　115
炎症性腸疾患　270
円錐　199
延髄　140
円錐切除術　400
エンゼルプラン　18
エンテカポン　158
エンドクリン　53
エンドサイトーシス　44
エンドセリン　210
エンドポイント　467
エンハンサー　72
エンベロープ　78

お

横位　323
横隔神経　229
横隔膜　229
横隔膜下遊離ガス像　266
横隔膜ヘルニア　264
応急入院　380
横行結腸　251
横骨折　377
黄色靱帯　185
　──骨化症　195
黄色ブドウ球菌　413
黄体　307
黄体期　306
黄体形成ホルモン　335
黄体囊胞　316
黄疸　262
嘔吐　259
横突起　185
黄斑　356
黄斑円孔　365
黄斑回避　145
オウム病　87
横紋筋　51
横紋筋融解症　290
大型顆粒リンパ球　94
オージオグラム　369
オーシスト　89
太田母斑　177
オートクリン　53
岡崎フラグメント　70
小川培地　238
オキサロ酢酸　65
オクトレオチド　338
悪心　259
オセルタミビル　80
オゾンホール　14
おたふくかぜ　81

オタワ憲章　13, 26
オッズ　447
オプソニン活性　93
オペラント条件付け　382
オマリズマブ　241
オメプラゾール　267
表試験　470
オリーブ橋小脳萎縮症　160
オリゴデンドログリア　51
オリゴヌクレオチド　72
折りたたみナイフ硬直　144
オルニチントランスカルバミラーゼ　68
悪露　325
音響陰影　458
温度眼振検査　370

か

カーテン徴候　148
外陰腟炎　316
下位運動ニューロン　144
回外　187
外回旋　324
回帰発症　79
介護　461
開口期　323
外肛門括約筋　257
外呼吸　228
介護支援専門員　31
介護認定審査会　31
介護保険　30
　──主治医意見書　30
　──法　30
介護療養型医療施設　31
介護老人福祉施設　31
介護老人保健施設　31
外耳　366
外耳炎　371
外耳道　366
　──異物　371
解釈モデル　466
外傷性ヘルニア　265
外傷治療　473
疥癬　179
外旋　187
回旋異常　329
回旋腱板　186
回旋枝　212
外側　53
外側溝　142
外側膝状体　145
外側神経束　138
外側皮質脊髄路　137
外側鼻隆起　62
外鼠径ヘルニア　284

和文索引

回虫症　90
回腸　251
外腸骨動脈　201
改訂長谷川式簡易知的機能評価スケール　157
外的要因　400
外転　187
外転神経　142
解糖　64
解糖系　64
外套細胞　51
外毒素　84
回内　187
介入研究　467
海馬　144
外胚葉　59
外胚葉性頂堤　59
灰白質　137
灰白症候群　445
外反　187
外反母趾　197
回復期リハビリテーションセンター　32
回復体位　472
回文配列　72
外分泌　335
解剖学的死腔　233
開放型質問　464
外膜　50, 254
海綿質　183
海綿状血管腫　125
海綿静脈洞　142
海綿腎　300
潰瘍　172, 266
潰瘍性大腸炎　270
解離性感覚障害　138
解離性障害　388
解離性遁走　389
外リンパ瘻　372
外肋間筋　229
カイロミクロン　349
下咽頭癌　375
化学外傷　364
卜顎神経　141
科学的根拠に基づいた医療　467
化学の酸素要求量　14
化学物質による中毒　414
下顎隆起　62
踵下ろし試験　269
過換気症候群　248
下関節突起　185
過期産児　418
可逆性後頭葉白質脳症　227
蝸牛　366
芽球　128
蝸牛管　366

蝸牛神経　142
架橋静脈　164
過強陣痛　328
核　43
額位　323
核黄疸　422
角回　144
核間性眼筋麻痺　162
顎関節　184
　──症　378
顎口虫症　91
拡散　230
拡散強調像　456
核酸代謝異常　350
角質層　170
核周囲明庭　317
学習障害　431
核小体　43
覚せい剤取締法　38
喀痰検査　233
拡張型心筋症　218
拡張期ランブル　204
拡張早期雑音　204
拡張中期雑音　204
確定的影響　100
獲得免疫　94
核内封入体　79
核膜　43
角膜　355
角膜移植　460
角膜炎　361
角膜反射　357
確率　447
確率的影響　100
家系図　105
過形成　396
　──性ポリープ　267
下行結腸　251
鵞口瘡　88
過誤腫　247
葛西手術　423
下肢静脈瘤　226
加重　52
過重妊娠高血圧腎症　327
過食時　69
下神経幹　138
下垂　194
下垂体　147
下垂体腺腫　163
ガス壊疽　85
ガストリン　256
　──産生腫瘍　284
かすれ声　370
化生　396
仮性球麻痺　144
仮性憩室　272

仮声帯　368
仮性同色表　358
仮性ヘルニア　265
仮性メレナ　261
かぜ症候群　374
家族性アミロイド多発神経症　351
家族性高コレステロール血症　349
家族性大腸腫瘍症　273
下大静脈　201
カタラーゼ　44
下腸間膜動脈　200
顎下腺　257
喀血　235
学校感染症　19
学校保健　19
　──安全法　19
滑車神経　141
褐色萎縮　108
褐色細胞腫　344
褐色脂肪細胞　67
活性化部分トロンボプラスチン時間　133
活性酸素　69
活動制限　23
活動電位　55
カットオフ値　446
滑膜細胞　183
滑面小胞体　44
カテーテルアブレーション　213
カテコラミン　136
カドヘリン　47
カナマイシン　444
カネミ油症　16
過粘稠度症候群　132
化膿性　115
　──脊椎炎　192
痂皮　172
過敏性腸症候群　271
過敏性肺臓炎　244
カプシド　78
カプソメア　78
カプノメーター　448
貨幣状湿疹　173
カベルゴリン　338
ガマ腫　377
鎌状赤血球症　127
ガムテスト　409
仮面うつ病　386
下葉　228
カラー Doppler 法　205
ガラクトース血症　353
カリエス　192
顆粒球　121
顆粒球系細胞/赤芽球比　121

顆粒細胞層　145
顆粒層　170
顆粒膜細胞　307
　──腫　316
カルシウムイオン　55
カルシトニン　336
カルシニューリン阻害薬　460
カルチノイド症候群　275
カルニチンシャトル　66
カルバペネム系　444
カルモジュリン　55
カルレチニン　249
加齢　432
加齢黄斑変性症　362
カロリックテスト　370
川崎病　410
癌　397
眼圧　356
顔位　323
簡易酸素マスク　453
簡易精神症状評価尺度　379
癌遺伝子　401
肝炎ウイルス　277
感応精神病　381
感音難聴　369
眼窩　184
感覚失語　143
肝鎌状靱帯　254
換気血流比　229, 230
換気血流不均等　230
眼球運動　356
肝吸虫症　90
環境因子　107
環境基準　13
環境基本法　13
ガングリオン　196
肝血管腫　281
間欠的強制換気　454
間欠的陽圧呼吸　454
間欠熱　469
眼瞼　355
眼瞼炎　360
眼瞼黄色腫　349
眼瞼外反　360
眼瞼下垂　359
眼瞼けいれん　153
眼瞼脂腺　355
眼瞼内反　360
肝硬変　279
寛骨　186
幹細胞　121
肝細胞癌　280
監察医　7
環軸関節　185
ガンシクロビル　80
カンジダ症　88

間質性腎炎　299
間質性肺炎　241
間質性膀胱炎　302
間質部　305
鉗子分娩　320
患者調査　23
患者に分かりやすい言葉　9
患者の自己決定権　4
癌腫　397
桿状核球　122
緩衝系　57
冠状静脈洞　199, 200
勧奨接種　77
環状染色体　106
冠状面　187
眼振　370
関心期　465
眼神経　141
癌性髄膜症　163
癌性疼痛コントロール　463
癌性腹膜症　284
癌性リンパ管症　247
関節炎　188, 405
関節可動域検査　187
間接喉頭鏡　369
間接作用　100
関節腫脹　188
関節穿刺　188
間接ビリルビン　262
間接法　23
関節リウマチ　407
感染後糸球体腎炎　295
感染症　74
感染症法　75
感染性一般廃棄物　16
感染性産業廃棄物　16
感染性食道炎　264
感染性心内膜炎　217
完全大血管転位症　221
感染廃棄物コンテナ　8
完全房室ブロック　215
完全流産　326
杆体　356
浣腸　471
肝腸循環　103
環椎　185
眼底鏡　358
感度　446
冠動静脈瘻　213
眼動脈　135
冠動脈バイパス術　213
嵌頓　284
眼内レンズ　361
間脳　63
肝嚢胞　281
肝膿瘍　282

肝の構造　254
眼皮膚型白皮症　178
カンピロバクター　413
感冒　374
眼胞　63
がん免疫　99
顔面神経　142
癌抑制遺伝子　401
乾酪壊死　115
管理濃度　13
寒冷凝集素症　127
冠攣縮性　211
関連痛　211
緩和医療　462

偽 Pelger-Huët 核異常　130
奇異性分裂　204
飢餓　69
機械刺激性チャネル　46
機械性イレウス　270
機械弁　454
気管　228
器官形成期　58
気管支　228
気管支炎　236
気管支拡張症　248
気管支鏡検査　234
気管支喘息　240
気管支熱形成術　241
気管支嚢胞　250
気管支肺異形成　424
気管支肺胞洗浄　234
気管腫瘍　247
気管挿管　448
気管分岐部　228
気胸　249
奇形腫　429
義肢装具士　461
器質性精神病　382
基質濃度　63
気腫合併肺線維症　242
気腫像　424
基準値　446
奇静脈　201
基軸帯　306
偽性 Bartter 症候群　343
偽性アルドステロン症　343
偽性血小板減少症　133
寄生虫疾患　89
偽性認知症　157
偽性副甲状腺機能低下症　342
基節骨　184
季節性うつ病　386
期待死亡数　24

和文索引

偽痛風 350
喫煙 28
ぎっくり腰 33
拮抗阻害 63
拮抗薬 101
基底細胞癌 180
基底層 170, 305
基底膜菲薄化症候群 297
気道異物 431
気導骨導差 369
気道の構造 228
企図振戦 145, 153
キヌタ骨 366
キネシン 47
機能局在 143
気脳症 164
機能障害 23, 114
機能性出血 308
機能性ディスペプシア 267
機能層 305
機能の残気量 233
キノコ中毒 415
亀背 192
揮発性麻酔薬 450
気分障害 386
基本小体 87
基本的予防策 7
偽膜性腸炎 272
奇脈 203
キモトリプシン 256
偽薬 104
逆位 222
逆耐性現象 383
逆転写 71
脚ブロック 215
逆流性食道炎 263
逆行性腎盂造影 289
ギャップ結合 47
吸引分娩 320
牛眼 362
救急救命士 472
球形嚢 366
球結膜下出血 361
休日夜間急患センター 17
吸収線量 100
吸収不良症候群 273
球状層 336
嗅上皮 368
丘疹 172
嗅神経 141
急性アルコール中毒 413
急性胃粘膜病変 267
急性灰白髄炎 81
急性肝炎 278
急性間欠性ポルフィリン症 354
急性冠症候群 212

急性拒絶 460
急性好酸球性肺炎 245
急性甲状腺炎 340
急性喉頭蓋炎 375
急性硬膜外出血 164
急性硬膜下出血 164
急性呼吸窮迫症候群 243
急性呼吸促迫症候群 243
急性骨髄性白血病 128
急性骨髄単球性白血病 129
急性細気管支炎 239
急性細菌性唾液腺炎 377
急性散在性脳脊髄炎 162
急性糸球体腎炎 295
急性出血性結膜炎 361
急性障害 100
急性小脳失調症 161
急性腎盂腎炎 299
急性心筋梗塞 212
急性腎障害 294
急性腎不全 294
急性膵炎 282
急性ストレス反応 388
急性精巣上体炎 302
急性声門下喉頭炎 239
急性前骨髄球性白血病 128
急性前立腺炎 302
急性中耳炎 371
急性虫垂炎 269
急性転化 130
急性動脈閉塞症 225
急性白血病 128
急性腹症 259
急性副鼻腔炎 373
急性閉塞隅角緑内障 362
急性膀胱炎 302
急性リンパ性白血病 129
球脊髄性筋萎縮症 159
急速進行性糸球体腎炎症候群 296
急速遂娩 320
吸着 78
吸虫疾患 90
吸入酸素分圧 230
吸入麻酔 450
弓部 200
球麻痺 144
救命処置 472
嗅裂 368
橋 140
境界性パーソナリティ障害 389
仰臥位低血圧症候群 321
胸郭 229
胸郭出口症候群 194
胸管 201
狂牛病 161

胸腔穿刺 235
競合性筋弛緩薬 451
競合阻害 63
凝固壊死 108
頬骨 184
胸骨 229
胸鎖乳突筋 142
橋出血 155
胸水 235
胸水穿刺 235
行政解剖 8
強制的噴門拡張術 264
胸腺 122
胸腺腫 250
胸腺低形成 411
蟯虫症 90
強直性脊椎炎 192
胸椎 185
胸痛 209
京都議定書 13
強度変調放射線治療 457
強迫観念 387
強迫性障害 387
強皮症 406
恐怖 387
峡部 305
胸部エックス線写真 205
恐怖性障害 388
莢膜 88
強膜 355
胸膜炎 249
莢膜細胞 307
——腫 316
胸膜皮腫 249
業務上過失致死傷罪 7
鏡面像 269
共輸送 46
胸肋鎖骨間骨化症 176
巨核球 121
寄与危険度 24
棘下筋 186
棘上筋 186
局所振動障害 15
局所の減張切開 417
局所麻酔 451
棘突起 185
局面 172
棘融解 176
虚血 111
虚血性腸炎 273
巨細胞腫 193
巨細胞性甲状腺炎 340
巨細胞性動脈炎 408
巨赤芽球性貧血 128
巨大児 419
許容基準 13

和文索引

許容濃度　13
起立性調節障害　431
季肋部　258
近位指節間関節　185
筋萎縮性側索硬化症　159
近位尿細管　287
禁煙指導　28
菌球　88
緊急安全性情報　39
緊急事務管理　37
筋強直性ジストロフィー　167
筋型　50
均衡型SFD　327
菌交代現象　74
菌交代症　74
近視　360
筋弛緩薬　451
筋周膜　52
菌状息肉症　181
筋上膜　52
筋節　51
筋線維　52
筋線維束　52
筋組織　51
緊張型頭痛　152
緊張性気胸　250
緊張性頸反射　426
緊張性尿失禁　290
筋電図　149
筋内膜　52
筋肉注射　470
筋板　59
筋皮神経　138
筋紡錘　57, 138
筋膜減張切開　189
筋力低下　152

く

グアニン　70
空気感染　76
偶然誤差　25
空腸　251
偶発性低体温　416
空腹時　69
クエン酸　65
　　──回路　65
区画症候群　189
区間推定　25
駆出性クリック　204
屈位　323
屈曲　187, 324
屈折異常　360
クブラ　366
組換え型ワクチン　77
くも状血管腫　279

くも膜　136
くも膜下腔　137
くも膜下出血　156
くも膜顆粒　137
クラミジア感染症　87
グリア細胞　50
クリアランス　103
クリーム剤　172
クリオグロブリン血症　409
グリコーゲン　66
　　──ホスホリラーゼ　66
グリセオフルビン　89
グリセロール　66
クリゾチニブ　247
クリティカルパス　33
クリプトコックス症　88
クリプトスポリジウム症　89
クループ　239
グループホーム　32
グルカゴン　337
グルカゴン産生腫瘍　284
グルクロン酸抱合　262
グルコース　64
　　──6-リン酸脱水素酵素欠損症　127
　　──トランスポーター　337
グルコキナーゼ　66
グルタールアルデヒド固定　43
グルタミン酸　136
くる病　190
クルミ割り現象　310
クレアチニン　289
クレーン徴候　390
クレチン症　340
クローヌス　144
クロピドグレル　124
グロビン鎖　123
クロミフェン　312
グロムス腫瘍　180
クロモグラニンA　275
クロラムフェニコール　444
クロルプロマジン　385
クロロキン　365
クワシオルコル型　395
群発頭痛　152

け

ケアプラン　31
ケアマネジャー　31
経カテーテル化学動注塞栓療法　280
経カテーテル的大動脈弁留置術　216
経カテーテル動脈塞栓療法　280
経管栄養　452

頸管妊娠　326
頸管粘液　307
経口避妊薬　313
脛骨　185
軽鎖　96
刑事訴訟法　8
形質細胞　93
憩室症　272
頸静脈孔　142
経食道心エコー　205
痙性歩行　153
痙性麻痺　144
経腟超音波検査　318
経蝶形骨洞法　163
痙直型　169
頸椎　185
頸椎後縦靭帯骨化症　195
頸椎疾患　195
頸椎椎間板ヘルニア　195
頸動脈小体　231
頸動脈内膜中膜複合体肥厚度　223
経尿道的切除術　301
珪肺　242
経皮経肝胆管造影　262
経皮経肝胆嚢ドレナージ　276
経鼻持続陽圧呼吸　248
経皮的胃瘻　453
経皮的酸素飽和度モニター　232
経皮的僧帽弁交連切開術　217
経皮的動脈血酸素飽和度　232
経皮的内視鏡的胃瘻造設術　453
経鼻内視鏡　369
頸部硬性カラー　194
頸部腫瘤　124
鶏歩　153
刑法　37
稽留熱　469
稽留流産　326
けいれん　151
　　──性　260
外科手技　471
外科マスク　238
劇症肝炎　278
劇物　101
下血　261
ケタミン　450
血圧測定　468
血圧調節　202
血液型　470
血液製剤　459
血液透析　454
血液尿素窒素　289
血液分布異常性ショック　208
結核　86
結核性腹膜炎　284

和文索引

血管 50, 200
血管炎症候群 408
血管外溶血 127
血管芽腫 163
血管原性ショック 208
血管作動性腸ポリペプチド産生腫瘍 284
血管腫 177
血管線維腫 374
血管内皮細胞増殖因子 445
血管内溶血 127
血管肉腫 181
血管迷走神経性失神 151
血球 121
血球貪食症候群 134
月経異常 308
月経困難症 308
月経随伴性気胸 249
月経前症候群 309
結合 72
血行再建術後症候群 225
血漿 121
血漿交換 454
月状骨 184
楔状束 138
────核 140
血漿タンパク 122
血小板 123
────無力症 133
欠神発作 168
血清 122
結節 172
結節性黄色腫 349
結節性硬化型 131
結節性硬化症 177
結節性紅斑 175
結節性多発動脈炎 408
結節性変化 299
結節性リンパ球優位型 131
血栓 111
血栓症 111
血栓性血小板減少性紫斑病 134
血栓性微小血管症 134
血栓溶解薬 124
血栓溶解療法 213
欠損 106
血痰 235
血中濃度曲線下面積 103
結腸 251
結腸憩室 272
結腸ヒモ 252
結腸膀胱瘻 301
血尿 289
結膜 355
結膜炎 361
血友病 133

ケト原性アミノ酸 67
ケトン性低血糖症 428
ケトン体 69
ゲノム 70
ゲフィチニブ 247
ケモカイン 97
ケラチン 45, 170
ケラトアカントーマ 180
下痢 260
ケロイド 117
腱 184
減圧症 416
牽引 189
検疫感染症 76
腱炎 195
幻覚 381
原核生物 45
肩関節周囲炎 196
肩関節脱臼 191
嫌気性菌感染症 86
嫌気の条件 65
限局性神経皮膚炎 173
健康,障害と疾病の概念 13
肩甲下筋 186
健康管理 33
健康増進法 26
肩甲翼 329
健康日本21 26
健康保険法 29
言語聴覚士 461
原始結節 59
原始線条 59
原子爆弾被爆者援護法 30
腱鞘炎 195
原始卵黄嚢 58
原始卵胞 307
減数分裂 48
検体検査 446
ゲンタマイシン 444
原虫 89
原腸 59
原発性アルドステロン症 342
原発性開放隅角緑内障 362
原発性硬化性胆管炎 282
原発性胆汁性肝硬変症 281
原発性胆汁性胆管炎 281
原発性肺癌 246
原発性慢性副腎不全 344
原発性無月経 308
原発不明癌 404
顕微鏡的多発血管炎 409
憲法 36

こ

コアクチベーター 72

コイロサイトーシス 317
抗2本鎖DNA抗体 405
抗ARS抗体 406
抗GQ1b抗体 166
抗Jo-1抗体 406
抗NMDA受容体関連脳炎 162
抗PD-1阻害薬 99
抗Scl-70抗体 406
抗Sm抗体 406
抗SS-A/Ro抗体 409
抗SS-B/La抗体 409
抗TSH受容体IgG抗体 339
抗U1-RNP抗体 408
抗アクアポリン4抗体 162
抗アミノアシルtRNA合成酵素抗体 406
構音障害 154
高温相 306
口蓋骨 184
口蓋垂・軟口蓋・咽頭形成術 248
口蓋裂 62
光化学オキシダント 14
光化学スモッグ 14
後角 137
抗核抗体 405
膠芽腫 163
後下小脳動脈 135
高活性抗レトロウイルス療法 83
高カリウム血症 292
硬化療法 263
高カルシウム血症 292
抗カルジオリピン抗体 409
抗ガングリオシド抗体 166
抗環状シトルリン化ペプチド抗体 407
交感神経 146
交感神経幹 147
交感性眼炎 363
交換輸血 460
交換輸送 46
後期 48
後期ダンピング症候群 268
好気の条件 65
抗凝固薬 124
抗筋特異的受容体型チロシンキナーゼ抗体 166
抗菌薬 444
────関連大腸炎 272
口腔 368
口腔アレルギー症候群 411
口腔カンジダ症 377
合計特殊出生率 21
高血圧 28
────性網膜症 364
抗血小板薬 124
硬結性紅斑 175

抗血栓薬　124
高血糖高浸透圧症候群　347
膠原線維　50
抗原提示経路　94
膠原病　405
硬口蓋　368
抗甲状腺ペルオキシダーゼ抗体　340
抗好中球細胞質抗体　408
後交通動脈　136
後骨髄球　122
交互脈　210
後根　137
虹彩　355
高在縦定位　329
虹彩毛様体炎　363
後索　137
後索内側毛帯系　138
交叉性片麻痺　141
交差適合試験　470
後産期　324
好酸球　123
好酸球性多発血管炎性肉芽腫症　409
好酸球性副鼻腔炎　373
抗酸菌染色　238
好酸小体　109
高山病　416
後枝　199
膠質浸透圧　209
膠腫　162
公衆衛生　29
後十字靱帯損傷　191
後縦靱帯　185
抗腫瘍薬　445
咬傷　474
後上膵十二指腸動脈　252
恒常性　57
恒常性維持　57
甲状舌管嚢胞　125
甲状腺　336
甲状腺機能亢進症　339
甲状腺機能低下症　340
甲状腺刺激ホルモン　335
　　──放出ホルモン　336
甲状腺腫　338
甲状腺腫瘍　341
抗真菌薬　89
後神経束　138
口唇ヘルペス　79
抗ストレプトリジンO抗体　295
合成DMARDs　407
更生医療　30
構成失行　144
抗精神病薬　385
　　──悪性症候群　253

広節裂頭条虫　91
後失　199
光線角化症　180
酵素　63
酵素型受容体　53
梗塞　112
拘束性障害　233
抗体　94
高体温症　393
交代性感覚障害　141
交代性片麻痺　141
後大脳動脈　136
好中球　123
好中球アルカリホスファターゼスコア　130
後天性表皮水疱症　176
後天性免疫不全症候群　82
喉頭　368
後頭位　323
喉頭蓋　368
喉頭癌　376
後頭骨　184
後頭体節　59
喉頭軟化症　376
喉頭肉芽腫　376
喉頭乳頭腫症　317
行動変容　465
後発薬　144
抗トポイソメラーゼ抗体　406
抗内因子抗体　128
後内側腹側核　140
高ナトリウム血症　291
更年期障害　312
後脳　63
紅斑　172
紅斑症　174
広汎性発達障害　390
公費医療　30
高比重リポタンパク　349
紅皮症　175
高フェニルアラニン血症　353
後腹膜　252
項部硬直　149
興奮収縮連関　200
興奮性シナプス後電位　56
抗平滑筋抗体　281
鉤ヘルニア　154
後房　356
後方後頭位　329
合胞体栄養細胞　58
硬膜　136
硬膜外出血　164
硬膜外麻酔　451
硬膜下出血　164
抗ミトコンドリア抗体　282
後迷路性　369

肛門　251
肛門管癌　271
肛門周囲膿瘍　271
絞扼性イレウス　270
絞扼性神経障害　194
交絡因子　25
交絡バイアス　25
抗利尿ホルモン　335
抗リボソームP抗体　406
口輪筋　148
抗リン脂質抗体症候群　409
高齢化社会　21
高齢者医療確保法　30
高齢社会　21
高齢者虐待　434
高齢者総合機能評価　434
高齢者福祉　30
誤嚥性肺炎　239
コール酸　256
呼気NO　240
呼気終末二酸化炭素濃度　453
呼気終末陽圧　243
　　──呼吸　454
呼吸運動　229
呼吸機能検査　232
呼吸窮迫症候群　423
呼吸困難　234
呼吸細気管支　228
呼吸商　230
呼吸性アシドーシス　293
呼吸調節　230
呼吸不全　236
国際協力機構　20
国際疾病分類　22
国際生活機能分類　23
国際保健　20
国際労働機関　20
コクサッキーウイルス感染症　82
黒色表皮腫　181
国勢調査　21
極低出生体重児　418
国保連合会　29
国民医療費　34
国民健康・栄養調査　26
国民健康保険　29
　　──法　29
国民生活基礎調査　23
国連児童基金　20
国連食糧農業機関　20
国連ミレニアム開発目標　20
鼓室階　366
五十肩　196
固縮　145
個人識別　438
戸籍法　18
個体の発生　58

和文索引 503

五炭糖リン酸回路 66
骨 Paget 病 190
骨格筋 51
骨芽細胞 183
骨幹 183
骨関節炎 192
骨幹端 183
骨形成不全症 197
骨細胞 183
骨重積 330
骨腫瘍 192
骨小体様色素斑 364
骨髄異形成症候群 130
骨髄移植 460
骨髄芽球 121
骨髄球 121
骨髄性白血病 128
骨髄線維症 131
骨髄増殖性腫瘍 130
骨折 189
骨粗鬆症 190
骨端 183
骨軟化症 190
骨軟骨腫 192
骨肉腫 193
骨盤 186
骨盤位 323
骨盤骨折 301
骨盤臓器下垂 314
骨盤内炎症性疾患 317
骨盤内感染症 316
骨盤漏斗靱帯 306
固定 189, 324
固定性分裂 203
固定薬疹 175
古典経路 94
言葉のサラダ 384
ゴナドトロピン放出ホルモン 336
コネキシン 47
コネクソン 47
コホート研究 24
鼓膜 366
鼓膜張筋 366
ゴム腫 86
固有肝動脈 252
固有筋層 253
固有卵巣索 306
コリプレッサー 72
コリン作動性クリーゼ 166
ゴルジ体 44
コルヒチン 48
ゴルフ肘 196
コルポスコピー 315
コレカルシフェロール 352
コレシストキニン 257

コレステロール結石 275
コレステロール塞栓症 298
コレラ 86
混合細胞型 131
混合静脈血酸素分圧 230
混合静脈血二酸化炭素分圧 230
混合性結合組織病 408
コンサルテーション・リエゾン精神医学 380
昏睡 151
コンセンサス配列 72
コンパートメント症候群 189
コンプライアンス 233, 465
コンポーネントワクチン 77
混乱期 465

さ

サーファクタント 229
サーモンパッチ 172, 420
サイアザイド 442
災害拠点病院 17
災害派遣医療チーム 17
細気管支 228
――肺胞上皮癌 246
鰓弓 61
細菌性疾患 83
サイクリック AMP 54
サイクリック GMP 54
細隙灯顕微鏡 358
採血 469
再興感染症 75
最小紅斑量 182
最小肺胞濃度 450
最小発育阻止濃度 444
臍静脈 418
再生 396
再生可能なエネルギー源 16
再生不良性貧血 126
砕石位 307
臍帯 58
在胎期間 418
最大反応速度 63
臍帯ヘルニア 284
最大羊水深度 320
在宅医療 461, 462
在宅酸素療法 240
細動脈 202
左胃動脈 252
細動脈硬化 110
サイトカイン 97
サイトメガロウイルス 79
鰓嚢 62
再発性角膜炎 79
再発性多発軟骨炎 408
再分極 55

臍ヘルニア 284
細胞運動 47
細胞骨格 45
細胞死 108
細胞周期 48
細胞傷害 108
――型 99
細胞診 402
細胞性栄養膜細胞 58
細胞性免疫 94
細胞接着 47
再膨張性肺水腫 250
細胞内シグナル伝達 54
細胞内輸送システム 47
細胞の自由度 47
細胞分裂 48
細胞膜 45
細胞膜受容体 53
鰓裂由来嚢胞 125
サイレンサー領域 72
サイロキシン 336
サウスウェスタンブロット 73
杯細胞 254
左冠動脈 212
――肺動脈起始 222
左脚 199
作業環境管理 33
作業管理 33
作業療法士 461
作為体験 385
サクシニルコリン 451
鎖肛 275
坐骨 186
鎖骨下動脈 200
鎖骨骨折 189
坐骨神経 139
サザンブロット 73
匙状爪 126
左心低形成症 221
左心不全 210
嗄声 370
させられ体験 385
錯覚 381
錯角化 176
サナダ虫 91
ザナミビル 80
サブクラス 96
サプリメント 352
左方移動 122
挫滅症候群 290
左右失認 144
左右シャント 230
作用薬 101
サラセミア 126
サラゾスルファピリジン 271
サルコイドーシス 244

サルコペニア　433
猿手　194
サルベージ経路　69
サルモネラ　413
三角筋　138
三角骨　184
参加制約　23
産科の真結合線　323
酸化的脱アミノ　68
酸化的リン酸化　65
三環系抗うつ薬　386
産業医　32
産業廃棄物　16
産業保健　32
残気量　232
塹壕足　416
産後うつ病　325
三叉神経　141
　　──視床路　140
　　──神経節　140
　　──痛　166
産褥　324
産褥乳腺炎　331
産褥熱　331
三次予防　25
酸性雨　16
三尖弁閉鎖症　222
三尖弁閉鎖不全症　217
散瞳　147
産道　323
三胚葉　58
三半規管　366
産瘤　330
霰粒腫　360

し

ジアシルグリセロール　55
ジアゼパム　441
シアナミド　384
ジアルジア症　90
シアン中毒　415
死因統計　21
耳窩　63
耳介　366
紫外線角膜炎　361
痔核　271
耳下腺　257
自我同一性　431
子癇　327
耳管　366
弛緩出血　330
弛緩性　260
弛緩性麻痺　144
子癇前症　327
磁気共鳴胆管膵管造影　283

色素性乾皮症　182
色素性失調症　177
色素性蕁麻疹　173
色素性母斑　177
ジギタリス　442
死期の患者　435
子宮　305
子宮円索　306
子宮外妊娠　326
子宮鏡　307
子宮筋腫　313
子宮頸癌　314
子宮頸部上皮内腫瘍　400
子宮広間膜　306
子宮口全開大　324
子宮腺筋症　313
糸球体　286
子宮体癌　315
糸球体濾過値　289
子宮脱　314
子宮直腸窩　306
子宮内発育遅延　327
子宮内反症　330
子宮内避妊器具　313
子宮内膜症　313
子宮内膜嚢胞　313
子宮破裂　330
子宮復古　325
　　──不全　331
子宮卵管造影　312
耳鏡　369
死腔　116
軸索　51
軸椎　185
シグナルペプチド　44
シグモイド曲線　101
シクロオキシゲナーゼ　443
シクロホスファミド　445
刺激性　173
刺激伝導系　199
止血凝固期　115
試験紙法　289
耳硬化症　372
視交叉　145
自己抗体　405
死後硬直　437
事故調査委員会　6
篩骨　184
篩骨洞　368
死後変化　437
事故報告書　6
事故防止委員会　6
自己免疫疾患　97, 405
自己免疫性肝炎　281
自己免疫性膵炎　283
自己免疫性水疱症　175

自己免疫性難聴　372
自己免疫性溶血性貧血　127
自己輸血　460
歯根膜　376
視細胞　356
視索　145
死蝋　331
支持組織　50
脂質　66
脂質異常症　349
脂質芯　223
脂質代謝異常　110
歯周疾患　376
思春期早発症　430
思春期発現　430
視床下核　153
歯状核　145
視床下部　147
　　──視交叉上核ニューロン群　57
指状嵌入細胞　171
視床後外側腹側核　140
篩状構造　398
耳小骨　366
視床出血　155
糸状虫症　91
糸状乳頭　368
矢状面　187
視神経　141
視神経膠腫　163
視神経細胞　356
視神経症　364
視神経脊髄炎　162
視神経乳頭　356
歯髄　376
システイン尿症　302
システムレビュー　466
ジストニア　153
ジストロフィン　167
シスプラチン　445
ジスルフィド結合　96
ジスルフィラム　384
死生学　435
歯性上顎洞炎　373
耳石　366
施設内倫理審査委員会　39
自然開口部経管内視鏡手術　458
死前喘鳴　435
自然妊娠　326
自然免疫　94
歯槽骨　376
持続感染　76
持続性外来腹膜透析　454
持続的気道陽圧法　454
持続的血液透析濾過　454
持続勃起症　308

持続陽圧呼吸　454
死体解剖保存法　8
肢帯型筋ジストロフィー　167
死体検案　7
　　──書　438
死胎児稽留症候群　326
市中肺炎　236
市町村保健センター　18
弛張熱　469
膝蓋腱反射　148
膝蓋骨　185
膝蓋跳動　188
失外套症候群　436
膝蓋軟骨軟化症　197
室間孔　137
膝関節　185
シックデイ　348
シックハウス症候群　16
実行期　465
失語症　154
失算　144
失書　144
失神　150, 151
湿疹　173
湿疹・皮膚炎群　173
失調性歩行　153
失読　144
児童虐待　429
四頭筋　139
児頭骨盤不均衡　329
児童相談所　18
児頭大横径　321
自動体外式除細動器　472
児童福祉司　19
児童福祉法　18
自動歩行反射　425
シトシン　70
歯突起　185
シナプス後膜受容体　55
シナプス前膜終末　55
シナプス伝達　53
シナプトフィジン　275
歯肉　376
死の三徴　435
死の判定　435
紫斑　172
死斑　437
耳板　63
四半盲　145
ジヒドロピリジン受容体　52
ジフテリア　85
自閉症　389, 390
耳胞　63
脂肪/有核細胞比　121
脂肪壊死　109
司法解剖　8

脂肪肝　281
脂肪細胞　50
脂肪酸　66
死亡診断書　438
視放線　145
脂肪線条　223
耳胞前体節　59
しもやけ　416
社会福祉　29
　　──士　32
社会保険診療報酬支払基金　29
社会保障制度　29
弱視　360
弱毒化ワクチン　77
若年性関節リウマチ　407
若年性特発性関節炎　407
斜視　360
射精　305
射精管　304
射精障害　308
尺骨　184
尺骨神経　138
シャント　220, 236
縦位　323
縦隔　229
縦隔炎　250
縦隔気腫　250
縦隔腫瘍　250
集学的な介入　462
縦隔膿瘍　250
習慣性流産　326
終期　48
周期性四肢麻痺　167
周期性垂直性眼球運動　155
周期性同期性放電　161
充血　111
住血吸虫症　90
集合管　287
縦骨折　377
重鎖　95, 96
シュウ酸カルシウム　301
周産期死亡　321
収縮期駆出性雑音　204
収縮期クリック　204
収縮性心膜炎　219
重症急性呼吸器症候群　75
重症筋無力症　166
　　──クリーゼ　166
舟状骨　184
重症熱性血小板減少症候群　75
重症複合型免疫不全症　411
修正型電気けいれん療法　382
重積発作　167
縦走潰瘍　271
重層扁平上皮　49
従属人口指数　21

十二指腸　251
　　──憩室　272
終脳　63
周皮細胞　50
重複腎盂尿管　300
周辺症状　157
終末細気管支　228
羞明　149
絨毛　58, 254
絨毛癌　317
絨毛性疾患　317
絨毛膜　58
絨毛膜羊膜炎　328
縦列反復配列多型　73
シュガーウォーターテスト　127
主感覚核　140
粥腫　223
縮瞳　147
手根管症候群　194
手根骨　184
主細胞　256
主試験　470
手指失認　144
樹枝状角膜炎　361
手術部位感染　28
手掌紅斑　279
樹状細胞　94
樹状突起　51
受診者動作特性曲線　447
主膵管　256
受精　58
手段的日常生活動作　433
腫脹　114
出血　113
出血傾向　133
出血性膀胱炎　80
術後合併症　448
術後上顎嚢胞　373
出生証明書　18
術中迅速診断　402
受動喫煙の防止　28
受動免疫　93
受動輸送　46
主乳頭　256
主任介護支援専門員　32
ジュネーブ宣言　4
守秘義務　37
腫瘍　396
腫瘍壊死因子　97
受容期　465
腫瘍細胞　398
腫瘍随伴症候群　246
腫瘍増殖因子　97
主要組織適合遺伝子複合体　94
腫瘍崩壊症候群　129
腫瘍マーカー　403

腫瘍　172, 396
循環血液量　202
　　——減少性ショック　207
循環障害　111
春季カタル　361
純再生産率　21
逡巡創　437
準備期　465
上位運動ニューロン　144
上衣下胚細胞層　169
上衣細胞　51
上衣腫　163
常位胎盤早期剝離　329
小陰唇　306
上咽頭癌　375
漿液性　115
漿液性癌　315
小円筋　186
障害者総合支援法　30, 380
消化管運動　254
消化管カルチノイド　275
消化管憩室　272
消化管ポリポーシス　273
上顎癌　374
上顎神経　141
上顎洞　368
上顎隆起　62
消化性潰瘍　266
松果体　147
松果体腫瘍　163
上眼窩裂　142
上関節突起　185
笑気　450
小球性貧血　125
証拠隠滅等　7
上行結腸　251
小膠細胞　51
猩紅熱　84
踵骨骨折　190
小細胞癌　246
硝子化　110
硝子血栓　109
硝子体　355
硝子体出血　365
消失速度定数　103
硝子膜　109
硝子膜疾患　423
照射線量　100
上縦隔　229
症状精神病　382
上小脳動脈　136
上神経幹　138
小水疱　172
掌蹠膿疱症　176
常染色体優性遺伝疾患　105
常染色体劣性遺伝疾患　105

上前腸骨棘　186
小泉門　184
消退出血　400
上大静脈　199
　　——症候群　246
状態特性不安検査　379
条虫疾患　91
小腸　251, 257
上腸間膜動脈　200, 252
　　——症候群　273
情動行動　147
小児急性熱性皮膚粘膜リンパ節症
　候群　410
小児の栄養　428
小児の診察　429
小児の免疫発達　428
小脳　145
小脳出血　155
小脳虫部　145
小脳扁桃ヘルニア　155
上皮　49
上鼻甲介　368
上皮真珠　420
上皮性腫瘍　397
上皮組織　49
上皮内癌　400
小胞体　43
情報伝達　53
情報バイアス　24
漿膜　254
漿膜下層　254
静脈　50
静脈管　418
静脈血　201
静脈性尿路造影　288
静脈注射　470
静脈麻酔　450
静脈留置針　452
小網　252
睫毛汗腺　355
睫毛脂腺　355
睫毛徵候　148
上葉　228
小葉癌　333
小葉間胆管　254
小菱形骨　184
症例対照研究　24
上腕筋　138
上腕骨　184
上腕骨外側上顆炎　196
上腕骨顆上骨折　190
上腕骨骨幹部骨折　189
上腕三頭筋　139
　　——反射　148
上腕二頭筋　138
　　——反射　148

ショートステイ　32
初回通過効果　102
食後　69
食事バランスガイド　26
褥瘡　434
食中毒　413
食道　251
食道アカラシア　264
食道異物　431
食道括約筋　251
食道癌　263
食道憩室　272
食道静脈瘤　263
食道裂孔　251
　　——ヘルニア　264
食品衛生法　413
　　——施行規則　410
食品交換表　348
植物状態　436
食物アレルギー　410
食物依存性運動誘発性アナフィラ
　キシー　410
食欲不振　394
処女膜閉鎖症　308
処女膜ポリープ　420
女性化乳房　279, 334
女性生殖器　305
ショック　207
ショック期　465
所得保障　29
初乳　325
初尿　288
除脳硬直　151
徐波睡眠　381
除皮質硬直　151
徐脈性不整脈　215
自律神経系　146
自律神経発作　168
視力検査　358
シルエットサイン　232
痔瘻　271
脂漏性角化症　180
脂漏性皮膚炎　173
シロビシン　415
シロリムス　245
心因性多飲症　339
心因性難聴　370
腎盂癌　301
心エコー　205
腎炎症候群　295, 297
新エンゼルプラン　18
真核生物　45
腎芽細胞腫　300
心カテーテル検査　206
心窩部　258
腎癌　300

和文索引　507

新規経路　69
心気障害　389
心機能曲線　202
心球　60
心胸郭比　205
心筋　51
心筋炎　219
心筋梗塞　112
　　――後症候群　219
心筋細胞の電気現象　199
真菌症　88
心筋症　218
腎クリアランス　289
神経因性膀胱　291
神経芽細胞腫　345
神経管　59, 63
神経管閉鎖障害　419
神経原性ショック　208
神経膠細胞　50
神経細胞　50
　　――体　51
神経鞘腫　163
心係数　207
神経性過食症　388
神経性食思不振症　388
神経節細胞　356
神経線維　56
　　――腫I型　177
神経叢ブロック　451
神経組織　50
神経堤　59
神経突起　51
神経内分泌腫瘍　275
神経梅毒　158
神経病性関節症　195
腎血管性高血圧症　298
心原性ショック　207
腎硬化症　226
新興感染症　75
人工肛門造設術　269
進行性核上性麻痺　158
進行性筋ジストロフィー　167
人口静態統計　21
人工臓器　454
腎梗塞　298
人口動態統計　21
人工妊娠中絶　331
人工ペースメーカー　215
人工弁　454
進行麻痺　86
進行流産　326
腎後性　294
シンシチウム細胞　58
心室　198
心室細動　216
心室性期外収縮　214

心室中隔欠損症　220
心室頻拍　214
心周期　201
真珠腫　371
滲出　115
滲出性　235
滲出性中耳炎　370
浸潤　397
尋常性乾癬　176
尋常性魚鱗癬　176
尋常性痤瘡　178
尋常性天疱瘡　175
尋常性白斑　178
尋常性疣贅　179
親水性　45
浸水足　416
真性憩室　272
腎性骨異栄養症　294
新生児　420
新生児一過性多呼吸　423
新生児壊死性腸炎　424
新生児黄疸　422
新生児仮死　421
新生児肝炎　423
新生児クラミジア肺炎　424
新生児脳室内出血　424
新生児のけいれん　424
新生児マススクリーニング　421
新生児慢性肺疾患　424
新生児無呼吸発作　423
新生児溶血性疾患　422
真性赤血球増加症　130
腎性全身性線維症　457
真性多血症　130
腎性尿崩症　339
真性半陰陽　304
新生物　396
真性ヘルニア　265
真性メレナ　261
振戦　153
振戦せん妄　383
新鮮凍結血漿　459
心臓移植　460
心臓振盪　216
心臓粘液腫　218
心臓の構造　198
迅速ウレアーゼ試験　267
身体介護　461
身体障害者手帳　30
身体診察　468
身体表現性障害　389
診断群分類　29
心タンポナーデ　219
人畜共通感染症　76
伸張反応　72
陣痛抑制法　328

心的外傷後ストレス障害　388
伸展　187
心電図　199
心電図検査　205
心筒　60
浸透圧　45
腎動静脈瘻　301
腎動脈　200
浸透率　105
シンナー　15, 415
心内膜床　60
　　――欠損症　220
侵入　78
腎・尿路系　286
心嚢　199
じん肺　242
心拍出量　202
真皮　170
深部感覚　145
深部腱反射　148
深部静脈血栓症　225
心不全　210
腎不全　294
心房　198
心房細動　213
心房粗動　214
心房中隔欠損症　220
心膜　199
心膜炎　219
心膜疾患　219
心膜嚢胞　250
蕁麻疹　173
診療ガイドライン　467
診療情報提供書　5
診療放射線技師　10
診療報酬明細書　29
唇裂　62

▶ す ◀

随意筋　51
膵液　256
髄液　137
髄液耳漏　164
髄液鼻漏　164
髄芽腫　163
膵癌　283
膵管内乳頭粘液性腫瘍　283
髄質　336
髄鞘　51
水晶体　355
水晶体超音波乳化吸引術　361
水腎症　294
膵臓　256
錐体　140, 356
錐体外路　145

錐体外路系疾患　158
錐体交叉　140
錐体骨骨折　377
錐体路　137
垂直感染　76
推定エネルギー必要量　26
推定糸球体濾過量　444
推定平均必要量　26
水痘　79
膵島　337
水頭症　155
膵内分泌腫瘍　283
髄脳　63
水疱　172
水泡音　231
水疱性類天疱瘡　176
髄膜　137
髄膜炎　160
髄膜刺激所見　149
髄膜腫　163
髄膜白血病　129
髄膜瘤　419
睡眠時無呼吸症候群　248
睡眠時夢中遊行症　381
睡眠障害　381
睡眠薬中毒　415
髄様癌　341
水溶性軟膏　172
スーパー抗原　84
スガマデクス　451
スキサメトニウム　451
スキルス癌　265
スクラッチテスト　171
健やか親子21　18
スタチン　350
頭痛　151
ストップコドン　71
ストレス関連疾病　388
ストレス反応　147
スパイク電位　55
スパイログラム　232
スピリチュアルペイン　463
スピロノラクトン　442
スピロヘータ感染症　86
スプライシング　71
スプライソソーム　71
スペキュラーマイクロスコープ　359
スペクトリン　127
スポロトリコーシス　179
スルファメトキサゾール　88
スルホニル尿素薬　348

せ

正位　222
正円孔　141
声音振盪　232
生化学検査　447
生活介護　461
生活習慣　28
　　──病　26
生活反応　437
生活保護　30
精管　304
性感染症　91
正期産児　418
正規分布　446
正球性　125
清潔操作　471
制限酵素　73
　　──断片長多型　73
精細管　304
星細胞　51，255
星細胞腫　162
精索静脈瘤　310
青酸中毒　415
精子細胞　304
静止膜電位　45
脆弱X症候群　160
性周期　306
成熟囊胞性奇形腫　316
成熟瘢痕病　116
成熟卵胞　307
正常圧水頭症　158
正常眼圧緑内障　362
精娘細胞　304
星状神経節　452
正常妊娠　321
精上皮腫　310
生殖腺　304
生殖堤　60
成人Still病　407
成人T細胞白血病　130
精神医療審査会　380
精神運動発達，小児の　427
精神運動発達，乳幼児の　425
精神疾患の診断・統計マニュアル　379
精神保健指定医　380
精神保健福祉センター　380
精神保健福祉法　379
精巣　304
精巣炎　310
精巣腫瘍　310
精巣上体　304
精巣垂　311
精巣性女性化症候群　304
精巣損傷　301
精巣捻転症　311
精祖細胞　304
声帯　368
声帯ヒダ　368
生体弁　454
生体防御機構　93
声帯ポリープ　376
生体利用率　103
正中頸囊胞　125
正中神経　138
成長曲線作成　428
成長ホルモン放出ホルモン　336
性転換症　390
性同一性障害　390
精囊　304
青斑核　136
政府開発援助　20
整復　189
生物化学的酸素要求量　14
生物学的DMARDs　407
生物学的モニタリング　15
成分輸血　460
性ホルモン　306
清明期　164
生命倫理　3
声門癌　376
生理検査　446
生理的黄疸　422
生理的分裂　203
清涼飲料水ケトーシス　347
セカンドオピニオン　5
セカンドメッセンジャー　54
咳　235
赤芽球　121
赤芽球島　121
赤芽球癆　126
赤筋　52
脊索　59
赤色血栓　111
脊髄　137
脊髄空洞症　138
脊髄視床路　138
脊髄腫瘍　164
脊髄小脳変性症　160
脊髄小脳路　138
脊髄神経節　137
脊髄性筋萎縮症　159
脊髄損傷　194
脊髄反射　138
脊髄半切症候群　138
脊髄麻酔　451
脊髄瘻　138
脊髄路核　140
脊柱管　185
脊椎すべり症　196
脊椎側弯症　196
脊椎破裂　419
脊椎分離症　196
脊椎麻酔　451

和文索引

赤白血病 129
赤脾髄 122
石綿肺 242
赤痢 86
セクレチン 257
世代間促進現象 160
癤 178
舌咽神経 142
石灰化 110
切開排膿 115
舌下神経 142
　——管 142
舌下腺 257
舌癌 376
舌区 228
赤血球 123, 459
赤血球円柱 288
舌小帯 369
摂食障害 388
接触皮膚炎 173
接着接合 47
接着帯 47
接着斑 47
切迫性尿失禁 291
舌白板症 376
切迫流産 326
舌盲孔 59
セフェム系 444
セボフルラン 450
セミノーマ 310
セメント質 376
セルロースアセテート膜 73
ゼロ次速度過程 102
セロトニン 5HT₃受容体拮抗薬 442
セロトニン症候群 393
セロトニン・ノルアドレナリン再取込み阻害薬 386
線維芽細胞 50
　——巣 242
線維筋異形成 298
線維筋痛症 410
線維三角 199
線維脂質斑 223
線維腫 316
線維腺腫 333
線維素性 115
線維柱帯 356
線維帽 223
遷延分娩 329
前角 137
前額面 187
前下行枝 212
前下小脳動脈 136
全粥 449
腺癌 397

潜函病 416
前期 48
前期破水 328
前脛骨筋 186
前脛骨区画症候群 189
尖圭コンジローマ 317
前交通動脈 136
仙骨子宮靱帯 306
仙骨神経叢 139
前骨髄球 121
前根 137
前索 137
前枝 199
前十字靱帯損傷 191
全収縮期雑音 204
前縦靱帯 185
腺腫性ポリープ 269
前上膵十二指腸動脈 252
線条体 145
線条体黒質変性症 159
腺上皮 49
染色体 43, 70
染色体異常 106, 400
全身倦怠感 394
全身性エリテマトーデス 405
全身性炎症反応症候群 74
全身性硬化症 406
全身麻酔 450
前脊髄動脈症候群 138
前尖 199
前大脳動脈 135
選択緘黙 390
選択的IgA欠乏症 411
選択的エストロゲン受容体作動薬 190
選択的エンドサイトーシス 44
選択的スプライシング 71
選択的セロトニン再取込み阻害薬 386
選択バイアス 25
先端巨大症 338
前置胎盤 329
センチネルリンパ節生検 334
蠕虫 89
線虫疾患 90
前腸 60
前庭階 366
前庭器 366
前庭神経 142
　——炎 373
前庭窓 366
前庭ヒダ 368
先天性 CMV 感染 419
先天性横隔膜ヘルニア 420
先天性股関節脱臼 427
先天性十二指腸閉鎖症 274

先天性小腸閉鎖症 274
先天性食道閉鎖症 274
先天性耳瘻孔 371
先天性心疾患 220
先天性真珠腫 371
先天性胆道閉鎖症 275, 423
先天性トキソプラズマ感染 419
先天性白斑症 178
先天性風疹症候群 81
先天性副腎皮質過形成 344
先天性免疫不全症 411
先天性門脈圧亢進症 280
蠕動 257
前頭位 323
前頭骨 184
前頭側頭型認知症 158
前頭洞 368
前頭鼻隆起 62
前頭葉 143
前脳 63
全般性不安障害 387
前負荷 202
喘鳴 232
線毛 48
せん妄 382
線溶系 124
腺様嚢胞癌 247, 377
前立腺 304
前立腺癌 309
前立腺肥大症 309
線量当量 100
前腕区画症候群 189

躁うつ病 387
造影剤腎症 457
騒音性難聴 372
双角子宮 311
総肝動脈 252
臓器移植 460
　——提供意思表示カード 436
早期産児 418
早期障害 100
早期新生児 420
　——死亡 321
早期ダンピング症候群 267
早期破水 324
双極細胞 356
双極性障害 387
総頸動脈 201
象牙質 376
造血幹細胞 121
造血の部位 121
総合健康指標 24
双合診 307

総再生産率　21
早産　328
桑実胚　58
巣状糸球体硬化症　297
創傷治癒　113，115
増殖期　116，306
増生　396
臓側板中胚葉　59
双胎間輸血症候群　328
相対危険度　24
双胎妊娠　328
総胆管　252
総腸骨動脈分岐部　200
総鉄結合能　126
相同染色体　48
総肺気量　232
総肺静脈還流異常　222
早発一過性徐脈　320
躁病　387
僧帽筋　142
相貌失認　144
僧帽弁　199
僧帽弁逸脱症　217
僧帽弁開放音　204
僧帽弁狭窄症　217
僧帽弁疾患　216
僧帽弁閉鎖不全症　217
ゾーニング　471
側角　137，146
足関節上腕血圧比　225
足関節捻挫　191
側頸嚢胞　125
側索　137
即時型　98
束状層　336
促進拡散　46
促進型Gタンパク　54
塞栓症　111
側頭動脈炎　408
側頭葉　143
側脳室　137
続発性アルドステロン症　343
続発性副腎不全　344
側板中胚葉　59
粟粒結核　238
粗再生産率　21
組織再構築期　116
組織細胞　43
組織診断　402
粗死亡率　23
疎水性　45
措置入院　380
ソマトスタチン　257，336
　　――産生腫瘍　284
　　――誘導体　338
粗面小胞体　44

ソラニン　415
ゾルピデム　441
損害賠償責任　7
尊厳死　435
損傷　438

■ た ■

ダーモスコープ検査　171
第1号被保険者　30
第2号被保険者　30
第V因子 Leiden 変異　111
胎位　323
大陰唇　306
体液　286
体液性免疫　94
大円筋　186
ダイオキシン　14
胎芽　58
体外受精　313
体外衝撃波結石破砕術　302
体格指数　27
大気酸素分圧　230
大球性　125
大胸筋　186
退形期　396
大血管障害　347
胎向　323
対合交差　48
対光反射　357
対向流交換系　286
大細胞癌　246
体細胞分裂　48
第三脳室　137
胎児　418
胎児心拍数陣痛計　319
胎児性癌　316
胎児赤芽球症　422
胎児の貧血　320
胎児モニタリング　319
代謝　63
代謝性アシドーシス　293
体循環　201
帯状回　144
帯状疱疹　79
対数正規分布　446
胎勢　323
耐性　441
体節　59
苔癬化　173
大泉門　184
大腿骨　185
大腿骨頸部骨折　433
大腿骨頭壊死　197
大腿骨頭すべり症　197

大腿神経　139，201
大腿直筋　186
大腿動脈　201
大腿ヘルニア　285
大腸　251，257
大腸癌　268
大腸菌感染症　85
大腸ポリープ　269
大動脈　200
大動脈炎症候群　408
大動脈解離　224
大動脈十二指腸瘻　261
大動脈縮窄症　222
大動脈小体　231
大動脈洞　200
大動脈バルーンパンピング　213
大動脈弁　199
　　――狭窄症　216
　　――疾患　216
　　――閉鎖不全症　217
大動脈瘤　224
胎内発育　418
第二経路　94
ダイニン　47
大脳　142
大脳基底核　145
大脳脚　140
胎盤　58
胎便　420
胎便吸引症候群　424
大砲音　215
大発作　168
大麻取締法　38
タイムアウト　448
第四脳室　137
代理 Münchausen 症候群　429
大理石病　190
ダイリューター　453
大菱形骨　184
ダイレーザー　172
多因子遺伝　106
タウタンパク　157
ダウノルビシン　445
唾液腺　257
高安動脈炎　408
多汗症　172
タキサン系　445
タキフィラキシー　441
タクロリムス　460
多形核白血球　123
多形滲出性紅斑　174
多型性　398
多形腺腫　377
多系統萎縮症　160
多形皮膚萎縮症　406
たこつぼ心筋症　212

和文索引

多軸診断システム　379
打診　203
唾石症　377
多臓器不全　74
立ち直り反射　426
脱殻　78
脱感作療法　374
脱臼　191
脱水　393
脱分極　55
脱分極性筋弛緩薬　451
脱落膜　58
脱落膜化　307
多能性幹細胞　121
多囊胞卵巣症候群　312
タバコの誤嚥　415
多発血管炎性肉芽腫症　408
多発性筋炎　406
多発性硬化症　162
多発性骨髄腫　132
多発性内分泌腫瘍　345
多発性嚢胞腎　299
多発単ニューロパチー　165
多発ニューロパチー　165
ダビガトラン　124
ダブルチェック　7
タモキシフェン　334
ダルク　383
多列線毛上皮　49
痰　235
単一光子放射型コンピュータ断
　層撮影　456
胆管炎　276
胆管癌　276
胆管細胞癌　281
短期精神病性障害　385
短期入所生活介護　32
短期入所療養介護　32
単球　115, 123
短期抑うつ反応　386
胆汁酸　256
断酒会　384
単純拡散　46
単純性イレウス　270
単純性血管腫　177
単純ヘルペスウイルス　79
単純ヘルペス脳炎　161
男女雇用機会均等法　33
弾性型　74
男性生殖器　304
弾性線維性仮性黄色腫　182
男性不妊症　309
胆石症　275
単層円柱上皮　49
単層円柱線毛上皮　49
断層心エコー図　205

坦体　46
断綴性言語　154
タンデム・マススクリーニング
　421
断頭分泌　171
丹毒　178
単ニューロパチー　165
胆囊　256
胆囊炎　276
胆囊管　252
胆囊癌　276
胆囊腺筋腫症　277
胆囊ポリープ　277
タンパク　67
　──・アミノ酸代謝異常　109
　──細胞解離　166
　──尿　289
　──漏出性胃腸症　273
弾発指　195

■ ち ■

チアジド系利尿薬　442
チアゾリジン薬　348
チアノーゼ　234
チアミン　351
地域医療　17
　──支援病院　17
地域包括支援センター　32
地域保健法　18
地域連携クリニカルパス　33
チーム医療　9
遅延型　99
チオペンタール　450
竹状脊椎　192
蓄積　441
蓄排尿　288
チクロピジン　124
治験コーディネーター　39
恥骨　186
致死的不整脈　216
腟鏡　307
チック　153
遅発一過性徐脈　320
緻密質　183
緻密斑　288
チミン　70
注意義務　37
注意欠陥多動性障害　390
中咽頭癌　375
中央階　366
中間径フィラメント　45
肘関節　184
中間中胚葉　59
中間尿　288
中間比重リポタンパク　349

中期　48
中硬膜動脈　164
中耳　366
中手骨　184
中手指節間関節　184
中心窩　356
中心管　138
中腎管　60
中神経幹　138
中心溝　142
中心後回　144
中心静脈　255
　──栄養　453
中心性漿液性網脈絡膜症　365
中心前回　143
中心・側頭部に棘波をもつ良性て
　んかん　169
中心体　47
中腎傍管　60
虫垂　251
中枢　53
中枢化学受容体　230
中枢神経系　135
中枢性めまい　372
中性脂肪　66
中節骨　184
中大脳動脈　135
中腸　60
中殿筋　186
中東呼吸器症候群　75
中毒性表皮壊死症　175
中毒性平衡障害　373
肘内障　191
中脳　63, 140
中脳水道　137
中脳路核　140
中胚葉　59
中皮　50
中鼻道　368
肘部管症候群　194
中膜　50
中膜囊状壊死　224
中葉　228
中和抗体　78, 94
チュブリン　47
腸アメーバ　89
腸炎ビブリオ　413
超音波　458
腸回転異常症　274
聴覚　366
腸管 Behçet 病　271
腸管出血性大腸菌感染症　85
腸肝循環　256
腸管病原性大腸菌　85
腸間膜動脈狭窄　273
腸間膜動脈閉塞症　273

長期合併症　347
長期増強　56
鳥距溝　144
蝶形紅斑　405
蝶形骨　184
蝶形骨洞　368
腸結核　271
超高齢化社会　21
腸骨　186
腸重積症　275
聴診間隙　468
聴神経　142
聴神経腫瘍　163
腸性肢端皮膚炎　354
聴性脳幹反応　366
腸チフス　85
超低出生体重児　418
超低比重リポタンパク　349
超皮質感覚失語　154
貼付試験　171
腸閉塞　269
跳躍伝導　55
腸腰筋　186
腸腰筋膿瘍　192
聴力検査　369
聴力図　369
直接作用　100
直接ビリルビン　262
直接法　23
直腸　251
直腸診　258
直腸性　260
直腸脱　271
直腸膀胱瘻　301
チョコレート囊胞　313
治療係数　201
治療薬物モニタリング　104
チロシンキナーゼ　53

椎間板　185
椎弓切除術　195
椎骨動脈　135
椎体　185
椎板　59
痛風　350
ツチ骨　366
ツツガムシ病　87
ツベルクリン反応　238
津守・稲毛式発達スクリーニング
　　検査　428

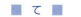

手足口病　82

低位前方切除術　269
帝王切開　320
　　——術　332
低温相　306
低カリウム血症　292
低カルシウム血症　292
定期接種　77
低血糖症　349
低在横定位　329
低出生体重児　418
低ナトリウム血症　291
低比重リポタンパク　349
停留睾丸　311
停留精巣　311
手打ち紅斑　82
デオキシコール酸　256
デオキシリボース　69
適応　57
適応障害　389
デキサメサゾン抑制試験　342
適時破水　324
溺水　416
笛声　86
デスモグレイン　47
鉄欠乏性貧血　125
徹照法　358
テトラサイクリン系　444
テトロドトキシン　415
テニス肘　196
デノスマブ　190
手の把握反射　426
手袋・靴下型感覚障害　165
デブリドマン　473
デミングサイクル　466
デュロキセチン　386
テリパラチド　190
デルマトーム　140
テロメア　70
テロメラーゼ　70
転移　397
電位依存性Caチャネル　55
電位依存性チャネル　46
転移性肝癌　281
転移性脊椎腫瘍　195
転移性石灰化　110
転移性脳腫瘍　163
転移性肺腫瘍　247
伝音難聴　369
てんかん　167
転換性障害　388
点眼薬　359
電気軸　205
電気性眼炎　361
電気生理学的検査　149
デング出血熱　82
デング熱　82

転座　106
転座型　107
電子顕微鏡　43
電子伝達系　65
転写　71
転写調節因子　72
点推定　25
伝染性紅斑　82
伝染性単核症　375
伝染性軟属腫　179
転倒　433
伝導失語　154
点頭てんかん　168
癜風　179

頭位　323
頭位変換眼振検査　373
同化　63
頭蓋咽頭腫　163
頭蓋骨　184
頭蓋内圧亢進　154
統括安全衛生管理者　32
動眼神経　141
動悸　209
頭血腫　330
糖原性　67
動原体　48
糖原病　109
統合失調感情障害　385
統合失調症　384
　　——様障害　385
瞳孔領　356
橈骨　184
橈骨神経　138
糖質代謝異常　109
同種輸血　460
凍傷　416
豆状骨　184
凍傷痛　416
糖新生　66
凍瘡　416
頭側　53
頭頂骨　184
頭頂葉　144
疼痛　114
疼痛誘発試験　195
頭殿長　321
導尿　471
糖尿病　346
糖尿病ケトアシドーシス　347
糖尿病性腎症　299
糖尿病網膜症　364
頭部外傷　164
糖負荷試験　346

和文索引　513

洞不全症候群　215
洞房結節　199
動脈　50
動脈管　418
動脈管開存症　221
動脈血　201
動脈血 HCO₃⁻　230
動脈血 pH　230
動脈血ガス　230
　――分析　232
動脈血酸素分圧　230
動脈血酸素飽和度　231
動脈血二酸化炭素分圧　230
動脈硬化症　223
動脈穿刺　470
動脈瘤　156
透明帯　307
同名半盲　145
等容収縮期　201
動揺性歩行　153
同腕染色体　106
トータルペイン　463
トキソイド　77
トキソプラズマ症　89
鍍銀染色　43
特異度　446
特殊顆粒　121
特殊麻酔　452
ドクターヘリ　17
特定機能病院　17
特定健康診査　26
特定保健指導　26
特発性細菌性腹膜炎　284
特発性尿細管性タンパク尿　299
特発性肺線維症　241
特発性肺動脈性高血圧症　244
特発性門脈圧亢進症　280
毒物　101
毒物及び劇物取締法　38
特別養護老人ホーム　31
吐血　261
トコフェロール　352
閉じ込め症候群　151
徒手筋力テスト　187
徒手検査　187
突然死　437
突発性難聴　372
突発性発疹　80
ドネペジル　157
ドパミン　136
　――作動薬　338
ドブラ法　318
トポイソメラーゼ　70
トラコーマ　361
トラスツズマブ　334
トラフ濃度　102

トランスフェリン　123
トリアージ　473
　――タッグ　473
トリアムテレン　442
鳥インフルエンザ　80
トリグリセリド　66, 349
トリプシン　256
トリプトン　152
トリプレット　71
トリメトプリム　88
トリヨードサイロニン　336
努力期　465
努力性肺活量　233
ドルーゼン　362
トルエン　415
トルコ鞍　184
トレッドミル運動負荷試験　211
ドレナージ　115
トロポニン　55, 200
　――I　212
　――T　212
トロンボポエチン　122

■ な ■

ナイアシン　352
ナイーブT細胞　97
内回旋　324
内胸動脈　200
内頚静脈　201
内頚動脈　135
　――海綿静脈洞瘻　164
内肛門括約筋　257
内呼吸　228
内細胞塊　58
内耳　366
内耳炎　373
内視鏡　458
内視鏡的逆行性胆管膵管造影　262, 282
内視鏡的経鼻胆管ドレナージ　276
内視鏡的結紮術　263
内視鏡的結石除去術　276
内視鏡的乳頭括約筋切開術　2/6
内視鏡的粘膜下層剥離術　263
内視鏡的粘膜切除術　263
内耳神経　142
内神経束　138
ナイスタチン　89
内旋　187
内臓脂肪　27
内側　53
内側縦束　357
内側上顆炎　196
内側側副靱帯損傷　191

内側鼻隆起　62
内側毛帯　140
内鼠径ヘルニア　285
内弾性板　50
内転　187
内毒素　84
内軟骨骨化　187
内軟骨腫　192
内尿道口　286
内胚葉　59
内反　187
内皮　50
内皮細胞　50
内分泌　335
内分泌撹乱化学物質　16
内ヘルニア　284
内包後脚　140
内膜　50
内膜癌　315
内リンパ嚢開放術　372
内肋間筋　229
泣き入りひきつけ　169
ナタリズマブ　162
ナットクラッカー現象　310
ナトリウム-グルコース共輸送体
　2阻害薬　348
鉛中毒　15
生ワクチン　77
ナルコレプシー　381
ナロキソン　441
軟口蓋　368
軟膏剤　172
軟骨　183
軟骨肉腫　193
軟骨無形成症　197
難聴　372
軟膜　137

■ に ■

新潟水俣病　16
肉芽腫　115
肉芽腫性炎症　115
肉芽組織　116
肉腫　397
ニコチン酸　352
ニコチン性アセチルコリン受容体　56
二次口蓋　62
二次孔型　220
二次止血　123
二次性アルドステロン症　343
二次性高血圧症　227
二次性心筋疾患　218, 219
二次精母細胞　304
二次胆汁酸　256

二次治癒　116
二次妄想　381
二重Ｘ線吸収法　190
二次予防　25
二次卵胞　307
二尖弁　216
二層性胚盤　58
日常生活動作　433
日光角化症　180
ニトログリセリン　211
二分脊椎　419
ニボルマブ　99
日本医療評価機構　34
日本海裂頭条虫　91
入院診療計画書　36
乳化　256
乳癌　333
乳管癌　333
乳管内乳頭腫　333
ニューキノロン系　444
乳剤性軟膏　172
乳酸加リンゲル液　452
乳児　425
乳児化膿性股関節炎　192
乳汁分泌　333
乳腺症　333
乳頭壊死　299
乳頭癌　341
乳突洞　366
乳び胸　235
乳び槽　201
乳房　333
乳房外 Paget 病　181
ニューモシスチス肺炎　88
乳幼児突然死症候群　427
ニュールンベルグ倫理綱領　3
ニューロパチー　165
ニューロフィラメント　45
尿管　286
尿管異所開口　300
尿管癌　301
尿管口　286
尿管瘤　300
尿検査　288
尿細管性アシドーシス　298
尿失禁　290
尿生殖洞　61
尿素回路　68
尿沈渣　288,289
尿道炎　302
尿道海綿体　305
尿道下裂　300
尿毒症　294
尿閉　290
尿崩症　339
尿膜管　61

尿膜管癌　301
尿量・排尿の異常　290
尿路結核　303
尿路結石　301
尿路上皮　50
　——癌　301
任意接種　77
任意入院　379
妊産婦死亡　21
妊娠悪阻　325
妊娠高血圧症候群　327
妊娠高血圧腎症　327
妊娠糖尿病　327
妊娠に伴う身体的変化　319
妊娠反応　318
認知行動療法　382
認知症　157
認知症対応型共同生活介護　32

ヌクレオシド　69
ヌクレオソーム　43
ヌクレオチド　69

ネオスチグミン　451
ネガティブ・セレクション　96
ネガティブフィードバック　57
ネグレクト　429
猫鳴き症候群　107
ねこひっかき病　125
寝たきり　432
熱恐怖症　393
熱けいれん　416
熱射病　416
熱傷　417
熱傷指数　417
熱傷面積　417
熱性けいれん　169
熱帯熱マラリア　89
熱中症　416
熱疲労　416
熱変性　72
ネフローゼ症候群　297
ネフロン　286
粘液腫性昏睡　340
粘液水腫　340
粘液性嚢胞腫瘍　283
粘液性嚢胞腺腫　315
年少人口指数　21
捻髪音　231
粘表皮癌　377
粘膜逸脱症候群　271
粘膜外幽門筋切開術　274

粘膜下層　253
粘膜下組織　253
粘膜関連リンパ組織　93
粘膜筋板　253
粘膜層　253
粘膜皮膚カンジダ症　179
年齢調整死亡率　23

ノイラミニダーゼ　80
　——阻害薬　80
脳炎　160
膿痂疹　178
脳幹　140
膿胸　249
脳血管障害　155, 157
脳血管性認知症　158
濃厚血小板　459
脳梗塞　113, 155
脳挫傷　164
脳死　436
脳室周囲白質軟化症　169
脳出血　155
脳腫瘍　162
脳神経　141
脳振盪　164
脳心肺蘇生　472
脳性麻痺　169
脳脊髄液　137, 149
脳卒中　155
脳卒中後遺症　157
嚢虫症　91
脳底動脈　136
脳動静脈奇形　156
能動免疫　93
能動輸送　46
脳内神経伝達物質　136
脳膿瘍　162
脳の血管支配　135
脳波　149
脳浮腫　154
脳ヘルニア　154
膿疱　172
膿疱症　176
嚢胞性膵疾患　283
嚢胞性線維症　246
膿瘍　115
脳梁　142
ノーマライゼーション　13
ノカルジア　87
　——症　87
ノザンブロット　73
ノルアドレナリン　136, 441
　——作動性・特異的セロトニン
　　作動性抗うつ薬　386

和文索引

ノルウェー疥癬　179
ノロウイルス　413
——感染症　82

は

パーセンタイル値　426
パーソナリティ障害　389
パーフォリン　99
肺Langerhans組織球症　245
胚移植　313
肺炎　236
肺炎球菌性肺炎　236
バイオテロリズム　76
バイオハザードマーク　16
肺芽　60
肺活量　233
倍加年数　21
肺癌　246
肺気腫　240
肺吸虫　90
肺吸虫症　90
肺区域　228
配偶子　58
肺結核症　237
敗血症　74
敗血症性ショック　208
肺血栓塞栓症　113, 243
肺高血圧症　244
肺好酸球症　245
肺孤立結節影　247
胚細胞性腫瘍　163
胚腫　163
肺循環　201, 229
胚性幹細胞　58
肺性心　243
排泄腔　61
背側　53
背側胃間膜　60
バイタルサイン　448, 468
胚中心　122
肺動静脈瘻　244
肺動脈狭窄症　221
肺動脈楔入圧　207
梅毒　86
胚内体腔　61
肺膿瘍　237
肺の防御機構　231
胚盤胞　58
胚盤葉上層　59
肺分画症　246
肺胞管　228
肺胞換気量　229, 233
肺胞気-動脈血酸素分圧較差　230
肺胞気酸素分圧　230
肺胞孔　229

肺胞上皮　228
肺胞タンパク症　245
肺胞微石症　245
廃用性萎縮　432
ハイリスクアプローチ　26
排臨　324
白筋　52
白質　137
白色血栓　111
白色脂肪細胞　67
白癬　179
薄束　138
薄束核　140
白体　307
白内障　361
爆発性言語　154
白斑　178
白脾髄　122
パクリタキセル　445
麦粒腫　360
歯車現象　145
白ろう病　15
破骨細胞　183
破砕赤血球　134
はさみ歩行　153
はしか　81
橋本病　340
播種性血管内凝固　134
波状熱　469
破傷風　85
バソプレシン　335
——分泌過剰症　291
パターナリズム　4
破綻　223
ばち指　240
発育性股関節形成不全　427
発汗　57, 171
白血球　123
パッチテスト　171
発熱　114, 393
抜毛症　182
発露　324
馬蹄腎　300
鼻茸　374
鼻指試験　145
パニック障害　387
パニック値　446
ばね指　195
ハバース管　183
羽ばたき振戦　153
馬尾　137
馬尾症候群　188
ハプトグロビン　127
ハマダラカ属　89
ハムストリング　186
パラクリン　53

パラコート中毒　415
バラシクロビル　79
パラシュート反射　426
パラフィン切片　43
バランス麻酔　449
バリアフリー　13
バリアンス　33
針刺し事故　8
バリスム　153
パリビズマブ　239
バルーン閉塞下経静脈的静脈瘤閉塞　263
パルスオキシメーター　232, 448
パルトグラム　323
バルビツール系薬物　441
パロキセチン　386
ハロタン　450
ハロペリドール　385
斑　172
汎下垂体機能低下症　338
晩期障害　100
半奇静脈　201
晩期ダンピング症候群　268
反屈　324
バンクロフト糸状虫　91
半月神経節　140
半月体　296
半月板損傷　191
半月ヒダ　254
半減期　100
反抗挑戦性障害　431
反射　57
反射弓　57
反射性尿失禁　291
パンダの目徴候　164
反跳痛　259
パンヌス　407
反応性関節炎　192
晩発性皮膚ポルフィリン症　354

ひ

非アルコール性脂肪肝炎　281
非アルコール性脂肪性肝障害　281
ヒアルロン酸　249
ヒートマップ分類　295
被殻　145
被殻出血　155
比較的徐脈　468
皮下組織　170
皮下注射　470
鼻カニューラ　453
光過敏性薬疹　175
光干渉断層計　362
光刺激てんかん　169

515

非競合阻害　64
ビグアナイド薬　348
鼻腔　368
非結核性抗酸菌感染症　86
非結核性抗酸菌症　239
非ケトン性高浸透圧性昏睡　347
肥厚性瘢痕　117
肥厚性幽門狭窄症　274
腓骨　185
非細菌性血栓性心内膜炎　218
脾索　122
皮質　336
皮脂分泌　171
微弱陣痛　328
脾腫　134
微絨毛　47, 254
鼻出血　373
尾状核　142
微小管　47
微小血管障害　347
非上皮性腫瘍　397
微小変化群　297
尾状葉　254
微小粒子状物質　14
皮疹　172
非侵襲的陽圧換気　243, 454
ヒスタミン H₂ 受容体拮抗薬　442
非ステロイド性抗炎症薬　443
ヒステロスコピー　315
ヒストン　43
　　――コア　43
ビスフェノール　16
ビスホスホネート　190
微生物　97
微生物検査法　171
脾臓　122
尾側　53
肥大　396
肥大型心筋症　218
非脱分極性筋弛緩薬　451
ビタミン　351
　　――A　352
　　――B₁　351
　　――B₂　351
　　――B₃　352
　　――B₆　351
　　――C　352
　　――D　352
　　――E　352
　　――K　352
　　――剤　352
左相同　222
鼻中隔弯曲症　374
必須アミノ酸　67
必須脂肪酸　67

非定型抗精神病薬　385
脾洞　122
脾動脈　252
非特異的間質性肺炎　242
ヒト絨毛性ゴナドトロピン　318
ヒト乳頭腫ウイルス　314
ヒトパルボウイルス B19　82
ヒトヘルペスウイルス　79
皮内注射　470
皮内反応　171
泌尿生殖器　307
否認期　465
避妊法　313
ピノサイトーシス　44
菲薄赤血球　126
皮板　59
非ビタミン K 阻害経口凝固薬　213
皮膚 T 細胞リンパ腫　181
皮膚悪性リンパ腫　181
皮膚アレルギー検査法　171
皮膚ウイルス感染症　179
皮膚筋炎　406
腓腹筋　186
皮膚検査法　171
皮膚細菌感染症　178
皮膚真菌症　179
皮膚瘙痒症　175
皮膚の組織構造　170
皮膚爬行症　91
皮膚描記法　171
飛蚊症　359
非ベンゾジアゼピン系睡眠薬　441
ヒポクラテスの誓い　3
飛沫核感染　76
飛沫感染　76
肥満　394
肥満細胞　98
　　――腫　173
びまん性軸索障害　164
びまん性大細胞型 B 細胞リンパ腫　131
びまん性肺胞障害　243
びまん性汎細気管支炎　242
ビメンチン　45
百日咳　86
ヒヤリ・ハット　6
病期分類　403
病原体関連分子パターン　94
表在感覚　145
被用者保険　29
標準化死亡比　23, 24
標準体重　27
標準予防策　92
表情筋　148

ひょう疽　467
瘭疽　178
病態修飾性抗リウマチ薬　407
標の血漿濃度　103
標の赤血球　126
標のタンパク　54
病の反射　148
皮様嚢腫　316
表皮　170
表皮嚢腫　180
表皮剝脱毒素　178
病理解剖　8
病歴情報　466
日和見感染　74
ピラジナミド　238
びらん　266
ピリドキシン　351
ピリミジン二量体　70
ピリミジン誘導体　70
ビリルビン結石　275
鼻涙管　355
ビルハルツ住血吸虫　90
ピルビン酸　64, 65
疲労骨折　189
ピロカルピン　442
ビンカアルカロイド系　445
ビンクリスチン　445
貧血　125
頻尿　290
頻脈性不整脈　213

ファゴサイトーシス　44
不安　387
不安障害　387
不安定狭心症　212
フィトナジオン　352
フィブリノイド変性　108
フィブリノゲン　124
フィブリン　124
　　――分解産物　124
フィラグリン　176
風疹　81
封入体性結膜炎　361
プール熱　80
フールプルーフ　7
フェイルセーフ　7
フェニルアラニン誘導体　348
フェニルケトン尿症　353
フェノール抽出　73
フェリチン　126
フェンタニル　441, 463
不活化ワクチン　77
不規則抗体　422
吹き抜け骨折　364

不均衡型 SFD　327
不均衡症候群　454
腹圧性尿失禁　290
腹会陰式切除術　269
腹腔鏡下胆嚢摘除術　276
腹腔穿刺　262
腹腔動脈　200, 252
副経路　94
副交感神経　146
副甲状腺　336
　　――機能亢進症　341
　　――機能低下症　342
　　――ホルモン　336
複合性局所疼痛症候群　189
複合病変　223
副雑音　231
複雑性イレウス　270
複雑部分発作　168
副作用報告制度　39
副試験　470
副腎　336
副神経　142
副腎白質ジストロフィー　344
副腎皮質刺激ホルモン　335
　　――放出ホルモン　336
副腎皮質ステロイド薬　365, 443
副腎不全　344
　　――ショック　208
腹水　261
副膵管　256
複製　70
輻輳　357
輻輳反射　357
腹側　53
腹側胃間膜　60
腹痛　259
フグ毒　415
副半奇静脈　201
副鼻腔　368
副鼻腔気管支症候群　242
副鼻腔疾患　373
副鼻腔真菌症　373
腹部アンギーナ　273
腹部腫瘤　261
腹部の区分　258
腹部膨満　261
腹壁瘢痕ヘルニア　285
腹膜　252
腹膜炎　284
腹膜偽粘液腫　284
浮腫　209
不随意運動　153
不随意筋　51
不整脈　213
不全流産　326
付属器　305

ブチレートエステラーゼ染色　129
不適合輸血　459
ブドウ球菌感染症　84
ブドウ球菌性熱傷様皮膚症候群　178
舞踏病　153
ぶどう膜　355
　　――炎　363
不妊症　312
部分作動薬　101
部分胞状奇胎　317
不法行為　7
不飽和脂肪酸　67
不飽和鉄結合能　126
不眠　381
浮遊粒子状物質　14
ブラ　249
プライマー　72
プライマーゼ　70
プライマリケア　20
プラス鎖 RNA ウイルス　78
プラスミノゲン　124
プラスミン　124
プラセボ　104
　　――効果　104
フラタキシン遺伝子　160
フラッシュバック　388
フリーラジカル　69
プリオン感染症　83
プリオン病　161
ブリックテスト　171
プリン誘導体　70
ブルーベリー斑　313
ブルーレター　39
ふるえ　57
フルオレセイン　358
フルクトース 1, 6-ビス-ホスファターゼ　66
フルコナゾール　89
フルシトシン　89
フルマゼニル　441
フレイル　433
ブレオマイシン　445
プレドニゾロン　443
ブレブ　249
プロゲステロン　306
　　――負荷試験　308
プロスタグランジン　443
フロセミド　442
プロタミン　124
プロテイン C 欠乏症　111
プロテイン S 欠乏症　111
プロドラッグ　103
プロトロンビン　133
　　――時間　133

プロトロンビン変異　111
プロトンポンプ　256
　　――阻害薬　267
プロピルチオウラシル　340
プロプラノロール　442
プロブレムリスト　466
プロポフォール　450
プロモーター　72
　　――領域　72
ブロモクリプチン　338
プロラクチン　335
フロンガス類　14
分化　396
分子生物学的手法　73
分子層　145
糞線虫症　91
憤怒けいれん　169
分泌期　306
分布容積　102
分娩　323
分娩開始　324
分娩監視装置　319
糞便形成　257
糞便検査　447
分娩損傷　330
分娩第 1 期　323
分娩第 2 期　324
分娩第 3 期　324
噴門腺　254
分葉核球　122
分離膵　256
粉瘤　180

平滑筋　51
平均寿命　24
平均赤血球容積　125
平均余命　24
閉経　312
平衡覚　366
平衡斑　366
閉鎖型質問　464
閉鎖孔ヘルニア　285
閉鎖帯　47
閉鎖堤　47
閉鎖密封法　172
閉塞性イレウス　270
閉塞性黄疸　262
閉塞性血栓性血管炎　225
閉塞性障害　233
閉塞性ショック　208
閉塞性動脈硬化症　225
ペインクリニック　452
壁細胞　256
ヘキソキナーゼ　66

壁側板中胚葉　59
僻地医療拠点病院　17
ペグビソマント　338
ベクロニウム　451
ヘテロクロマチン　43
ペニシリン系　444
ベバシズマブ　362，445
ヘパリン　124
ヘプシジン　123，126
ヘマグルチニン　80
ヘマトキシリン　43
ヘマトクリット　125
ヘミデスモゾーム　47
ヘム　68，123
ヘム・ポルフィリン代謝　68
ヘモグロビン　123
ヘモクロマトーシス　282，353
ヘモジデリン　110
ヘモジデローシス　110
ペラミビル　80
ヘリオトロープ疹　406
ヘリカーゼ　70
ヘリコバクター・ピロリ菌感染症　267
ペルオキシソーム　44
ペルオキシダーゼ　44
　――染色　128
ヘルシンキ宣言　3
ヘルスプロモーション　26
ヘルニア　264，284
ヘルパンギーナ　82
ヘルペス性瘭疽　79
辺縁帯　122
辺縁帯リンパ腫　266
辺縁洞　122
変形性関節症　191
変視症　362
娩出期　324
娩出物　323
娩出力　323
片頭痛　152
変性　108
弁尖　199
ベンゼン　415
便潜血　447
ベンゾジアゼピン　441
ペンタミジン　89
ベンチュリーマスク　453
変動一過性徐脈　320
翻訳　71
扁桃周囲膿瘍　375
扁桃体　147
扁桃肥大　377
便秘　260
扁平上皮癌　397
扁平上皮内病変　400
扁平苔癬　176

弁膜症　216
鞭毛　48

ほ

法医解剖　7
蜂窩肺　242
方形回内筋　186
膀胱癌　301
縫工筋　139
膀胱三角　286
膀胱子宮靱帯　306
膀胱尿管逆流　300
傍糸球体装置　286，288
房室結節　199
房室中隔欠損　220
房室ブロック　200
放射線　99
放射線感受性　100
放射線宿酔　100
放射線治療　456
放射線肺臓炎　242
放射線標識　8
放射線防護　457
放射能　99，100
胞状奇胎　317
帽状腱膜下血腫　331
膨疹　172
房水　356
傍正中橋網様体　357
縫線核　136
放線菌　87
放線菌症　87
蜂巣炎　178
膨大部　305，366
包虫症　91
乏突起膠細胞　51
　――腫　163
乏尿　290
泡沫細胞　115
訪問看護ステーション　31
傍濾胞細胞　336
飽和脂肪酸　67
墨汁試験　160
墨汁染色　88
保健所　18
歩行障害　153
母子感染　76
母子手帳　18
母子保健　18
　――関係国庫補助事業　30
　――法　18
補充現象　370
ホスピス　462
ホスファチジルイノシトール二リン酸　55

ホスホジエステラーゼ　54
ホスホフルクトキナーゼ　65
ホスホランバン　200
ホスホリパーゼC　54
母性健康管理指導事項連絡カード　18
保続　382
補体　94
母体保護法　331
ボタン穴変形　407
勃起　305
勃起不全　308
発作性寒冷ヘモグロビン尿症　127
発作性上室性頻拍　214
発作性夜間ヘモグロビン尿症　127
発疹チフス　87
発疹熱　87
発赤　114
ボツリヌス　85
　――菌　413
母乳性黄疸　422
骨　183
骨の打ち抜き像　132
母斑　177
母斑症　177
ポピュレーションアプローチ　26
ホメオスターシス　57
ホメオドメイン　59
ホメオボックス遺伝子　59
ホモシスチン尿症　353
ポリオ　81
ポリオウイルス感染症　81
ポリファーマシー　434
ポリメラーゼ連鎖反応　72
ボルテゾミブ　132
ポルフィリン　68
　――症　354
ホルマリン固定　43
ホルモン　335
　――産生腫瘍　404
　――負荷試験　337
ホロ酵素　64
本態性血小板血症　131
本態性高血圧症　226
本態性振戦　153
奔馬調律　204
翻訳　71
翻訳後修飾　72

 ま

マイクロバブルテスト　424
マイコプラズマ肺炎　236
マイナス鎖RNAウイルス　78

和文索引　519

膜侵襲複合体　94
膜性腎症　297
膜性増殖性糸球体腎炎　297
膜内骨化　187
マクロアミラーゼ血症　258
マクログロブリン血症　132
マクロファージ　93
マクロライド系　444
麻疹　81
麻酔前投薬　449
麻酔の3要素　449
麻酔の概念　449
マスト細胞　98
マタニティーブルー　325
末期癌患者　404
末梢　53
末梢化学受容体　231
末梢神経系　135
末梢神経伝導速度測定　149
末梢神経ブロック　451
末節骨　184
麻痺性イレウス　270
麻薬及び向精神薬取締法　38
麻薬管理者　463
麻薬施用者　463
マラスムス型　395
マラリア　89
慢性安定狭心症　211
慢性胃炎　267
慢性炎症性脱髄性多発根神経炎　166
慢性炎症による二次性貧血　126
慢性肝炎　279
慢性気管支炎　240
慢性拒絶　460
慢性好酸球性肺炎　245
慢性甲状腺炎　340
慢性硬膜下血腫　165
慢性骨髄性白血病　129
慢性腎臓病　294
慢性膵炎　283
慢性前立腺炎　302
慢性中耳炎　371
慢性肉芽腫症　411
慢性白血病　128
慢性非化膿性破壊性胆管炎　282
慢性ヒ素中毒症　16
慢性皮膚炎　173
慢性副鼻腔炎　373
慢性閉塞性肺疾患　240
慢性リンパ性白血病　129
マンソン住血吸虫　90
マントル細胞リンパ腫　132
マントル層　122
マンノース結合レクチン経路　94

ミエリン塩基性タンパク　162
ミエリン層板　51
ミオクローヌス　153
ミオクロニー発作　168
ミオシン　51
右相同　222
ミクログリア　51
ミクロサテライト　73
ミクロフィラリア　91
未熟児貧血　424
未熟児網膜症　424
水いぼ　179
ミスセンスコドン　71
水ぼうそう　79
ミダゾラム　450
三日熱マラリア　89
三日はしか　81
密封小線源治療　457
ミトコンドリア　44
　　　──遺伝子　108
水俣病　16
ミノマイシン　444
未分化癌　341
未分化胚細胞腫　316
脈なし病　408
脈拍　468
脈波伝播速度　223
脈絡叢　137
脈絡膜　355
ミルリノン　442
民法　36

無関心期　465
無機代謝異常　110
無気肺　248
無鉤条虫　91
ムコール症　88
無作為化比較対照試験　467
無髄線維　56
ムスカリン性アセチルコリン受容体　56
むずむず脚症候群　153
無痛性甲状腺炎　340
無痛性心筋梗塞　212
無尿　290
無脳症　419
無脾・多脾症　222

明細胞腺癌　315

迷走神経　142
迷入膵　266
迷路性　369
メープルシロップ尿症　353
メサラジン　271
メサンギウム　286
　　　──増殖性腎炎　295
メズサの頭　279
メタアナリシス　467
メタボリックシンドローム　27
メタンフェタミン　383
メチシリン耐性黄色ブドウ球菌　92
メチマゾール　340
メチルアルコール　365
メチル水銀　16
メチルフェニデート　390
メチルマロン酸　128
メッツ　27
メトクロプラミド　159
メトトレキサート　445
メトヘモグロビン　234
めまい　372
目安量　26
メラトニン　57
メラニン形成　170
メラノサイト　170
メレナ　261
免疫応答　97
免疫学的自己　93
免疫寛容　96
免疫グロブリン　96
　　　──スーパーファミリー　94
免疫系　93
免疫系血小板減少性紫斑病　133
免疫組織化学染色　43
免疫複合体型　99
免疫不全症　97
免疫防御能　170
メンデルの法則　105

■　も　■

盲係蹄症候群　273
蒙古斑　172
毛細血管　50
　　　──拡張性失調症　411
　　　──再充満時間　429，473
毛細胆管　255
網状赤血球　121
網状層　336
妄想　380
妄想性障害　385
盲腸　251
網嚢　252
網嚢孔　252

網膜　356
網膜芽細胞腫　401
網膜色素変性症　364
網膜静脈閉塞症　363
網膜中心動脈閉塞症　363
網膜電図　359
網膜動脈分枝閉塞症　363
網膜動脈閉塞症　363
網膜脈絡膜炎　363
毛様充血　359
網様体　140
毛様体　355
毛様体上皮　356
モザイク　105
モチリン　257
モノアミン　136
モノバクタム系　444
ものもらい　360
もやもや病　156
モルヒネ　441
問題志向型システム　466
問題志向型診療録　466
門脈　252
門脈圧亢進症　279
門脈域　254

夜間尿　294
夜間頻尿　309
野球肘　196
薬剤師法　38
薬剤性過敏症症候群　175
薬剤性出血性腸炎　273
薬剤溶出ステント　213
薬物アレルギー　411
薬物依存　441
薬物性肝障害　281
薬物動態　102
薬物と胎児奇形　419
薬物の乱用　383
薬物乱用検出キット　383
薬理作用　101
やせ　395
夜尿症　431

融解壊死　109
有害事象　39
有郭乳頭　368
有機水銀　16
遊戯聴力検査　370
有機溶剤中毒　415
有棘細胞癌　180
有棘層　170

有機リン中毒　414
有鉤骨　184
有鉤条虫　91
有髄線維　56
疣贅　217
有窓性　50
遊走性紅斑　86
有頭骨　184
有病率　23
有毛細胞　366
幽門狭窄症　274
幽門腺　254
輸液療法　452
輸血　459
輸血関連急性肺障害　459
輸血後 GVHD　459
輸血後移植片対宿主病　459
油脂性軟膏　172
輸送体　46
癒着胎盤　330
ユニバーサルデザイン　13
輸入脚症候群　267
ユビキチン-プロテアソーム系　67

癰　178
溶血性尿毒症症候群　134
溶血性貧血　127
幼児　425
幼児の溺水　430
葉状腫瘍　333
腰神経叢　139
羊水過小症　321
羊水過多症　321
羊水指数　320
羊水塞栓症　330
羊水ポケット　320
陽性症状　384
陽性適中度　447
陽性尤度比　447
溶存酸素　14
腰椎　185
腰椎穿刺　149
腰椎椎間板ヘルニア　193
腰痛　33
陽電子放射型断層撮影　456
腰背部痛　188
腰部脊柱管狭窄症　195
羊膜　58
羊膜腔　58
用量反応曲線　101
予期不安　387
翼状片　361
抑制型 G タンパク　54

抑制性シナプス後電位　56
予後因子　403
横川吸虫症　90
四日市喘息　16
四日熱マラリア　89
予備吸気量　232
予備呼気量　232
予防医学　25

ライム病　86
ラ音　231
ラギング鎖　70
ラクナ梗塞　155
落葉状天疱瘡　175
ラジオ波凝固療法　280
らせん動脈　307
ラッサ熱　82
ラテックス・フルーツ症候群　411
卵円窩　220
卵円孔　141, 418
卵円窓　366
卵黄管　60
卵黄嚢腫瘍　316
卵管　305
卵管采　305
卵管水腫　312
卵管通気法　312
卵形嚢　366
卵形マラリア　89
乱視　360
卵巣　305
卵巣過剰刺激症候群　313
卵巣子宮索　306
卵巣腫瘍　315
卵巣提索　306
ランソプラゾール　267
ランブル鞭毛虫症　90
卵胞期　306
卵胞刺激ホルモン　335
卵胞嚢胞　316

リアノジン受容体　52
リークチャネル　46
リーディング鎖　70
リードタイムバイアス　25
リウマチ性多発筋痛症　408
リウマチ熱　84
リウマトイド因子　407
利益相反　4
理学療法士　461
リガンド依存性チャネル　46

和文索引　521

罹患率　23
リケッチア感染症　87
離人性障害　389
リスクマネージャー　6
リステリア　85
リスペリドン　385
リスボン宣言　4
リズム性変化　57
リソソーム　44
離断性骨軟骨炎　196
リツキシマブ　132
律動様小波　359
リネゾリド　445
リパーゼ　349
リハビリテーション　157, 461
　——チーム　461
リビングウィル　436
リファンピシン　238
リプレッサー　72
リボース　69
リポキシゲナーゼ　443
リポソーム　43
リポ多糖体　84
リポタンパク　349
　——リパーゼ　349
リポフスチン　108
リボフラビン　351
硫化水素　15
流行性角結膜炎　361
流行性胸膜痛　82
流行性耳下腺炎　81
流産　326
流動モザイクモデル　45
両価性　384
良肢位　188
両耳側半盲　145
良性家族性血尿症候群　297
良性腫瘍　396
良性前立腺過形成　309
良性発作性頭位眩暈症　373
菱脳　63
緑内障　362
緑膿菌感染症　86
リンカー DNA　43
リング状増強効果　162
リンゴ病　82
リン酸化　53
臨床機能評価指標　34
臨床研究　39
臨床検査　446
　——技師　10

臨床試験　39
輪状膜　274
臨床判断　466
輪状ヒダ　254
鱗屑　172
隣接遺伝子症候群　106
リンパ液　201
リンパ管　50
　——腫　125, 429
リンパ球　93
　——下垂体前葉炎　339
　——減少型　131
　——優位型　131
リンパ性白血病　128
リンパ節　122
　——腫脹　124
リンパ脈管筋腫症　245

涙骨　184
類骨骨腫　193
類上皮細胞　115
涙腺　355
涙滴状赤血球　131
類洞　255
涙囊　355
涙囊炎　360
ループス腎炎　298
ループ利尿薬　442
ルキソリチニブ　131
ルテイン囊胞　316

レジオネラ肺炎　236
レシチン　256
レスキュー　463
レスパイトケア　463
レセプト　29
レチノール　352
裂孔　271
裂孔原性網膜剝離　363
レニン　288
レニン-アルドステロン　337
レニン-アンジオテンシン-アルドステロン系　288
レプチン　394
レプトスピラ症　87
レプリーゼ　86
レボメプロマジン　385

レングスバイアス　25
レンサ球菌感染症　84
連銭形成　133
連続性雑音　204

ロイコトリエン　443
ロイシン過敏性低血糖症　428
瘻孔現象　371
労作性　211
労作性狭心症　211
老視　360
漏出性　235
老人性角化症　180
老人性難聴　372
老人性疣贅　180
老人短期入所施設　32
老人斑　157
老人福祉法　30
労働安全衛生法　32
労働基準監督署　33
労働基準法　33
労働災害補償保険法　33
老年化指数　21
老年人口指数　21
老年人口割合　21
ロクロニウム　451
ロコモティブシンドローム　433
ロタウイルス感染症　82
肋間動脈　201
肋骨　229
肋骨骨折　189
肋骨脊柱角部叩打痛　299
濾胞癌　341
濾胞性リンパ腫　131
濾胞腺腫　341

ワクチン　77
鷲手　194
ワニの涙　148
ワライタケ　415
リルノァリン　124
　——誘起性皮膚壊死　124
腕神経叢　138
　——ブロック　451
腕橈骨筋反射　148
腕頭動脈　200

欧文索引

α 細胞　337
α サラセミア　126
α-シヌクレイン　158
α ブロッキング　149
β_2 ミクログロブリン　95, 132
β-D-グルカン　88
β 細胞　337
β サラセミア　126
β-酸化　66
β-ラクタム系　444
δ-アミノレブリン酸　68
δ 細胞　337
χ^2 検定　25

A

AA アミロイド　351
abdominal incisional hernia　285
abdominal pain　259
ABI　225
abortion　326
ABPA　246
ABPM　246
ABR　366
absence　168
acanthosis nigricans　181
ACE　288
ACE 阻害薬　288
achalasia　264
achondroplasia　197
acidosis　293
acne vulgaris　178
acrodermatitis enteropathica　354
acromegaly　338
ACS　212
ACTH　335
actinic keratosis　180
actinomycosis　87
acute appendicitis　269
acute bronchiolitis　239
acute cerebellar ataxia　161
acute coronary syndrome　212
acute cystitis　302
acute epididymitis　302
acute epidural hemorrhage　164
acute epiglottitis　375
acute gastric mucosal lesion　267
acute glomerulonephritis　295
acute hepatitis　278
acute kidney injury　294

acute leukemia　128
acute otitis media　371
acute pancreatitis　282
acute prostatitis　302
acute pyelonephritis　299
acute renal failure　294
acute respiratory distress syndrome　243
acute subdural hemorrhage　164
acute thyroiditis　340
AD　105
ADA　249
Adamkiewicz 動脈　224
Adams-Stokes 症候群　215
ADAMTS13　134
adaptive immunity　94
Addison 病　344
ADEM　162
adenomyomatosis　277
ADH　335
ADHD　390
adhesive capsulitis　196
Adie 症候群　358
adjustment disorder　389
ADL　404, 433
ADP　45
adrenal gland　336
adrenal insufficiency　344
adrenoleukodystrophy　344
A-DROP スコア　236
adult Still disease　407
adult T cell leukemia　130
AED　472
AER　59
AFI　320
AFP　259
AG　293
AGA　409
age-related macular degeneration　362
AGML　267
AIDS　82
AIHA　127
AIP　354
AKI　294
Albright 体型　342
ALCAPA　222
alkalosis　293
ALL　129
allergic bronchopulmonary aspergillosis　246

allergic bronchopulmonary mycosis　246
allergic granulomatous angiitis　409
allergic rhinitis　374
allergy　97
Allis 徴候　427
Alma Ata 宣言　20
Alport 症候群　297
ALS　159
ALT　258
Alzheimer 型認知症　157
Alzheimer 神経原線維変化　157
amebiasis　89
AML　128
amniotic fluid embolism　330
AMPA 型受容体　56
amyloidosis　351
amyotrophic lateral sclerosis　159
anaerobic bacteria infection　86
anal atresia　275
anaphylaxis　410
anaplastic carcinoma　341
anemia　125
angiofibroma　374
angiosarcoma　181
anisakiasis　90
anomalous origin of the left coronary artery from the pulmonary artery　222
anorexia nervosa　388
ANP　210
anti-NMDA receptor-associated encephalitis　162
antibiotics-associated colitis　272
antiphospholipid antibody syndrome　409
Anton 症候群　144
anxiety　387
aortic dissection　224
aortic regurgitation　217
aortic stenosis　216
aortitis syndrome　408
apallic syndrome　436
APL　128
aplastic anemia　126
ApoB100　350
apoptosis　109
apple core 像　268
APTT　133

欧文索引

AR　105, 217
Arantius 管　418
ARB　288
ARDS　243
Argyll Robertson 徴候　358
Arnold-Chiari 奇形　419
arrhythmia　213
AS　216
ascariasis　90
ASD　220
Asherman 症候群　312
Asperger 症候群　390
aspergillosis　88
aspiration pneumonia　239
asplenism　222
AST　258
ataxia　152
ataxia-telangiectasia　411
ATD　157
atelectasis　248
atheroma　180
atherosclerosis　223
ATL　130
atonic bleeding　330
ATP　45
ATPase　46
atrial fibrillation　213
atrial flutter　214
atrial septal defect　220
atrioventricular septal defect　220
Atwater 係数　70
atypia　398
AUC　103
Auerbach 神経叢　254
Auer 小体　128
Auspitz 現象　176
Austin-Flint 雑音　217
autism　390
　──spectrum disorder　389
autoimmune hemolytic anemia　127
autoimmune hepatitis　281
autonomic nervous system　146
autonomic seizure　168
Azan 染色　43
Azur 顆粒　121
A 型肝炎　277
A キナーゼ　54
A 群β溶血性レンサ球菌　84
A 細胞　337
A 帯　51

■ B ■

Babinski（反射）　148, 426

Bainbridge 反射　201
BAL　234
Bandl 収縮輪　330
Barrett 食道　264
Barré 徴候　152
Bartholin 腺　306
Bartter 症候群　343
BAS　221
basal cell carcinoma　180
Basedow 病　339
Battle 徴候　164
Bauhin 弁　254
Baxter の公式　417
BCG　238
bcr-abl 遺伝子　129
beaded appearance　282
Becker 型　167
Beck の三徴　219
bedridden　432
beef tapeworm infection　91
Behçet 病　409
Bell-Magendie の法則　138
Bell 麻痺　166
Bence-Jones タンパク　132
benign paroxysmal positional vertigo　373
Bentall 手術　217
Bergonié-Tribondeau の法則　100
Berlin blue 染色　110
Bernard-Soulier 症候群　133
Betz の大錐体細胞　142
bile duct cancer　276
Billroth Ⅰ法　267
Billroth Ⅱ法　267
biophysical profile score　320
Biot 呼吸　469
Birbeck 顆粒　170
birth injury　330
Bishop score　324
bladder cancer　301
Blalock-Taussig 手術　221
Bland-White-Garland 症候群　222
blepharitis　360
Bloch-Sulzberger 症候群　177
Blumberg 徴候　259
BMI　27
BNP　210
Bochdalek 孔ヘルニア　264
BOD　14
Boerhaave 症候群　264
Bohr 効果　231
Bordet-Gengou 培地　86
Botallo 管　418
Bouchard 結節　191

Bourneville-Pringle 病　177
Bowen 病　180
Bowman 嚢　286
Bowman 膜　355
BPD　321, 424
BPPV　373
BPRS　379
BPS　320
BPSD　157
Braden スケール　434
Bragg ピーク　100
brain abscess　162
brain tumors　162
breast cancer　333
breast milk jaundice　422
breath-holding spell　169
Brinkman 指数　28
Broca 失語　143
Brodie 骨膿瘍　192
bronchial asthma　240
bronchiectasia　248
bronchitis　236
Brown-Séquard 症候群　138
browout fracture　364
BRTO　263
Brudzinski 徴候　149
Brugada 症候群　216
Brunner 腺　254
Bruns 眼振　163
Bruton 型無γグロブリン血症　411
BSE　161
Budd-Chiari 症候群　280
Buerger 病　225
BUN　289
bundle branch block　215
Burdach 束　138
Burkitt リンパ腫　132
　──型　129
burn　417
　──index　417
B 型肝炎　277
B 細胞　93, 337
　──腫瘍　283
B モード　205

■ C ■

C^5-dip　372
CA19-9　259
Ca^{2+}　55
CABG　213
cachexia　404
café au lait 斑　177
CAGE 質問表　383
Cajal 細胞　266

caliber change 274
Calot三角 252
CAM 328
cAMP 54
C-ANCA 408
candidiasis 88
Cantlie線 254
CAP 236
CAPD 454
caput succedaneum 330
carbuncle 178
carcinoma 397
cardiac myxoma 218
cardiac tamponade 219
cardiomyopathy 218
Carey-Coombs雑音 217
Carhart陥凹 372
Carnett徴候 261
Casperの法則 437
cataracta 361
CD34 266
CD55 127
CD59 127
CD117 266
cDNA 72
CEA 259
Celiac病 273
cellulitis 178
Celsus禿瘡 179
Centor criteria 374
central serous chorioretinopathy 365
cephalopelvic disproportion 329
cerebral hemorrhage 155
cerebral infarction 113
cerebral palsy 169
cerebrospinal fluid 149
cerebrovascular disease 155
cervical cancer 314
cervical pregnancy 326
cestode infection 91
CGA 434
cGMP 54
Chaddock 148
CHADS₂スコア 214
chalazion 360
Charcot-Bouchard微小動脈瘤 155
Charcot-Leyden結晶 241
Charcot-Marie-Tooth病 165
Charcot関節 195
Charcotの三徴 276
CHDF 183
Chédiak-東症候群 412
chest pain 209
Cheyne-Stokes呼吸 468

Chiari-Frommel症候群 338
Chiari奇形 419
chickenpox 79
child abuse 429
child maltreatment 429
Child-Pugh肝硬変重症度分類 258
chlamydial infection 87
cholangitis 276
cholecystitis 276
cholelithiasis 275
cholera 86
cholesterol embolization 298
chondromalacia patella 197
chordae 300
chronic bronchitis 240
chronic gastritis 267
chronic granulomatous disease 411
chronic hepatitis 279
chronic inflammatory demyelinating polyneuropathy 166
chronic kidney disease 294
chronic lung disease in the newborn 424
chronic lymphocytic leukemia 129
chronic myeloid leukemia 129
chronic otitis media 371
chronic pancreatitis 283
chronic prostatitis 302
chronic subdural hematoma 165
chronic thyroiditis 340
Churg-Strauss症候群 409
Chvostek徴候 342
CIDP 166
ciliary injection 359
CIN 400, 457
cirrhosis 279
CIS 400
cis-エレメント 72
CJD 161
CKD 294
Clara細胞 228
CLD 424
CLL 129
clonorchiasis 90
closing volume 233
cluster headache 152
CML 129
CMV 79
CNSDC 282
CO_2ナルコーシス 236
coarctation of aorta 222
COD 14
Codman三角 193

COI 4
Colles骨折 190
colon cut off sign 282
colorectal cancer 268
colorectal polyp 269
common cold 374
commotio cordis 216
complement 94
condyloma acuminatum 317
congenital adrenal hyperplasia 344
congenital auricular fistula 371
congenital biliary atresia 423
congenital dislocation of the hip 427
congenital duodenal atresia 274
congenital esophageal atresia 274
congenital jejunoileal atresia 274
congestion 111
Congo red染色 110
conjunctivitis 361
Conn症候群 342
constipation 260
constrictive pericarditis 219
contraception 313
convulsion 151
Coombs試験 127
Cooper靱帯 333
COPD 240
Cori回路 69
cor pulmonale 243
Corti器 366
cough 235
Councilman体 109
Courvoisier徴候 276
Couvelaire子宮 330
Cowper腺 306
COX 443
COX-1 443
COX-2 443
coxsackievirus infection 82
CPAP 248, 454
CPD 329
CPFE 242
CPPV 454
craniopharyngioma 163
CREST症候群 406
Creutzfeldt Jakob病 161
CRH 336
Crigler-Najjar I型 262
Crigler-Najjar II型 262
CRL 321
Crohn病 271
Cronkheit-Canada症候群 273

欧文索引

croup 239
Crouzon 病 184
CRPS 189
crush syndrome 290
cryoglobulinemia 409
cryptococcosis 88
cryptorchidism 311
cryptosporidiosis 89
CSF 137, 149, 164
CST 319
CT 455
CTCL 181
CTG 319
CTR 205
Cullen 徴候 282
Curling 潰瘍 417
Curschmann らせん体 241
Cushing 現象 154
Cushing 症候群 342
Cushing の三徴 154
Cushing 病 342
CXR 205, 232
cyanosis 234
CYP3A4 103
cysticercosis 91
cystic fibrosis 246
cytomegalovirus infection 79
C 型肝炎 278
C キナーゼ 55
¹³C 尿素呼気試験 267
C-ペプチド 337

dacryocystitis 360
DAD 243
DAG 55
DAI 164
Dance 兆候 275
DARC 383
Darier 徴候 174
Darier 病 177
dashboard injury 191
DDH 427
death with dignity 435
decompression sickness 416
decubitus 434
deep tendon reflex 148
deep vein thrombosis 225
dehydration 393
Dejerine-Sottas 病 165
delirium 382
delusion 380
dementia 157
　　——with Lewy bodies 158
dengue hemorrhagic fever 82

de novo 経路 69
dental caries 376
Dent 病 299
Denver 式発達スケール日本版 428
depression 386
de Quervain 甲状腺炎 340
de Quervain 病 196
dermatitis 173
dermatomyositis 406
DES 213
Descemet 膜 355
developmental dysplasia of the hip 427
Devic 病 162
diabetes insipidus 339
diabetes mellitus 346
diabetic ketoacidosis 347
diabetic nephropathy 299
Diamond-Blackfan 症候群 127
diarrhea 460
DIC 134
diffuse panbronchiolitis 242
DiGeorge 症候群 411
DIHS 175
dilated cardiomyopathy 218
DILI 281
DIP 185
dip and plateau 219
diphtheria 85
diphyllobothriasis 91
direct inguinal hernia 285
disseminated intravascular coagulation 134
Disse 腔 255
dissociative disorder 388
diverticular disease 272
DKA 347
DLB 158
DLBCL 131
DL_{CO} 233
DM 406
DMARDs 407
DMAT 17
DNA ウイルス 78
DNA グルコシラーゼ 71
DNA シークエンシング 73
DNA ポリメラーゼIII 70
DNA ミスマッチ修復遺伝子 268
DNA リガーゼ 70
DNR 436
DO 14
Döderlein 桿菌 316
Donath-Landsteiner 抗体 127
DOTS 238

double bubble 像 274
doughnut sign 274
Douglas 窩 306
Down 症候群 107
DPB 242
DPC 29
DPP-4 阻害薬 348
DPT-IPV ワクチン 77
Drehmann 徴候 197
Dressler 症候群 219
drug induced liver injury 281
ds DNA 抗体 405
DSM 379
DTR 148
Dubin-Johnson 症候群 262
Duchenne 型筋ジストロフィー 167
ductal carcinoma 333
Duhring 疱疹状皮膚炎 176
Dukes 分類 268
duplication anomalies 300
Dupuytren 拘縮 196
DV 法 37
DWI 456
DXA 190
dysbarism 416
dysphagia 260
dyspnea 234
D 型肝炎 278
D 細胞 257, 337
D-ダイマー 124
d-ツボクラリン 56

EAR 26
eating disorder 388
EB 79, 238
EBM 467
EBNA 抗体 375
ECD 220
ECG 199
echinococcosis 91
echo free space 219
ectopic orifice 300
ectopic pregnancy 326
ectropion 360
eczema 173
ED 308
ED_{50} 101
edema 209
Edinger-Westphal 核 357
Edwards 症候群 107
EEG 149
EEM 174
EER 26

effort 211
eGFR 444
EGPA 409
EHEC 85
Ehlers-Danlos 症候群 181
EIS 263
Eisenmenger 症候群 221
electron transport chain 65
ELISA 73
Ellsworth-Howard 試験 342
embolism 111
EMG 149
emphysema 240
EMR 263
ENBD 276
encephalitis 160
endocushion defect 220
endometrial cancer 315
endometriosis 313
enterobiasis 90
entrapment neuropathy 194
entropion 360
enuresis 431
enzyme 63
eosinophilic granulomatosis with polyangiitis 409
eosinophilic pulmonary disease 245
EPEC 85
epidemic 76
────keratoconjunctivitis 361
epidermal inclusion cyst 180
epididymis 304
epilepsy 167
epistaxis 373
EPSP 56
Epstein pearl 420
Epstein-Barr ウイルス 79
Epstein 奇形 222
ER 43
ERCP 262, 282
ERG 359
eruption 172
ERV 232
erysipelas 178
erythema infectiosum 82
erythemas 174
Escherichia coli infection 85
ESD 263
esophageal cancer 263
esophageal varix 263
essential hypertension 226
essential thrombocytosis 131
EST 276
ESWL 302
ES 細胞 58

EtCO$_2$ 453
eukaryote 45
euthanasia 435
Evans 症候群 133
EVG 染色 43
EVL 263
Ewing 肉腫 193
exanthema 172
────subitum 80
external otitis 371
E 型肝炎 278

■ F

Fabry 病 353
faggot cell 128
Fallot 四徴症 221
Fanconi 症候群 299
Fanconi 貧血 127
FAO 20
FAP 273, 351
FAST 473
FD 267
FDEIA 410
FDP 124
fear 387
febrile seizure 169
Felty 症候群 407
femoral hernia 285
FEV$_1$% 233
fever 393
FFP 459
fibroadenoma 333
fibromyalgia 410
Ficoll-Conray 液 73
filariasis 91
fine crackle 231
first-degree atrioventricular block 215
Fishberg 濃縮試験 289
Fisher 症候群 166
flail chest 474
FLAIR 法 456
floppy infant syndrome 159
flower cell 130
fluke infection 90
focal segmental glomerulosclerosis 297
follicular adenoma 341
follicular carcinoma 341
Fontaine 分類 225
Fontan 手術 222
foot care 347
Forrester 分類 207
Fournier 壊疽 178
Fowler 位 211

fracture 189
Frenzel 眼鏡 370
Frey 症候群 148
Friedman 曲線 323
Friedreich 失調症 160
Fröhlich 症候群 431
Froment 徴候 194
frontotemporal dementia 158
FRV 232
FSH 335
FTD 158
fulminant hepatitis 278
functional dyspepsia 267
fungal infection 88
furuncle 178
f 波 213
F 波 214

■ G

G$_1$期 48
G$_2$期 48
G6PD 欠損症 127
GABA$_A$受容体チャネル 56
gait disturbance 153
galactosemia 353
gallbladder cancer 276
gallbladder polyp 277
ganglion 196
Ganser 症候群 389
Gardner 症候群 273
gas gangrene 85
gastric cancer 265
gastroesophageal reflux disease 263
gastrointestinal carcinoid 275
gastrointestinal stromal tumor 266
GCA 408
GCS 150
G-CSF 122
gender identity disorder 390
general fatigue 394
generalized anxiety disorder 387
generalized tonic-clonic seizure 168
Geneva 宣言 4
GERD 263
German measles 81
germinoma 163
Gerota 筋膜 286
Gerstmann 症候群 144
gestational diabetes 327
GFAP 45
GFR 289

GHRH 336
Gianotti 病 179
giant cell arteritis 408
giardiasis 90
Gibbs 自由エネルギー 65
Gibert 薔薇色粃糠疹 176
Gilbert 症候群 262
Gini 係数 20
GIST 266
Gitelman 症候群 343
Glanzmann 病 133
Glasgow coma scale 150
glaucoma 362
Glenn 手術 222
glioblastoma 163
glioma 162
Glisson 鞘 254
glomerular filtration rate 289
Glomus 腫瘍 180
GLP 受容体作動薬 348
gluconeogenesis 66
GLUT2 337
GLUT4 337
glycogenesis 66
glycogenolysis 66
glycolysis 64
gnathostomiasis 91
GnRH 336
golden period 474
Goldmann 眼圧鏡 358
Goldmann 三面鏡 358
Goll 束 138
Goodpasture 症候群 297
goose neck sign 220
Gottron 徴候 406
gout 350
Gowers 徴候 167
Gp Ⅰb 124
Gp Ⅱb/Ⅲa 124
GPA 408
GPCR 53
GPI アンカー膜タンパク 127
Graham-Steell 雑音 221
Gram 陰性桿菌感染症 85
Gram 染色 83
Gram 陽性桿菌 85
grand mal 168
granulomatosis with polyangiitis 408
granulomatous inflammation 115
Grey-Turner 徴候 282
Grocott 染色 88
GTP 結合タンパク 54
Guillain-Barré 症候群 165
Guyon 管症候群 194

gynecomastia 334
G タンパク 54
——共役型受容体 53

■ H ■

HAART 83
hallux valgus 197
HAM 130
Hamilton うつ病評価尺度 379
Hamman 徴候 250
HANE 174
Hansen 病 178
HAP 236
Hardy-Weinberg の法則 105
Hardy 手術 163, 222
Hassall 小体 122
HbA 121
HbA₂ 126
HbF 121, 126
HbH 126
HbS 128
hCG 318
HDL 349
HDS-R 157
Head up tilt テスト 151
headache 151
healing 115
heart failure 210
heat cramp 416
Heberden 結節 191
Heinrich の法則 6
Heinz 小体 123
Helicobacter pylori 267
Heller 法 264
HELLP 症候群 327
Helsinki 宣言 3
hemangioblastoma 163
hemangioma 177
hematemesis 261
hematochezia 261
hematoxylin eosin 染色 43
hematuria 289
hemochromatosis 353
hemodialysis 454
hemolytic anemia 127
hemophagocytic syndrome 134
hemophilia 133
hemoptysis 235
hemorrhage 113
hemorrhoid 271
Henderson-Hasselbalch の式 293
Henle の下行脚 287
Henle の上行脚 287
hepatocellular carcinoma 280

hereditary nonpolyposis colorectal cancer 268
hereditary spherocytosis 127
Hering-Breuer 反射 230
hernia 284
——of umbilical cord 284
——through the esophageal hiatus 264
herpes simplex encephalitis 161
herpes zoster 79
Hess 赤緑試験 359
HE 染色 43
HHT 244
Hippocrates の誓い 3
Hirschsprung 病 274
His 束 199
HIV 感染症 82
HLA 95
HLA-B27 192
HLA-B51 409
HMD 423
HMSN 165
HNPCC 268
hoarseness 370
Hodgkin リンパ腫 131
Holter 心電図 206
Holzknecht 徴候 431
Homans 徴候 225
homeostasis 57
homocystinuria 353
Hoover 徴候 240
hordeolum 360
Horner 症候群 147
horseshoe kidney 300
HOT 240
Howell-Jolly 小体 123
HP 267
HPV 314
HSG 312
HSV 79
HT 125
HTLV-1 感染症 83
HTLV-1 関連脊髄症 130
Huhner テスト 312
human immunodeficiency virus 感染症 82
Hunter-Russell 症候群 16
Hunter 症候群 353
Hunter 舌炎 128
Huntington 病 159
Hurler 症候群 353
HUS 134
Hutchinson 三徴 86
Hutchinson 手技 275
hyaline membrane disease 423
hydrocele 310

hyperemesis gravidarum 325
hyperemia 111
hyperparathyroidism 341
hyperphenylalaninemia 353
hypersensitivity pneumonitis 244
hyperthyroidism 339
hypertrophic cardiomyopathy 218
hypertrophic pyloric stenosis 274
hyperventilation syndrome 248
hypoglycemia 349
hypoparathyroidism 342
hypopituitarism 338
hypoplastic left heart syndrome 221
hypospadias 300
hypothyroidism 340

I

IABP 213
IADL 433
IBS 271
ICD 22, 214
ICF 23
ICG 試験 279
ichthyosis vulgaris 176
ICT 92
icterus 262
IDL 349
IFN 97
IgA 96
——nephropathy 295
——血管炎 295
——腎症 295
IgG 96
IgM 96
——抗 VCA 抗体 375
IGRA 238
IL-1 97
IL-2 97
IL-3 97
IL-4 97
IL-5 97
IL-6 97
IL-8 97
IL-10 97
IL-12 97
ileus 269
immune thrombocytopenia 133
immunologic thrombocytopenic purpura 133
impetigo 178
IMRT 457

IMT 223
IMV 454
incontinentia pigmenti 177
indirect inguinal hernia 284
infantile spasm 168
infarct 112
infectious esophagitis 264
infectious mononucleosis 375
infective endocarditis 217
infertility 312
inflammation 113
influenza 80
INH 238
inhalation anesthesia 450
innate immunity 94
INR 258
international classification of diseases 22
interstitial cystitis 302
interstitial nephritis 299
interstitial pneumonia 241
intestinal obstruction 269
intima-media thickness 223
intraductal papilloma 333
intrauterine growth retardation 327
intravenous anesthesia 450
intubation 448
intussusception 275
IP₃ 54, 55
IPF 241
IPMN 283
IPPV 454
IPSP 56
IRB 39
iron deficiency anemia 125
irritable bowel syndrome 271
IRV 232
ischemia 111
ischemic colitis 273
islet of Langerhans 337
ITP 133
ITT 467
IUD 313
IUGR 327
IVF-ET 313
IVR 457
I 細胞 257
I 帯 51

J

Jackson てんかん 168
Jacoby 線 149
JAK2 130
Jak-STAT 系 53

Jannetta 手術 166
Japan coma scale 150
Jarisch-Herxheimer 反応 86
Jatene 手術 221
jaundice 262
JCS 150
JGA 288
JIA 407
JICA 20
Jolt accentuation 149
JRA 407
juvenile idiopathic arthritis 407
J 波 416

K

Kallmann 症候群 431
Kaposi 水痘様発疹症 79
Kartagener 症候群 231
Kasabach-Merritt 症候群 177
Kaufmann 療法 308
Kaup 指数 426
Kayser-Fleischer 輪 354
Kearns-Sayre 症候群 108
Kennedy-Alter-Sung 症候群 159
Kennedy 病 159
Kent 束 214
keratitis 361
keratoacanthoma 180
Kerckring ヒダ 254
Kerley 線 232
Kernig 徴候 149
Kienböck 病 197
Kiesselbach 部位 373
Kimmelstiel-Wilson 症候群 299
Klinefelter 症候群 107
Klüver-Barrera 染色 43
Köbner 現象 171
Koch 現象 238
Kohn 孔 229
KOH 直接鏡検法 171
Koplik 斑 81
Korotkoff 音 468
Korsakoff 症候群 384
Krebs cycle 65
Krukenberg 腫瘍 265
KUB 288
Kupffer 細胞 255
Kussmaul 呼吸 468
Kussmaul 徴候 219

L

L1 129
L2 129

L3 129
labyrinthitis 373
Lachman テスト 191
Ladd 手術 274
Ladd 靱帯 274
LAM 245
Lambert-Eaton 症候群 166
LAMP 法 72
Landau 反射 426
Landolt 環 358
Langerhans cell histiocytosis 245
Langerhans 細胞 170
Langerhans 組織球症 430
Langerhans 島 256
Langhans 巨細胞 115
Lanz 点 269
LAPC 276
lapse 6
laryngeal cancer 376
Laségue 徴候 193
Lassa fever 82
lateral epicondylitis 196
Laurence-Moon-Biedl 症候群 431
LD 131
LD$_{50}$ 101
LD$_{50/60}$ 100
LDL 349
L-dopa 158
Leber 遺伝性視神経症 108
left-sided heart failure 210
Legg-Calvé-Perthes 病 197
Lemmel 症候群 272
Lennox-Gastaut 症候群 168
Leopold 診察法 318
leptospirosis 87
Leriche 症候群 225
Lesch-Nyhan 症候群 350
Leser-Trélat 徴候 181
LET 100
Levine 分類 204
Lewy 小体型認知症 158
Leydig 細胞 305
LGL 94
LH 335
Li-Fraumeni 症候群 105
Libman-Sacks 心内膜炎 405
lichen planus 176
Liddle 症候群 343
Lieberkühn 腺 254
Liepmann 現象 383
Lineweaver-Burk プロット 63
lipid disorders 349
Lisbon 宣言 4
liver abscess 282

lobular carcinoma 333
LOC 150
local anesthesia 451
loss of appetite 394
loss of consciousness 150
Louis-Bar 症候群 411
Love 法 194
LP 131
LPS 84
LR 459
LTP 56
lumbar disc herniation 193
lumbar spinal canal stenosis 195
lump 396
lung abscess 237
lupus nephritis 298
Luschka 孔 137
lymphangiomyomatosis 245
Lynch 症候群 268
Lyon 現象 106
L 型 Ca^{2+} チャネル 52

M

M1 128
M2 128
M3 128
M4 129
M6 129
MAC 94, 450
Machado-Joseph 病 160
macroglobulinemia 132
macular hole 365
Magendie 孔 137
major histocompatibility complex 94
malabsorption syndrome 273
malaria 89
male infertility 309
malignant lymphoma 131
malignant melanoma 180
Mallory-Weiss 症候群 264
malrotation 274
MALT 93
——リンパ腫 266
manic depressive psychosis 387
maple syrup urine disease 353
Marfan 症候群 224
MAS 424
mass 396
Masson 体 244
mastopathy 333
May-Giemsa 染色 121
May-Grünwald 液 121
Mayer-Rokitansky-Küster 症候群 308

MC 131
McBurney 点 269
McCune-Albright 症候群 430
McMurray test 191
MCN 283
MCTD 408
MCV 125
MDCT 456
MDGs 20
MDS 130
measle 81
Meckel 憩室 272
meconium aspiration syndrome 424
m-ECT 382
MED 182
mediastinal tumor 250
mediastinitis 250
mediastinum 229
medullary carcinoma 341
medullary sponge kidney 300
medulloblastoma 163
megaloblastic anemia 128
Meibom 腺 355
Meige 症候群 153
Meigs 症候群 316
Meissner 小体 145
Meissner 神経叢 254
MELAS 108
membranoproliferative glomerulonephritis 297
membranous glomerulopathy 297
MEN 345
MEN 1 型 345
MEN 2A 型 346
MEN 2B 型 346
Ménétrier 病 273
Ménière 病 372
meningioma 163
meningitis 160
Menkes 病 354
menopause 312
Mercedes-Benz 徴候 275
Merkel 細胞 145
——癌 181
Merkel 板 145
MERRF 108
MERS 75
metastasis 397
metastatic lung cancer 247
methicillin resistant *Staphylococcus aureus* 92
METs 27
Meyer's loop 145
MGUS 132

MHCクラスI分子　94
MHCクラスII分子　95
MIC　444
Michaelis-Menten機構　63
Michaelis定数　63
microbial substitution　74
microscopic polyangiitis　409
microtubule　47
migraine　152
Mikulicz病　409
minimal change disease　297
minimal erythema dose　182
Minnesota多面人格検査　379
Mirizzi症候群　276
mistake　6
mitral regurgitation　217
mitral stenosis　217
mitral valve prolapse　217
mixed connective tissue disease　408
MLF　357
──症候群　162
MMI　340
MMPI　379
MMSE　157
MMT　187
MNMS　225
MobitzI型　215
MobitzII型　215
molluscum contagiosum　179
Moll腺　355
Mönckeberg型硬化　110
monosomy　106
Monro孔　137
Monteggia脱臼骨折　190
Montgomery腺　333
Morgagni孔ヘルニア　265
Moro反射　425
mountain sickness　416
MP　184
MPA　409
MR　217
MRA　156
MRCP　283
MRCスケール　234
MRI　456
mRNA　71
MRSA　92
──腸炎　272
MS　217
MSA　160
mucocutaneous candidiasis　179
mucormycosis　88
Müller管　60
multiple endocrine neoplasia　345

multiple myeloma　132
multiple sclerosis　162
mumps　81
Munro微小膿瘍　176
Murphy徴候　276
muscle relaxant　451
muscle weakness　152
MuSK抗体　166
Mustard手術　221
MVP　217
myasthenia gravis　166
myelodysplastic syndrome　130
myelofibrosis　131
myelomeningocele　419
myeloproliferative neoplasms　130
myocardial infarction　112, 212
myocarditis　219
myoclonic epilepsy　168
myodesopsia　359
myotonic dystrophy　167
M期　48
Mタンパク　132
Mモード　205

 N

N95マスク　238
Na^+-K^+ポンプ　46
NAFLD　281
nasal polyp　374
NASH　281
NaSSA　386
nausea　259
Na利尿ペプチド　210
NBC災害　414
NBTB　218
near drowning　416
necrosis　108
necrotizing fasciitis　178
Nelson症候群　342
nematode infection　90
neonatal chlamydial pneumonia　424
neonatal intraventricular hemorrhage　424
neonatal jaundice　422
neonatal mass screening　421
neonatal necrotizing enterocolitis　424
neonatal seizure　424
neonate　420
neoplasm　396
nephritis syndrome　295
nephroblastoma　300
nephrotic syndrome　297

Nernstの式　46
NET　275
neuroblastoma　345
neuroendocrine tumor　275
neurofibromatosis　177
neuropathic arthropathy　195
neuropathy　165
neurosyphilis　158
nevus　177
NHCAP　236
Niemann-Pick病　353
Nikolsky現象　171
NIPPV　243, 454
Nissen手術　264
Nissenの逆流防止手術　264
Nissl小体　51
NKHC　347
NK細胞　94
NMDA型受容体　56
NMO　162
NNT　467
NO　52
NOACs　213
nocardiosis　87
Nohria分類　207
non stress test　319
non-ketotic hyperosmolar coma　347
non-tuberculous mycobacteriosis　239
normal pressure hydrocephalus　158
nosocomial infection　92
NOTES　458
NPH　158
NPUAP分類　434
NREM睡眠　381
NS　131
NSAIDs　443
NSIP　242
NST　9, 319
NTD　419
NTM　239
Nürnberg倫理綱領　3

 O

OA　191
Oberstブロック　451
obesity　394
obsessive-compulsive disorder　387
obturator hernia　285
occlusion of mesenteric artery　273
occlusive arterial sclerosis　225

OCT 362
OD 431
ODA 20
Oddi 括約筋 256
ODT 172
OHSS 313
omphalocele 284
on and off 現象 159
On death and dying 435
oncogene 401
Onuf 核 138
OP 359
OPCA 160
OPLL 195
opportunistic infection 74
orchitis 310
ORS 260
Osborn 波 416
Osgood-Schlatter 病 197
Osler-Weber-Rendu 病 244
osteoarthritis 192
osteoarthrosis 191
osteochondritis dissecans 196
osteogenesis imperfecta 197
osteomalacia 190
osteonecrosis of the femoral head 197
osteoporosis 190
OT 461
OTC 検査 359
ototoxicity 373
outbreak 76
ovarian tumor 315
ovary 305
oxidative phosphorylation 65
OYL 195
O 脚 191

P

Pacini 小体 145
Pack year 指数 28
Paget 病 334
palpitation 209
PAMP 94
P-ANCA 409
Pancoast 腫瘍 247
pancreatic cancer 283
pancreatic NET 283
pancreatic neuroendocrine tumor 283
pandemic 76
Paneth 細胞 254
panic disorder 387
Papanicolaou 染色 402
Papez 回路 144

papillary carcinoma 341
papilledema 364
paragonimiasis 90
Parinaud 徴候 163
Parkinson 症候群 159
Parkinson 病 158
Parkland の公式 417
paroxysmal supraventricular tachycardia 214
paroxysmal nocturnal hemoglobinuria 127
PAS 染色 43
Patau 症候群 107
patent ductus arteriosus 221
Patrick テスト 188
Pautrier 微小膿瘍 181
PAWP 207
PBC 281
PCI 213
PCOS 312
PCP 88
PCR 72
PCT 354
PCU 462
PCWP 207
PDA 221
PDCA サイクル 466
PEEP 243, 454
PEG 453
PEIT 280
Pel-Ebstein 発熱 131
pelvic inflammatory disease 317
pelvic organ prolapse 314
penile cancer 311
penis 305
pentose phosphate pathway 66
peptic ulcer 266
pericarditis 219
perilymph fistula 372
periodic paralysis 167
periodontal disease 376
peripheral arterial disease 225
peritonitis 284
peritonsillar abscess 375
persistent ductus arteriosus 221
personality disorder 389
Perthes テスト陽性 226
Perthes 病 197
pertussis 86
PET 456
petit mal 168
Peutz-Jeghers 症候群 273
Peyer 板 254
PFK 65
phacomatosis 177
pharyngeal cancer 375

pharyngitis 374
pharyngoconjunctival fever 80
phenylketonuria 353
pheochromocytoma 344
Philadelphia 染色体 129
phobic disorder 388
phyllodes tumor 333
physiologic jaundice 422
Pickwick 症候群 248
PID 317
PIH 327
pineal region tumor 163
PIP 185
PIP$_2$ 55
pituitary adenoma 163
pityriasis rosea 176
pityriasis versicolor 179
Pit 細胞 255
PKD 299
placenta accreta 330
placenta previa 329
placental abruption 329
PLC 55
pleural effusion 235
pleural mesothelioma 249
pleuritis 249
Plummer-Vinson 症候群 126
PM 406
PM2.5 14
PMI 24
PMR 408
PMS 312
pneumatosis intestinalis 424
pneumoconiosis 242
pneumocystis pneumonia 88
pneumomediastinum 250
pneumonia 236
pneumonitis 241
pneumothorax 249
PNH 127
PO 461
poliovirus infection 81
polyarteritis nodosa 408
polycystic kidney disease 299
polycystic ovary syndrome 312
polycythemia vera 130
polymerase chain reaction 72
polymyalgia rheumatica 408
polymyositis 406
polysplenism 222
POMR 466
pork tapeworm infection 91
porphyria 354
portal hypertension 279
port wine stain 177
Potter 症候群 321

Pott 麻痺　192
PP　467
PPLO 培地　236
PPRF　357
PR3-ANCA　408
Praagh 分類　422
Prader-Willi 症候群　431
pregnancy-induced hypertension　327
Prehn 徴候　311
preterm birth　328
primary aldosteronism　342
primary biliary cholangitis　281
primary biliary cirrhosis　281
primary lung cancer　246
primary sclerosing cholangitis　282
Prinzmetal 狭心症　211
prion disease　161
PRL　335
　——産生腫瘍　338
procaryote　45
progressive muscular dystrophy　167
progressive supranuclear palsy　158
prolapse uteri　314
prolonged labor　329
PROM　328
prostatic cancer　309
prostatic hyperplasia　309
protein-losing enteropathy　273
proteinuria　289
Prussian blue 染色　110
PS　221
PSA　309
PSD　161
pseudomonas infection　86
pseudoxanthoma elasticum　182
PSG　248
psoriasis vulgaris　176
PSP　158
PT　133, 461
PTC　262
pterygium　361
PTGBD　276
PTH　336
PTMC　217
ptosis　359
PTSD　388
PTU　340
puerperal fever　331
pulmonary alveolar microlithiasis　245
pulmonary alveolar proteinosis　245
pulmonary arteriovenous fistula　244
pulmonary hypertension　244
pulmonary sequestration　246
pulmonary thromboembolism　113, 243
pulmonary tuberculosis　237
pulmonic stenosis　221
pulse wave velocity　223
Purkinje 細胞　145
Purkinje 線維　199
pustulosis　176
PUVA 療法　172
PV　130
PVL　169
PWV　223
pyothorax　249
PZA　238
P 波　199

 Q

QRS 波　199
QT 延長症候群　214
Quincke's pulse　217
Q 熱　87
Q 波　199

R

RAA 系　288
Ramsay Hunt 症候群　166
Ramstedt 手術　274
RANKL　183
Ranvier 絞輪　51
rapidly progressive glomerulonephritis　296
Ras-MAPK 系　53
rash　172
Rashkind 心房中隔裂開術　221
RAST　98
Rastelli 手術　221
Rathke 嚢　59
Raynaud 現象　405
RBD　381
RCT　467
RDA　26
RDS　423
Reed-Sternberg 細胞　131
reflex arc　57
reflux esophagitis　263
Reissner 膜　366
REM 睡眠　381
　——行動障害　381
renal cell carcinoma　300
renal infarction　298
renal pelvic cancer　301
renal tubular acidosis　298
renovascular hypertension　298
respiratory distress syndrome　423
retinal artery occlusion　363
retinal vein occlusion　363
retinitis pigmentosa　364
Rett 症候群　390
Reye 症候群　161
Reynolds の五徴　276
RFA　280
RFLP　73
RFP　238
rhabdomyolysis　290
rhegmatogenous retinal detachment　363
rheumatoid arthritis　407
RICE　191
rickettsial infection　87
Riemenbügel 装具　427
right-sided heart failure　210
Rinne 試験　369
RIST　98
Rivero-Carvallo 徴候　217
RNA ウイルス　78
RNA プライマー　70
RNA ポリメラーゼ　71
Robertson 転座　106
ROC 曲線　447
Rokitansky-Aschoff 洞　277
Rokitansky 憩室　272
Rolando 溝　142
Rolando てんかん　169
Rolando 裂　142
Romberg 徴候　153
Rorschach テスト　379
Rose Bengal 試験　409
roseola infantum　80
rotator cuff　186
rotavirus infection　82
Rotor 病　262
roundworm infection　90
RPES　227
RPGN　296
RPR　86
rRNA　71
RT-PCR　72
rubella　81
rubeola　81
RV　232
R 波　199

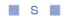 S

salivary gland　257

Santorini 管　256
SAPHO 症候群　192
sarcoidosis　244
sarcoma　397
SARS　75
SAS　248
scabies　179
Scammon の臓器発達曲線　425
SCFE　197
Schirmer テスト　409
schistosomiasis　90
schizophrenia　384
Schlemm 管　356
Schmidt-Lantermann 切痕　51
Schmidt 症候群　340
Schnitzler 転移　265
Schober 試験　192
Schönlein-Henoch 紫斑病　295
Schwann 細胞　51
　──腫　125, 163
SCID　411
scimitar 症候群　222
scleroderma　406
scoliosis　196
SD　106
seborrheic keratosis　180
secretory component　96
selective IgA deficiency　411
Sengstaken-Blakemore チューブ　263
Senning 手術　221
sentinel loop sign　282
sepsis　74
septal deviation　374
SERM　190
serous otitis media　370
Sertoli-Leydig 細胞腫　316
Sertoli 細胞　304
severe combined immunodeficiency　411
sexually transmitted infection　91
Sézary 症候群　181
SFD　410
SFTS　75
SGLT2 阻害薬　348
shaken baby syndrome　429
Sharpey 線維　183
Sheehan 症候群　338
shigellosis　86
shingles　79
shock　207
shoulder dystocia　329
Shy-Drager 症候群　160
SIADH　291
sickle cell anemia　127

sick sinus syndrome　215
SIDS　427
SIL　400
silk sign　285
Simpson 徴候　315
Sims 位　258
sinusitis　373
sinusoidal pattern　320
Sipple 症候群　346
SIRS　74
Sjögren 症候群　409
Skene 腺　306
SLE　405
sleep apnea syndrome　248
slip　6
slipped capital femoral epiphysis　197
SMA　159
SMR　23, 24
SND　159
SNP　73
SNRI　386
snRNA　71
SOAP　466
solitary pulmonary nodule　247
somatoform disorder　389
somite　59
SPECT　456
SPIKES モデル　465
spina bifida　419
spinal and bulbar muscular atrophy　159
spinal muscular atrophy 1 型　159
spinal tumors　164
spinocerebellar degeneration　160
spiral CT　456
SPM　14
spondylolisthesis　196
spondylolysis　196
sporotrichosis　179
sputum　235
squamous cell carcinoma　180
SR　106
SSI　28
SSPE　161
SSR　73
SSRI　386
SSSS　178
SS 寒天培地　85
stable angina pectoris　211
stage 分類　403
STAI　379
standardized mortality ratio　23
Stanford 分類　224

staphylococcal infection　84
staphylococcal scalded skin syndrome　178
Starling の曲線　202
Starling の法則　209
starry-sky appearance　132
Stein-Leventhal 症候群　312
STEMI　212
stenosis of mesenteric artery　273
Stensen 管　257
Stevens-Johnson 症候群　175
STI　91
Still 病　407
stomach cancer　265
STR　73
strawberry mark　177
streptococcal infection　84
string sign　274
stroke　155
strongyloidiasis　91
Sturge-Weber 症候群　177
ST 上昇心筋梗塞　212
subacute sclerosing panencephalitis　161
subacute thyroiditis　340
subarachnoid hemorrhage　156
subconjunctival hemorrhage　361
subinvolution of the uterus　331
sudden infant death syndrome　427
Sudeck 骨萎縮　190
superior mesenteric artery syndrome　273
supine hypotensive syndrome　321
swan neck 変形　407
Swan-Ganz カテーテル　207
Sweet 病　181
Sylvius 溝　142
Sylvius 水道　137
Sylvius 裂　142
symptomatic psychosis　382
syncope　150
Syndrome X　211
syphilis　86
systemic lupus erythematosus　405
systemic sclerosis　406
S 期　48
S 細胞　257
S 字状曲線　64
S 状曲線　101
S 状結腸　251
　──軸捻転症　270

■ T ■

T₃ 336
T₄ 336
t(8;14) 129, 132
t(9;22) 129
t(11;14) 132
t(14;18) 131
t(15;17) 128
TACE 280
tachyarrhythmia 213
TAE 280
taeniasis saginata 91
taeniasis solium 91
Takayasu's arteritis 408
Tanner 分類 430
tapeworm infection 91
TAPVR 222
Taq ポリメラーゼ 72
TARC 173
target sign 275
TATA ボックス 72
TAVI 216
TAVR 216
Tay-Sachs 病 353
TCA cycle 65
T cell receptor 96
TCR 95, 96
TD₅₀ 101
TDM 104
TdT 129
temporal arteritis 408
temporomandibular arthrosis 378
TEN 175
tension headache 152
testicular cancer 310
testicular torsion 311
testis 304
tetanus 85
tetralogy of Fallot 221
TGF 97
Th1 97
Th1 細胞 97
Th2 97
Th2 細胞 97
Th17 97
thalassemia 126
thin basement membrane syndrome 297
thorax 229
thromboangiitis obliterans 225
thrombosis 111
thrombotic microangiopathy 134

thyroid gland 336
TIA 156
TIBC 126
tinea 179
tinea versicolor 179
Tinel 徴候 194
TLC 232
TNF 97
TNM 分類 403
to and fro 雑音 217
Todd の麻痺 168
Toll-like receptor 94
tongue cancer 376
TORCH 症候群 419
Torsade de pointes 214
total anomalous pulmonary venous return 222
Tourette 症候群 390
toxoplasmosis 89
t-PA 124
TPHA 86
TPO 抗体 340
TRALI 459
transient ischemic attack 156
transplantation 460
transposition of the great arteries 221
transsexualism 390
Traube 腔 258
Treacher Collins 症候群 371
Treg 97
Treitz 靱帯 252
trematode infection 90
Trendelenburg 体位 208
Trendelenburg テスト 226
TRH 336
tricarboxylic acid cycle 65
trichotillomania 182
tricuspid atresia 222
tricuspid regurgitation 217
trigeminal neuralgia 166
trisomy 106
tRNA 72
Trousseau 徴候 342
TS 217
TSH 335
TTP 134
TTTS 328
tuberous sclerosis 177
tumor 396
——suppressor gene 401
TUR 301
Turcot 症候群 273
Turner 症候群 107
TV 232
twinning 328

typhoid fever 85
Tzanck 試験 79
t 検定 25
T 細管 52
T 細胞 93
——受容体 95
T 波 200

■ U ■

UIBC 126
UIP 241
ulcerative colitis 270
ultraviolet keratitis 361
umbilical hernia 284
undescended testis 311
UNICEF 20
unstable angina 212
UPPP 248
ureteral cancer 301
ureterocele 300
urethritis 302
urinary stone disease 301
urinary tuberculosis 303
urticaria 173
uterine corpus cancer 315
uterine inversion 330
uterine leiomyoma 313
uterine rupture 330
uterus 305
uveitis 363

■ V ■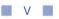

vaccine 77
Valsalva 洞 200
——動脈瘤 213
varicella 79
varicocele 310
varicose vein 226
vascular dementia 158
Vater 乳頭 256
VC 232
VDJ 遺伝子再構成 96
VDT 症候群 33
VEGF 445
ventricular fibrillation 216
ventricular premature beat 214
ventricular septal defect 220
ventricular tachycardia 214
Vero 毒素 85
verruca vulgaris 179
vertigo 372
vesicoureteral reflux 300
vestibular neuronitis 373
VHL 遺伝子 300

欧文索引

VIP 産生腫瘍　284
Virchow 転移　265
Virchow の三要因　111
vitiligo　178
vitreous hemorrhage　365
VLDL　349
VNTR　73
Vogt-小柳-原田病　363
Volkmann 管　183
Volkmann 拘縮　189
vomiting　259
von Recklinghausen 病　177
von Willebrand 因子　123
von Willebrand 病　133
VPL　140
VP シャント　155
VSD　220
vulvovaginitis　316
VUR　300
VZV　79
V ビームレーザー　172

Waldenström マクログロブリン血症　132
Waldeyer 輪　368
Wallenberg 症候群　140
Waller 変性　51
warning leak　113

Warthin 腫瘍　377
Waterhouse-Friderichsen 症候群　344
WBC　123
WCST　379
weak pains　328
wearing off 現象　159
Weber-Christian 病　410
Weber 試験　369
Weber 症候群　141
Wegener 肉芽腫症　408
Weigert-Meyer の法則　300
weight loss　395
Wenckebach 型　215
Werdnig-Hoffmann 病　159
Wermer 症候群　345
Werner 症候群　181
Wernicke 失語　143
Wernicke 脳症　384
West 症候群　168
Wharton 管　257
Whipple の三徴　283
Whipple 病　273
WHO　13
whooping cough　86
Wickham 線条　176
Willis の動脈輪　136
Wilms 腫瘍　300
Wilson-Mikity 症候群　424
Wilson 病　282，354

Winslow 孔　252
Wirsung 管　256
Wisconsin カードソーティングテスト　379
Wiskott-Aldrich 症候群　411
Wolff-Parkinson-White 症候群　214
Wolff 管　60
Wood 灯検査　179
wound repair　113，115
WPW 症候群　214

X 線写真　455
X 染色体連鎖優性遺伝疾患　106
X 染色体連鎖劣性遺伝疾患　106

Yahr の重症度分類　158

Zeis 腺　355
Zenker 憩室　272
Ziehl-Neelsen 染色　238
zinc deficiency syndrome　354
Zollinger-Ellison 症候群　284
Z 帯　51

メディカル インデックス
──CBT・国試・卒試・プライマリケア対応／コアカリ準拠

2011 年 8 月 29 日	第 1 版第 1 刷発行
2016 年 2 月 23 日	第 2 版第 1 刷発行
2018 年 7 月 6 日	第 3 版第 1 刷発行

著者　金井　信行（かない　のぶゆき）

発行所　株式会社 テコム出版事業本部
東京都新宿区百人町 1-22-23
新宿ノモスビル 2F
郵便番号　169-0073
営業　TEL　03 (5330) 2441
編集　TEL　03 (5330) 2442
FAX　03 (5389) 6452
URL　http://www.tecomgroup.jp/books/

印刷所　三報社印刷株式会社

ISBN 978-4-86399-435-5　C3047